Perspektiven der Medizingeschichte/
Perspectives of Medical History

Band 2/Volume 2

Herausgegeben von/Edited by
Hans-Georg Hofer und/and Karl-Heinz Leven

Heiner Raspe

Patient und Arzt

Fritz Hartmann (1920–2007)
und seine ärztliche Anthropologie

Böhlau Wien·Köln

Gedruckt mit freundlicher Unterstützung der Gesellschaft der Freunde
der Medizinischen Hochschule Hannover e. V.

Bibliografische Information der Deutschen Bibliothek:
Die Deutsche Nationalbibliothek verzeichnet diese Publikation in
der Deutschen Nationalbibliografie; detaillierte bibliografische Daten
sind im Internet über https://dnb.de abrufbar.

© 2022 Böhlau, Lindenstraße 14, D-50674 Köln, ein Imprint der Brill-Gruppe
(Koninklijke Brill NV, Leiden, Niederlande; Brill USA Inc., Boston MA, USA;
Brill Asia Pte Ltd, Singapore; Brill Deutschland GmbH, Paderborn, Deutschland;
Brill Österreich GmbH, Wien, Österreich)
Koninklijke Brill NV umfasst die Imprints Brill, Brill Nijhoff, Brill Hotei, Brill Schöningh,
Brill Fink, Brill mentis, Vandenhoeck & Ruprecht, Böhlau und V&R unipress.

Umschlagabbildung: Aktuelles Siegel der Medizinischen Hochschule Hannover;
der Abdruck erfolgt mit freundlicher Genehmigung des Präsidiums.

Umschlaggestaltung: Michael Haderer, Wien
Korrektorat: Volker Manz, Kenzingen
Satz: büro mn, Bielefeld
Druck und Bindung: ⊕ Hubert & Co. BuchPartner, Göttingen
Printed in the EU

Vandenhoeck & Ruprecht Verlage | www.vandenhoeck-ruprecht-verlage.com

ISBN 978-3-412-52453-1

Inhalt

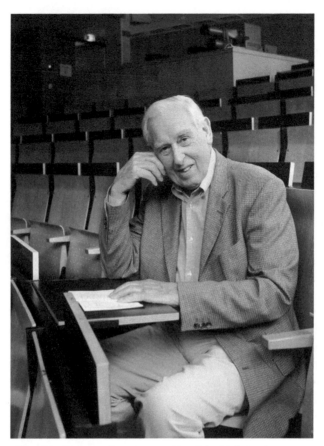

Abb. 1 Fritz Hartmann (2005 in einem Hörsal der Medizinischen
Hochschule Hannover. Quelle: Archiv der MHH; der Abdruck erfolgt
mit freundlicher Genehmigung des Präsidiums)

Vorwort[1]

Fritz Hartmann wäre im November 2020 100 Jahre alt geworden – ein Anlass, aber kein ausreichender Grund, sich seiner Person und seines Werks zu erinnern. Bedeutsamer ist, dass er mit seinem klinischen Lehrer Rudolf Schoen der Spiritus Rector der Medizinischen Hochschule Hannover (MHH) war. Er wurde ihr erster Studiendekan und ihr erster gewählter Rektor. Lange stand er dem Zentrum für Innere Medizin und Dermatologie vor, länger noch führte er die Abteilung für Erkrankungen der Bewegungsorgane und des Stoffwechsels.

Seinen Kollegen außerhalb und innerhalb der MHH galt Hartmann als der „Philosoph unter den Internisten"[2]. Dieser Ruf gründete sich auf seine medizin-historischen und medizintheoretischen Arbeiten und hier besonders auf die zu einer ausdrücklich *ärztlichen* Anthropologie. Diese Anthropologie ist Gegenstand dieses Buches.

Anthropologie ist für Hartmann Menschenkunde, Kunde von der sinnlich erfahrbaren Natur des Menschen, ausdrücklich nicht von dessen Wesen: „Wesens-aussagen sind von vorwissenschaftlicher Art"[3]. Für ihn beinhaltet Anthropologie die „Summe des Erfahrungswissens über die Natur, Artung, Erscheinung der Menschen als Gattung".[4] Hartmanns Naturbegriff geht primär von der besonde-ren stammesgeschichtlich entwickelten *biologischen* Verfassung des Menschen aus; er schließt darüber hinaus die die Biologie als „zweite Natur" überformende Geschichte, Gesellschaft und Biographie ein. Hartmann unterscheidet in Abgren-zung von anderen Autoren eine spezifisch *ärztliche* Anthropologie von einer allge-mein *medizinischen*. „Ärztliche Anthropologie geht vom Kranksein als einer Form des Mensch-Seins, als einer Weise des Existierens und nicht nur des Habens einer Krankheit aus. ... [Sie] nimmt die Betroffenheit der Mitmenschen in sich auf und

---

1 Aus stilistischen Gründen und aus solchen der Sparsamkeit gebrauche ich im gesamten Text das generische Maskulinum. Mit „Patient" z. B. sind immer weibliche wie männliche Patienten gemeint. Im Folgenden wird eine Quelle bei ihrer ersten Nennung so genau wie möglich zitiert. Nachfolgende Zitationen haben die Kurzform: Autor, verkürzter Titel, S. XY.

2 Hilger, Hans Hermann: Diskussionsbemerkung, in: Hilger, Hans Hermann (Hg.): Der Arztberuf im Wandel der Zeit. Stuttgart 1990, S. 44.

3 Hartmann, Fritz: Zur Anthropologie ärztlicher Erkenntnis, Typoskript des Festvortrags anlässlich der Verleihung der Albrecht von Haller Medaille an den Physiologen H. Bretschneider, Göttingen, 30. April 1993. Aus dem Nachlass Hartmanns im Archiv der MHH unter ArchMHH Dep. 3 Nr. 106, S. 1–11, hier S. 1. Dieser Text ist in Abschnitt 4 unter 4.10 abgedruckt.

4 Hartmann, Fritz: Zur Anthropologie der Beziehungen von Kranken und Ärzten in der Inneren Medizin, Typoskript eines Vortrags vor dem Würzburger Arbeitskreis für anthropologische Medizin und Psychologie, Würzburg, 8. November 1986, ArchMHH Dep. 3 Nr. 95, S. 1–17, hier S. 16.

nimmt den Arzt dabei nicht aus."[5] Zentral ist für sie der „Umgang" (v. Weizsäcker), die „Begegnung" (Buber) zwischen Patient und Arzt.

Die Mitte des Buchs (Kapitel 4, 4.1 bis 4.14) bilden Arbeiten Fritz Hartmanns; acht werden hier erstmals, sechs erneut abgedruckt. Manche seiner bisher nicht veröffentlichten Typo- und Manuskripte hatte er an Kollegen und Mitarbeiter, auch an mich geschickt. Andere fanden sich in seinem Nachlass im Archiv der MHH. Hinzugenommen wurden frühe Veröffentlichungen aus z. T. schwer erreichbaren Quellen, die mir für das Verständnis der speziellen Anthropologie Hartmanns wichtig scheinen.

Eingerahmt werden Hartmanns Texte von einer eigenen, zweigeteilten Arbeit. Der erste Teil nimmt eine aktuelle Diskussion zum Verständnis und zur Bedeutung von Wissenschaftlichkeit in der klinischen Medizin auf und führt in Leben und Werk Hartmanns ein. Soweit ich sehe, wird damit die erste ausführliche Darstellung zu diesem bedeutenden Vertreter einer Generation von internistischen Ordinarien vorgelegt, die um 1920 geboren wurden.

Die Mitglieder dieser Kohorte erlebten als Kinder und Jugendliche die Verheißungen, den trügerischen Aufstieg und das Elend des „Dritten Reiches" und als Abiturienten und Studierende dessen Untergang, das chaotische Ende des Zweiten Weltkriegs und die Befreiung Deutschlands. Viele waren noch Soldat oder Flakhelfer gewesen. Sie schlossen um 1945 ihr Medizinstudium ab, begannen wissenschaftlich zu arbeiten und wurden promoviert – angeleitet teilweise von Hochschullehrern, die dem Nationalsozialismus nahegestanden hatten. Sie gründeten Familien, beendeten ihre Weiterbildung und erreichten in der Mitte der 1950er Jahre die Habilitation. Um 1960 gelangten sie in akademische Führungspositionen und lösten mit neuen Bau- und Organisationsplänen und Forschungsinitiativen, oft an angloamerikanischen Vorbildern orientiert, die Vorgängergeneration ab. Eine von deren Aufgabe war es gewesen, die akademische Innere Medizin im Dritten Reich weiterzuentwickeln und in personeller Kontinuität, soweit die Einzelnen ihre Stellung nicht verloren hatten, durch die Kriegsjahre und in die Nachkriegszeit zu führen.

1970 löste die Approbationsordnung für Ärzte die frühere Bestallungsordnung ab. Sie führte unter anderem zu einer Betonung der ökologischen Fächer und zu einer „Psychologisierung" der medizinischen Ausbildung und Versorgung. Die von Hartmann (mit-)entworfene und im Mai 1965 eröffnete MHH etablierte den ersten westdeutschen Lehrstuhl für Epidemiologie (1967). Das Institut für Epidemiologie und Sozialmedizin vertrat auch die Medizinsoziologie. Sie wurde 1974 zu einer eigenständigen Abteilung. Seit 1975 existierte eine (nicht in die Innere Medizin, sondern in das Zentrum Psychologische Medizin integrierte) Abteilung

---

5 Hartmann, Fritz: Das Verständnis des Menschen in der gegenwärtigen Medizin, in: Medizin Mensch Gesellschaft 2 (1977), S. 144–151, hier S. 145.

für Psychosomatik. Im selben Jahr entstand eine Abteilung für Medizinische Psychologie. 1976 wurde an der MHH der erste (west-)deutsche Lehrstuhl für Allgemeinmedizin besetzt. Die MHH war in diesen Bereichen im Urteil eines Zeitzeugens früher als andere „konsequent modern"[6]. Es wird zu prüfen sein, wie weit dies auch für die ärztliche Anthropologie Fritz Hartmanns zutraf.

Im Anschluss an die Schriften Hartmanns nimmt der zweite Teil meines Textes das Thema der Einleitung wieder auf. Er fragt nach dem epistemologischen Status der ärztlichen Anthropologie (nicht der klinischen und schon gar nicht der gesamten Medizin!), eine meines Wissens bisher nicht unternommene Aufgabe. Wichtig werden hierfür die Selbsteinschätzungen Hartmanns und zwei Konzepte der Wissenschaftsphilosophie; das eine ist eher für die Beurteilung wissenschaftlichen Wissens (Paul Hoyningen-Huene), das andere eher für die Beurteilung wissenschaftlichen Arbeitens (Martin Mahner) geeignet.

Ein Rückblick und ein skeptischer Blick voraus schließen den Text ab. Jede Leserin, jeder Leser wird am Ende entscheiden müssen, ob sie/er das Werk Hartmanns in toto dem weiteren Vergessen anheimgeben möchte oder ob es ihnen zu einem Impuls zur Annahme und Belebung des „anthropologischen Erbes"[7] taugt.

---

6 Pabst, Reinhard: Konsequent modern. Die Anfänge der Medizinischen Hochschule Hannover, Berlin 2020. Reinhard Pabst gehörte zur ersten Studierendengeneration der MHH und war von 1993 bis 1997 ihr Rektor.

7 Dieser Ausdruck geht auf Peter Hahn zurück: Das anthropologische Erbe, unveröffentlichtes Typoskript, 2020.

Danksagungen

Der Druck dieses Buchs wurde von der Gesellschaft der Freunde der Medizinischen Hochschule e. V. großzügig unterstützt. Ich bin dem Vorstand der Gesellschaft sehr dankbar, besonders ihrer Vorsitzenden Frau Dr. Goesmann.

Mehrere Kollegen waren so freundlich, verschiedene Fassungen dieses Textes durchzusehen und mich mit Hinweisen, Anregungen und Kritik zu unterstützen. Hierfür danke ich Manfred Anlauf (Bremerhaven), Barbara Elkeles (Telgte), Peter Hahn (Heidelberg/Hannover), Paul Hoyningen-Huene (Zürich/Hannover), Wolfgang Jacobmeyer (Münster), Klaus Gahl (Braunschweig) und Henning Zeidler (Hannover). Ein besonderer Dank gilt Georg Hofer (Münster), einem der beiden Herausgeber der Reihe *Perspektiven der Medizingeschichte Perspectives of Medical History* für seine geduldige Begleitung und hilfreiche Beratung des Projekts. Auf ihn geht die Anregung zurück, in dieses Buch auch Texte von Hartmann selbst aufzunehmen.

Für Auskünfte zur Person und Biographie Fritz Hartmanns bedanke ich mich herzlich bei Dr. Martin Hartmann (Wilsons Creek, New South Wales, Australien), Dr. Jan Hülsemann (Magdeburg), Frau Dr. Goesmann (Hannover), Frau Dr. Schwacke (Berlin), Frau Wrzecionko (Münster-Nienberge) und Frau Wrzecionko-Felder (Krefeld). Die Veröffentlichung dieser Informationen und der Arbeiten und Abbildungen Hartmanns geschieht im Einvernehmen mit diesen Personen.

Für alles Unvollständige, Fehlerhafte und Schiefe des folgenden Textes bin ich allein verantwortlich.

Münster, im Oktober 2021   Heiner Raspe[1]

---

1 Ich war von 1978 bis 1989 Schüler, Assistent, Oberarzt und kurz auch kommissarischer Nachfolger von Fritz Hartmann an der Abteilung für Erkrankungen der Bewegungsorgane und des Stoffwechsels im Zentrum Innere Medizin der Medizinischen Hochschule Hannover. Ich fühle mich ihm nach wie vor dankbar verbunden; er hat meine klinische, praktisch-sozialmedizinische und wissenschaftliche Arbeit wesentlich gefördert und beeinflusst.

Seit geraumer Zeit ist erkannt worden, und zumal
die Existenzphilosophie hat diese Erkenntnis gefördert,
daß wir mit unseren zahlreichen und hochentwickelten
Wissenschaften vom Menschen an ‚den Menschen selbst‘
gar nicht herankommen. Der bedürftige und bedrängte
Mensch, der jeder von uns ist, bleibt ausgeklammert,
solange wir auf der Grundlage der neuzeitlichen Physik
z. B. biologisch, physiologisch, medizinisch den Menschen
erforschen. (Kamlah 1973, S. 14)[1]

1. Einleitung, Methodik und eine kurze Biographie Fritz Hartmanns

1.1 Einleitung: Die klinische Medizin und ihre Wissenschaftlichkeiten

Die Bundesärztekammer beschloss im Oktober 2019 eine Stellungnahme unter
dem Titel „Wissenschaftlichkeit als konstitutionelles Element des Arztberufs"[2]. Im
Februar 2019 hatten der Medizinische Fakultätentag (MFT) und die Leopoldina
gemeinsam ein Diskussionspapier zur „Bedeutung von Wissenschaftlichkeit für
das Medizinstudium und die Promotion" veröffentlicht[3]. Vorausgegangen war
die Entwicklung eines „Nationalen Kompetenzbasierten Lernzielkatalogs Medizin" (NKLM) durch den MFT[4], der sich am kanadischen Physician Competency
Framework orientierte[5]. Letzteres konkretisiert die von einem ausgewachsenen
„medical expert" zu beherrschenden Kompetenzen durch sechs sog. Rollen. Eine
von ihnen trägt die Überschrift „scholar"[6] und umfasst vier Kernkompetenzen:
zu lebenslangem Lernen, zum Lehren, zur Nutzung bestverfügbarer empirischer

1   Kamlah, Wilhelm: Philosophische Anthropologie. Sprachkritische Grundlegung und Ethik, Mann-
    heim 1973.
2   Bundesärztekammer: Wissenschaftlichkeit als konstitutionelles Element des Arztberufs, in: Deut-
    sches Ärzteblatt, DOI: 10.3238/baek_wb_sn_wiss2020, S. A1–A10.
3   Nationale Akademie der Wissenschaften Leopoldina und Medizinischer Fakultätentag: Die Bedeu-
    tung von Wissenschaftlichkeit für das Medizinstudium und die Promotion, Halle 2019.
4   Medizinischer Fakultätentag: Nationaler Kompetenzbasierter Lernzielkatalog Medizin, Berlin,
    01. 07. 2015, Diese Version ist im Internet nicht mehr in toto erreichbar. Zur Version 2.0 siehe;
    https://nklm.de/zend/menu, letzter Zugriff: 07. 01. 2022.
5   Frank, Jason R./Snell, Linda/Sherbino, Jonathan (Hg.): CanMEDS 2015. Physician Competency
    Framework, Ottawa 2015. Dieses Rahmenwerk hat die neue, aktuell in der Umsetzungsphase ste-
    hende Musterweiterbildungsordnung (MBO) der Bundesärztekammer maßgeblich beeinflusst.
6   Irritierenderweise wurde „scholar" für den NKLM mit „Gelehrter" übersetzt. Aber ist jeder, der
    „wissenschaftlich" denkt, arbeitet, argumentiert und lehrt, schon ein Gelehrter? Fritz Hartmann

Evidenz und „to contribute to the creation and dissemination of knowledge and practices applicable to health".

Nahezu automatisch denkt man als Fundament der „scholar role" an Wissen und Fertigkeiten zu *zwei*, höchstens zu *drei* wissenschaftlichen Feldern der Medizin: zur (1) biologisch-naturwissenschaftlichen Grundlagenforschung, zur (2) evaluativen klinischen und Versorgungsforschung im Verständnis der Evidenz-basierten Medizin (EbM) und, jedenfalls aktuell, auch zur (3) deskriptiven und analytischen klinischen wie bevölkerungsbezogenen Epidemiologie.

Das erste dieser Felder erzielt und verspricht als „Präzisionsmedizin" aufregend neues Wissen und bisher unerreichbare Erfolge, z. B. für onkologische, chronisch-entzündliche und verschiedene seltene Erkrankungen. Auch die an zweiter Stelle genannte Evidenz-basierte Medizin mit dem für sie charakteristischen Design der kontrollierten randomisierten Studien steht noch in Blüte. Nicht nur die Bundesärztekammer (BÄK) hält den „Wirksamkeits- und Nützlichkeitsnachweis von diagnostischen Verfahren und Therapien nach wissenschaftlichen Regeln" für ein Kernelement der von ihr vertretenen „wissenschaftlichen Medizin". Ähnlich haben sich die Deutsche Forschungsgemeinschaft (DFG) und der Wissenschaftsrat (WR) geäußert[7]. Schließlich macht die laufende Corona-Pandemie den Wert klinischer und bevölkerungsbezogener epidemiologischer Konzepte, Methoden, Ergebnisse (Falldefinition und Prognose von Covid19-Erkrankungen, Inzidenzschätzungen) sowie von Public-Health-Praktiken (AHA-Regeln, Fallnachverfolgung) augenfällig. Gibt es nachhaltig wirksame Impfungen und Behandlungsmethoden, dann dürften jedenfalls diese Praktiken und ihre Träger (in erster Linie die Ärzte im öffentlichen Gesundheitsdienst) rasch wieder in den Schatten der beiden ersten Forschungsfelder geraten. Und die Wissenschaft in der Medizin dürfte wieder primär mit Grundlagenforschung und sekundär mit evaluativer Forschung identifiziert werden. So wurde die „Wissenschaftskompetenz", auf die MFT und Leopoldina zielten (s. o.), ausdrücklich allein mit „experimentelle[r] Forschung, insbesondere an Modellsystemen" *und* mit „klinische[n] Studien" verbunden (S. 8) – als „Voraussetzung, um komplexe Krankheitsbilder, neue Methoden, Diagnostik, Therapie, Medikamente und ihre (Neben-)Wirkungen zu verstehen und den Patienten zu erklären".

So eng und erweiterungsbedürftig diese Sicht auch ist, mit ihr ist ausdrücklich die *klinische Medizin* angesprochen. Und um diese soll es im Folgenden allein gehen.

---

unterschied (meiner Erinnerung nach) zwei Vorstufen zum Gelehrten: Forscher und Wissenschaftler – in dieser Reihenfolge.

7 Wissenschaftsrat: Empfehlungen zu klinischen Studien. Drs. 7301–18, Hannover, 19. 10. 2018; Deutsche Forschungsgemeinschaft: Klinische Studien, Bonn, Oktober 2018.

„Klinik", eine „klinische Situation" entsteht immer dann, wenn Kliniker und Patienten sich unmittelbar „leibhaftig/in the flesh"[8] in einem medizinischen Kontext begegnen, also auch am Unfallort, in einer Poliklinik, Ambulanz und Arztpraxis, nicht nur in einem Krankenhaus. „Kliniker/clinicians" sind Angehörige der ärztlichen Profession, aber auch Pflegende, Psychotherapeuten, Hebammen, Physio- und Ergotherapeuten usf., wenn sie als Fachleute mit spezifischer Ausbildung in direktem Kontakt und in direkter Verantwortung für, mit und an Patienten diagnostisch-therapeutisch arbeiten"[9].

Diese klinische Situation stand auch für Hartmann im Zentrum, als Ausgangspunkt, Mittelpunkt und Fluchtpunkt der gesamten Medizin. Er verdeutlichte das an seinem eigenen Fach, der internistischen Rheumatologie: Die „klinische Rheumatologie" galt ihm zuerst als

> der Ort der Bewertung und Verwertung von Methoden und Ergebnissen der Grundlagenforschung. […] Klinische Rheumatologie ist zweitens der Ort primärer Erfahrungen am Rheumakranken. Diese geben der Grundlagenforschung die Probleme, das wissenschaftliche Programm vor. Dieses findet einen Rahmen vor, der die empirische Natur des Menschen umfasst, von den anorganischen Bausteinen, den Biopolymeren von Knochen, Knorpel, Sehnen und Bändern über die Anatomie und Physiologie des Organs der Haltung und Bewegung bis zu deren Psychologie und Anthropologie. […] Klinische Rheumatologie […] muß [drittens, H. R.] das rheumatische Leiden, das personale Krank-Sein, ernst nehmen, umso mehr, als dieses chronisch ist oder sein Chronischwerden vom Kranken gefürchtet wird.[10]

Mit seiner „ärztlichen Anthropologie" bearbeitete Hartmann das zuletzt angesprochene *vierte Feld* klinisch-wissenschaftlicher Forschung und Praxis[11]. Es gerät seit Jahrzehnten zunehmend in Vergessenheit und spielt in der aktuellen Diskussion

---

8 Der Einheitliche Bewertungsmaßstab (EBM) der Kassenärztlichen Bundesvereinigung definiert unter Ziffer 4.3.1: „Ein persönlicher Arzt-Patienten-Kontakt setzt die räumliche und zeitgleiche Anwesenheit von Arzt und Patient und die direkte Interaktion derselben voraus." Online unter: https://www.kbv.de/html/online-ebm.php, letzter Zugriff: 20. 10. 2020. „Leibhaftig" ist der Titel einer umfangreichen Erzählung Christa Wolfs: Leibhaftig, München 2002 (englischer Titel: „In the Flesh").

9 Anschütz spitzt diese Definition zu: „Kliniker ist derjenige, der immer wieder vor der Aufgabe steht, eine Todesankündigung vorzunehmen […] und der so diese ganze emotionale Erlebniswelt teilt, die mit einem derartigen Gespräch verbunden ist." Anschütz, Felix: Naturwissenschaftliches Denken und ärztliches Handeln, in: Verhandlungen der Deutschen Gesellschaft für Innere Medizin 91 (1985), S. XVII–XXVIII, hier S. XX.

10 Hartmann, Fritz: Klinische Rheumatologie, Typoskript eines Vortrags vor dem 5. Internistisch-rheumatologisches Kolloquium, Hannover, 5. Dezember 1987, ArchMHH Dep. 3 Nr. 138, S. 1–11, hier S. 1, 2, 3 und 4.

11 Diese Unterscheidungen bildeten und festigten sich in Gesprächen mit Prof. Georg Hofer vom Institut für Ethik, Geschichte und Theorie der WWU Münster, dem ich hierfür sehr danke.

um die Wissenschaftlichkeit in der Medizin keine Rolle mehr. Die Anthropologie ist im Schatten der anderen drei Felder nahezu unsichtbar geworden und hinterlässt im Verblassen eine Lücke, die aus Sicht jedenfalls Hartmanns auch zu einem Mangel an Humanität führt. Er sah „anthropologische Medizin als Medizin der Mitmenschlichkeit"[12].

Während die Präzisionsmedizin sich mit vielfältigen Objekten im *subpersonalen*, heute v. a. molekularen Bereich beschäftigt, untersucht die evaluative Forschung vorzugsweise homogene Patienten*gruppen* und die Epidemiologie Risiko*populationen* und ganze Bevölkerungen. Das „Objekt" der Anthropologie in der Medizin ist dagegen das *Subjekt* Patient, gleichzeitig Gegenstand *und* Gegenüber, ein „etwas" *und* ein „jemand"[13], oft genug auch beides sich selbst. Klaus Gahl formulierte es in der Sprache der medizinischen Anthropologie Viktor von Weizsäckers: „Es ist ja die medizinisch-*sachliche* und die *personale* Korrespondenz, also die ‚doppelte Entsprechung', der tragende Grund der [ergänze: ärztlichen, H. R.] Hilfeleistung."[14]

Aktivitäten auf dem Feld der Anthropologie lassen sich in der Medizin in Deutschland und den Niederlanden – in diesen Ländern wurde es besonders gepflegt – bis in die 1920er Jahre zurückverfolgen[15]; sie standen mit an der Wiege der deutschen psychosomatischen Medizin der Nachkriegszeit. Doch schon vor dem Zweiten Weltkrieg wurde (bis heute anhaltend) von Vertretern der drei anderen Felder und jeweils aktueller philosophischer Strömungen bezweifelt, dass es sich bei der Anthropologie in der Medizin überhaupt um das handle, was in der epistemologischen Literatur eine Wissenschaft im Sinne einer „empirical" oder „factual science" (Tatsachenwissenschaft) genannt wird[16]. Das dürfte auch daran liegen, dass ihre hermeneutisch („qualitativ") orientierte Forschung und ihre phänomenologischen Einsichten und die entsprechende Theoriebildung[17] bis heute in weiten Teilen der Medizin für unwissenschaftlich gehalten werden, zunehmend auch in einer biologisch orientierten Psychiatrie und verhaltenstheoretisch orientierten

---

12 Hartmann, Fritz: Das Verständnis des Menschen (1977), hier S. 149.

13 Spaemann, Robert: Personen. Versuch über den Unterschied zwischen „etwas" und „jemand", 3. Aufl., Stuttgart 2006.

14 Gahl, Klaus: Die Begegnung des Kranken mit dem Arzt, in: Gahl, Klaus (Hg.): Begegnung und Verantwortung. Beiträge zu einer ärztlichen Menschenkunde, Freiburg 2019, S. 13–42, hier S. 18.

15 Ten Have, Henk: The anthropological tradition in the philosophy of medicine, in: Theoretical Medicine 16 (1995), S. 3–14.

16 Siehe dazu Mahner, Martin: Demarcating science from non-science, in: Kuipers, Theo (Hg.): Handbook of the Philosophy of Science – Focal Issues, Dordrecht 2007, S. 515–575. Mahner bezieht sich auf Bunge, Mario: Philosophy of science, Vol. 1, revised edition, London 2017 (zuerst als „Scientific Research" 1967 bei Springer erschienen).

17 Dazu Hartmann: „Es ist dieser phänomenologische Ansatz, der bis heute das anthropologische Denken in der Medizin trägt." In: Hartmann, Fritz: Auf dem Wege zu einer für Kranke und Ärzte brauchbaren Menschenkunde, in: Böhm, Winfried/Lindauer, Martin (Hg.): Woher, Wozu, Wohin? Fragen nach dem menschlichen Leben, Stuttgart 1990, S. 87–123, hier S. 89.

Psychosomatik. Das vierte[18] Feld fügt sich weder der Methodologie naturwissenschaftlicher noch der der evaluativen oder der epidemiologischen Forschung, von den ganz unterschiedlichen Forschungs- bzw. Erhebungsobjekten (s. o.), Fragestellungen und (Mess-)Methoden einmal abgesehen. Die ersten beiden Felder setzen stark auf (unterschiedlich orientierte) interventionelle Studien, das dritte stärker auf observationelle Designs. Die ärztliche Anthropologie gründet nach Hartmann in „unbewaffneten" klinischen Beobachtungen und Erfahrungen „bei nicht zurechtgestellter Natur"[19] – ihr Gegenstand soll der einzelne kranke Mensch in seiner Beziehung zu sich, seiner Krankheit, seinem Kranksein, seiner Mitwelt, seinen Idealen sowie zum Arzt und zu anderen Klinikern sein.

Fritz Hartmann war wohl der letzte *internistische* Ordinarius mit einem (anfangs überwiegend) biomedizinischen *und* einem (zunehmend dominierenden) anthropologischen Schwerpunkt *und* einer Offenheit für sozialmedizinische und epidemiologische Fragestellungen (Felder 1, 4 und 3). Um das zweite Feld der methodisch-systematischen Evaluation alter und neuer Untersuchungs- und Behandlungsmethoden, wie sie Paul Martini seit 1932 vorgeschlagen hatte[20], hat er zeitlebens einen Bogen gemacht. 1966 erwähnte er sie in einem Vortrag vor Vertretern der lokalen pharmazeutischen Industrie mit keinem Wort. Und noch 2002 äußerte er sich in Lübeck deutlich skeptisch zur EbM-Bewegung, ihren Methoden und Zielen.[21]

Dagegen hat er seit den 1950er Jahren bis 2006[22] kontinuierlich anthropologisch gedacht, geforscht, geschrieben und gelehrt. Er hat damit Probleme von Arzt und Patient und ihrer Beziehung zueinander zu Bewusstsein gebracht, die innerhalb der

---

18 Da die Anthropologie in der Medizin die Lücke ausfüllt, die Grundlagenforschung und evaluative Forschung zwischen sich lassen, sollte sie besser an zweiter Stelle genannt werden.

19 Hartmann, Fritz: Gespräch mit den Vortragenden, in: Hahn, Peter/Jacob, Wolfgang (Hg.): Viktor von Weizsäcker zum 100. Geburtstag. Berlin 1987, S. 104–125, hier S. 109.

20 Martini, Paul: Methodenlehre der therapeutischen Untersuchung. Berlin 1932. Weitere Auflagen erschienen unter dem Titel „Methodenlehre der therapeutisch-klinischen Forschung" 1947, 1953 und 1968.

21 Hartmann, Fritz: Gedanken zu einer Arzneiwirkungskunde des Menschen, in: Schriften der Gesellschaft der Freunde der Medizinischen Hochschule 1966, S. 38–48. In einem Satz werden „zu vergleichende Gruppen" erwähnt (S. 45), ohne jede weitere Erklärung. Hartmann dankt in diesem Vortrag für die gastliche Aufnahme „der pharmakologischen Arbeitsgruppe unserer jungen Hochschule" in ein „neues pharmazeutisches Forschungsinstitut." Am 2. Juli 2002 hielt er einen Vortrag in Lübeck: Hartmann, Fritz: Der Beitrag erfahrungsgesicherter Therapie (EBM) zu einer klinischen Indikationen-Lehre, unveröffentlichtes Typoskript, Lübeck, 2. Juli 2002, S. 1–48.

22 1956 erschien in Göttingen sein auf früheren Vorlesungen beruhendes erstes Buch: Hartmann, Fritz: Der aerztliche Auftrag. Die Entwicklung der Idee des abendländischen Arzttums aus ihren weltanschaulich-anthropologischen Voraussetzungen bis zum Beginn der Neuzeit, Göttingen 1956. Die letzte mir vorliegende Arbeit geht auf einen Vortrag am 16. Juni 2006 vor dem Medizinethischen Seminar der Klinik und Poliklinik für Psychiatrie und Psychotherapie in Dresden zurück: Hartmann, Fritz: Verstehen als Voraussetzung für Verständigung von Kranken und Ärzten, Typoskript eines Vortrags vor dem Medizinethischen Seminar der Klinik und Poliklinik für Psychiatrie

drei anderen weder gelöst noch auch nur sichtbar gemacht werden können. Auch wenn Hartmann die Formel „Krise der Medizin" vermieden zu haben scheint, so setzt sich in und mit ihm doch eine Diskussion fort, die seit den 1920er Jahren auf die zunehmende Dominanz naturwissenschaftlich-technischen Denkens und spezialistisch-fragmentierenden Handelns in der klinischen Medizin antwortete[23]. Er wies immer wieder auf Grenzen und Ergänzungsbedürftigkeit biologisch-naturwissenschaftlicher Forschung und Theoriebildung in der klinischen Medizin hin. Um des Patienten, des Arztes und ihres praktischen Umgangs miteinander willen seien, so Hartmann, auch eine in der Klinik „brauchbare" anthropologische Forschung, Theoriebildung und Praxis wahrzunehmen. Seine Anthropologie sei „gebildet aus den Erfahrungen, die Ärzte und Kranke mit Krankheiten machen, mit Kranksein und Arztsein also, Erfahrungen auch, die sie im Umgang miteinander machen. Damit ist zugleich das Proprium, das Kenn- und Auszeichnende der Medizin als eigenständiger Wissenschaft bezeichnet"[24]. Hartmann war tief überzeugt, „dass der Arzt in seiner Tätigkeit etwas von Menschen erfährt und mit ihnen erlebt, das in einzigartiger Weise nur an kranken Menschen beobachtbar ist."[25]

1.2 Ziele der Arbeit, ihre Quellen, ihre Methodik und ihre Grenzen

Erstes Ziel der vorliegenden Arbeit ist es, in den Kapiteln 1.3 bis 3 die Teile des Werks von Fritz Hartmann zu vergegenwärtigen und zu diskutieren, die sich mit seiner ärztlichen Anthropologie zum Patienten (homo patiens), seinem Arzt (homo compatiens) und deren Beziehung beschäftigen.

In einem zweiten, den 14 Texten Hartmanns nachgestellten Abschnitt (Kapitel 5 ff.) bemühe ich mich, den epistemologischen Status dieser Anthropologie innerhalb der klinischen Medizin zu klären. Der Fokus dieses Bemühens ist begrenzt. Es geht *nicht* um den „epistemologischen Status"[26] *der Medizin* insgesamt und auch nicht um den engeren der *klinischen Medizin*. Dazu ist an anderer Stelle

---

und Psychotherapie Dresden, 16. Juni 2006, S. 1–9. Kurz darauf manifestierte sich seine letzte zum Tode führende Erkrankung.

23 Siehe hierzu Geiger, Karin: „Krise" – zwischen Schlüsselbegriff und Schlagwort. Zum Diskurs über eine „Krise der Medizin" in der Weimarer Republik, in: Medizinhistorisches Journal 45 (2010), S. 368–410; Roelcke, Volker: „Krise der Medizin" – Modelle der Reform, in: Psychotherapeut 61 (2016), S. 237–242.

24 Hartmann: Auf dem Wege (1990), S. 87 f.

25 Hartmann, Fritz: Einleitung in das Seminar „Wege zu einer ärztlichen Anthropologie", WS 98/99, Typoskript, S. 1–5, hier S. 1.

26 Canguilhem, Georges: Der epistemologische Status der Medizin, in: Hermann, Gerd (Hg.): Georges Canguilhem. Grenzen medizinischer Rationalität. Historisch-epistemologische Untersuchungen, Tübingen 1989, S. 69–93.

ein Versuch unternommen worden[27]. Es wäre ein eigenes Projekt, die Beziehung zwischen der ärztlichen Anthropologie (als wissenschaftlichem Unternehmen?) und der klinischen Medizin (als Handlungswissenschaft?) zu klären.

Zeitlich gesehen hat Hartmann spätestens seit Ende der 1940er Jahre über ärztliche Anthropologie nachgedacht. Schon 1949 taucht bei ihm der Begriff in einem Kongressbericht auf; spätestens seit 1956 hat er hierzu eigenständig veröffentlicht, Jahre früher als über die „Medizin zwischen den Wissenschaften" (1962), seine erste Publikation zur Epistemologie der Medizin[28]. Ist die klinische Medizin (und zu welchen Teilen) angewandte Naturwissenschaft, eine praktische oder Praxiswissenschaft, eine Erkenntnis- oder eine „Anwendungs- oder Handlungswissenschaft"? Diese Fragen haben Hartmann später immer wieder bewegt[29], ohne dass er zu einer schlüssigen Antwort gekommen ist. Das Thema hat ihn beschäftigt, aber anscheinend nicht so engagiert wie die ärztliche Anthropologie.

Ein Anliegen dieser Arbeit ist es, an Fritz Hartmann und sein Werk im Rückblick auf seinen 100. Geburtstag (17. November 2020) zu erinnern und damit auch einen medizin-, professions- und zeitgeschichtlichen Kontext zu berücksichtigen: Fritz Hartmann, 1920 geboren, wurde nach dem Medizinstudium (1940 bis 1945) Internist, zuerst an der Klinik von Rudolf Schoen (*1892) in Göttingen, bevor er Professuren in Marburg (1957) und Hannover (1965) übernahm. Die Zeitgeschichte der Inneren Medizin und ihrer wissenschaftlichen Fachgesellschaft (DGIM) ist und wird aktuell bis in die Mitte der 1960er Jahre erforscht[30]. Die Generation der bis dahin gestaltungsmächtigen vor und um 1900 geborenen Ärzte wurde zu dieser Zeit emeritiert. Die Beschäftigung mit der Person und dem Werk Hartmanns – seine

---

27   Raspe, Heiner: Die klinische Humanmedizin ist eine Handlungswissenschaft eigenen Rechts – ein Versuch, in: Ringkamp, Daniela/Wittwer, Héctor (Hg.): Was ist Medizin?, Freiburg 2018, S. 167–195; Raspe, Heiner: (Be)Handeln, Forschen und Wissenschaft (in) der klinischen Medizin, in: Raspe, Heiner/Hofer, Hans-Georg/Krohs, Ulrich (Hg.): Praxis und Wissenschaft. Fünf Disziplinen – eine Familie?, Paderborn 2020, S. 27–59.

28   Hartmann, Fritz: Medizin zwischen den Wissenschaften, in: Medizinische Klinik 57 (1962), S. 1268–1271.

29   Einige wichtige Texte hierzu sind: Hartmann, Fritz: Die „Frag-Würdigkeit" der Medizin als Wissenschaft, in: Medizin in unserer Zeit 2 (1978), S. 121–129; Hartmann, Fritz: In der Heilkunde wirksame Begriffe von Wissenschaft und die Frage nach einem möglichen Wissenschaftsbegriff der Medizin, in: Studia Leibniziana, Sonderheft 5, Wiesbaden 1975, S. 57–84; Hartmann, Fritz: Medizin – eine Wissenschaft aus eigenem Recht?, in: Rössler, Dietrich/Waller, Hans Dierck (Hg.): Medizin zwischen Geisteswissenschaft und Naturwissenschaft, Tübingen 1989, S. 21–44; Hartmann, Fritz: Natur- und geistesgeschichtliche Grundlagen der modernen Medizin, in: Hilger, Hans Hermann (Hg.): Der Arztberuf (1990), S. 19–39.

30   Forsbach, Ralf/Hofer, Hans-Georg.: Internisten in Diktatur und junger Demokratie. Die Deutsche Gesellschaft für Innere Medizin 1933–1970, Berlin 2018; siehe auch Hofer, Hans-Georg/Forsbach, Ralf/Fölsch, Ulrich R.: Toward historical accountability and remembrance: The German Society for Internal Medicine and its legacies from the Nazi past, in: Annals of Internal Medicine 173 (2020), S. 375–379.

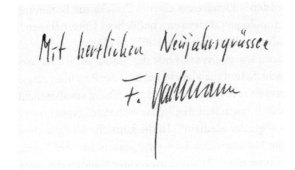

Abb. 2 Eine Widmung
Hartmanns auf einem mir
überreichten Sonderdruck von
„Krank oder bedingt gesund"
(Medizin, Mensch, Gesellschaft
11 (1986), S. 170–179).

Emeritierung erfolgte 1988 – schließt somit punktuell an die aktuelle Geschichtsschreibung zur Inneren Medizin an.

Hartmanns Texte und Veröffentlichungen, das Substrat dieser Arbeit, sind bis
heute nicht vollständig zu überschauen. Die Quellenlage ist unübersichtlich. Sein
privates Schriftenverzeichnis deckt die Zeit zwischen 1948 und 2002 und umfasst
665 Einträge[31]; es ist weder komplett noch in jedem Eintrag richtig. Das von R. Faber
und B. Pfau zusammengestellte Verzeichnis ist kurz (73 Einträge)[32]. In Hartmanns
Nachlass fanden sich neben einer dritten Literaturliste mit wenigen bisher nicht
aufgeführten Veröffentlichungen und Vorträgen noch einige weitere bisher unbekannte Texte[33]. Andererseits nennt das Schriftenverzeichnis Vorträge, zu denen
keine Manuskripte oder Typoskripte oder Veröffentlichungen auffindbar waren.

Dieser Nachlass befindet sich in der Obhut des Archivs der MHH: Er füllt
170 Mappen und ist grob in einem Findbuch erfasst, jedoch nicht systematisch
erschlossen. Ich selbst verfüge über eine größere Anzahl von handschriftlichen
Briefen, Postkarten und sonstigen Mitteilungen Fritz Hartmanns und über eine
umfangreiche Sammlung seiner Bücher, Sonderdrucke und unveröffentlichten
Typo- und Manuskripte bis ins Jahr 2006[34], vorzugsweise solcher, die sich seiner

---

31 Veröffentlichungen Prof. Dr. Fritz Hartmann 1948–2002, Privatdruck mit 54 Seiten, o. O. o. J.

32 Faber, Richard/Pfau, Bolko (Hg.): Fritz Hartmann. Ärztliche Anthropologie und Humanität.
Gesammelte Aufsätze, Würzburg 2014, S. 273 ff.

33 Hartmann, Fritz: Seminar für Geschichte der Medizin der Medizinischen Hochschule Hannover.
Die Arbeit von 15 Jahren, Typoskript ohne Autor, o. J., S. 1–29; möglicherweise 1980 verfasst.

34 Vom 16. bis 18. Februar 2021 konnte ich das Archiv der MHH besuchen und dort den gesamten
Nachlass Hartmanns durchsehen. Ich konzentrierte mich auf Vorgänge, Texte und Mitteilungen
zur Anthropologie. Ich bin Herrn Andreas Siegwarth, dem Leiter des Archivs der MHH, außerordentlich dankbar für seine immer kenntnisreiche, geduldige, freundliche, effektive und aufwendige Unterstützung meines Projekts. Funde aus dem Nachlass kennzeichne ich, wie geschehen,
mit ArchMHH Dep. 3 Nr. X. Allerdings gibt es Texte, die mir von Hartmann direkt überreicht
worden waren und für die sich kein Doppel im Archiv fand. Hier ist der Nachweis einer Fund-
stelle selbstverständlich nicht möglich.

ärztlichen Anthropologie widmen. Viele sind mit Hartmanns charakteristischen, oft persönlichen Widmungen versehen (Abbildung 2).

Zusammengenommen muss man wohl von annähernd 700 einzelnen Veröffentlichungen, Typo- und Manuskripten Hartmanns ausgehen. Im Laufe der Zeit verschoben sich in Hartmanns Werk die Gewichte von den anfangs ganz im Vordergrund stehenden biomedizinischen zu den am Ende dominierenden anthropologischen und epistemologischen Fragestellungen im Kontext der stationären und ambulanten Versorgung von v. a. chronisch somatisch Kranken.

Die hier zitierten und die erstmals oder im Nachdruck präsentierte Auswahl von Schriften Hartmanns ist in mehrfacher Hinsicht subjektiv. Sie ist bestimmt durch die mir bekannt gewordenen und erreichbaren Texte. Ich vernachlässige verschiedene Hartmann speziell beschäftigende Themen (wie seine „Sterbekunde"[35], die „Scham" mit ihren anthropologischen Wurzeln und ihrer Beziehung zur „Menschenwürde als Gefühl"[36] und die Veröffentlichungen zu „Zeitgestalt und Dauer im Kranksein"[37]).

Auch die Aufmerksamkeit des Lesers strukturiert die Lektüre und die Auswahl wie die Gewichtung der Inhalte. Mir ging es weniger darum, Entwicklungen in Hartmanns Denken ideengeschichtlich zu gliedern und etwa den jungen vom späten Hartmann zu unterscheiden. Ich versuche vielmehr, auf der breiten Basis seiner Schriften zwischen 1949 und 2006 Grundbegriffe und Grundgedanken seiner Anthropologie herauszuarbeiten. Auch die Auswahl der prioritär zitierten und diskutierten Textstellen ist und bleibt subjektiv; sie wird nie objektiv und endgültig sein, besonders bei einem Autor, der seine Gegenstände in variablen Formulierungen umkreist (siehe dazu den letzten Abschnitt von Kapitel 5.3).

Gänzlich unberücksichtigt, weil anderen Feldern zuzuordnen, bleiben Hartmanns zahlreiche biomedizinische, seine rein klinischen, seine medizinhistorischen und sozialmedizinischen Arbeiten sowie seine Studien zu Leibniz. Stiefmütterlich behandelt werden seine Texte zur ärztlichen Ausbildung[38]. Schließlich erfährt seine

---

35 Hartmann, Fritz: Sterbekunde als ärztliche Menschenkunde, Typoskript einer Gast-Vorlesung an der Charité in der Ringvorlesung „Der sterbenskranke Patient", Berlin, 28. 11. 2002, S. 1–11.

36 Das Zitat ist entnommen aus: Hartmann: Verstehen als Voraussetzung (2006), S. 8. Früher schon konstatierte er: „Gar nicht untersucht ist die Scham des Arztes. Aber auch die Scham des Patienten ist ein unerforschtes Gebiet [...]"; Hartmann, Fritz: Ärztliche Antworten auf elementare menschliche Leidensverfassungen, in: Therapiewoche 27 (1977), S. 6919–6933, hier S. 5 des Sonderdrucks. Siehe auch Hartmann, Fritz: The corporeality of shame: Px and Hx at the beside, in: Medicine and Philosophy 9 (1984), S. 63–74, und besonders ausführlich: Hartmann, Fritz: Scham und Würde kranker Menschen, in: Faber/Pfau: Fritz Hartmann, S. 141–153.

37 Hartmann, Fritz: Zeitgestalt und Dauer im Kranksein, in: Psychotherapie, Psychosomatik, Medizinische Psychologie 35 (1985), S. 1–40.

38 Am ausführlichsten widmet sich Hartmann diesem Bereich in: Hartmann, Fritz: Für welche zukünftigen Aufgaben und auf welche Weise sollen Ärzte in Zukunft ausgebildet und erzogen werden?, Typoskript eines Beitrags zum Symposium „Das Arztbild der Zukunft; künftige Anforderungen

lebenslange Auseinandersetzung mit Viktor von Weizsäcker nicht die Darstellung, die sie aufgrund ihrer Dauer, Intensität und Tiefe verdiente[39].

Unberücksichtigt bleiben muss die wissenschaftliche Korrespondenz Hartmanns. In dem von ihm selbst geordneten und dem Archiv übergebenen Nachlass finden sich kaum Kopien seiner Schreiben. Die Briefwechsel von Seiten der damaligen Adressaten her zu erschließen, dürfte unmöglich sein.

Soweit ich sehe, gibt es bisher keine Literatur, die sich speziell mit Fritz Hartmann als Person und mit seinen anthropologischen Arbeiten beschäftigt hat[40]. Hartmann selbst hat kaum autobiographische Texte hinterlassen. Im Nachlass fand sich allein ein gut halbseitiger, tabellarisch gehaltener „Lebenslauf". Wenig ausführlicher war ein Lebenslauf, den Hartmann zu seinem Habilitationsverfahren an der Universität Göttingen verfasste (s. u.). Die (Selbst-?)Beschreibung Hartmanns als neuberufener Ordinarius fand in den „Mitteilungen der Gesellschaft der Freunde der MHH 1966" Platz auf gut zwei Seiten[41]. Zusätzlich gibt es einige knappe Bemerkungen in Vorträgen der späteren Jahre.

Eine Schwäche dieser Arbeit ist, dass sie nur punktuell auf die reiche anthropologische Literatur der Zeit eingeht und den zahlreichen Hinweisen Hartmanns zu seinen geistigen Vorfahren und Geschwistern nicht systematisch folgt. Das betrifft auch die anthropologische Literatur der zeitgenössischen medizinischen Kollegen. Auch sie wurde nicht systematisch erschlossen – aus arbeitsökonomischen Gründen: „Das Lebenswerk Hartmanns muss einem Jüngeren in seiner Breite und Tiefe geradezu ungeheuerlich erscheinen", wie Barbara Elkeles und Alfons Labisch zu seinem 80. Geburtstag schrieben[42]. Hartmann nannte erschwerend oft nur die Namen von Autoren und/oder verwies auf deren gesamte Werke, an anderen Stellen machte er nicht einmal diese Angaben – auch wenn inhaltlich klar ist, dass er hier und da mir bekannte Werke (von Viktor von Weizsäcker, Max Scheler, Walter

---

an den Arzt; Konsequenzen für die Ausbildung; Wege zur Reform", Robert-Bosch-Stiftung, Bad Godesberg, 25./26. September 1988, ArchMHH Dep. 3 Nr. 2, S. 1–42.

39 Die zentrale und zugleich besonders kritische Auseinandersetzung stellt Hartmanns Beitrag zum 100. Geburtstag von Weizsäckers dar: Hartmann, Fritz: Über ärztliche Anthropologie, in: Hahn/ Jacob: Viktor von Weizsäcker, S. 80–103.

40 Mehrfach erwähnt wird Hartmann in dem Aufsatz von Kottow, Michael: Philosophy of medicine in the Federal Republic of Germany, in: Theoretical Medicine 6 (1985), S. 43–64. Der eben zitierte Sammelband von Faber und Pfau enthält ein siebenseitiges Vorwort, das knapp in Hartmanns Werk einführt. 2012 widmete Hartmut Peter (früher MHH, zuletzt Universitätsklinikum Freiburg) Fritz Hartmann, „einem meiner Hannoveraner Lehrer", einen ganzen Aufsatz: Peter, Hans-Hartmut: Ärztliche Kunst: noch aktuell?, in: Zeitschrift für Rheumatologie 71 (2012), S. 732–741.

41 ArchMHH Dep. 3 Nr. 152; Prof. Dr. med. Fritz Hartmann. Gesellschaft der Freunde der Medizinischen Hochschule eV 1966, S. 26–28.

42 Elkeles, Barbara/Labisch, Alfons: Fritz Hartmann 80 Jahre, in: Nachrichtenblatt der Deutschen Gesellschaft für Geschichte der Medizin, Naturwissenschaften und Technik 51 (2001), S. 13–15, S. 14.

Brednow u. a.) paraphrasiert. Offenbar hielt er die aufwendige Ausarbeitung von Verweisen, Fußnoten und Literaturverzeichnissen besonders in seinen Aufsätzen und Vortragstexten für überflüssig.

Eine weitere Lücke der Arbeit ist, dass sie die wahrscheinlich karge Rezeption der Hartmann'schen Arbeiten innerhalb und außerhalb der Medizin nicht systematisch verfolgt. Hartmanns anthropologische Texte geben jedoch direkt wie indirekt Auskunft darüber, welchen epistemologischen Status er selbst seiner ärztlichen Anthropologie zuspricht. Eine andere Frage ist, welcher Status ihr zukommt, wenn man sich an der Literatur zur Unterscheidung von „Science" und „Non- bzw. Para-Science" und hier speziell an der Arbeit von Martin Mahner (s. o.) und an der Systematizitäts-Theorie von Paul Hoyningen-Huene[43] orientiert. Damit setze ich eigene Versuche fort, die klinische Medizin aus dem Binnenraum der Medizin heraus epistemologisch zu bearbeiten[44].

Die aktuelle und durchaus lebendige wissenschaftstheoretische Diskussion zur (klinischen) Medizin[45] leidet m. E. daran, dass national wie international Stimmen und Einreden klinisch erfahrener Ärzte fehlen. Sie wird weit überwiegend von naturwissenschaftlich geprägten Wissenschaftsphilosophen und klinikfernen Medizintheoretikern geführt.

Das war zu Hartmanns aktiver Zeit anders. Seit 1977 existierte am damaligen Institut für Theorie und Geschichte der Medizin der Universität Münster ein Arbeitskreis für Methodologie der klinischen Medizin, dem er und weitere klinisch geprägte Ärzte angehörten. Wesentliche Texte des Kreises sind in einem Band zum 75. Geburtstag Karl Eduard Rothschuhs 1983 unter dem Titel „Anamnese, Diagnose und Therapie" veröffentlicht worden[46]. Auch in Heidelberg gab es in den 1990er Jahren einen interdisziplinären Arbeitskreis „Wissenschaftlichkeit in der Medizin". Er trat mit mehreren Sammelbänden hervor[47] und scheint wie der Münster'sche nach mehreren Jahren verdämmert zu sein[48]. Weitere epistemologische Beiträge von

---

43 Mahner, Martin: Demarcating science; Hoyningen-Huene, Paul: Systematicity, Oxford 2013.

44 Siehe dazu die beiden oben zitierten Arbeiten. Auch die erwähnte BÄK-Stellungnahme identifiziert Medizin als eine „Handlungswissenschaft, die sich in der Praxis auf eine kollektiv geteilte wissenschaftliche Basis stützt" (S. A2).

45 Siehe dazu u. a. Bunge, Mario: Medical philosophy, Singapore 2013; Borck, Cornelius.: Medizinphilosophie, Hamburg 2016; Schramme, Thomas/Edwards, Steven (Hg.): Handbook of the Philosophy of Medicine, Dordrecht 2017; Stengena, Jacob: Care & cure, Chicago 2018; Thompson, R. Paul/Upshur, Ross E. G.: Philosophy of medicine, Abingdon 2018; Broadbent, Alex: Philosophy of medicine, Oxford 2018.

46 Toellner, Richard/Sadegh-Zadeh, Kazem (Hg.): Anamnese, Diagnose und Therapie, Tecklenburg 1983. Eine Ankündigung des Arbeitskreises findet sich im Deutschen Ärzteblatt 75 (1978), S. 1578.

47 Für den aktuellen Zusammenhang wichtig: Eich, Wolfgang/Windeler, Jürgen/Bauer, Axel W. et al. (Hg.): Wissenschaftlichkeit in der Medizin. Teil III, Frankfurt 1999.

48 Nach einer persönlichen Mitteilung von Wolfgang Herzog, Nachfolger von Peter Hahn auf dem Lehrstuhl für Allgemeine Klinische Medizin und Psychosomatik in Heidelberg (ab 2004), existierte

Internisten sind mit den Namen von Klaus Gahl, Peter Hahn, Johannes Köbberling und Thure von Uexküll verbunden[49].

Diese medizininternen Aktivitäten erinnern beide, die klinische Medizin und die Wissenschaftstheorie, an das Diktum des Historikers Otto G. Oexle: „Die Theorie der Wissenschaft überhaupt und ebenso die Theorie der einzelnen Wissenschaften ist eine zu wichtige Sache, als daß man sie ‚Theoretikern‘ oder den Philosophen allein überlassen könnte. Die Reflexion über die Theorie einer Wissenschaft hat vielmehr ihren Platz vor allem im konkreten Forschungsvollzug dieser Wissenschaft selbst."[50]

Dass dies nicht ohne Kosten zu haben ist, deutet eine ironisch getönte Bemerkung Hartmanns an: Es wird „dem Arzt nicht möglich sein, jene Reflexionsebenen zu erreichen, in denen die Wissenschaftstheoretiker anderer Wissenschaften zu Hause sind; wie ein Bleigewicht hängt sich die Wirklichkeit an den Flug der Gedanken."[51]

1.3 Eine biographische Skizze und die Anfänge der ärztlichen Anthropologie

Fritz Hartmann wurde am 17. November 1920 als Sohn eines Hauptlehrers in Oberhausen-Osterfeld geboren[52]. Er besuchte Schulen im westfälischen Ahaus und Beckum. Hier war sein Vater[53] zuletzt bis 1956 Rektor einer Volksschule. Die

---

dieser Arbeitskreis „bis etwa 2005"; E-Mail vom 05.02.2021.

49 Siehe z. B. Hahn, Peter: Ärztliche Propädeutik, Berlin 1988 mit einer erweiterten Neufassung des Methodenteils 2012/13; Hahn, Peter: Wissenschaft und Wissenschaftlichkeit in der Medizin, in: Pieringer, Walter/Ebner, Franz (Hg.): Zur Philosophie der Medizin, Wien 2000, S. 35–53; Uexküll, Thure von: Medizin als Wissenschaft: Eine Theorie des therapeutischen Geschehens, in: Jäger, Georg/Schönert, Jörg (Hg.): Wissenschaft und Berufspraxis, Paderborn 1997, S. 163–173; Uexküll, Thure von/Wesiack, Wolfang: Theorie der Humanmedizin, 3. Aufl., München 1998; Köbberling, Johannes: Die Wissenschaft in der Medizin, Stuttgart 1992; Köbberling, Johannes: Der Wissenschaft verpflichtet Berlin 2020; Gahl: Begegnung und Verantwortung.

50 Oexle, Otto G.: Die Geschichtswissenschaft im Zeichen des Historismus, in: Historische Zeitschrift 238 (1984), S. 17–56, S. 17.

51 Hartmann: In der Heilkunde wirksame Begriffe (1975), S. 64.

52 Die folgenden Informationen entnehme ich drei Personalakten des Archivs der Universität Göttingen: UniA_Goe_Med_Pers_65 und UniA_Goe_Kur_10390_1 und _2. Weitere Informationen stammen von Familienangehörigen und Hartmann Nahestehenden sowie aus Einleitungen und Nebenbemerkungen seiner Vorträge und Veröffentlichungen. Es fällt immer wieder auf, dass er sich sehr zurückhaltend zu sich selbst und seiner Herkunft, zu Familie, religiösen, politischen u. a. Bindungen, kurz: zu Persönlichem geäußert hat. Sein ausführlichster „Lebenslauf" zum Habilitationsverfahren (1.6.1955) passte auf weniger als zwei Schreibmaschinenseiten.

53 Die Lebensdaten der Eltern Fritz Hartmanns: Käthe H., geb. Winck, 3.6.1894–31.12.1969 und Erwin H. 11.6.1891–3.7.1976. Die Einwohnermeldedatei zur Stadt Beckum weist 1932 im

Familie stand dem Nationalsozialismus (nach Angaben der Familienangehörigen) fern; der Vater hätte im Dritten Reich berufliche Zurücksetzungen hinnehmen müssen. Seinem Rat folgend studierte Hartmann nach einem altsprachlichen Abitur mit der Gesamtnote „gut" (Berufswunsch „San.Offizier")[54] seit 1940 Medizin, nach eigener Aussage bewusst „aus finanziellen und politischen Gründen" an der Militärärztlichen Akademie in Berlin[55], dann auch in Göttingen, Rostock und Breslau. Vorausgegangen waren Reichsarbeits- und Wehrdienst. Parallel hörte er acht Semester[56] psychologische und philosophische Vorlesungen. Als Dozenten in Berlin nannte er Nicolai Hartmann, Eduard Spranger und Walther Schering[57]. Den größten Teil des medizinischen Staatsexamens legte er Ende 1944 in Breslau ab; der Prüfer in Innerer Medizin war Viktor von Weizsäcker. Die letzte Prüfung (Chirurgie) bestand er am 22. Februar 1945 in Hamburg (Gesamtnote „sehr gut"). Hier erhielt er noch im gleichen Monat die Approbation als Arzt (vom „Reichsstatthalter in Hamburg"). Nach dem Sommersemester 1941 wurde er als Sanitätsgefreiter gänzlich unvorbereitet in Russland auf einem Hauptverbandplatz klinisch eingesetzt: „Man kann sich kaum einen drastischeren Praxis-Schock vorstellen." Ein Jahr später war er, noch cand. med. und Sanitätsfeldwebel, auf der Krim medizinisch tätig. Vielleicht waren es die gestohlenen Jahre des Übergangs zum jungen Erwachsenen, die Hartmann später sagen ließen, er habe in den ersten Jahren nach dem Ende des Zweiten Weltkriegs „noch verhindertes und versäumtes Erwachsenwerden nachzuholen" gehabt[58].

Datensatz zu Erwin Hartmann den Namen des Sohnes mit „Friedrich" aus. Ich danke Frau Dr. Elkeles für diese Information aus dem Kreisarchiv Warendorf (Bec Stadt B / Stadt Beckum B, Nr. 1579).

54 Blätter 43 und 44 der Personalakte UniA_Goe_Med_Pers_65 geben das Abiturzeugnis Hartmanns wieder.

55 Hartmann, Fritz: ‚Das Wohlergehen des Kranken … oberster Grundsatz.' Über Menschlichkeit und Menschen-Heilkunde, Typoskript einer Vorlesung „Streit um den Humanismus" an der Freien Universität, Berlin, 26. April 2000, S. 1–15; dann auch in: Faber, Richard (Hg.): Streit um den Humanismus, Würzburg 2003, S. 43–70, hier S. 43.

56 Diese genaue Angabe ist der (Selbst-?)Vorstellung Hartmanns als neuem Mitglied der Medizinischen Fakultät der MHH 1966 zu entnehmen: Gesellschaft der Freunde der Medizinischen Hochschule 1966, S. 26–28. Erneut überraschend enthält dieser gut zweiseitige Text kein einziges Wort zur Anthropologie in der Medizin; Hartmann beschreibt sich hier (oder wird beschrieben?) als i. e. S. naturwissenschaftlich arbeitender Forscher und Lehrer.

57 Diese und die folgende Information entnehme ich Hartmann, Fritz: Der Universitätslehrer Viktor von Weizsäcker, in: Stoffels, Hans (Hg.): Soziale Krankheit und soziale Gesundung, Würzburg 2008, S. 175–180. Der gleiche Text liegt als Typoskript eines Vortrags zur Jahrestagung der Viktor von Weizsäcker Gesellschaft in Berlin, 28. Oktober 2000 vor.

58 Hartmann, Fritz: Anthropologie: aber welche und warum und wozu?, Typoskript eines Vortrags für Hartwig Cleve zum 60. Geburtstag, München, 10. Juni 1988, ArchMHH Dep. 3 Nr. 139, S. 1–30, hier S. 2.

Hartmann heiratete am 9. April 1945 in Wernigerode[59] die ebenfalls evangelische und zwei Jahre jüngere Marie-Luise Siebel. Sie stammte aus einer Fabrikantenfamilie aus Freudenberg im Siegerland. Die beiden hatten sich in Göttingen kennengelernt; er war zu der Zeit Famulus an einer gynäkologischen Krankenhausabteilung, sie Diakonieschwester in deren Operationssaal. Sie bekamen eine Tochter (1946) und zwei Söhne (1952 und 1955).

Schon 1945 wurde Fritz Hartmann in Göttingen mit einem physiologischen Thema (bei Hermann Rein[60]) zum Dr. med. promoviert[61]. Eine geisteswissenschaftliche Doktorarbeit zu Nietzsches Auseinandersetzung mit Platon konnte nicht zu Ende geführt werden: Sein Doktorvater Hans Heyse, seit 1935 Ordinarius für Philosophie an der Universität Göttingen, wurde 1945 des Amts enthoben[62].

Hartmann selbst musste sich 1947 zwei Entnazifizierungsverfahren unterziehen, einem in Hildesheim, dem zweiten als Volontär-Assistent der Medizinischen Klinik in Göttingen. Den Fragebögen[63] ist als bisher unbekanntes Detail zu entnehmen, dass er am „15. 12. 1944 wegen Zersetzung der Wehrkraft vom Zentralgericht des Heeres Berlin [zu] 1 Jahr Gefängnis" (und Rangverlust) verurteilt worden war. Er hatte sich einem Lehrer gegenüber negativ über den Geisteszustand des Führers geäußert. Offensichtlich hat er die Strafe nicht verbüßt. Im ersten Spruchkammerverfahren

---

59 Im einseitigen Lebenslauf auf Blatt 48 seiner Personalakte UniA_Goe_Med_Pers_65 schreibt Hartmann dazu: „Bis Juli dieses Jahres wurde mir ein Amputierten Lazarett in Wernigerode übergeben."

60 Hermann Rein (1898–1953) war von 1932 bis 1952 Ordinarius für Physiologie der Universität Göttingen; er wurde ihr erster Rektor nach dem Krieg. Rein sah sich „im sog. ‚Dokumenten-Streit' mit Mitscherlich peinlichen Fragen ausgesetzt, warum er als beratender Physiologe nicht gegen die ihm bekannten Versuche protestiert hatte" („an unfreiwilligen Menschen" in Konzentrationslagern, in Reins Fall ging es um die „terminalen" Unterkühlungsversuche im KZ Dachau; Anmerkung H. R.) – ein Zitat aus Hartmann: ‚Das Wohlergehen des Kranken' (2000), S. 44. Detaillierter wird dieser Streit geschildert in Hartmann, Fritz: Vom „Diktat der Menschenverachtung" 1946 zur „Medizin ohne Menschlichkeit" 1960. Zur frühen Wirkungsgeschichte des Nürnberger Ärzteprozesses (Medizinethische Materialien Heft 161), Bochum 2005; früher schon in Hartmann, Fritz: Ärztliche Anthropologie, Bremen 1973, hier in Kapitel 9, S. 320 ff. Zum aktuellen historischen Forschungsstand über Rein siehe Trittel, Katharina: Hermann Rein und die Flugmedizin. Erkenntnisstreben und Entgrenzung, Paderborn 2018.

61 Das Thema war „Temperaturregulatorische Vorgänge bei Kaltluftatmung". Der Umfang wird mit 9 Blatt angegeben. In seiner Arbeit: Rudolf Schoen (1892–1979) – der Wegbereiter, in: Zeitschrift für Rheumatologie 62 (2003), S. 193–201, hier S. 194, berichtete Hartmann: „Am Beginn des wissenschaftlichen Werkes [von Schoen, H. R.] stehen Arbeiten über Physiologie und Pathophysiologie der Atmung […]."

62 Brief an Prof. Patzig, Philosophisches Seminar der Universität Göttingen, vom 18. 11. 1977; ArchMHH Dep. 3 Nr. 74: „Bei Hans Heyse habe ich meine philosophische Dissertation über die Auseinandersetzung Nietzsches mit dem Platonismus begonnen. Da Heyse aber nach 1945 sein Amt verlor, blieb auch dieses Unternehmen auf der Strecke."

63 Sie finden sich in den Spruchkammerakten NLA HA, Nds. 171 Hildesheim – IDEA, Nr. 62697 und NLA HA, Nds. 171 Hildesheim – IDEA, Nr. 20153.

war ihm allein seine HJ-Mitgliedschaft 1936–1938 vorgeworfen worden. Sie führte zu dem Schluss: „Removal to be discretionary with supervising Military Government Officer". Dieser entschied auf „No objection to appointment or retention." Das zweite Verfahren endete ebenfalls mit dem Urteil „Keine Bedenken – No objection". Zusätzlich wurde eine Amnestie", später auch „Jugendamnestie" angemerkt. Hartmann erhielt Anfang 1948 ein Entlastungszeugnis und im Oktober des gleichen Jahres einen Einstellungsbescheid zu diesen Verfahren.

Nach kurzer Arbeit als Knappschaftsarzt in Hamm wurde Hartmann von 1946 bis 1957 in Göttingen Assistent und später Oberarzt und außerplanmäßiger Professor (1955) an der Medizinischen Universitätsklinik unter Leitung von Rudolf Schoen[64]. Die Habilitation Hartmanns im Fach Innere Medizin erfolgte 1950 („Zur Störung der Leberfunktion").

Hartmanns Studien und Veröffentlichungen galten, orientiert man sich an seinem privaten Schriftenverzeichnis, bis 1955 so gut wie ausschließlich biomedizinischen Themen[65]: Er berichtete über „Arbeiten über Unterernährung, Eiweiß- und Fettstoffwechsel, Pathorheologie der Bindegewebe, Immunpathologie"[66] – besonders bei Leber- und dann auch rheumatischen Erkrankungen, z. T. auf der Basis tierexperimenteller Untersuchungen. In dem genannten Lebenslauf heißt es (S. 2): „Da ich überwiegend experimentell arbeiten wollte, habe ich noch 3 Semester physikalische Chemie und Kristallographie nach dem medizinischen Staatsexamen studiert." Allein 1948 veröffentliche Hartmann sechs und 1949 dreizehn entsprechende Arbeiten.

Parallel widmete er sich „in öffentlichen Vorlesungen geisteswissenschaftlichen Fragen des Arzttums". In seinem Verzeichnis der zwischen 1950 und 1955 gehaltenen Vorlesungen und Übungen behandelten drei von sechzehn (in insgesamt fünf Semestern) die Themen: „Der Mensch aus der Sicht des Arztes", „Das Problem des Arztes in der gegenwärtigen Medizin" und „Die geistigen Grundlagen des abendländischen Arzttums."[67]

Mit dem jüngeren Hartwig Cleve, zuletzt Professor für Anthropologie und Humangenetik in München, teilte er sich in Göttingen ein Labor und sagte anlässlich

---

64 Ihm widmete er einen historisch-philosophisch anspruchsvollen Text zum 85. Geburtstag: Hartmann, Fritz: Ietros Philosophos Isotheos, in: Niedersächsisches Ärzteblatt 1977, H. 2, S. 52–56.

65 Die einzige mir bekannte Ausnahme bildet Hartmanns Bericht über die 55. Tagung der Deutschen Gesellschaft für Innere Medizin, in: Naturwissenschaften 36 (1949), S. 245–249 mit einer ausführlichen Darstellung der Vorträge und Diskussion zum ersten Hauptthema des Kongresses, der Psychosomatischen Medizin. Auf dem von ihm handschriftlich ausgefüllten Karteiblatt zum Antrag auf eine apl. Professur 1955 sind als „besonderes Forschungsgebiet: Temperaturregulation, Eiweissstoffwechsel, Eiweissstruktur, Bindegewebskrankheiten, Rheumatismus, Fermente, Leberkrankheiten" angegeben: UniA-Goe_Kur_Med_10390_Bd_1: Blatt 3.

66 Hartmann, Fritz: Lebenslauf, ArchMHH Dep. 3 Nr. 152.

67 Blatt 22 der Personalakte UniA_Goe_Kur_10390_Bd_2.

dessen 60. Geburtstags 1988: „Wir haben den vielleicht bedeutsamsten und aufgewecktesten Abschnitt unserer Biographie gemeinsam durchlebt, die ersten Jahre nach Beendigung des 2. Weltkriegs in Göttingen."[68]

1957 folgte Hartmann einem Ruf auf ein Extraordinariat (später Ordinariat) für Innere Medizin an der Philipps-Universität Marburg; er wurde Direktor ihrer Medizinischen Poliklinik. Die acht Jahre in Marburg (und privat in Wehrda) waren ihm 2002 rückblickend „die fruchtbarsten meines akademischen Lebens und die schönsten meines Familien-Lebens."[69]

Hartmanns Schriftenverzeichnis weist nach gut 100 grundlagenwissenschaftlichen Arbeiten als erste selbstständige geisteswissenschaftliche Veröffentlichung sein Buch „Der aerztliche Auftrag" aus dem Jahr 1956 aus[70]. Drei weitere – gleich kurz vorzustellende Texte – folgten 1957. Von einer Buchbesprechung 1959 abgesehen vergingen bis zum nächsten Text fünf weitere Jahre[71].

Sieht man vom ersten Kapitel des Buches ab (unten unter 4.3 abgedruckt), vertiefte es sich in die Geschichte der Medizin als Geschichte des Arzttums von den dunklen Anfängen bis zu Paracelsus. Rudolf Schoen schrieb in seinem Vorwort (S. 9), es sei „aus Vorlesungen [Hartmanns, H. R.] entstanden, welche schon seit einer Reihe von Jahren für Hörer aller Fakultäten, speziell aber für die Medizinstudenten an der Georgia Augusta gehalten wurden." Er hatte sich schon länger unter der Anleitung u. a. von Paul Diepgen und Georg-Benno Gruber mit der Geistes- und Kulturgeschichte der Medizin beschäftigt.

Ein Jahr später (1957) erscheint als weiterer anthropologischer Text ein mit vielen Literaturhinweisen angereicherter Beitrag Hartmanns zur prominenten 3. Auflage des Handwörterbuchs „Religion in Geschichte und Gegenwart". Er trägt den bemerkenswerten Titel „Anthropologie 1. Naturwissenschaftlich". In dessen letztem Abschnitt werden Grundlagen einer bereits so bezeichneten „ärztlichen" Anthropologie ausgeführt. Sie füge „der Frage nach den Ursachen der Krankheit die Frage nach dem Sinn des Krankseins hinzu." Hier sei „die Beziehung Arzt-Patient keine objektive mehr, sondern wird zu einer wechselseitigen Begegnung eines Ich zu einem Du, in die das Subjekt in doppelter Weise eingeführt ist. Hier wird Arztsein zu einem persönlichen Sichdaranwagen"[72].

---

68 Hartmann: Anthropologie: aber welche und warum und wozu? (1988), S. 2.

69 Hartmann, Fritz: Euricius Cordus: Ärztlicher Humanist der frühen Neuzeit, Typoskript einer Dankes-Rede zur Verleihung der Euricius-Cordus-Medaille der Philipps-Universität Marburg, Marburg, 19. Oktober 2002, ArchMHH Dep. 3 Nr. 94, S. 1–9, S. 1.

70 Hartmann: Der aerztliche Auftrag (1956).

71 Hartmann, Fritz: Anthropologische Gesichtspunkte zur vorbeugenden Gesundheitspflege, in: Westfälisches Ärzteblatt 1962, H. 12, S. 1–7 des Sonderdrucks.

72 Hartmann, Fritz: Anthropologie 1. Naturwissenschaftlich, in: Galling, Kurt (Hg.): Die Religion in Geschichte und Gegenwart, 3. Aufl., Tübingen 1957, S. 402–410, S. 410.

Vorher heißt es in *präsentischer* Formulierung, dass sich die ärztliche Anthropologie „entfaltet in enger Wechselbeziehung" mit einer Reihe von psychologischen und philosophischen Systemen. Genannt werden die Psychoanalyse Freuds, die medizinische Anthropologie Viktor von Weizsäckers, die phänomenologische Anthropologie L. Binswangers, die Lehre von M. Boss, die Existenzanalyse V. Frankls und die „Médecine de la personne" von P. Tournier. Für jeden Autor gelte: Die Anthropologie „geht aus von der Unteilbarkeit der menschlichen Person" und sie sieht ihr Ziel „nicht nur in der Beseitigung einer Affektion", sondern auch und vor allem darin, „zum rechten Leben zu führen"[73].

Denkt man daran, wie sorgfältig und umfassend sich Hartmann bis zuletzt auf Vorträge und Veröffentlichungen vorbereitet hat, dann muss man davon ausgehen, dass er die zitierten Autoren in der Zeit zwischen 1946 und 1957 studiert hatte und dass dies den Herausgebern des Handwörterbuchs bekannt war.

Als Hartmanns nächste anthropologische (im eigenen Schriftenverzeichnis nicht aufgeführte) Veröffentlichung fand sich im Nachlass „Das nicht festgestellte Tier. Zur Anthropologie des Verhältnisses von Eltern und Kindern"[74], ebenfalls aus dem Jahr 1957. Abgedruckt wurde dieser Text in der christlichen „Zeitwende. Die neue Furche". Er enthält eine intensiv religiös geprägte Passage[75]. So ausdrücklich hat Hartmann nie wieder einen Gottesbezug erkennen lassen, auch nicht, folgt man Berichten ihm Nahestehender, vor seinem Tod 2007. Seine von ihm höchstwahrscheinlich selbst entworfene Todesanzeige stellte er unter den Vers aus dem Johannesevangelium (3.21), der schon sein Tauf- und Konfirmationsspruch gewesen sei.[76] Sehr viel distanzierter schrieb er in der zuvor beschriebenen Veröffentlichung zur *ärztlichen* Anthropologie: „Der abendländische Arzt intendiert das Ganze des M.en aus einer humanitären Haltung heraus, die christlich sein kann, aber nicht muss, um ihren Auftrag nicht zu verfehlen."

Aus dem Jahr 1957 stammt schließlich die als Kapitel 4.4 erstmals abgedruckte, im Literaturverzeichnis ebenfalls nicht erwähnte „Eröffnungsvorlesung Marburg 1. VII. 57". Sie widmet sich eingangs der aus Hartmanns Sicht „wesentliche[n] Tendenz der modernen Medizin"; diese wende „sich einer dem Menschen angemessenen Erkenntnis zu, die man als anthropologisch bezeichnen muss." Er sieht in ihr eine „Hinwendung zum Kranken, als einem kranken Menschen, also

---

73 Hartmann: Anthropologie 1. Naturwissenschaftlich (1957), S. 407, 408 und 409.

74 Hartmann, Fritz: Das nicht festgestellte Tier. Zur Anthropologie des Verhältnisses von Eltern und Kindern, in: Zeitwende. Die neue Furche 28 (1957), S. 161–174.

75 „Gehorsam und Ehrfurcht zu den Eltern gelten nicht diesen, sondern ohne Ansehung von deren Verdienst über sie hinaus Gott, von dem die Eltern ihre Würdigkeit empfangen haben auch dann, wenn sie sie mißbrauchen. Dankbarkeit, Vertrauen, das sind elterliche und kindliche Haltungen, mit denen Menschen die Treue erwidern können, die Gott ihnen gegenüber geübt hat" (S. 173).

76 Diese Information verdanke ich Frau Dr. B. Schwacke (Berlin), einer Nichte von Marieluise Hartmann.

ein neuer humaner Zug in der medizinischen Wissenschaft [...]"[77]. Die Begriffe „Erkenntnis/medizinische Wissenschaft" signalisieren, dass Hartmann die ärztliche Anthropologie als ein wissenschaftliches Unternehmen entwickeln möchte. 1956 war sie – „eines der Hauptanliegen der modernen Medizin" – „noch zu sehr Bekenntnis, als daß sie als Wissenschaft bereits vermöchte aufzutreten. Sie als solche vorbereiten zu helfen, [...] ist die Absicht dieser Arbeit."[78] Anthropologie als Wissenschaft bedient sich dabei einer besonderen Methode: „Das moderne anthropologische Denken hat eine alte Kunst wieder ans Licht gebracht, die Hermeneutik, die Kunst des Verstehens, des Deutens, des Wertens, der Auslegens."[79]

Es kann kein Zweifel sein, dass die Anthropologie in der Medizin in den 1950er Jahren in weiten Teilen innerhalb und außerhalb der Medizin als *modern*, als Vergangenes erledigend, als notwendig, zeitgemäß und vorausweisend galt. In einer Besprechung von Karl Korn zu Helmut Schelskys „Die skeptische Generation" von 1957 findet sich der Hinweis auf einen damals „wahren Hunger nach einer Wissenschaft vom wirklichen Menschen", den die „entsetzliche geistige Öde der sogenannten Rassenkunde" hinterlassen habe.[80]

1961 beschloss das Land Niedersachsen die Gründung einer Medizinischen Akademie in Hannover; es folgte einer Empfehlung des Wissenschaftsrats zur Erhöhung der Studienplätze in der Medizin. Der Gründungsausschuss konstituierte sich im gleichen Jahr, sein Vorsitzender und späterer Gründungsrektor wurde Rudolf Schoen. Auf Einladung Schoens war Hartmann von Anfang an beratendes Mitglied des Ausschusses[81]. 1965 wurde er als Ordinarius auf den ersten Lehrstuhl für Innere Medizin, speziell für Krankheiten der Bewegungsorgane und des Stoffwechsels, berufen. Zuvor hatte er den Ruf zur Nachfolge Schoens in Göttingen abgelehnt. 1965 wurde er Prorektor und Studiendekan. Von 1967 bis 1969 war er der erste gewählte Rektor der seit 1965 so benannten Medizinischen Hochschule Hannover (MHH) und geschäftsführender Direktor des Departements für Innere Medizin. Die MHH wurde zur Wiege der *akademischen* Rheumatologie in der Bundesrepublik, die sich vorher in Heilbädern erhalten und entwickelt hatte.

Hartmann gilt mit Schoen als Spiritus Rector der MHH und ihrer baulichen, aber auch ihrer klinischen, akademischen und geistigen Verfassung. Dabei ließ er sich von Eindrücken leiten, die er 1963 auf einer mehrwöchigen USA-Reise durch

---

77 Hartmann, Fritz: Eröffnungsvorlesung Marburg 1. VII. 57, Typoskript, 1957, ArchMHH Dep. 3 Nr. 149, S. 1–17, hier S. 4.

78 Hartmann: Der aerztliche Auftrag (1956), S. 11 f. Dieses Buch wurde ausweislich der auf Mai bzw. Juni 1955 datierten Vorworte Hartmanns und Schoens bereits in diesem Jahr abgeschlossen.

79 Hartmann: Anthropologische Gesichtspunkte (1962), S. 1. Hartmann bevorzugt hier wie andernorts nominalisierte Tätigkeitsworte.

80 Korn, Karl: Skeptische Jugend?, in: Frankfurter Allgemeine Zeitung, 15. 2.1958, S. BuZ5.

81 Hartmann: Rudolf Schoen (1982–1979) (2003).

zwölf Universitätskliniken gewonnen hatte[82]. Wie er anlässlich der Totenfeier seines Kollegen, Freundes und ersten Göttinger Doktoranden Hans-Ludwig Krüskemper 1987 schrieb: „Es war eine Zeit des [1966–1971 an der MHH gemeinsamen, H. R.] *Aufbruchs* zu neuen Ufern klinischer Forschung, getragen von kühnen Plänen und weitausgreifenden Hoffnungen, wie bei der Neuordnung unseres staatlichen Gemeinschaftslebens, von Kultur und Wirtschaft."[83]

Hartmann richtete früh ein informelles Seminar für Geschichte, Theorie und Wertlehre der Medizin ein, las schon im Sommersemester 1965 zur Geschichte der Medizin und gab immer wieder eine „Einführung in das Studium der Medizin"[84]. Er war ein überzeugter und pflichtbewusster Hochschul*lehrer*, der sich bis zu seiner Emeritierung nur dann vertreten ließ, wenn er ernsthaft verhindert war.

In einer Verteidigung der „Notwendigkeit der Medizinischen Hochschule Hannover" (als *Hochschule*!) hebt Hartmann 1965 hervor: „Wir suchen der physischen Anthropologie, wie sie von Entwicklungsgeschichte, Anatomie, Genetik, Physiologie und Physiologischer Chemie gelehrt wird, ein Gegengewicht zu schaffen durch die allgemeine Anthropologie, zu der gehören würden Psychologie, Kulturanthropologie, Soziologie sowie Philosophische Anthropologie und Naturphilosophie."[85] Für dieses „Gegengewicht" fühlte er sich selbst mit wenigen anderen Kollegen[86] und mit Hilfe der „Gewinnung auswärtiger Vortragender" zuständig. Umso überraschender ist es, dass Hartmann sich ein Jahr später als erster internistischer Ordinarius der MHH ganz als Naturwissenschaftler i. e. S.

---

82 2005 schrieb Hartmann dazu: „Im März/April 1963 machten sich je zwei Hochschullehrer, Ministeriale und Architekten zu Schiff in die Vereinigten Staaten auf, um an 12 Medical Schools Erfahrungen darüber zu sammeln, wie man die Funktionen eines Hochschulklinikums möglichst erfolgreich und kostengünstig baulich gestaltet und wegesparend einander zuordnet." Hartmann, Fritz: Entwurf und Wirklichkeit der MHH 1960–2005. Ein Spaziergang der Erinnerung an die Orte ihrer Gründung, Entwicklung und Wirksamkeit, Typoskript eines Vortrags zu Rückblick für die Alumni der MHH anlässlich der 40. Wiederkehr der feierlichen Eröffnung der MHH am 17. Mai 1965 in der Aula der TiHo, vorgetragen am 20. Mai 2005, S. 1–13, S. 7. Der Text ist unter Kapitel 4.14 abgedruckt.

83 Hartmann, Fritz: Totenrede auf Hans-Ludwig Krüskemper, Typoskript, o. O. [vermutlich Düsseldorf] 1987, ArchMHH Dep. 3 Nr. 139, S. 1–8, S. 1.

84 Rektor der Medizinischen Hochschule Hannover: Medizinische Hochschule Hannover 1965–1985, Hannover 1985. Das Buch stellt auf den Seiten 200 bis 220 das Zentrum für Öffentliche Gesundheit (1967–1985) vor. Es umfasste auch das erwähnte Seminar, das anfangs informell arbeitete und wohl erst 1978 offiziell vom Senat als Institut der MHH eingerichtet wurde (S. 217 f.).

85 Hartmann, Fritz: Die Notwendigkeit der Medizinischen Hochschule Hannover, in: Schriften der Gesellschaft der Freunde der MHH e. V. 1965, S. 35–43, S. 39.

86 Zu diesen gehörte früh Hans-Stephan Stender (erster Ordinarius für klinische Radiologie der MHH), der Hartmann 1969 im Amt des Rektors nachfolgte. In seiner Antrittsrede bezieht Stender sich ausdrücklich auf eine „anthropologische Sicht des kranken Menschen" und auf Viktor von Weizsäcker. Stender, Hans-Stephan.: Das Problem der ärztlichen Erfahrung, in: Schriften der Gesellschaft der Freunde der Medizinischen Hochschule Hannover 1969, S. 22–27, S. 24.

präsentiert. In dem gut zweiseitigen Text kommt „Anthropologie" nicht vor, weder als Begriff noch dem Sinn nach.[87]

Seine Emeritierung erfolgte mit dem Wintersemester 1987/1988. Die Abschiedsvorlesung (unten abgedruckt als Kapitel 4.12) am 12. Februar 1988 versammelte noch einmal einen großen Kreis seiner Kollegen, Mitarbeiter, Schüler, Doktoranden, Wegbegleiter.

Fritz Hartmann starb in seinem Haus in Hannover NB Süd am Birkenweg am 10. Februar 2007, hochgeehrt mit Orden, Ehrenmitgliedschaften und Medaillen. Vor ihm waren seine Frau (2000) und seine Tochter (2005) gestorben. Auf eine mehr als palliative Therapie seines Karzinoms hatte er verzichtet. Zuletzt war es um ihn einsam geworden. Dass er am Ende sein eigenes Wirken skeptisch und selbstkritisch sah, kündigte sich schon 1988 in dem der Ausbildung von Medizinstudierenden gewidmeten Abschnitt seiner Abschiedsvorlesung („Arzt werden") an: Hier sprach er von „Schamgefühl", „Bitterkeit" und dem „Gefühl von Vergeblichkeit" (Blatt 9). Auf einer Postkarte an mich vom 27. Dezember 2006, wenige Wochen vor seinem Tod, charakterisiert er seinen aktuellen „Gefühlsgrund": „ich [bin] je länger, je mehr im Zweifel […], was ich wirklich geleistet und bewirkt habe."[88]

Das Grab Fritz Hartmanns und seiner Frau auf dem kleinen Friedhof in Hannover NB Süd gegenüber seinem ehemaligen Wohnhaus ist für Fremde nicht zu finden. Er und seine Nachkommen verzichteten auf einen namentragenden Grabstein. Ein Nekrolog aus der MHH würdigte ihn ausführlich als „geistigen Vater" der Hochschule[89]. Sonst hat sein Tod wenig Aufmerksamkeit gefunden[90]. Im Deutschen Ärzteblatt" wurde seiner am 9. März 2007 mit vier halben Zeilen gedacht[91]. Das „Niedersächsische Ärzteblatt", dem er mehrfach seine Texte anvertraut hatte, widmete seinem Tod eine halbe Seite auf der Basis eines Beitrags, der

---

87 Prof. Dr. med. Fritz Hartmann. Porträt als neuberufener Hochschullehrer, in: Mitteilungen der Gesellschaft der Freunde der MHH 1966, S. 26–28. Es ist unklar, ob Hartmann sich hier selbst beschrieben oder nur biographische Informationen beigesteuert hat. Die Eloge am Ende des Textes wird er kaum selbst verfasst haben: „Auf seine unermüdliche Mitwirkung an der Planung und am Aufbau der Medizinischen Hochschule Hannover, an deren Struktur, an deren Grundsätzen und deren Entwicklung er von Anfang an maßgebend, impulsiv, ideenreich und stets bereit mit uneingeschränkter Hingabe mitgewirkt hat, sei besonders hingewiesen." (S. 28).

88 Am 27.01.2007 besuchte ich ihn ein letztes Mal im Birkenweg in Hannover.

89 Zeidler, Henning/Manns, Michael P.: Die MHH trauert um ihren „geistigen Vater", in: MHH Info April/Mai 2007, S. 46–47, online unter: https://www.skyfish.com/sh/cf3ca84dcdb7930e364e53a29 83ac2a8fdb5f1a0/1a650389/1608213/viewer/41593411 /, letzter Zugriff: 11.01.2021.

90 Ausnahmen sind die Nekrologe von Raspe, Heiner/Zeidler, Henning: Nachruf Prof. Dr. med. Fritz Hartmann, in: Zeitschrift für Rheumatologie 66 (2007), S. 267–268; Gahl Klaus/Raspe, Heiner: Nekrolog für Prof. Dr. med. Fritz Hartmann, in: Fortschritte der Neurologie · Psychiatrie 76 (2008), S. 445–450.

91 Deutsches Ärzteblatt 104 (2007), S. A663.

aus der MHH stammte.[92] Die Deutsche Gesellschaft für Innere Medizin führte 2007 ihr Ehrenmitglied des Jahres 1998 unter den alphabetisch angeordneten „Verstorbene[n] DGIM-Mitglieder[n]" ohne weitere Würdigung auf. Fritz Hartmann und sein Werk waren offensichtlich in den zwei Dekaden seit 1988 an den Rand des Bewusstseins seiner Fachgesellschaft und verschiedener ärztlicher Körperschaften geraten.

---

92 Trauer um Prof. Dr. med. Fritz Hartmann, in: Niedersächsisches Ärzteblatt 2007, H. 3, S. 36. Der Beitrag ist gezeichnet mit „mhh/r".

2. Fritz Hartmanns ärztliche Anthropologie

2.1 Das Siegel und eine Plastik der Medizinischen Hochschule Hannover

Um weiter auf Hartmanns ärztliche Anthropologie und deren Ausgangs- wie Zielpunkt hinzuführen, erinnere ich an eine bildliche Darstellung der von ihm so genannten „anthropologischen Grundfigur" von Not und Hilfe. Sie begleitete die Gründung der MHH und symbolisiert ihr Selbstverständnis bis heute (Abbildung 3). Öffentlich sichtbar wurde sie am 17. Mai 1965 im Rahmen der feierlichen Eröffnung der MHH.

Der niedersächsische Ministerpräsident übergab dem Gründungsrektor Schoen die Ernennungsurkunde und legte ihm die neugeschaffene Amtskette um. An dieser hing goldglänzend das Siegel der Hochschule mit einer stark abstrahierenden Darstellung eines Kranken und eines Helfers, unterfasst mit den drei Begriffen „Unitas [in neccessariis] – Libertas [in dubiis] – Caritas [in omnibus; Ergänzungen H. R.]"[1].

Das Werk geht auf den damals in Hannover arbeitenden Künstler Kurt Lehmann (1905–2000) zurück und symbolisiert die Caritas mit Blick auf den barmherzigen Samariter (Lukas 10,29–36). 1983/84, rund 20 Jahre später, übersetzte Lehmann dieses Bild in eine „Caritas" genannte Großplastik[2]; man findet sie im Erdgeschoss des Bibliotheksgebäudes der MHH in der Nähe des Rektorats und des heute so genannten Instituts für Ethik, Geschichte und Philosophie der MHH (früher Seminar für Geschichte, Theorie und Wertlehre der Medizin; Abbildung 4).

Von Rudolf Lange, einem Kenner des Lehmann'schen Werks, stammt eine Würdigung der künstlerischen Qualität der Plastik[3]. Er betonte dessen eine waagerechte und zwei senkrechte Achsen und die die beiden Personen verbindende Diagonale. Und weiter:

> Durchbrüche und Hohlformen lassen den Raum eindringen und kontrastieren spannungsvoll mit flächigen Partien [...]. Besondere Beachtung verdient die Anbindung der Figur das Kranken an die des Arztes. Dessen rechter Arm schiebt sich unterstützend

---

1 In dem Typoskript „Entwurf und Wirklichkeit der MHH 1960–2005", S. 2, spricht Hartmann von einer „Figurengruppe Kranke und Arzt/Pflegender".

2 Lange, Rudolf: Kurt Lehmann. Ein Bildhauerleben, Hannover 1995, S. 109 ff. Er erwähnt, dass Lehmann „dasselbe Motiv [...] schon 1957" für zwei kleine Werke verwendet habe, „beide mit dem Titel ,Barmherziger Samariter".

3 Lange, Rudolf: Angewandte Plastik Kurt Lehmanns im Bau, am Bau und in freier Landschaft, in: Kurt Lehmann 1905–1985. Eine Retrospektive, Koblenz 1985, hier S. 162. Das Buch begleitete eine Ausstellung, die 1985 in Koblenz und Hannover gezeigt wurde.

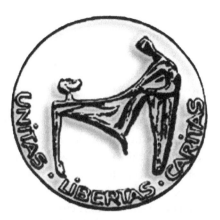

Abb. 3 Siegel der Medizinischen Hochschule
Hannover (mit freundlicher Genehmigung
des Präsidiums der MHH).

Abb. 4 Großplastik „Caritas" von Kurt Lehmann
im Erdgeschoss der MHH (privates Foto
mit Genehmigung des Rektorats der MHH).

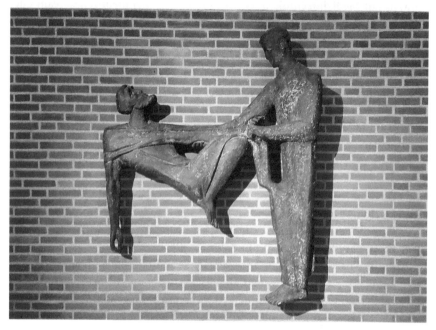

unter den ausgestreckten linken des Patienten, der wiederum mit seiner rechten
Hand den Oberarm des Arztes umgreift. Auf diese Weise entsteht eine durchgehende
von rechts nach links absteigende leicht geschwungene Linie, die die Vermutung
aufkommen läßt, als flösse gleichsam die heilende Kraft des Arztes in den Körper des
Kranken hinüber. Eine plastische Form mit Sinn zu erfüllen, ist Lehmann in diesem
Werk, das einen Höhepunkt seines Schaffens bedeutet, vollendet gelungen. Die gleiche
selbstverständliche Schlichtheit und humane Einstellung zum Leben, die das Relief
als Ganzes fast in die Sphäre des Religiösen rückt, zeigt sich auch in Einzelheiten, so
vor allem in den ausdrucksstarken Gesichtern.

Einem ärztlichen Blick fällt auf: Der liegende (schwebende?) Kranke ist alt, offensichtlich hinfällig, vielleicht schon dem Tod nahe; sein rechter Arm hängt schlaff herab[4]; der Kopf ist nach hinten gefallen. Eine äußerliche Verletzung oder pathognomonische Krankheitszeichen sind nicht zu erkennen. Ihn bedecken Tücher, darunter ist er nackt. Der Arzt ist jung, kräftig und steht aufrecht, vom Hals herab bis zu den Sprunggelenken in ein (professionelles?) Gewand gekleidet. Der Kopf ist weniger geneigt als auf dem Siegel. Sein Blick ruht ernst und konzentriert auf dem Körper des Alten; dieser schaut unbestimmt über ihn hinweg. Beider Münder sind geschlossen. Der Kranke umfasst mit seiner linken Hand den rechten Arm des Jungen, der Junge mit seiner rechten den linken des Alten. Ohne diesen anscheinend mühelosen Halt würde der Kranke ins Bodenlose fallen. Die andere Hand des Arztes berührt ein Tuch über dessen Knien und Schoß. Es gibt keinen Hinweis auf Medizintechnik, irgendein Papier, ein therapeutisches Team oder andere äußere Einflüsse. Die Beziehung ist ausschließlich und unmittelbar körperlich; die beiden sehen sich nicht an, sie sprechen noch nicht oder nicht mehr miteinander und sind doch einander denkbar eng verbunden.

Kurt Lehmann selbst erläutert in einem handschriftlichen Brief an die MHH vom 5. Juni 1985 zur Plastik[5]: „[…] was Ort und geschaffene Form verbindet: Der Dienst am Kranken und die Dankbarkeit für mitmenschliche Hilfe". Er hebt „die [gut erkennbaren, H. R.] helfenden Hände des Arztes und die hilfsbedürftigen des Kranken" hervor.

Selten hat sich mir so eindrücklich zugleich der Appellcharakter ernsthaften Krankseins, das Aufeinander-bezogen-Sein von und die Asymmetrie zwischen notleidendem Patienten und zur Hilfe bereitem Arzt dargestellt. Lange schrieb: „Die Beziehung zwischen Leidendem und Helfendem ist in diesem Werk auf ihre Grundstruktur zurückgeführt." Und er fährt fort: „Es wird eine Situation dargestellt, die unabhängig ist von Ort und Zeit"[6].

Vermutlich hat dies die Leitung der MHH 1965 und auch noch Anfang der 1980er Jahre ähnlich gesehen. Zeitlos und überall, glaubte man offenbar, seien die Not von Kranken und die ärztliche Hilfe in der versinnbildlichten Weise aufeinander bezogen. Und eine solche Überzeugung lag zu der Zeit im Kontext der MHH-Gründung und im Gravitationsfeld von Fritz Hartmann und seiner ärztlichen Anthropologie (noch) nahe.

---

4   Diese Figur hat eine auffallende Ähnlichkeit mit dem toten Christus einer von Lehmann 1964 geschaffenen Pietà: Lange, Rudolf: Kurt Lehmann, Göttingen 1968, S. 54.

5   Das Original findet sich in ArchMHH Dok. 9 Nr. 1. Der Text des Briefes ist auch abgedruckt in Lange: Kurt Lehmann, 1995, S. 109–112.

6   Lange: Kurt Lehmann. Ein Bildhauerleben (1995), S. 109.

2.2   Im Hintergrund: Fritz Hartmanns „ärztliche Anthropologie"

Mit Hartmann können (und ich nehme an: sollen) wir in der Plastik die Grundfigur des „mitmenschliche[n] Vollzug[s] jener Conditio Humana [sehen], die wir die anthropologische Grundfigur von Not und Hilfe nennen, die eigentlich das Grundverhältnis der Gegenseitigkeit von Not ist. Das Wechselverhältnis ist das von Homo patiens und Homo compatiens." Handschriftlich hat er dem Vortragstyposkript hinzugefügt: „Es geht aller Begegnung von Krankem und Arzt voraus. Es ist unaufhebbar."[7]

Damit ist für Hartmann auch geklärt: „Die Notwendigkeit der Heilkunde stammt also nicht aus ihrem Begriff als Wissenschaft, nicht aus der Not des Nichtwissens, sondern aus der Not des Nichtkönnens. Außerdem handelt es sich primär um die Not eines anderen, der nicht mehr kann, nicht um die Not eines Wissenschaftlers, der nichts kann."[8]

Hartmann verbindet die Entwicklung seiner ärztlichen Anthropologie mit drei Einflüssen: (1) einem der Medizin parallelen Studium der Philosophie und Psychologie bei Nicolai Hartmann, Eduard Spranger und Hans Heyse, (2) dem düsteren Eindruck der „Medizin ohne Menschlichkeit" des Nationalsozialismus[9] und (3) der „anthropologischen Medizin" des um eine Generation älteren Viktor von Weizsäckers. Letzterem schrieb Hartmann einen „prägenden Einfluss auf mein ärztliches Denken und Verhalten" zu: „Ich betrachte V. v. Weizsäcker als meinen einflussreichsten Lehrer"[10]. Er bemerkte, „daß das, was ich ärztliche Anthropologie nenne, nichts weiter als ein fortgesetzter Dialog mit Viktor von Weizsäcker ist, geboren aus Widerstand und Werben um Anerkennung, der Versuch ärztliche Identität aus den Antworten eines Gegenübers zu bilden."[11] Er erlebte ihn ein drittes und letztes Mal[12] 1949 auf dem von Curt Oehme geleiteten zweiten Nachkriegskongress der Deutschen Gesellschaft für Innere Medizin in Wiesbaden. Hauptthema war die psychosomatische Medizin. Viktor von Weizsäcker und Alexander Mitscherlich waren die eingeladenen Hauptreferenten. Der 28-jährige Hartmann fungierte als einer der Berichterstatter des Kongresses[13].

---

7   Hartmann: Über ärztliche Anthropologie (1987), S. 82. Das Typoskript als „1. Entwurf" mit dem genannten Zusatz fand sich im Archiv der MHH: ArchMHH Dep. 3 Nr. 18, Blatt 5.

8   Hartmann: In der Heilkunde wirksame Begriffe (1975), S. 63 f.

9   Hartmann: ‚Das Wohlergehen des Kranken' (2000), S. 43 f. Hier schreibt er, dass er Weizsäckers Ansätze „erweitert" habe (S. 43).

10   Hartmann: Verstehen als Voraussetzung (2006), S. 1, 6.

11   Hartmann: Über ärztliche Anthropologie (1987), S. 100.

12   Das erste Mal traf Hartmann von Weizsäcker als Medizinstudent 1944 in Breslau; er nahm an Fallvorstellungen und -diskussionen in kleinem Kreis teil. Die zweite Begegnung ergab sich ebenfalls in Breslau. Von Weizsäcker prüfte Hartmann im Staatsexamen im Fach Innere Medizin. Siehe dazu Hartmann: Der Universitätslehrer (2008), S. 175 ff.

13   Hartmann: 55. Tagung der Deutschen Gesellschaft für Innere Medizin (1949).

Von Viktor von Weizsäcker und dessen anthropologischer Medizin ein Leben lang beeinflusst, aber mit eigenem Akzent und abgrenzender Tendenz entwickelte Hartmann seine ausdrücklich *ärztliche* Anthropologie[14], die „den Arzt als Person mit einbezieht, ihn von der Rolle des objektiven Beobachters befreit und damit die Kranker-Arzt-Beziehung in den Mittelpunkt rückt." Sie „schöpft ihr Wissen aus den Wechselverhältnissen zweier Gegenüber"[15] – in „menschliche[r] Unmittelbarkeit" als „Grundfigur der Begegnung, des Umgangs von Krankem und Arzt"[16].

Die folgenden drei Unterabschnitte widmen sich in künstlicher Trennung zuerst Hartmanns Sicht des Patienten als Homo patiens, dann der des Arztes als Homo compatiens und schließlich ihres Umgangs miteinander. Dazu zitiere ich ausführlich aus seinen thematisch einschlägigen Büchern, Veröffentlichungen, Typo- und Manuskripten. Es mag auf den ersten Blick verwirren, dass Zitate aus ganz unterschiedlichen Publikationen und Dezennien praktisch übergangslos nebeneinandergestellt werden. Inwieweit das berechtigt ist, wird im Nachhinein zu diskutieren sein (siehe dazu Kapitel 5.3).

2.2.1 Der Patient als Homo patiens

Ausgangs- und Zielpunkt von Hartmanns Anthropologie ist der einzelne „Kranke, dessen Entschluss, einen Arzt zu suchen, sowohl die Medizin als Wissenschaft begründet und den ärztlichen Eingriff rechtfertigt."[17] Dem von ihm gewählten Arzt präsentiere sich der Kranke als leidenschaftliche, leidensfähige, oft genug leidende Person, als homo patiens: „Wenn wir vom Patienten sprechen, meinen wir in der Regel einen von Beschwerden, Behinderungen, Einschränkungen belästigten und belasteten, besorgten und geängstigten Menschen."[18]

Ärztliche Anthropologie geht vom Krank-Sein als einer Form des Mensch-Seins, als einer Weise des Existierens und nicht nur des Habens einer Krankheit aus […].

---

14 Dieser Begriff taucht schon 1956 in der kurzen Einleitung zu seinem Buch: Hartmann: Der aerztliche Auftrag (1956), S. 11 auf. Hartmann verschweigt nicht, dass schon Viktor von Weizsäcker von einer „ärztlicher" Anthropologie sprach, so in der Pathosophie im Abschnitt „Die pathischen Kategorien" in: Weizsäcker, Viktor v.: Gesammelte Schriften 7, Frankfurt 2005, S. 72. Auch Peter Hahn wies darauf hin, dass die „Einführung des Subjekts" bei Weizsäcker immer das Subjekt Arzt mitmeinte; Hahn, Peter: Anthropologische Medizin als Grundlage ärztlichen Handelns, in: Deter, Hans C. (Hg.): Allgemeine klinische Medizin, Göttingen 2007, S. 18–29, S. 22.

15 Die beiden letzten Zitate aus Hartmann: Einleitung in das Seminar (WS 98/99), S. 1.

16 Hartmann, Fritz: Arzt oder Facharbeiter?, in: Therapiewoche 33 (1983), S. 6511–6521, S. 9 des Sonderdrucks.

17 Hartmann: Über ärztliche Anthropologie (1987), S. 96.

18 Hartmann, Fritz: Das Leiden des Anderen. Wie können wir es verstehen, wie ihm gerecht werden?, in: Zeitschrift für Rheumatologie 61 (2002), S. 73–85, S. 74.

Ärztliche Anthropologie nimmt die Betroffenheit der Mitmenschen in sich auf und nimmt den Arzt dabei nicht aus. Der Kranke ist nicht Gegen-Stand, […]; er ist vielmehr Gegen-Über.[19]

Auch und besonders chronisches Kranksein „ist eine neue Daseinsform, die gelernt werden will"[20] und von jedem Kranken neu gelernt werden muss – bis zum Lebensende immer wieder aufs Neue, den allfälligen Veränderungen der Krankheit und der Therapie im Kontext des ganzen Lebens folgend. Dies beinhaltet ein „dynamisches Personverständnis". Es mache

> die Grenzen deutlich, die der Disziplinierung, der Erziehung, der Führung, der Beurteilung, der Verweisung auf einen bestimmten Daseins- und gesellschaftlichen Auftrag eines Menschen gesetzt sind. Der Mensch wird weniger vorhersehbar, planbar, einsetzbar und austauschbar. Anpassungsfähigkeit an bestimmte anthropologische, soziologische und politische Modelle verliert ihren Glanz als höchste Tugend. Dort, wo sie geleistet wird, geschieht das oft als eine notwendige Hinnahme. Nicht die Fähigkeit sich einzuordnen, macht den Menschen aus, sondern die Ordnungen der Um- und Mitwelt sich einzubilden und zu verändern, d. h. die Dinge in Bewegung zu halten.[21]

Krankheit konfrontiere v. a. die chronisch Kranken mit „fünf Grundverfassungen menschlichen Leidens, deren Summe wir Leiden nennen." Es handele sich um „Grundtatbestände menschlichen Daseins", sie „gehören zur natürlichen Ausstattung des Menschen und dienen seinem Überleben. Sie sind ihrem Wesen nach nicht krankhaft."[22] Im Einzelnen nennt er 1977 in dieser Reihenfolge: Erinnerung an die Sterblichkeit – Scham – Niedergeschlagenheit – Angst – Schmerz. Jede einzelne erscheine in verschiedenen Abstufungen von Ich-Nähe/Ferne. „In der Ich-Nähe münden sie alle in Panik ein. Je Ich-ferner sie sind, umso besser können sie mit dem Verstand aufgearbeitet werden."[23] Elf Jahre später ordnet er sie einer „Anthropologie der Stereotypen und damit handlungs- und verhaltensverläßlichen

---

19 Hartmann: Das Verständnis des Menschen (1977), S. 146.
20 Hartmann, Fritz: Mit der Krankheit leben. Über Lebenswert und Würde chronisch kranker Menschen, Typoskript eines Vortrags, Passau und Deggendorf, 18./19. Januar 1996, S. 1–10, S. 7.
21 Hartmann, Fritz: Einflüsse der Krankheit und deren Behandlung auf die Identität des Menschen, in: Niedersächsisches Ärzteblatt 42 (1969), S. 1–8, S. 2 des Sonderdrucks.
22 Hartmann: Das Verständnis des Menschen (1977), S. 147.
23 Hartmann: Ärztliche Antworten (1977), S. 4 des Sonderdrucks. Es wäre einer eigenen Untersuchung wert, dass und warum Hartmann die Scham und ihre Beziehung zur Würde immer besonders hervorhebt. Dies scheint mit Schriften von Kierkegaard und Scheler in Beziehung zu stehen. „Beschämung" war ihm selbst, wie aus der Abschiedsvorlesung zitiert, nicht fremd. Andererseits kann man fragen, ob die fünf Leidensformen das Leiden von Kranken erschöpfend konkretisieren. Einsamkeit scheint mir eine weitere nennenswerte Form zu sein: Krankheit macht gewöhnlich einsam. In Hartmann, Fritz: Zur Verwendung des Begriffs Gesundheit bei Friedrich Nietzsche, Typoskript der Öffentlichen Nietzsche-Gedenkvorlesung, Leipzig, 12. Dezember 1994, S. 1–13, S. 3

Gegenseitigkeiten der Leidenschaften" zu. „Die Mannigfaltigkeit von Lebensformen und die Vielgestaltigkeit von Daseinsstilen gründet in einer Schicht archaischer Grundformen, anthropologischer Radikale, für Erkennen und Verhalten."[24]

Allen fünf Grundverfassungen gemeinsam sei, dass sie „nicht unabhängig voneinander und sektoriell biologische Zwecke erfüllen, sondern daß sie zueinander in Beziehung stehen, ein Kooperativ der Existenzsicherung bilden."[25] Denn Hartmann vermutet, „daß Menschen über spontane Möglichkeiten gegenseitiger Wahrnehmung dieser Formen verfügen, weil sie zugleich jedem als Formen der biologischen Selbstüberwachung, des Selbstschutzes im Dienste des Überlebens von Individuum und Art eingeboren sind."[26] Erkennbar geht es Hartmann hier um die menschliche Natur und eine biologische Finalität, nicht um eine abstrakte Wesensbestimmung: „Wir tun heute gut daran, Wesen und Natur des Menschen streng zu unterscheiden. Wesensaussagen sind von vorwissenschaftlicher Art."[27] Und an anderer Stelle: „Anthropologie ist die Wissenschaft von der Natur, nicht vom Wesen des Menschen."[28]

Neben der *selbst*erhaltenden sieht Hartmann in den fünf „Grundformen des Leidens" auch eine *art*erhaltende soziale Funktion: „im Gemeinschaftsleben sich, ohne sprechen zu müssen, über seine Gemütszustände mitteilen zu können, auch über Kranksein. Der Appell um Rücksichtnahme oder um Hilfe wird durch die Sprache der Gebärden, der Haltung, der Mimik signalisiert."[29] Besonders anschaulich werden diese Gedanken dort, wo es um das Verstehen sprachloser körperlicher Bewegungen und Haltungen eines Gegenübers geht. Auch hier vermutet Hartmann ein phylogenetisches Erbe: „Der Ausdrucksgehalt von Haltungen und Bewegungen ist wahrscheinlich stammesgeschichtlich als Ordnung verständlicher Mitteilung unter Menschen ausgeformt worden."[30] Hartmann verdeutlicht das mit Hilfe einer von ihm angeregten Zeichnung des Künstlers Hans Borchert (Abbildung 5).

---

wird Nietzsches Leiden auf zwei „gemeinsame Nenner" gebracht: „Schmerzen und Einsamkeit".
Auch Ärger und Sorge könnten ergänzend in Frage kommen.

24 Hartmann: Anthropologie: aber welche und warum und wozu? (1988), S. 26.

25 Hartmann: Das Verständnis des Menschen (1977), S. 149.

26 Hartmann: Über ärztliche Anthropologie (1987), S. 96 f.

27 Hartmann: Zur Anthropologie ärztlicher Erkenntnis (1993), S. 1. 1962 gebrauchte er selbst noch Wendungen wie „Vom Wesen des Menschen her betrachtet [...]": Hartmann: Anthropologische Gesichtspunkte (1962), S. 2. In diesem Punkt hat Hartmann sich korrigiert.

28 Hartmann: Zur Anthropologie der Beziehungen (1986), S. 16.

29 Hartmann: Auf dem Wege (1990), S. 103.

30 Hartmann, Fritz/Lippert, Herbert: Anthropologie der Bewegung und Haltung, Typoskript, 1990, ArchMHH Dep. 3 Nr. 141, S. 1–15, S. 5. Der Text erschien in einer überarbeiteten Version und mit einer überarbeiteten Zeichnung unter dem Titel: Anthropologie und funktionelle Anatomie von Haltung und Bewegung, in: Zeidler, Henning (Hg.): Rheumatologie. Teil A, München 1990, S. 16–28, S. 17. Die Originalabbildung ist abgedruckt auch in Hartmann: Auf dem Wege (1990), S. 98.

Abb. 5 Sechs unmittelbar
verständliche Zweck- und
Ausdrucksbewegungen
(von F. Hartmann überreicht,
Abdruck mit Einverständnis
der Familie).

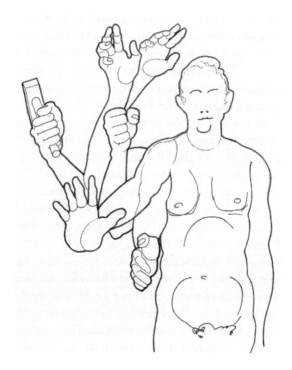

Unschwer erkennen wir den Sinn jeder der hier zeichnerisch festgehaltenen „Zweck-
und Ausdrucksbewegungen" des rechten Arms und seiner Hand.

Für Hartmann beinhaltet „anthropologisch [...] außerdem eine Betrachtungsweise, die den Menschen nicht getrennt von der Natur, der Kultur und
der Geschichte, sondern immer in Lebenslagen, in Beziehungen, besonders in
Verhältnissen zu Mitmenschen sieht."[31] Dennoch: Hartmanns Menschenkunde
nimmt grundsätzlich die erste, die biologische Natur des Menschen besonders
ernst; immer wieder rekurriert er auf aktuelle neuroanatomische und -biologi-
sche Erkenntnisse und Modelle[32], auch auf die evolutionäre Erkenntnistheorie,
immer wieder auf das gegenwärtige biomedizinische Wissen der Klinik. Darin
unterscheidet er sich wesentlich von Autoren der Heidelberger Schule der medizinischen Anthropologie.

Dennoch ist es für ihn zentral, die zu objektivierende und zu erklärende
Krankheit vom zu verstehenden Kranksein des Subjekts Patient zu unterscheiden.
Kranksein umfasst das krankheits-, risiko- und besorgnisbezogene Befinden, Leiden, Nachdenken und Verhalten (incl. aller Zweck- und Ausdrucksbewegungen,
also auch der unwillkürlichen) des betroffenen Individuums und deren Einfluss

---

31 Hartmann: Das Verständnis des Menschen (1977), S. 145.
32 Besonders in: Hartmann: Auf dem Wege (1990), S. 106 ff.

auf die Krankheitsmanifestation und -präsentation und den weiteren Krankheits- und Behandlungsverlauf. Und so unterscheidet er schon in der Marburger Zeit (1957–1965) eine Krankheitsgeschichte von einer Kranken- und Leidensgeschichte, die den „Erlebnischarakter des Krankseins" wahrnimmt[33]. „Seine besondere Note bekommt das chronische Kranksein dadurch, dass der Kranke ein gelernter Kranker wird, ein Experte seiner Krankheit."[34]

Er erwähnt im Vorübergehen, dass jeder Kranke „der Krankheit einen Sinn zu geben vermag". Er wecke „in sich Kräfte, und – wenn er die Zukunft bedenkt – Hoffnungen, die ihn fähig machen, die Krankheit zu überstehen."[35] 1987 gibt es die Empfehlung: „Bei jeder Krankheit soll der Arzt sich und den Kranken nach dem Lebens-, Sinn-, Bedeutungszusammenhang fragen"[36], um sich, ohne die Trias zu erläutern, gegen von Weizsäckers Sinnverständnis abzugrenzen. Denn diese Hartmann sonst wenig beschäftigende Sinngebung, eine zentrale Leistung des Kranken in seiner Lebenswelt, ist deutlich zu unterscheiden von der Vorstellung Viktor von Weizsäckers, dem Arzt sei es aufgegeben und möglich, den Patienten den Sinn der Krankheit zu entschlüsseln, ihn sozusagen zu objektivieren. Dazu müsse (und könne) er „die Sprache des Organischen" „entziffern"[37]. 1944 schrieb von Weizsäcker: „Die organische Krankheit ist der Biographie als historisch-bedeutsames, als geistig-sinnvolles Stück eingefügt, als ob sie dazu gehöre." „[D]er pathologische Vorgang [ist] ein Objekt, das ein Subjekt enthält" – „nur eine Übersetzung und materielle Darstellung eines Versagens [u. a., H. R.] in der Liebe [...]"[38]. Hartmann vermag Weizsäcker hier nicht zu folgen: Ganz lapidar heißt es bei ihm: „Der Arzt ist kein Sinnstifter."[39]

---

33 Hartmann, Fritz: Krankheitsgeschichte und Krankengeschichte, in: Sitzungsberichte der Gesellschaft zur Befoerderung der Gesamten Naturwissenschaften zu Marburg 87 (1966), H. 2, S. 17–32, S. 19.

34 Hartmann: Zur Anthropologie der Beziehungen (1986), S. 14. In Hartmann, Fritz: Die Pflicht des Arztes, am Krankenbett mehrdimensional zu denken, in: Doerr, Wilhelm/Schipperges, Heinrich (Hg.): Modelle der pathologischen Physiologie, Berlin u. a. 1987, S. 170–180, S. 176 schreibt Hartmann: Die Verständigung mit dem Patienten „kann und darf die eigenen pathogenetischen Vorstellungen, die der Kranke sich gebildet hat, nicht ausschließen."

35 Hartmann: Krankheitsgeschichte und Krankengeschichte (1966), S. 18.

36 Hartmann: Über ärztliche Anthropologie (1987), S. 100 f.

37 Weizsäcker, Viktor v.: Psychosomatische Medizin, in: Kauffmann, Friedrich (Hg.): Verhandlungen der Deutschen Gesellschaft für Innere Medizin 55 (1949), S. 13–24; auch in: Weizsäcker, Viktor v.: Gesammelte Schriften 6, Frankfurt 1986/1949, S. 451–464, S. 453.

38 Weizsäcker, Viktor v.: Meines Lebens hauptsächliches Bemühen. Gesammelte Schriften 7, Frankfurt 1987/1944, S. 372–392, S. 381 ff.

39 Hartmann, Fritz: Anthropologische Grenzen der Heilkunde – Menschenbilder in Schulmedizin und Alternativmedizin, in: Arzt und Christ 37 (1991), S. 16–23, S. 23. Schon früher heißt es in Hartmann: Das Verständnis des Menschen (1977), S. 148: „Einen eigenen Sinn im Kranksein selbst zu suchen, ist ihm nicht vertraut und ist auch nicht sein Geschäft."

Ihm stand ein anderes Behandlungs-, ja Lebensziel vor Augen, gerade für und mit chronisch Kranken. Er nannte es „gelingendes bedingtes Gesundsein". „Bei-der [Patient und Arzt, H. R.] Ziel soll der unablässige Versuch sein, chronisches Kranksein in bedingtes Gesundsein zu überführen – zumindest zeitweise."

Um einen kybernetischen Begriff von Gesundsein und Kranksein denk- und handhab-bar zu machen, schlage ich folgende Definition vor: Gesund *ist* ein Mensch, der mit oder ohne nachweisbare oder für ihn wahrnehmbare Mängel seiner *Leiblichkeit* allein oder mit Hilfe anderer *Gleichgewichte* findet, entwickelt und aufrecht erhält, die ihm ein *sinnvolles*, auf die Entfaltung seiner persönlichen Anlagen und Lebensentwürfe eingerichtetes Dasein und die Erreichung von *Lebenszielen* in *Grenzen* ermöglicht, so daß er sagen kann: mein Leben, meine Krankheit, mein Sterben.[40]

An anderer Stelle spricht Hartmann vom „Zustand der Neutralitas, des bedingten Gesundseins, einer gesunden Weise krank zu sein"[41]. Dies sei nicht zu erreichen, ohne dass der chronisch Kranke Selbstvertrauen gewinne und Selbstverantwortung übernehme.[42] Er erläutert zu seiner Definition: „Das ‚gelingend' in meiner For-mulierung soll den Prozeß und die Anstrengung, den Vorgang und das Bemühen betonen, Rehabilitation als Lebensleistung zu begreifen und zu praktizieren, wo und wenn die Krankheit mit jederzeitiger De-habilitation droht."[43]

---

40 Hartmann, Fritz: Krank oder bedingt gesund? Professor Dr. Hans Schäfer zum 80. Geburtstag, in: Medizin, Mensch, Gesellschaft 11 (1986), S. 170–179, S. 171–172. Diese Definition ist bis in die frühen 2000er Jahre oft wiederholt worden – auch mit den Hervorhebungen, die 1986 noch fehlten.

41 Hartmann: Über ärztliche Anthropologie (1987), S. 103; siehe auch Jaspers, Karl: Krankheits-geschichte, in: Saner, Hans (Hg.): Schicksal und Wille. Karls Jaspers Autobiographische Schriften, München 1967/1938, S. 109–142, S. 128: Hier berichtet Jaspers von seinem Arzt Fraenkel: „Er lehrte mich, gesund zu sein, wenn man krank ist."

42 Hartmann hat diesen Gedanken bis in die bauliche Planung der MHH verfolgt. Er hatte die Hoff-nung, dass die jeweils rund 100 gehfähigen stationären Patienten in einer eigenen Mensa essen könnten. Dies hätte ihnen höhere Wahlmöglichkeiten in der Auswahl ihres Essens ermöglicht und sie als „bedingt Gesunde" betrachtet und behandelt, „deren Gang zum Essen auch ein Stück Resozialisierung sein sollte." Hartmann, Fritz: Planung und Wirklichkeit an der Medizinischen Hochschule Hannover, in: Historia Hospitalium 16 (1985), S. 39–53, S. 51. Der Plan scheiterte, so berichtete Hartmann, am Widerstand der eigenen Verwaltung.

43 Hartmann, Fritz: „Gelingendes bedingtes Gesundsein": ein Konzept für die Erfolgsbeurteilung von Rehabilitationsleistungen, Typoskript eines Vortrags vor der Deutschen Akademie für medizini-sche Fortbildung und Umweltmedizin, Bad Nauheim, 27. November 1993, S. 1–13, S. 13.

2.2.2 Der Arzt als Homo compatiens

„Auch der Arzt erlebt seine Beziehung zu seinen Kranken; das ist die Voraussetzung zu verstehen, wo er nicht mehr [und noch nicht, H. R.] begreifen kann." Ärzte seien grundsätzlich, wie ihre Patienten, zur Mit-Leidenschaft, zum Mit-Gefühl fähig. Ihr Mitgefühl kann und soll wie das sprachgebundene Verstehen in der Aus- und Weiterbildung gelernt, geübt, professionalisiert werden. Ärzte erfassten die Leiden der Patienten auch im „Zwischenreich des Verstummens und Schweigens", in paraverbalen Äußerungen, in Gestik, Mimik, Haltung, Verhalten.

> Der Schritt zur ärztlichen Anthropologie ist die Wahrnehmung, Untersuchung und praktische Berücksichtigung des Subjektes Arzt. Er wird vom objektivierenden Beobachter zum objektivierenden Subjekt in einer immer nur sich annähernden und entfernenden Bewegung der Erkenntnis.[44]

Ergänzt wird dies durch die Selbstbeobachtung der eigenen emotionalen Reaktionen: Wie verhält sich, wie präsentiert der Patient sich, sein Leiden, seine Krankheit; wie reagiere ich darauf? „All das, was [...] am Kranken beobachtet und von seinem Verhalten ausgesagt werden kann, [geschieht] auch in, an und mit dem Arzt". Er unterliege dabei der gleichen natürlichen Grundverfassung:

> Verständigung zwischen Kranken und Ärzten jenseits des in wissenschaftlichen und allgemein-empirischen Begriffen Faßbaren, ein Verstehen des Leidens, das sich nicht an Krankheit festmachen läßt, ist nur aufgrund von Gemeinsamkeiten der anthropologischen Grundausstattung denkbar und durch eine Gegenseitigkeit der Beziehung zu verwirklichen,

die, nebenbei gesagt, „die Asymmetrie zwischen Arzt und Krankem nicht aufhebt."[45] An anderer Stelle heißt es hierzu genauer:

> Nicht zu übersehen und nicht einzuebnen sind die Unterschiede von Alter, Geschlecht, Sprache und Kultur, Erziehung und Bildung, sozialer Herkunft und Lage, schließlich auch nicht der Sachverhalt, daß sich ein Kranker und ein Gesunder begegnen.[46]

Für die die Verständigung tragenden „Resonanzen" schlägt Hartmann den Begriff „Isopathie"[47] vor. Sie setze Menschen in den Stand, „Ausdrucksmuster

---

44 Hartmann: Zur Anthropologie der Beziehungen (1986), S. 3.
45 Hartmann: Zur Anthropologie der Beziehungen (1986), S. 15.
46 Hartmann, Fritz: Anthropologie der Beziehung Arzt-Kranker, in: Wagner, Franz (Hg.): Medizin. Momente der Veränderung, Berlin 1989, S. 173–183, S. 175.
47 Hartmann: Das Leiden des Anderen (2002), S. 82 f. Bewusst entscheidet er sich gegen die verwandten und älteren Begriffe Sympathie und Empathie. Allerdings darf seine Isopathie nicht verwechselt werden mit der „Isopathie" der alternativen Medizin, bei der bis heute Krankheitserreger

leidenschaftlicher und leidender Gefühlslagen" wie Freude, Niedergeschlagenheit, Wut, Abscheu, Überraschung etc. ihrer Mitmenschen in sich zu spiegeln und unmittelbar („affektiv-präreflexiv"[48]) zu erkennen. Hartmann bildet diesen Begriff in Analogie zu wissenschaftlich bereits eingeführten Termini:

> Die evolutionäre Erkenntnistheorie setzt als Bedingungen der Welterkenntnis wenigstens teilweise Isomorphie, Isochronie und Isochromie zwischen Weltordnung und Denkordnung voraus. Analog soll der Begriff Isopathie eine Bedingung für das Erleben und Verstehen-Können zwischen Menschen bezeichnen.[49]

Isopathie habe eine neurobiologische Basis[50] und sei allen Menschen gemeinsam als überlebensdienlicher „anthropologischer Grundbestand und allgemein menschliches Erbgut"[51]:

> Die Menschen haben als Gemeinschaft, als Menschheit, überlebt, weil sie in der Stammesgeschichte Fähigkeiten durch Anpassung und Auslese ausgebildet haben und ausbilden mussten, mit denen einer des anderen Leid und Hilfsbedürftigkeit erkennen und sich zu ihm hilfreich und zweckmäßig verhalten konnte.[52]

Man solle sich Isopathie jedoch nicht als Reflex vorstellen, der aus Mitgefühl unmittelbar zu hilfreicher Handlung führe. Die von Hartmann hierzu beispielhaft erwähnte Geschichte vom barmherzigen Samariter zeige, dass Menschen durchaus an einem unbedingt Hilfsbedürftigen vorbeigehen können.[53]

Und doch gewinnt für Hartmann die in der medizinischen Anthropologie seit jeher betonte Verschränkung der appellativen Not des Kranken mit der Hilfe

---

zu Heilmitteln verarbeitet werden. Wikipedia weiß, dass der Begriff schon bei Hahnemann zu finden war (letzter Zugriff am 17. 03. 2020). Der Begriff wurde, wie Klemperer mitteilt, auch in der Schulmedizin gebraucht. „Bekanntlich hat Behring die Heilserumtherapie auch zu den isopathischen Heilmethoden gerechnet." Klemperer, Georg: Wie sollen wir uns zur Homöopathie stellen?, in: Therapie der Gegenwart 66 (1925), H. 6, S. 59–77, S. 66 f.

48 Siehe dazu im Kontext einer Analyse der „Perspektive der zweiten Person": Przyrembel, Marisa: Empathische Egoisten, Freiburg 2014, Abschnitt II, S. 55.

49 Hartmann: Zur Anthropologie ärztlicher Erkenntnis (1993), S. 8.

50 Zur Neurobiologie von „empathic pain" siehe z. B. Zaki, Jamil/Wager, Tor D./Singer, Tania et al.: The anatomy of suffering: understanding the relationship between nociceptive and empathic pain, in: Trends in Cognitive Sciences 20 (2016), S. 249–259.

51 Hartmann, Fritz: Das ärztliche Gespräch, in: Hartmann, Fritz (Hg.): Patient und Arzt. Beiträge zur ärztlichen Anthropologie, Göttingen 1984, S. 49–75, S. 71.

52 Hartmann: Zur Anthropologie ärztlicher Erkenntnis (1993), S. 7. In dem späten Vortragstyposkript (Hartmann: Verstehen als Voraussetzung (2006), S. 2) wiederholt Hartmann: „Die Menschheit konnte in der Stammesgeschichte in Gemeinschaften überleben, wenn und weil einer des Anderen Gemütsausdruck von Stimmung, Gefühlslage – die affectus animi der antiken Diätetik –, Not, Bedürftigkeit erkennen und sich entsprechend musste verhalten können."

53 Auch hierzu findet sich eine frühe Quelle: Hartmann: Eröffnungsvorlesung Marburg (1957), S. 10.

des Arztes den Charakter eines „anthropologischen Grundmusters"[54], eines „anthropologischen Radikal[s]"[55]. Dass dieses Grundmuster, historisch kontingent, immer auch als eine „Sozialfigur" erscheint, liege an der der Menschengattung eigenen „Ausbildung einer ‚zweiten Natur'"[56] in Form sozialer Institutionen und kultureller Leistungen. Dies gibt der Beziehung einen jeweils besonderen „gemeinsame[n] kulturellen Rahmen" als zweite (wenn auch unsicherere, H. R.) Bedingung der Möglichkeit einer gelingenden Verständigung von Kranken und Ärzten. „Arztsein ist [...] zuallererst soziales Handeln. Dies wird durch menschliche Einstellungen, Verhaltensweisen und Werthaltungen geleitet. Die der wissenschaftlichen Konstruktion von Menschenbildern vorausgehen."[57]

Isopathie, Verstehen, Selbstbeobachtung einerseits und die gezielte professionelle Objektivierung, Ordnung und Erklärung aller Krankheitsmanifestationen andererseits erfordern vom Arzt verschiedenartige mentale Leistungen, die auch von Hartmann mit der Metapher des „Pendelns" verbunden wurden: „Die besondere Bewegung des Arztes ist die, daß er ständig zwischen dieser sich mit dem Kranken identifizierenden Einstellung und einer distanzierenden, beobachtenden, objektivierenden pendelt."[58] Und dies beinhalte eine eigene Unschärferelation: „Eine vollständige Erkenntnis des kranken Gegen-Übers erweist sich als unmöglich. Es besteht eine Unschärfe-Relation zwischen den verschiedenen Zugangsweisen zu Person, Lebensgeschichte, Lage und Zustand des Kranken."[59] Dieser Gedanke ist schon in Hartmanns Eröffnungsvorlesung 1957 enthalten. Im über das „Erkennen" hinausgehenden „Verstehen und Miterleben" des Patienten bringe der Arzt „sich selbst als Person ins Spiel. Kein Arzt entgeht diesem Entgleiten. Es erschließt ihm eine neue Dimension seines Kranken, aber es trübt den Blick für andere." Zwei Sätze weiter spricht er von „einer abtastenden, vorfühlenden, pendelnden (sic!) Bewegung zwischen Identifizierung und Distanzierung, zwischen verstehender Teilnahme und prüfender Erkenntnis, zwischen Erlebnis

---

54 Hartmann, Fritz: Gegen-Stand und Gegen-Über im Umgang mit Kranken, in: Sozialpsychiatrische Informationen 13 (1993), S. 30–38, S. 33.

55 Hartmann: Arzt oder Facharbeiter? (1983), S. 10 des Sonderdrucks.

56 Hartmann: ‚Das Wohlergehen des Kranken' (2000), S. 45, 46 f.

57 Hartmann: Das Verständnis des Menschen (1977), S. 145.

58 Hartmann: Über ärztliche Anthropologie (1987), S. 90. Bei Thure von Uexküll heißt es: „Der Arzt muss lernen, in der professionellen Beziehung zum Patienten zwischen Nähe und Distanz zu ‚pendeln'." Uexküll, Thure v.: Die Einführung der psychosomatischen Betrachtungsweise als wissenschaftstheoretische und berufspolitische Aufgabe, in: Adler, Rolf/Herrmann, Jörg M./ Köhle, Karl et al. (Hg.): Uexküll: Psychosomatische Medizin, 4. Aufl., München 1990, S. 1272–1286, S. 1286. D. Janz erwähnt, dass schon der Neurologe Paul Vogel 1933 gesagt habe, „daß man sich als Arzt diagnostizierend und behandelnd gleichsam hin und her bewegen müsse zwischen der Geschichte des Erlebten und dem Protokoll des Beobachteten." Janz, Dieter: Einführung, in: Janz, Dieter (Hg.): Krankengeschichte, Würzburg 1999, S. 7–10, S. 7.

59 Hartmann: ‚Das Wohlergehen des Kranken' (2000), S. 65.

und Auswertung."[60] Während Hartmann in jüngeren Schriften die Isopathie in den Vordergrund stellt, betont er in dem eben zitierten frühen Text, „dass den Arzt vor dem Laien nicht eine vermehrte Fähigkeit zum Mitleiden oder Mitfühlen, sondern einen erlernter Kunst, aus dem natürlichen mitmenschlichen Bezug in Distanz zu treten, auszeichnet."[61]

Neben die erkenntnisbegrenzende „Unschärferelation" stellt Hartmann „anthropologische Grenzen der Heilkunde". „Eine mächtige" sei „die Schamgrenze." Werde sie merklich überschritten, sei die Würde, die Identität des Patienten, aber auch des Arztes berührt. So sei aller Medizin „Achtung, Ehrfurcht vor den Geheimnissen des Anderen, vor dem ‚Unentdeckten', auch im Verborgenen anzuraten."[62] Dies gelte besonders im Blick auf die „transzendentalen Bezüge des Menschen, die nur für eine Person Gültigkeit haben und die dem erkennenden Zugriff und dem behandelnden Eingriff entzogen sind, solange der Kranke nicht Teile von ihnen freigibt, aus selbstbestimmter Einsicht."[63]

Aber auch die Introspektion ist begrenzt. Hartmann stellt die

> Frage, wie sicher ist sich ein Mensch, Kranker oder Arzt, wer er als Ganzes ist, welches der Sinn seines Daseins ist, welches die Wertordnung, auf die sein alltägliches Dasein und sein idealer Selbstentwurf gerichtet sind. [...] Wie weit kann der Kranke sie [seine Identität] selbst mitteilen, wenn überhaupt er einen Zusammenhang seines Krankseins mit seiner Identität sieht, oder, wenn er dies tut, diesen Zusammenhang dem Arzt offenbaren oder mit ihm erörtern will?

Und noch einmal: „So wie die körperliche Integrität des Menschen dem Arzt Grenzen des forschenden Eingriffs und des diagnostischen Einblicks zieht, so die Identität einer Person der Einmischung in ihr Sinngefüge."[64]

Insgesamt genommen erweist sich „eine vollständige Erkenntnis des kranken Gegen-Übers [...] als unmöglich"[65] – ein scharfes Argument gegen jede Ganzheitsmedizin, gegen Holismus, soweit diese den Anspruch hat, von einem Gesichtspunkt aus alles – die Krankheit, das Kranksein, den Kranken und seine Lebenswelt – zu überblicken.[66] Hartmann: „Ich behaupte demgemäß, dass es keine wissenschaftliche Theorie menschlichen Ganzseins als Grundlage der Medizin geben kann.

---

60 Hartmann: Eröffnungsvorlesung Marburg (1957), S. 7.

61 Hartmann: Eröffnungsvorlesung Marburg (1957), S. 9.

62 Hartmann: Anthropologische Grenzen (1991), S. 21 und 23.

63 Hartmann: Anthropologie: aber welche und warum und wozu? (1988), S. 27.

64 Hartmann, Fritz: Der Teil und das Ganze im Blickfeld des Arztes, Stuttgart 1988, S. 1–44, hier S. 39 f., 41.

65 Hartmann: ‚Das Wohlergehen des Kranken' (2000), S. 13.

66 Hartmann sieht Ganzheits- und Alternativmedizin als „Ausbruchsversuch" aus einer allein naturwissenschaftlich orientierten Biomedizin. Sie „(gebärden sich) in der Regel schulischer [...] als die nach Seiten offene aber abfällig so genannte Schulmedizin". Hartmann, Fritz: Wie prägt den

Dennoch halte ich die regulative Idee einer Ganzheit für die wichtigste Triebkraft ärztlichen Denkens und Handelns."[67]

Die Betonung der basalen Verständigung bedeutet nicht, dass Hartmann das ärztliche Gespräch für weniger bedeutsam hielt als die nonverbale Interaktion. Er hätte sonst dem „erste[n] Satz des Kranken im Gespräch mit dem Arzt" nicht seine besondere Aufmerksamkeit geschenkt[68]. Das „Miteinander-Sprechen und Einander-Zuhören" soll als „Medium dieser Unmittelbarkeit" jedenfalls „allem instrumentell und apparativ Technischem, allem Institutionellen und Organisatorischen vorausgehen"[69]. Jedoch sei dem Gespräch die sprachlose Verständigung als ein Fundament des Vertrauens zwischen Arzt und Patient vorgelagert. „Unser Idealbild von Vertrauen – besonders als tragender Grund des Kranker/Arztverhältnisses – ist das eines unvermittelten, d. h. auch technisch unverstellten Personvertrauens zweier Gegen-Über."[70]

2.2.3 Patient und Arzt im Umgang

In der ärztlichen Anthropologie verschränken und ergänzen sich Homo patiens und Homo compatiens. Patient und Arzt gehen (in der Sprache der Anthropologie) in Bipersonalität miteinander um, sie begegnen sich.

Mehrfach prüfte Hartmann, ob und ggf. welche bekannten Beziehungsformen sich eigneten, diesen Umgang zu begreifen. Nacheinander verwirft er die Figuren der Ich-Du-Beziehung, der Partnerschaft, des Vertragsverhältnisses Klient/Fachmann, des Parson'schen Rollenschemas, um am Ende in dem Verhältnis von Patient und Arzt – begründet – „eine Beziehung besonderer Art" zu sehen, „in die der Patient mehr als der Arzt an Leben, Geschichte, Person einträgt."[71] 2002 schreibt er ihr „eine asymmetrisch-dynamische Form" zu[72].

Wesentliche Merkmale der Begegnung von Patient und Arzt sieht Hartmann in der Trias von „Unmittelbarkeit – Verständigung – Personbezogenheit". Man

Arzt seine Wissenschaft?, Typoskript eines Vortrags, Marburg, 29. November 1983, ArchMHH Dep. 3 Nr. 76, S. 1–16, S. 9.

67 Hartmann, Fritz: Leben in bedingtem Gesundsein, in: Schaefer, Hans/Schipperges, Heinrich/Wagner, Gustav (Hg.): Präventive Medizin, Berlin 1987, S. 233–253, S. 252.

68 Hartmann, Fritz: Der erste Satz des Kranken im Gespräch mit dem Arzt, in: Therapiewoche 28 (1978), S. 8056–8062.

69 Hartmann, Fritz: Das ärztliche Gespräch – Aufgaben und Entwicklung, in: Medizinische Klinik 85 (1990), S. 729–733, S. 729.

70 Hartmann, Fritz: Gedanken zum therapeutischen Imperativ, in: Meier, Jürgen (Hg.): Menschenbilder – Philosophie im Krankenhaus, Hildesheim 1994, S. 37–52, S. 47.

71 Hartmann: Über ärztliche Anthropologie (1987), S. 92–94.

72 Hartmann: Das Leiden des Anderen (2002), S. 78.

kann diese drei gleichzeitig als Bedingungen, Leistungsanspruch und Bewertungsmaßstab jedes in seinem Sinne ärztlichen Gesprächs verstehen. Die Begriffe sind
zugleich deskriptiv und normativ zu nehmen. Nach Hartmann geht das ärztliche
Gespräch „weit über die Anamnese hinaus. Es umfasst Krankheit, Krank-Sein
eines Menschen, Leiden einer Person. Das ärztliche Gespräch ist im Ansatz
schon Therapie."[73]
Hartmann charakterisiert die drei Merkmale[74] folgendermaßen:

> Unmittelbarkeit, das ist: die szenische Ordnung des Verhaltens beim ersten Einander-
> ansichtig-werden, die Begrüßung, der erste Satz des Kranken, der ein ganzes Programm
> von Erwartungen an den Arzt ausspricht und mit begleitender Haltung, Gestik, Mimik
> ausdrückt; dann das ärztliche Gespräch, das jenseits des Schemas steht, in dem der
> Arzt fragt und der Kranke antwortet.[75]

Im Jahr 2000 bestimmt Hartmann Unmittelbarkeit negativ:

> Unmittelbarkeit heißt eine Kranker-Arzt-Beziehung, die nicht vom Augenblick der
> ersten Begegnung an und der Dauer des Umgangs mit Apparaten um- und ver-stellt ist.

Zur Verständigung heißt es:

> Verständigung bedeutet erkennenden, beratenden, aufklärenden, beruhigenden und
> auch tröstenden Umgang mit dem Wort.

Sie ist Voraussetzung ärztlicher Erkenntnis „als Gemeinschaftsleistung von Krankem und Arzt" und führt im „ideale[n] Fall zur Übereinstimmung."[76]

> Personalisierung bedeutet [...] die Auslegung des Allgemeinen, wie es im Lehrbuch
> steht, auf den einzelnen Fall. Als Person ist jeder Kranke ein besonderer Fall.[77]

---

73 Hartmann, Fritz: Wie und mit welchem Ziel ist Verständigung von homo patiens und homo
    compatiens möglich?, in: Existenz und Logos 10 (2002), S. 140–175, S. 148.
74 In Hartmann: Natur- und geistesgeschichtliche Grundlagen (1990), S. 39, wird diesen drei Begriffen
    eine vierte „Konstituentie" „der Wissenschaft Medizin" vorangestellt: „Die Gegenseitigkeit von
    homo patiens und homo compatiens".
75 Hartmann, Fritz: Verstellte Unmittelbarkeit? Elektronik zwischen Patient und Arzt, in: Universität
    Heidelberg (Hg.): Die dritte industrielle Revolution. Studium generale an der Universität Heidel-
    berg: Vorträge im Sommersemester 1982, Heidelberg 1982, S. 62–81, S. 64.
76 Hartmann, Fritz: Verständigung als ärztliche Aufgabe, in: Medizinische Klinik 95 (2000), S. 104–108,
    S. 107 f.; siehe dazu ausführlich auch Hartmann, Fritz: Verständigung zwischen Arzt und Kran-
    kem als Vermittlung von Theorie und Praxis, in: Jork, Klaus/Schüffel, Wolfram (Hg.): Ärztliche
    Erkenntnis, Berlin 1987, S. 99–121. Hier findet sich eine der wenigen Kasuistiken Hartmanns.
77 Hartmann: ‚Das Wohlergehen des Kranken' (2000), S. 15.

Immer wieder zitiert er zustimmend Galen mit der Sentenz „non homo universalis curatur sed unusquisque nostrum".

Zur Personalisierung bzw. Individualisierung gehört auch das, was in der anthropologischen Medizin mit der Erhellung der Biographie der Kranken ans Licht gebracht und verstanden werden soll: die Lebensgeschichte des Patienten, seine Beziehung zu sich selbst, zu seinen Mitmenschen und zu seinem Höchsten, seine aktuelle Situation, sein für die Zukunft Erstrebtes – soweit es vor allem mit seiner Krankheit und seinem Kranksein zusammenhängt. „Ihr Ziel ist letztlich die Erkenntnis des Kranken, daß die Krankheit seine Krankheit ist, sein Kranksein, Teil seines Lebens, das mit sich nicht nur im Gesundsein identisch ist, seinen Eigen-Sinn hat."[78]

Auch wenn das ärztliche Gespräch den Schematismus Frage-Antwort übersteigt, so folgt es doch am Ende einer „Ordnung":

> Seine pragmatische Struktur ist die von handelnden und sich verhaltenden, sprechenden und einander zuhörenden Gegen-Übern. Seine innere Ordnung ist die Mehrdimensionalität von Fragen und Hören, Beobachten und Verhalten. An die Stelle des Gegen-Standes einer Subjekt-Objekt-Beziehung tritt das Gegen-Über eines Subjekt-Subjekt-Verhältnisses. Ein erster Beleg für die praktische Anwendung ärztlicher Anthropologie sind die Fragen des Arztes, die er an sich selbst stellen soll, wenn er einem Kranken zum ersten Mal begegnet … Warum – dieser Mensch – zu diesem Zeitpunkt – mit diesen Beschwerden / dieser Krankheit – zu mir?[79]

Die eben angesprochene Mehrdimensionalität kennzeichnet die im Gespräch variabel zu nutzenden *methodischen* Zugänge zu dem, was der Patient präsentiert. An anderer Stelle schlägt Hartmann vier stärker inhaltlich ausgerichtete Zugänge vor, „die Blick- und Hörwinkel gewissermaßen sind: 1. Der somatische, 2. Der psychosomatische, 3. Der anthropologische, 4. Der psychiatrische."[80]

Ausgearbeiteter findet sich dieses Konzept bei Peter Hahn unter dem Begriff des Methodenwechsels[81]. Er unterscheidet vier für die Klinik wichtige „Methodenbereiche": die phänomenologischen, die empirisch-analytischen, die hermeneutischen und die dialektischen Methoden (jeweils im Plural!). Hartmann differenziert

---

78 Hartmann, Fritz: Arzt werden – Arzt sein – Arzt bleiben, Abschiedsvorlesung am 12. Februar 1988, Privatdruck, S. 1–23, Blatt 15.

79 Hartmann: Auf dem Wege (1990), S. 93.

80 Hartmann, Fritz: Klinische Phänomenologie rheumatischer Schmerzen, Typoskript der Rede anlässlich der Verleihung der Franziskus-Blondel-Medaille der Stadt Aachen, 24. Oktober 1992, ArchMHH Dep. 3 Nr. 108, S. 1–12, S. 7. Auf S. 8 f. wird der anthropologische Zugang anschaulich dargestellt am Syndrom des Nacken-Hinterkopf-Schmerzes.

81 Hahn, Peter: Methodologie und Methodenwechseln in der Medizin, in: Jacobi, Rainer-Maria E./ Janz, Dieter (Hg.): Zur Aktualität Viktor von Weizsäckers, Würzburg 2003, S. 127–144.

an anderen Stellen, um ein individuelles Krankheitsbild zeichnen, erklären und verstehen zu können. Sein Beispiel sind so genannte funktionelle Störungen der Bewegung und Haltung. Einerseits fragt er ätiologisch und pathogenetisch nach einem Zusammenspiel von somatischer wie psychosozialer Disposition und Auslösung im konkreten biographischen Kontext. Andererseits fragt er, wo es um Kranksein und Leiden geht, um die „menschlich-personale Lage des Kranken", nach den eingeschlossenen allgemein-menschlichen und den persönlichen Wert-, Bedeutungs- und Gefühlsmustern[82].

Letztlich folgt das Gespräch einer doch *ärztlichen* Ordnung: Auch wenn es mit einer offenen Frage beginnt und Hartmann dem „ersten Satz des Kranken" besonderes Gewicht gibt – es soll v. a. Fragen verfolgen, die der Arzt sich stellt: „Warum [kommt, H. R.] dieser Mensch – zu diesem Zeitpunkt – mit diesen Beschwerden/ dieser Krankheit – zu mir?"[83] Auch die ärztliche Anthropologie kann es, wie jedes professionelle System, nicht vermeiden, ihren Gegenstand, und sei es ein Objekt, das ein Subjekt ist, durch Begriffe und Fragen zurechtzustellen.

Warum kommt der Kranke „zu mir"? In dieser letzten Frage klingt eine Gefährdung an, die Hartmann immer gespürt und deshalb über von Weizsäcker hinausgehend hinzugefügt hat: „Die Beziehung Arzt → Kranker […] befriedigt seine [des Arztes, H. R.] menschlich-gefühlsmäßigen Erwartungen, bestätigt sein Selbst- und Berufsbild und erhöht seine Frustrationstoleranz […]. Sie hat einen auch, vielleicht sogar vor allem ihn weitertragenden Erlebnisgehalt, der sein Arztsein prägt." Dies ist Chance für professionelles und menschliches Wachstum und zugleich Risiko für narzisstische Egozentrik. „Erleben und Verstehen gelten als Versuchung und Verführung, denen es zu widerstehen gilt"[84], wovon jüngst noch einmal ein prominenter US-amerikanischer Neurologe eine Ahnung vermittelte: „The patient-physician relationship is essential to healing, and it brings meaning and purpose to our profession and our lives."[85] In Thesen zu einem Vortrag zum Arzt-Patient-Verhältnis 1976 heißt es unter Nr. 3: „Es handelt sich um ein Verhältnis zu einem

---

82   Siehe dazu Hartmann/Lippert: Anthropologie der Bewegung und Haltung (1990), S. 1 des Typoskripts.

83   Hartmann: Auf dem Wege (1990), S. 93. An dieser Passage wird der Einfluss Viktor von Weizsäckers überdeutlich. Von Hartmann scheint allein das „zu mir?" zu stammen. Es ist eine Frage, die im Krankenhaus wohl nur ein Arzt mit einer Privatpraxis und Privatstation stellen kann.

84   Die beiden letzten Zitate sind entnommen: Hartmann: Ärztliche Antworten (1977), S. 3, 7.

85   Noseworthy, John: The future of care – Preserving the patient-physician relationship, in: The New England Journal of Medicine 381 (2019), S. 2265–2269, S. 2269.
     Bei Engelhardt et al. findet sich am Ende ihres Buchs die Bemerkung: „Ärzte, die nur noch über technisch verwertbares Wissen verfügen und deren sprachliche Kommunikation mit dem Patienten versandet, verlieren selbst ihre Identität." Engelhardt, Karlheinz/Wirth, Alfred/Kindermann, Lothar: Kranke im Krankenhaus. Grenzen und Ergänzungsbedürftigkeit naturwissenschaftlichtechnischer Medizin, Stuttgart 1973, S. 226.

bestimmten, im wesentlichen vom Kranken gesetzten Zweck für eine begrenzte Zeit. Die Versuchung für Ärzte ist groß, ihre Wirkungen über den Rahmen dieser Bedingungen hinaus auszudehnen."[86]

Schon 1956 warnte Hartmann, dass Anthropologie, „die moderne Wissenschaft", eine „eitle Selbstbespiegelung" sein könne.[87] Ein Jahr später wurde er deutlicher. In der (als Kapitel 4.5) abgedruckten Rezension eines Buches von A. Jores, „Der Mensch und seine Krankheit", kritisiert Hartmann, dass die „anthropologisch deutende Medizin" unter dem Druck naturwissenschaftlicher Methodologie „eine Literatur ausgebildet [hat], die durch ihre fast kultische Verfeinerung der Begriffe und rituelle Handhabung bestimmter Formeln [und, H. R.] einen esoterischen, von Schule zu Schule wechselnden Charakter den Zugang eher versperrt als eröffnet."[88]

Charakteristisch für die generell kritische Haltung Hartmanns sich selbst und seiner Profession gegenüber ist seine Schrift „Überhöhte Leitwerte ärztlichen Selbstverständnisses" aus dem Jahr 1981. In ihr geht er fünf „Topoi ärztlicher Selbstüberschätzung und -erhöhung" historisch aufklärend und „entmythologisierend" nach: Auf keinen Fall schaden – das Heil des Kranken ist das oberste Gebot – der Arzt ist ein Diener der Natur – Pflicht zur Aufklärung des Kranken – der philosophierende Arzt ist göttergleich. Der Text endet mit der Erinnerung an den 1. Aphorismus des Hippokrates, der Bescheidenheit, Gefährdung und kritisches Bewusstsein eines erfahrenen Klinikers ausdrücke.[89] „Das Leben ist kurz, die Kunst weit, der günstige Augenblick flüchtig, der Versuch trügerisch, die Entscheidung schwierig."[90]

So gab er in seiner auf (klinische) „Brauchbarkeit" hin angelegten Menschenkunde mehrfach Hinweise, wie die Tendenz zu einseitiger Selbstbelohnung

86 Hartmann, Fritz: Arzt-Patient-Verhältnis, Typoskript mit 15 Thesen zu einem Vortrag vor dem Deutschen Sozialgerichtsverband e. V. München, 14. Oktober 1976, ArchMHH Dep. 3 Nr. 67, S. 1–3, S. 1.

87 Hartmann: Der aerztliche Auftrag (1956), S. 15.

88 Hartmann, Fritz: Besprechung des Buches von A. Jores: Der Mensch und seine Krankheit, Stuttgart 1956. Eine einseitige Kopie fand sich in ArchMHH Dep. 3 Nr. 116. Die Rezension erschien in: Monatskurse für ärztliche Fortbildung 1959, H. 8, S. 419. Das Zitat wäre ohne die Ergänzung von „und" grammatisch unverständlich. Gemeint ist offensichtlich der Zugang zur Anthropologie in der Medizin. Ein Jahr zuvor schrieb M. Pflanz zur „Sprache psychosomatischer Veröffentlichungen", dass sie „oft außerordentlich schwer verständlich [ist], sodaß sich mancher Arzt von vornherein von diesem Gebiet abgestoßen fühlt. Die Schriften V. v. Weizsäckers ganz verstanden zu haben, wird kaum jemand von sich behaupten können." Pflanz, Manfred: Der gegenwärtige Stand der Psychosomatik in Deutschland, in: Acta Psychotherapeutica, Psychosomatica et Orthopaedagogica 3 (1955), S. 164–174, S. 162.

89 Hartmann, Fritz: Überhöhte Leitwerte ärztlichen Selbstverständnisses, in: Therapiewoche 31 (1981), S. 826–836.

90 Der erste Teil des 1. Aphorismus wird hier zitiert nach Müri, Walter: Der Arzt im Altertum, 5. Aufl., Darmstadt 1986, S. 11.

▬ Gemeinsames Menschsein:
Aufrechter Gang
Händigkeit
Sprachlichkeit
Geschichtlichkeit
Ungerichteter Antriebsüberschuß
Grundformen des Leidens:
(Homo patiens)
Niedergeschlagenheit
Angst
Schmerz
Scham
Sterblichkeit
—·— Individuelle Ausprägung:
genetisch
sozial
**—— Gemeinsamer/kultureller Rahmen
von Arzt und Kranken:**
Sprache
Schulbildung
Wertnormen
Verhaltensnormen
—— Soziale Unterschiede:
Stand
Schicht
Alter
Geschlecht

—— Lage:
Gesund/Krank
**▨ Feld der Verständigung
und gemeinsamen Handelns:**
A' auf den Kranken eingestellter Arzt
K' dem Arzt sich öffnender Kranker

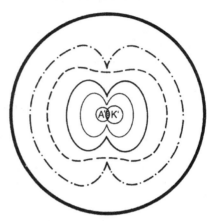

Abb. 6 Bedingungen der Möglichkeit diagnostischer und therapeutischer Beziehungen (Nachdruck mit freundlicher Genehmigung der Familie).

eingegrenzt werden könne: Neben die Warnung vor Versuchung und Verführung stellte er den Hinweis, dass die Beziehung zwischen Arzt und Patient zeitlichen und sachlichen Grenzen unterliege. Sie sei als Ganzes und in jedem Kontakt auf Trennung angelegt, eine „zweckbestimmte Beziehung auf Zeit"[91], ein „Arbeitsbündnis", kein „Lebensbund"[92]. Sei die Krankheit geheilt, so sei die Beziehung beendet.

Innerhalb dieser normativ gesicherten Grenzen seien weitere anthropologische, kulturelle, soziale und persönliche Grenzen wechselseitigen Verstehens und Begreifens und auch der „mitmenschlichen Übereinstimmungsfähigkeit"[93] wirksam. Eine für das Verständnis dieser Einschränkungen zentrale Graphik ist in Abbildung 6 wiedergegeben[94]. Sie erläutert die Grundlagen seines Isopathie-Konzepts und veranschaulicht dabei die in ihm mitgedachten Grenzen gegenseitigen Verstehens mit Hilfe der Einkerbungen von dreien der inneren Kreise.

---

91 Hartmann: Ärztliche Antworten (1977), S. 2.
92 Hartmann: Arzt oder Facharbeiter? (1983), S. 10 des Sonderdrucks.
93 Hartmann: Zur Anthropologie der Beziehungen (1986), S. 4f.
94 Hartmann: Über ärztliche Anthropologie (1987), S. 93 und (Text) S. 92.

Hartmann schrieb auf der Seite davor, dass die Abbildung „Möglichkeiten und Grenzen mitmenschlichen Umgangs und gegenseitigen Verhaltens und Erkennens" speziell zwischen Patient und Arzt veranschauliche. Links werden als Erstes „die stammesgeschichtlich ausgebildeten anthropologischen Radikale und deren genetische Variationen" genannt. Darunter sind

> die Ergebnisse unserer zweiten Natur, der Kultivierten, zusammengestellt. Die vollen und eingekerbten Kreise oder Ellipsen stellen das Umschließende, Umfassende für den Kernbereich der Dyade Kranker – Arzt [im Zentrum, H. R.] dar. Umgang wäre das gemeinsame Durchschreiten dieser geometrischen Figuren. Der äußere Kreis würde die vollständige Gemeinsamkeit anzeigen. Je tiefer die Einschnitte sind, um so größer sind die gegenseitigen Verschlossenheiten. Zwei Inhalte dieser Veranschaulichung der Conditio humana in der Begegnung eines Homo patiens und eines Homo compatiens möchte ich hervorheben: in die Beziehung bringt der Kranke mehr Person ein als der Arzt [daher der größere Kreis zu K', H. R.]; die fünf Leidensformen des Menschseins sind eine Ausarbeitung der von Weizsäckerschen Gegenseitigkeit des Leidens und der Solidarität des Sterbenmüssens, des Todes.

Hartmann setzt also definierte „Verschlossenheiten" als konstitutives Element der Patient-Arzt-Beziehung voraus (s. u.) – und unterscheidet sich darin von schlichten holistischen Konzepten wie wohl auch von von Weizsäcker und Mitscherlich, die sich zuschrieben, sozusagen hinter dem Rücken ihrer Patienten den wahren Sinn deren Leidens erkennen zu können. Für ihn bleiben auch nach Jahren einer vertrauten „Begleitung", von Weizsäcker spricht von „Weggenossenschaft"[95], Patient und Arzt im Kern doch distanziert. Für Hartmann ist es die Scham, sind es Schamreaktionen, mit denen Kranke und Arzt ihren Kern schützen und anzeigen, wenn ihre Ich-Identität, der „Eigen-Sinn", berührt ist[96]. Patienten könnten dann „schwierig" werden, Ärzte in gleicher Lage „verschlossen"[97].

Die kleine Überlappungszone im Zentrum der Kreise verstehe ich schließlich als Hinweis auf die a priori geringe Wahrscheinlichkeit einer gelingenden Verständigung. Gegenseitiges Verstehen ist angesichts der erheblichen genetischen, sozialen und gesundheitlichen Unterschiede alles andere als selbstverständlich. Es zeigt sich als eine Leistung, für deren Gelingen Ärzte eine größere Verantwortung tragen als Patienten.

Weiter erwartet Hartmann als Kliniker auch für „ausführlich-biographische oder tiefenpsychologische Gespräche" eine „richtige, rechtzeitige und gerechtfertigte Indikation": „Wir können und dürfen nicht davon ausgehen, dass diese

---

95 Weizsäcker, Viktor v.: Krankengeschichte, in: Gesammelte Schriften 5, Frankfurt 1987/1928, S. 48–66, S. 65.
96 Hartmann: Auf dem Wege (1990), S. 102 f.
97 Hartmann: Ärztliche Antworten (1977), S. 7 f.

Aufgabe [der ärztlichen Anthropologie, H. R.] unbegrenzt, umfassend ist. Nicht jede Krankengeschichte – auch dann, wenn sie mehr als Krankheitsgeschichte sein will und soll – muss ausführlich-biographisch oder tiefenpsychologisch ausgeführt sein. Wohl soll sie jederzeit dafür offen sein."[98] Schon 1966 formulierte er: „Natürlich ist diese Vertiefung der Krankheit zum Kranksein nicht in jedem Falle nötig."[99]

In den Bereich der ärztlichen Deontologie führt eine Diskussionsbemerkung: Ein Arzt „sollte sich hüten, jetzt einen Kranken, der nicht mehr will, als das Objekt seiner Krankheit einzubringen, zum Subjekt zu machen, in ein Subjekt zu verwandeln. Ich würde das für unärztlich halten."[100] Oder die Maximen: Ärztliches „diagnostisches und empathisches Zudringen muß Rücksicht nehmen"[101]; „Würde eines Kranken bewahren, heisst, ihn vor Beschämung, Peinlichkeiten, Nichtachtung zu schützen."[102] Und direkter formuliert: „Was er [der Arzt, H. R.] nicht kann, soll er nicht tun"; „Die Medizin und der einzelne Arzt sollen nicht mehr versprechen, als sie halten können."[103]

---

98 Die beiden letzten Zitate finden sich bei Hartmann: Zur Anthropologie der Beziehungen (1986), S. 17.
99 Hartmann: Krankheitsgeschichte und Krankengeschichte (1966), S. 32.
100 Hartmann: Gespräch mit den Vortragenden (1987), S. 105.
101 Hartmann: Anthropologische Grenzen (1991), S. 22.
102 Hartmann: ‚Das Wohlergehen des Kranken' (2000), S. 67.
103 Hartmann: Gedanken zum therapeutischen Imperativ (1994), S. 39.

3. Ergänzungen und Anmerkungen zu Hartmanns ärztlicher Anthropologie

Bislang habe ich Hartmanns Arbeiten, Gedanken, Positionen mit Hilfe vieler Zitate wiedergegeben und kaum diskutiert. In diesem Kapitel wird die Distanz größer. Ich versuche zuerst, sein Werk in bestimmte historische Kontexte zu stellen, sein Therapieziel des gelingenden bedingten Gesundseins zu besprechen, Abgrenzungen zu und Übereinstimmungen mit anderen Autoren anzudeuten und seine Bezugnahmen auf anderen Wissens- und Forschungsfeldern herauszuarbeiten.

3.1 Zeitgebundenheit

Anthropologien, so Hartmann, werden nicht anlasslos geschrieben, sondern zu „Zeiten, in denen die Fragen nach dem Menschen besonders aktuell sind. Es ist also gar nicht primär die wissenschaftliche Frage nach dem Menschen, sondern es ist der Mensch, der sich die Frage stellt oder sich in Frage gestellt sieht." Das habe in Deutschland erneut um 1920 herum begonnen – „mit einem Kulminationspunkt nach dem 2. Weltkrieg"[1].

1957 formulierte Hartmann: „Sie [die ärztliche Anthropologie, H. R.] wurde aus den Erschütterungen des 20. Jh.s geboren, nahm es mit der Fragwürdigkeit des menschlichen Daseins und unseres Wissens von ihm auf, schickte sich an, die Wurzeln des europäischen Nihilismus, sofern sie in der Welt der Kranken damit konfrontiert wurde, bloßzulegen und zu überwinden."[2] 1968 heißt es ausführlicher – ohne den Hinweis auf „Nihilismus":

> Es handelt sich also bei der Ausgangssituation der anthropologischen Medizin nicht
> um eine Krise der Wissenschaft – das würde die Dinge zu weit von uns als Person
> abschieben –, sondern es handelt sich durchaus um Krisen unserer eigenen Existenz,
> unserer eigenen Person, des intimen Familien- und Bekanntenkreises, in dem wir
> leben. Man kann auch diese Krise des Menschlichen zusammenfassen: Der Mensch,
> insbesondere in unserem Kulturkreis musste entdecken, wieviel Unmenschliches an

---

1 Hartmann: Der anthropologische Gedanke (1968), S. 146.
2 Hartmann: Anthropologie 1. Naturwissenschaftlich (1957), S. 407. Der Begriff „Erschütterung" findet sich nicht selten in der medizinischen Literatur nach dem Zweiten Weltkrieg. Bei Martini ist 1948 die Rede davon, dass „wir Ärzte in den letzten Jahren ein Damaskus erlebt [haben]" und dass nicht wenige „nicht auch ihre eigenen Fundamente erzittern fühlten." Martini, Paul: Eröffnungsansprache des Vorsitzenden, in: Kauffmann, Friedrich (Hg.): Verhandlungen der Deutschen Gesellschaft für Innere Medizin 55 (1949), S. 1.

ihm ist! [...] Wir sind überrascht worden von der Unzuverlässigkeit, der Unzulänglichkeit, der Unvorhersehbarkeit, der Ungesichertheit des Menschen, nicht nur als allgemeiner Typus, sondern noch viel intensiver: von Menschen, die wir gut zu kennen
glaubten, insbesondere wir selbst.[3]

Mit dieser Entdeckung verband sich „die bange Frage: Wie soll es weitergehen" –
und diese „beschäftigte [...] auch die akademische Jugend und ihre Lehrer in
einem Maße, wie es heute [1979, H. R.] nur noch schwer nachzuvollziehen ist."[4]
Jedenfalls an dieser Stelle fällt auf, dass Hartmann die exzeptionellen Unmensch-
lichkeiten der NS-Zeit in „unser[em] Kulturkreis" in einer Reihe von abstrakten
„Un-"Wörtern aufgehen lässt. Und wen wird er mit den guten Bekannten und „wir
selbst" gemeint haben – Mitglieder seiner Familie, vielleicht auch sich selbst? Gibt
es eine Verbindung zu der ihn von Anfang an und bis in die letzten Lebenswochen
beschäftigenden Leidensform der Scham?
    In einem intimeren Rahmen konnte er konkreter werden, wie sich in der Geburts-
tagsrede für Hartwig Cleve zu dessen 60. Geburtstag 1988 zeigte: In die gemeinsame
frühe Nachkriegszeit in Göttingen fiel

> das Erschrecken und Erwachen über Geschehnisse, wie Menschen mit Menschen
> haben umgehen können. Für uns bedeutete das, den Ereignissen nachzudenken, die
> der Nürnberger Ärzteprozeß offenlegte und die von Mitscherlich und Mielke unter
> dem Titel „Diktat der Menschenverachtung" dokumentiert wurden. Es bestand Grund
> zu der Frage nach einem Zusammenhang von Menschenbild, Menschenkunde und
> Menschenverachtung. Läßt sich das, was geschehen ist, vielleicht als Übergang von
> beobachtender zu experimenteller Anthropologie, vom Beschreiben zum Zurecht-
> stellen und Machen erörtern?[5]

Dass Anthropologie in der Medizin nach der Katastrophe des Zweiten Weltkriegs
angesichts „tiefe[r] moralische[r] Erschütterung, [des] Streben[s] nach Selbstgewiß-
heit im Medium des Bewußtseins von Schuld, Versagen, Scheitern und ein[es] neue[n]
Blick[s] für die Sonderstellung der Menschen in der Natur"[6] aufblühte, ist hiernach
verständlich. Sie versprach dazu beizutragen, die deutsche Medizin in Theorie, Forschung und Praxis zu rehumanisieren. Diesen Anspruch verdeutlichte besonders der
Auftakt des zweiten Nachkriegskongresses der Deutschen Gesellschaft für Innere

---

3   Zu allen Zitaten in diesem ganzen Absatz siehe Hartmann, Fritz: Der anthropologische Gedanke
    in der gegenwärtigen Medizin. 2 Teile, in: Deutsches Ärzteblatt 65 (1968), S. 146–149, 211–214,
    S. 146.
4   Hahn, Peter: Allgemeine Klinische und Psychosomatische Medizin, in: Heidelberger Jahrbücher
    24 (1980), S. 1–21 des Sonderdrucks, hier S. 1–2. Es handelt sich um den Text der Antrittsvorlesung
    Hahns vom 22. Juni 1979.
5   Hartmann: Anthropologie: aber welche und warum und wozu? (1988), S. 2.
6   Hartmann: Anthropologische Gesichtspunkte (1962), S. 5.

Medizin 1949 in Wiesbaden. Kongresspräsident war Curt Oehme, internistischer Polikliniker in Heidelberg. Eine „Sache und Zweck" seiner Eröffnungsansprache war ein „Blick auf die Gesamtsituation, in der sich die Medizin dem Gegenstand ihrer Aufgabe und Arbeit wohl überall befindet: *dem Menschen*! [...] Tägliche Erlebnisse führen uns vor Augen, dass allein mit der objektivierenden Anschauungsweise der Naturwissenschaften die Heilkunde die Bedürfnisse der Kranken praktisch sehr oft nicht decken kann." Und so stellt sich für ihn „die Grundfrage jeder medizinischen Anthropologie": „wie der Mensch in Wahrheit aussehe, und damit auch, was er sei." Dies ziele auf „die Innensphäre des Menschen, die oft besonders mit seiner sozialen verknüpft ist", auf „das Seelisch-Geistige". Dieser Fokus begründete den ersten Verhandlungsgegenstand des Kongresses, „die Psychosomatik", und mit ihm „die Bedeutung und Problematik ethischer Wertideen."[7]

Im Klima kritisch-skeptischer Selbstreflexion, gerade unter den jungen Erwachsenen der Nachkriegszeit, galt Anthropologie als „Wissenschaft vom wirklichen Menschen" – nicht von dessen Wesen, sondern von dessen Natur – als unbedingt „modern". Auch die medizinische bzw. ärztliche Anthropologie hatte damals, sehr einleuchtend, ihre Zeit. Nur, wie lange hielt sie an? Die 2000er Jahre waren mit Sicherheit nicht mehr eingeschlossen. Anthropologie findet in der gegenwärtigen klinischen Medizin so gut wie keine Resonanz, weder als theoretisches noch als praktisches und auch nicht als normatives Projekt. Schon in der zweiten Hälfte der 1960er Jahre verblasste ihr Glanz, misst man ihn an der Zahl der anthropologischen Arbeitsgruppen in der somatischen Medizin, der Resonanz ihrer Publikationen in der Ärzteschaft, an ihrem Einflusses auf die Fortentwicklung der internistischen Klinik wie der ärztlichen Ausbildung.

Ein weiteres Indiz für das Verblassen der Anthropologie in der Medizin: Es fällt auf, dass der bei Hartmann prominente Begriff „Leiden", dass die zentrale Figur des „homo patiens" aus der medizinisch-klinischen Literatur bis heute so gut wie verschwunden ist[8]. Im historischen Kontrast hierzu erschien 1960 der

---

7 Oehme, Curt: Eröffnungsansprache des Vorsitzenden, in: Kauffmann, Friedrich (Hg.): Verhandlungen der Deutschen Gesellschaft für Innere Medizin 55 (1949), S. 1–12, hier S. 3 f., 6. Die Hervorhebung geht auf Oehme zurück.
   Schon im Jahr zuvor hatte Paul Martini in seiner Eröffnungsansprache des ersten Nachkriegskongresses der DGIM gesagt: „Die Hauptursachen des Irrwegs der Medizin unserer Zeit liegen vor uns: Es war die mangelnde Ehrfurcht vor der Schöpfung wie vor ihrem Schöpfer und dazu die Verwischung der *Rangordnung* der Geschöpfe." Und er zitierte Seneca mit der Maxime: „homo res sacra homini". Martini: Eröffnungsansprache des Vorsitzenden, S. 1.

8 Das trifft nicht zu für den US-amerikanischen Internisten Cassell, Eric J.: The nature of suffering and the goals of medicine, in: The New England Journal of Medicine 306 (1982), S. 639–645 und für den Psychiater und Anthropologen Arthur Kleinman, zusammen mit Veena Das und Margaret M. Lock Herausgeber von: Social Suffering, Berkeley 1997. Siehe auch Tate, Tyler/Pearlman, Robert: What we mean when we talk about suffering – and why Eric Cassell should not have the last word, in: Perspectives in Biology and Medicine 62 (2019), S. 95–110.

Sammelband „Der leidende Mensch" in einem Umfeld verwandter Titel: „Vom kranken Menschen", „Der Mensch als Problem moderner Medizin", „Die Krankheit in ihrer Menschlichkeit", „Der Mensch und seine Krankheit", „Imago Hominis" und „Homo Patiens"[9] – eingerahmt von den beiden Büchern Hartmanns: „Der aerztliche Auftrag" von 1956 und „Ärztliche Anthropologie. Das Problem des Menschen in der Medizin der Neuzeit" von 1973.

Sucht man aktuell in der Literaturdatenbank PubMed unbeschränkt nach Veröffentlichungen mit „Leid" oder „Leiden" im Titel, dann endet man zuverlässig bei der holländischen Stadt Leiden, die u. a. für einen Gerinnungsfaktor und eine geriatrische Studie namensgebend wurde. Eine eingegrenzte Suche nach Veröffentlichungen mit dem Begriff „suffering" im Titel führte, von Ausnahmen abgesehen, zu Überschriften mit dem Begriff „suffering from"[10]. Symptomatisch ist eine Arbeit aus dem Jahr 2016: „Quality of Life in Patients Suffering from Critical Limb Ischemia."[11] An die Stelle von Leid, Leiden ist Lebensqualität, ein Konstrukt der quantifizierenden Klinimetrie[12], getreten. Es dient der objektivierenden Messung so genannter Outcomes medizinischer Interventionen und gilt heute als ein zentraler „Nutzen"-Parameter, als „patientenrelevanter Endpunkt". Hartmann hat mehrfach davor gewarnt, dieses Konstrukt unbesehen zu übernehmen[13].

Auch die „*Brauchbarkeit*" einer ärztlichen Anthropologie im Sinne des Klinikers Hartmann ist zeitgebunden. Sie hängt nicht allein und nicht einmal wesentlich von ihrer theoretischen Qualität ab, sondern weit stärker von soziokulturellen und institutionellen Voraussetzungen, die sie selbst nicht garantieren kann. Die Bedingungen ihrer praktischen Bewährung sind so banal wie essentiell:

In Deutschland finden sich als jüngere Veröffentlichungen: Maio, Giovanni/Bozzaro, Claudia/ Eichinger, Tobias (Hg.): Leid und Schmerz, Freiburg 2015 und Bozzaro, Claudia/Mandry, Christoff: Human suffering – a challenge for medicine and ethics, in: Bioethica Forum 11 (2018), S. 3 mit weiteren einschlägigen Texten in diesem Themenheft zu „Leiden".

9 Frankl, Viktor: Homo Patiens, Wien 1950; Haseloff, Otto Walter/Stachowiak, Herbert (Hg.): Der Mensch als Problem moderner Medizin, Berlin 1959; Sborowitz, Arie (Hg.): Der leidende Mensch, Darmstadt 1960; Jores, Arthur: Der Mensch und seine Krankheit, Stuttgart 1956; Jores, Arthur: Vom kranken Menschen, Stuttgart 1960; Kütemeyer, Wilhelm: Die Krankheit in ihrer Menschlichkeit, Göttingen 1963; Gebsattel, Viktor v.: Imago Hominis, Schweinfurt 1964. Bei Hartmann: Anthropologische Gesichtspunkte (1962), S. 3, heißt es: „Der leidende Mensch, der homo patiens ist eine Quelle anthropologischer Erkenntnisse geworden."

10 Dazu führte ich eine PubMed-Suche im März 2020 durch: „suffering" im Titel, Publikationsjahr ab 2015, Publikationstyp Review. Es fanden sich 116 Veröffentlichungen.

11 Steunenberg, Stijn L./Raats, Jelle W./te Slaa, Alexander et al.: Quality of Life in Patients Suffering from Critical Limb Ischemia, in: Annals of Vascular Surgery 36 (2016), S. 310–319.

12 Siehe zu diesem Begriff und Konzept Feinstein, Alvan: Clinimetrics, New Haven 1987.

13 Hartmann, Fritz: Lebensqualität, in: Start. Das Magazin von Hoechst für junge Ärztinnen und Ärzte, Sonderausgabe Prof. Dr. Fritz Hartmann zum 75. Geburtstag, 1995, S. 11–13. Siehe auch Hartmann, Fritz: „Qualität" von Leben in chronischem Kranksein, Typskript, o. J., S. 1–10.

Erstens bedarf es anthropologisch ausgebildeter, geneigter und erfahrener Praxis- und Krankenhausärzte[14]. Ich erinnere an den milden Spott des Heidelberger Physiologen und Sozialmediziners Hans Schaefer: „Ihre [der Medizin] Anthropologie ist weiterhin die des professoralen Menschen, d. h. von Professoren für Professoren entworfen."[15]

Es braucht zweitens Patienten, die ihre Krankheit nicht allein als Maschinenschaden ansehen und Stellung nehmen (können und wollen) zu Kranksein und Leiden. „Der Prüfstein einer humanen Medizin wird jetzt und in Zukunft wie einst die Formen von persönlichen Beziehungen sein, die Kranke und Ärzte miteinander suchen [sic!] und finden."[16] In dem zitierten Gespräch zum 100. Geburtstag von Weizsäckers wies Hans-Georg Gadamer darauf hin, dass „manche Patienten [...] nicht als Personen betrachtet zu werden wünschen"[17] Auch bei vielen akuten und rasch vorübergehenden Krankheiten scheint dies unangebracht. Und wenn sich, für Hartmann, „unsere ärztlichen Aufgaben [...] von den Aufträgen her [ableiten], die unsere Kranken uns geben"[18], dann sind auch Patienten wahrzunehmen, die eine rein technische Lösung ihrer Probleme bevorzugen[19]. Es gibt sie sicher auch unter chronisch-somatisch Kranken.

Andere Patienten mögen sich bewusst der von Hartmann vorgeschlagenen und somit fremdbestimmten „Ordnung des ärztlichen Gesprächs" widersetzen. Sie wollen vielleicht jetzt oder überhaupt nicht zu einer Auseinandersetzung mit ihrem Kranksein und Leiden (in einer beliebten ärztlichen Formulierung) „geführt" werden. Auch ärztliche Anthropologie stellt ihr Gegenüber, zumindest im Gestell ihrer handlungsleitenden Begriffe[20], wie jede professionelle Praxis zurecht.

---

14   Schon 1957 formulierte Hartmann: „Vor den Ansprüchen des modernen M[ensch]en erfährt der Arzt sich wieder als ein M[ensch], der vor die unausweichliche persönliche Entscheidung über die Grenze seines Auftrags gestellt ist. Hier bezieht die ärztliche A[nthropologie] die A[nthropologie] des Arztes mit ein." Hartmann: Anthropologie 1. Naturwissenschaftlich (1957), S. 410. Die Ausführungen in den Klammern komplettieren die im Text zu findenden Abkürzungen.

15   Schaefer, Hans: Intuition und Wissenschaft in der Medizin, in: Deutsche Apotheker 28 (1976), S. 438–445, S. 444.

16   Hartmann: ‚Das Wohlergehen des Kranken' (2000), S. 64.

17   Gadamer, Hans-Georg: Gespräch mit den Vortragenden, in: Hahn, Peter/Jacob, Wolfgang (Hg.): Viktor von Weizsäcker zum 100. Geburtstag. Berlin 1987, S. 104–125, hier S. 106–107.

18   Hartmann: Verständigung als ärztliche Aufgabe (2000), S. 104.

19   Siehe dazu auch Hartmann, Fritz: Das umstrittene Arztbild der Gegenwart, in: Ärztliche Praxis 30 (1978), S. 202–207, S. 2 des Sonderdrucks: „Je mehr ein Arzt unter den Bedingungen seiner Praxis mit Technik zu tun hat, um so größer ist die Versuchung, zum Techniker zu werden. Dies steigert sich besonders, wenn Technik allein im gegebenen Fall zu dem vom Kranken gewünschten Erfolg führt, z. B. zu einer Diagnose (Röntgenuntersuchung) oder einer Therapie (Operation)."

20   Hartmann: Anthropologische Grenzen (1991), S. 23, wenn hier nur auf die unbedachte Benutzung der fachlichen Begriffswelt bezogen. Aber dies gilt natürlich auch für die ex- oder implizite Benutzung des anthropologischen Vokabulars.

Und drittens: Die Arzt-Patient-Kontakte dürfen nicht von vornherein für einen Zweck eingerichtet sein, der ein offenes Gespräch so gut wie ausschließt. Man denke an Technik-dominierte Vorsorgeleistungen (Mammographie, Koloskopie, Hautkrebsscreening) oder an technische und klinische Konsiliaruntersuchungen. Die Begegnung darf auch nicht durch aufwendige Medizintechnik oder EDV verstellt sein. Hartmann schrieb dazu 1990: „Die zunehmende Vielfalt von organisatorischen und technischen Vermittlungsvorgängen zwischen Kranken und ihren Ärzten überwuchert und überschattet den eigentlichen Anlaß und Urgrund der Beziehung von Not und Hilfe [...]"[21].

Schließlich bedarf es für eine anthropologisch orientierte Praxis auch geeigneter Räume, ausreichender Zeit und der Duldung, besser Förderung eines (in den Augen mancher Kaufleute) unprofitablen Luxus oder eines (in den Augen einiger Kollegen) professionellen Glasperlenspiels mit Selbstbefriedigungspotential.

3.2 Chronisch Kranke – „gelingendes bedingtes Gesundsein"

Ein anthropologisch fundierter Umgang liegt für Hartmann besonders bei chronisch Kranken nahe und scheint mir von ihm an, mit und für diese Gruppe entwickelt worden zu sein[22] – im Rahmen v. a. privatärztlicher ambulanter und stationärer Behandlungen. Unter dieser Bedingung ist vorauszusetzten, dass Arzt und Patient die Chance, genauer noch: selbst Einfluss haben, sich wieder und wieder zu begegnen. Nur dann kann der Arzt ein „chronischer Arzt", ein „Teilhaber chronischen Krankseins"[23], ein Weggenosse werden. Nur dann kann „der chronisch Kranke [...] aus seinem Arzt auch den chronischen Arzt [machen], der unbewusst mit seinem chronische Kranken beschäftigt bleibt, ihn mit Gedanken und Bereitschaft begleitet" mit dem Ziel der erwähnten Neutralitas in einem gelingenden bedingten Gesundsein. Und dann vor allem kann personales Vertrauen zwischen Patient und Arzt entstehen. „Trauen bezieht sich auf Treue. Der Ausdruck Be-treuen tritt immer deutlicher neben den des Be-handelns in dem Maße, in dem die ärztliche Aufgabe zunehmend durch die chronischen Krankheiten besetzt wird."[24]

---

21 Hartmann: Das ärztliche Gespräch (1990), S. 729.

22 Siehe dazu ausführlich: Hartmann, Fritz: Chronisch-Krank-Sein als Grenzlage für Kranke und Ärzte (Medizinethische Materialien Heft 123), Bochum 2000.

23 Hartmann: Zur Anthropologie der Beziehungen (1986), S. 3. Klaus Dörner bedient sich später dieses Ausdrucks: Dörner, Klaus: Der chronische Arzt, in: Deutsches Ärzteblatt 100 (2003), S. 117.

24 Hartmann, Fritz: Ärztliche Verantwortung im Spannungsfeld von Notwendigkeiten und Versuchungen, Sonderdruck ohne Hinweise auf die Gesamtpublikation, Ort und Jahr, S. 226–246, S. 231. Zur Betreuung siehe auch Hartmann, Fritz: Zur Theorie, Praxis und Ethik der Betreuung chronisch Kranker, in: Kassenarzt 31/32 (1999), S. 32–36.

Zunehmend jedoch werden chronische Krankheitsverläufe fragmentiert, spezialistisch auf- und zugeteilt und in separaten Episoden von immer anderen Leistungserbringern bearbeitet. Persönliche Behandlungskontinuität droht in Krankenhäusern, Polikliniken, Großpraxen und Medizinischen Versorgungszentren zu einem seltenen und kostbaren Gut zu werden. Das die einzelnen Kontakte Verbindende ist dann die (elektronische) Krankenakte mit ihrem engführenden Aufmerksamkeitslenkung. Beobachtungen außerhalb der vorgegebenen Kategorien und persönliche Bemerkungen finden in den aktuellen Dokumentationssystemen der Klinik kaum noch Platz.

Für in erster Linie chronisch Kranke hatte Hartmann, wie gesagt, das Behandlungsziel „gelingendes bedingtes Gesundsein" herausgearbeitet. Die Geschichte dieses Konzepts ist nicht ganz klar. 1968 taucht der Begriff erstmals auf: „Das Ziel der Medizin ist, wenn sie zu heilen nicht vermag, Krankheit in bedingte Gesundheit zu überführen."[25] Hartmanns Buch zur Ärztlichen Anthropologie aus dem Jahr 1973 enthielt noch keinen Hinweis auf die Dialektik von Kranksein und Gesundsein bei chronisch Kranken[26] und auch keinen auf den später immer wieder zitierten Vater des Konzepts des „bedingten Gesundseins", den Greifswalder Diabetologen Gerhardt Katsch[27]. Im Literaturverzeichnis Hartmanns erscheint 1981 ein erster, schriftlich nicht überlieferter Vortrag zu „Chronisch-Kranke in Klinik und Praxis". Ob da schon von „gelingendem bedingtem Gesundsein" die Rede war, muss offenbleiben. Hartmann scheint eine frühe Version seines Konzepts nicht vor 1984 formuliert zu haben. Er führt sie in dieser ersten Quelle so vorsichtig-abwägend ein, als ob er Neuland beträte:

> Wenn es das Ziel ist, einen chronisch Kranken durch Anleitung zur Selbsthilfe und durch Ordnung seiner mitmenschlichen Umgebung der Daseinsform ‚gesund' zuzuführen, so eignet sich dafür vielleicht folgender Begriff für Gesundsein: Gesund ist ein Mensch, der mit oder ohne nachweisbare oder für ihn wahrnehmbare Mängel (Ungleichgewichte) seiner Leiblichkeit allein oder mit Hilfe anderer Gleichgewichte

---

25 Hartmann, Fritz: Gesundheit in der Welt von morgen, in: Landarzt 44 (1968), S. 1742–1748, S. 1747. Voraus geht dem eine Prophezeiung: „Die Welt von morgen ist also in bezug auf Gesundheit nicht die Erfüllung unserer Wünsche und Hoffnungen. Sie wird eine gewaltige Herausforderung auch an die sein, die es gar nicht wünschen, sich ihre Gesundheit ständig in Extremsituationen zu bestätigen. Konflikte, Mißbehagen, Mißbefinden, Krankheits- und Versagensgefühle werden häufiger und vielschichtiger. Die Welt von morgen wird Gesundheiten produzieren und sie gefährden. In ihr wird aber auch der Begriff der bedingten, der konditionierten Gesundheit gesellschaftlich angenommen sein" (S. 1746 f.).

26 Dagegen ist die Unterscheidung von Krankheit und Kranksein schon früh bei Hartmann nachzuweisen, u. a. in Hartmann: Eröffnungsvorlesung Marburg (1957), S. 3.

27 Gerhard Katsch (1887–1961). Der Gedanke ist prominent entwickelt in Katsch, Gerhard: Garzer Thesen. Zur Ernährungsführung der Zuckerkranken, in: Klinische Wochenschrift 16 (1937), S. 399–403. Katsch wird in dem zitierten Buch Hartmanns einmal erwähnt, allerdings nur mit seiner Arbeit zur Darmperistaltik in ihrer Darstellung im Kolonkontrasteinlauf.

findet, entwickelt und aufrechterhält, die ihm ein sinnvolles, auf die Entfaltung persönlicher Anlagen und Lebensentwürfe eingerichtetes Dasein und die Erreichung von Lebenszielen in Grenzen ermöglichen, so daß er sagen kann; ‚Mein Leben'; dazu gehört dann auch ‚meine Krankheit', mein Sterben'.

Und er fügt zeitgemäß hinzu: „Man könnte diese Definition einen kybernetischen Begriff von Gesundsein nennen [...]" [28]

Zwei Jahre später hat Hartmann zu der oben in Kapitel 2.2.1 zitierten und später vielmals wiederholten Formel gefunden [29]. Schon 1984 hob er ausdrücklich deren „pädagogische [Absicht]" hervor, die sich in „gleicher Weise an die Kranken wie an ihre Ärzte" richte.

Diese vergleichsweise straffe Version wird noch im Jahr 2000 wiederholt [30]. 2003 veröffentlicht Hartmann eine letzte – veränderte und erweiterte – Version. Die Abänderungen sind ausgewiesen, die Zusätze unterstrichen:

> Gesund ist ein Mensch, der mit oder ohne für ihn wahrnehmbare oder nachweisbare Mängel seiner Leiblichkeit allein oder mit Hilfe anderer Gleichgewichte findet, entwickelt und aufrecht erhält, die ihm <u>eine</u> [statt ‚ein', H. R.] <u>in seinem Daseinsverständnis</u> sinnvolle, auf die Entfaltung seiner persönlichen Anlagen und Lebensentwürfe eingerichtete <u>Existenz</u> [statt ‚Dasein', H. R.] und die Erreichung von Lebenszielen [es fehlt ‚in Grenzen', H. R.] ermöglicht, so dass er sagen kann: <u>Mein Leib</u>, mein Leben, meine Krankheit, mein Sterben.

Auch hier dienen die Formulierungen dem Ziel, „Zustände und Verläufe zu ermöglichen, die man ‚Gelingendes bedingtes Gesund-Sein' trotz chronischer Krankheit nennen kann. Das ist zugleich ein Programm [...]." [31] Sie enthalten die Hoffnung und auch die Erwartung, dass chronisch Kranke trotz oft erheblicher krankheitsbedingter „Mängel" persönlich sinnvolle innere und äußere Gleichgewichte finden – aus eigener Kraft und unter der Bedingung der Hilfe durch andere, wozu hier sicher die Kliniker zu zählen sind.

---

28 Hartmann, Fritz: Chronisch Kranke – ein Paradigmawechsel im ärztlichen Denken und Handeln, in: Hartmann, Fritz (Hg.): Patient, Arzt und Medizin, Göttingen 1994, S. 33–48, S. 47.

29 Hartmann: Krank oder bedingt gesund? (1986), S. 171 f. Noch im März 1986 spricht er in einem Vortrag in Nordheim noch ausschließlich von „bedingtem Gesundsein". Der Text wurde kurz danach veröffentlicht: Gesundheit – mehr als nur eine ärztliche Forderung, in: Niedersächsisches Ärzteblatt 1986, H. 8, S. 1–5 des Sonderdrucks, hier S. 5.

30 Hartmann: ‚Das Wohlergehen des Kranken' (2000), S. 3 des Typoskripts. Der Text erschien im Druck erst 2003. Im Oktober 2000 präsentierte Hartmann diese Form der Definition erneut in einem Vortrag: Hartmann, Fritz: Gelingendes bedingtes Gesundsein im Alter, Typoskript eines Vortrags vor der 9. Jahrestagung der Norddeutschen Diabetesgesellschaft, Lingen, 13. Oktober 2000, S. 1–10, hier S. 7.

31 Hartmann, Fritz: Kranke als Gehilfe (2003), S. 32.

Normativ gewendet enthält die Definition ein modernes Bild eines guten autonomen Lebens. Ärztliche Anthropologie will und soll auch bei Hartmann, wie er es 1957 der Anthropologie in der Medizin generell zuschrieb, „zum rechten Leben […] führen"[32]. Sehr bestimmt in diese Richtung hat sich neben Viktor von Weizsäcker auch Alexander Mitscherlich geäußert: „In der psychosomatischen Medizin besteht die Heilung nicht nur in einem Wegräumen von Hindernissen auf dem Wege zur erneuten Arbeits- und Genußfähigkeit [wie bei Sigmund Freud, H. R.]; sondern darüber hinaus im Versuch, der Persönlichkeit zu einer volleren Integration, zu einer gelungeneren Wesensverwirklichung zu verhelfen."[33]

Solches würde heute wohl dem universellen Paternalismusverdacht unterfallen; man wird aber zugeben müssen, dass die von Hartmann gewählten Begriffe „Lebensentwürfe – Dasein – Lebensziele bzw. Daseinsverständnis – Existenz" in ihrer Ernsthaftigkeit und Belastbarkeit weit über die aktuell betonten und als schlicht abrufbar vorgestellten „Werte und Präferenzen/values and preferences" der Patienten hinausgehen und diese als beschränkt erkennen lassen. „In solch seichtem Gewässer kommt niemand mehr um."[34]

Irritierend an der letzten Version des gelingenden bedingten Gesundseins ist die jetzt *vierfache* Wiederholung des besitzanzeigenden und abgrenzenden Pronomens „mein". Offenkundig kann und soll „mein Leben" ohne „Du" und ohne „Wir" auskommen. Irritierend ist weiter, dass von „meiner Krankheit", aber nicht vom Kranksein gesprochen wird, dafür aber von „mein Leib" – und nicht von Körper –, wo doch der Leib in der Anthropologie nicht ohne interpersonalen Austausch gedacht werden kann, weder in seiner Genese noch in seiner tagtäglichen Realisation. Hartmann selbst schrieb: „Durch seinen Leib hindurch drückt sich der Mensch gegenüber der Mitwelt aus und auf und wirkt in die Umwelt hinein; durch ihn hindurch erfährt und erlebt er sich sowie Mit- und Umwelt. Der Mensch ist Leib und er hat Leib, weil er sich ein zweites Mal gegeben ist (Plessner)." Und er fügt drei Zeilen später hinzu: „In diesem Feld von Beziehungen und Spannungen bildet, formt und bestätigt sich Identität, Selbstheit, Eigen-Sinn"[35] – auf den es ihm im gelingenden bedingten Gesundsein offenbar besonders ankam.

Fragt man nach Quellen zu diesem Konzept, dann weist Hartmann selbst in den genannten Texten auf Friedrich Nietzsche hin, aus dessen Werken er auch sonst

32 Hartmann: Anthropologie 1. Naturwissenschaftlich (1957), S. 410.

33 Mitscherlich, Alexander: Über die Reichweite psychosomatischen Denkens in der Medizin, in: Kauffmann, Friedrich (Hg.): Verhandlungen der Deutschen Gesellschaft für Innere Medizin 55 (1949), S. 24–40, S. 40.

34 Hier ging es Hartmann um die Verwandlung von „Ergriffenheit" in „Betroffensein"; Hartmann: Zur Anthropologie der Beziehungen (1986), S. 8.

35 Hartmann: Zur Verwendung des Begriffs Gesundheit (1994), S. 9.

weitläufig, zustimmend und bekräftigend zitiert[36]. Es erscheint die Figur eines heroischen, aber einsamen Ich, wie es uns Caspar David Friedrich in seinem wohl 1818 entstandenen Bild „Der Wanderer über dem Wolkenmeer" vor Augen geführt hat.

Somit weist Hartmanns Definition von Gesundsein einerseits ins 19. Jahrhundert zurück; andererseits scheint sie in das 21. Jahrhundert vorauszuschauen. „Mein" Körper und Leib ist heute in besonderer Weise zum Spiegel persönlichster Daseinsverständnisse, Lebensentwürfe und Lebensziele geworden, v. a. solche, die sich um die Geschlechtsidentität, um Sex und Gender ranken. „Meine Krankheit" erscheint in der aktuellen Diskussion nicht nur in der Krankenbehandlung und ihrem Recht, sondern auch in der modernen klinischen Forschung, die auf jeder Stufe zwischen der Entwicklung des Studienprotokolls und der Publikation der Ergebnisse eine aktive Mitwirkung von Patienten realisieren will und sich diesem Ideal schon nähert[37]. Und um „mein Sterben" kreisen vielstimmige Diskussionen zum assistierten Suizid.

Könnten sich aktuelle gesellschaftliche Bewegungen auf Hartmanns Formulierungen und ihren Autor berufen? Nur sehr bedingt: Sie würden es vermeiden müssen, deren anthropologischer Hintergründe gewahr zu werden, und würden wohl auch nicht Hartmanns Überzeugung teilen, dass anthropologisch fundiertes Denken und (Be-)Handeln eine notwendige, wenn auch nicht hinreichende „Voraussetzung für person-, sach- und lagegerechtes Urteilen, Entscheiden, Beraten, Behandeln, Betreuen"[38] darstelle. Den Heutigen dürfte ärztliche Anthropologie eher als eine „besondere Therapierichtung" im Sinne von § 2 Abs. 1 des SGB V erscheinen, nicht als ein grundlegender Beitrag zur Sicherung von Bedarfsgerechtigkeit und Humanität der medizinischen Versorgung (nach § 70 SGB V) v. a. chronisch Kranker.

3.3 „Ärztliche" Anthropologie

Seinem eigenen Verständnis nach *erweiterte* Hartmann mit seiner *ärztlichen* Anthropologie (wie schon zitiert) die medizinische Viktor von Weizsäckers:

---

36 Herrn Prof. Jacobi (Aue) danke ich sehr für den Hinweis auf ein von ihm herausgegebenes Buch. Es enthält einen Beitrag Hartmanns, in dem dieser das Thema weiter verfolgt: Hartmann, Fritz: Zur Dialektik von Gesundsein und Kranksein des Friedrich Nietzsche, in: Jacobi, Rainer-Maria E. (Hg.): Zwischen Kultur und Natur. Neue Konturen medizinischen Denkens (Jahrbuch Selbstorganisation 7), Berlin 1996, S. 131–144.

37 Wie wir es in der MERCED-Studie versucht haben: siehe dazu Hüppe, Angelika/Langbrandtner, Jana/Lill, Cassandra/Raspe, Heiner: Wirksamkeit und Nutzen einer aktiv induzierten medizinischen Rehabilitation bei chronisch entzündlichen Darmerkrankungen, in: Deutsches Ärzteblatt 117 (2020), S. 89–96.

38 Hartmann: Zur Anthropologie ärztlicher Erkenntnis (1993), S. 2.

An einer chronischen Krankheit zu leiden, heisst dauerndes Kranksein als neue Daseinsform, andauernde Bindung an einen Arzt und Angewiesensein auf die Hilfen anderer mit der ständigen Sorge, abhängig zu werden. Diese Lage öffnet uns den Blick für eine Lage des Arztes, die ihn zum Teilhaber chronischen Krankseins macht, zum chronischen Arzt. Damit *erweitert* [Hervorhebung H. R.] sich die Einführung des Subjekts zur Wahrnehmung der Subjekte in den Beziehungen zwischen Kranken und Ärzten. In Viktor von Weizsäckers medizinischer Anthropologie bleibt der Arzt immer noch der sog. objektive Beobachter eines Gegenstandes, auch wenn dieser nicht mehr eine Krankheit, sondern ein Kranker, eine Person, ein Kranksein als Lebensform ist. Der Schritt zu einer ärztlichen Anthropologie ist die Wahrnehmung, Untersuchung und praktische Berücksichtigung des Subjektes Arzt. Er wird vom objektiven Beobachter zum objektivierenden Subjekt in einer immer nur sich annähernden und entfernenden Bewegung der Erkenntnis.[39]

Vertieft man sich in das Literaturverzeichnis Hartmanns oder auch nur in die Titel seiner hier zitierten Arbeiten, dann fällt auf, wie prominent, häufig und konstant er sich auf den Arzt und das Ärztliche bezog. Schon im Wintersemester 1950/51 bot Hartmann eine Lehrveranstaltung unter dem Titel „Der Mensch aus der Sicht des Arztes" an. 1956 veröffentlichte er sein erstes Buch unter dem Titel „Der aerztliche Auftrag"; 1988 stellte er seine Abschiedsvorlesung unter die Überschrift: „Arzt werden – Arzt sein – Arzt bleiben." Auch dazwischen und danach ging es immer wieder um „ärztliche Antworten", „ärztliches Urteil", „ärztliche Aufgabe", „ärztliche Erkenntnis" oder „[d]ie Pflicht des Arztes", „[den] Arzt im Spannungsfeld", das „Blickfeld des Arztes" etc.

Welches Bild vom Arzt teilt sich hier mit? Offensichtlich reicht es über die Figur des mitfühlenden Homo compaties weit hinaus. Es scheint Hartmann dabei nicht um die Selbstbehauptung (eines Angehörigen) einer gefährdeten Profession zu gehen, sondern vielmehr um ein selbst- und standesbewusstes Auftreten – in der Gewissheit, Gehör zu finden.

Bis in die frühen 1970er Jahre „führten" Ärzte „ihre" Kliniken, Abteilungen, Stationen, Praxen, Mitarbeiter, Untergebenen, Visiten, Patienten und Angehörigen; sie „führten" Patientengespräche ebenso wie gesellschaftliche Diskussionen. Dabei hoben sie sich schon äußerlich deutlich von Pflegenden und den Angehörigen diverser „Assistenzberufe" ab. Und unter den Ärzten trugen die Chefärzte noch einmal aufwendigere weiße Kittel, im Extremfall mit Goldknöpfen besetzt[40].

---

39 Hartmann: Zur Anthropologie der Beziehungen (1986). Der Text ist in Kapitel 4.8 abgedruckt. Das Zitat findet sich auf Blatt 3.

40 Heute legen viele Krankenhäuser Wert auf eine berufsgruppeninvariante Einheitskleidung aller klinisch Tätigen. Auch das um den Hals hängende Stethoskop unterscheidet nicht mehr sicher zwischen den Berufsgruppen. Hartmann selbst trug kaum jemals einen Kittel, sondern bei Visiten und in seinen Sprechstunden stets einen Maßanzug mit Weste. Das Stethoskop steckte in einer Jackett-Tasche.

Diese herausgehobene Position erreichte die Ärzteschaft stabil erst im Verlauf der ersten Hälfte des 20. Jahrhunderts, im Krankenhaus deutlich früher als in der so genannten freien Praxis. Allerdings ist schon von Joseph Quarin, dem ersten Direktor des 1784 eröffneten Wiener Allgemeinen Krankenhauses und Leibarzt Josephs II., ein beständiges „sic volo, sic iubeo" überliefert[41].

1928 schrieb Erwin Liek vom „Arzt und seine[r] Sendung".[42] „Sendung" hatte und hat eine religiöse Konnotation. Folgt man der Lutherbibel, dann „senden" Gott oder Jesus u. a. Propheten, Engel, Verheißungen, Frieden. Hartmann bezog sich 1956 zurückhaltender auf einen „[ä]rztliche[n] Auftrag", eine gleichsam säkularisierte Version des ärztlichen Schicksals. Beide Formulierungen weisen auf eine Sonderstellung des Arztes, des ärztlichen Standes hin, dessen Berufsprestige schon lange die Skalen der Demoskopen anführt[43].

In den zwei ersten Dezennien nach dem Zweiten Weltkrieg war der ärztliche Stand sich selbst, aber auch den gesunden und kranken Mitbürgern etwas ganz Besonderes. Soziologen galt er als das Paradebeispiel einer Profession („profession"), die neben hohem Prestige und Einkommen unangefochten weitere Privilegien und Freiheiten im Austausch gegen verlässliche sozialdienliche Funktionen genoss. Das änderte sich in den 1970er Jahren drastisch – unter dem Einfluss von Entwicklungen außerhalb und innerhalb der Medizin.

Ab spätestens 1970 galt die ärztliche Profession der Soziologie als *das* Beispiel kritikwürdiger „professioneller Dominanz"[44]. Die Medizin insgesamt wurde für die nicht weniger kritikwürdige Medikalisierung weiter Lebensbereiche als Mittel sozialer Kontrolle verantwortlich gemacht[45]. In anderen Worten: Der soziale Status des ärztlichen Standes erodierte – in der Gesellschaft wie innerhalb der klinischen Medizin. In den Krankenhäusern begannen abgrenzende Professionalisierungsprozesse v. a. der Pflege und der Pflegenden, aber auch der psychologischen Psychotherapeuten und der Angehörigen verschiedener medizinisch-therapeutischer Berufe. Daneben, und für alle folgenreicher, ging die Führung von Krankenhäusern in die Hand von Kaufleuten über, und dies nicht nur von solchen in privater Trägerschaft.

1996 diagnostizierte E. Krause in seinem Buch „The Death of the Guilds" den schleichenden Tod von vier von ihm untersuchten klassischen Professionen (Ärzte,

---

41 Lesky, Erna: Das Wiener Allgemeine Krankenhaus. Seine Gründung und Wirkung auf deutsche Spitäler, in: Clio Medica 2 (1967), S. 23–37, S. 26.

42 Liek, Erwin: Der Arzt und seine Sendung, München 1928.

43 Institut für Demoskopie Allensbach: Hohes Ansehen für Ärzte und Lehrer – Reputation von Hochschulprofessoren und Rechtsanwälten rückläufig, in: Allensbacher Kurzbericht, 20. 08. 2013, S. 1–5.

44 Freidson, Eliot: Professional dominance. The social structure of medical care, New York 1970.

45 Zola, Irving K.: Medicine as an institution of social control, in: Sociological Review 20 (1972), S. 487–504.

Rechtsanwälte, Hochschullehrer, Ingenieure)[46]. In der Verlagsbeschreibung des Buches hieß es[47]:

> For these professional groups, powers such as control over association and training for the profession, over the workplace, over the market for services, and over the group's relation to the state peaked by the late 1950s and early 1960s. After that, Krause's nation-by-nation social historical comparison [unter Einschluss Westdeutschland, H. R.] shows, the actions of states, of capitalist employers of professionals, or of the two together have eroded professional group power.

Auch P. Conrad sah in der Ökonomisierung der Medizin eine der „shifting engines of medicalization"[48]: „Doctors are still gatekeepers for medical treatment, but their role has become more subordinate in the expansion or contraction of medicalization. Medicalization is now more driven by commercial and market interests than by professional claims-makers."

Hartmann zeigte sich von diesen Entwicklungen weitgehend unbeeinflusst. Noch 2003 trägt ein Text von ihm den Titel „Kranke als Gehilfen ihrer Ärzte"[49]. Im Juni 2006, also sieben Monate vor seinem Tod, spricht er in Dresden noch einmal zur „Verständigung von Kranken und Ärzten". Für ihn war und blieb „der Arzt" eine besondere Sozialfigur, ungeachtet der für die jüngeren Kliniker spürbaren Erosion des überkommenen „Arzttums".

Hartmanns *ärztliche* Anthropologie scheint mir zwei Adressaten zu haben: Die Kollegenschaft macht sie auf die gemeinsame pathische Existenz von Patient und Arzt aufmerksam – und auf das epistemische und klinische Potential ihrer möglichst unverstellten „leidenschaftlichen" Begegnung. Nach außen, der Gesellschaft und nicht zuletzt auch der philosophischen Anthropologie gegenüber beansprucht sie eine autochthone Autorität, abgeleitet einerseits aus der exklusiven klinischen Erfahrung des Arztes und andererseits aus dem Prestige des traditionellen und für Hartmann wohl ungebrochenen sozialen Status seines Standes.

---

46 Krause, Elliot A.: Death of the Guilds. Professions, States, and the Advance of Capitalism, 1930 to the Present, Newhaven 1996.

47 Online unter: https://yalebooks.yale.edu/book/9780300078664/death-guilds, letzter Zugriff: 27. 01. 2022.

48 Conrad, Peter: The shifting engines of medicalization, in: Journal of Health and Social Behavior 46 (2005), S. 3–14, S. 3.

49 Hartmann: Kranke als Gehilfen ihrer Ärzte (2003). Hartmann widmet sich hier dem Begriff der „Gesundheits-Mündigkeit". Dabei gehe es nicht nur um die „Bedürfnisse, Erwartungen und Rechte" des Kranken, sondern auch um seine „die Aufgabe des Arztes unterstützenden Eigen-Leistungen, soweit sie ihm noch oder im Genesungsprozess wieder möglich sind" (S. 1). 1957 findet sich die Bestimmung vom Patienten als „Partner ärztlichen Handelns"; Hartmann: Eröffnungsvorlesung Marburg (1957), S. 2.

3.4 Abgrenzungen und Übereinstimmungen

Während Oehme in seiner Ansprache eher Fragen stellte, als dass er Antworten gab, und in „Tiefenpsychologie und Psychotherapie [...] nur moderne Besonderheiten dieser alten, allgemein menschlich-ärztlichen Thematik [der Psychosomatik, H. R.]" sah, die „zur Erörterung zu stellen" seien[50], ist das Hauptreferat Viktor von Weizsäckers zum Thema voll angriffslustiger Behauptungen. Ihm geht es um „eine andere Auffassung des Menschen, des kranken Menschen, der Krankheit und Therapie", darum, „die Reform der Medizin heraufzuführen, welche das Gewissen fordert"; diese solle „an Psychosomatik [...] genesen", hier stehe „menschliche Vervollkommnung, [...] sowohl individuell wie kollektiv", auf dem Spiel, hier handle es sich um den „heiklen Kampf um den Sinn des Lebens". „Die recht verstandene psychosomatische Medizin hat einen umstürzenden Charakter."[51] Im Selbstverständnis der so genannten Heidelberger Schule bedeutete die anthropologische Medizin „die Entstehung einer neuen Wissenschaft".[52]

Mir scheint auch dieser Gestus dazu beigetragen zu haben, die anthropologische Medizin Heidelberger Provenienz im Wesentlichen auf diese Region zu begrenzen und zu einem abgehobenen Unternehmen zu machen. Er festigt den Eindruck, hier würden Gewissheiten verkündet; als stünden Grundannahmen nicht mehr „zur Erörterung". In der als Kapitel 4.5 abgedruckten Besprechung des Buches „Der Mensch und seine Krankheit" von A. Jores schrieb Hartmann: „So enden auch die Gedanken *Jores* in zarathustrischen Visionen: von einer neuen Medizin und von einem neuen Menschen. Psychosomatik und anthropologische Medizin sind nicht notwendig Heilslehren, aber sie liefern offenbar ein vorzügliches Material zu Erlösungslehren."

Zum Kontrast: Der Kieler Internist Karlheinz Engelhardt (1931–2011) duckte sich zwar unter von Weizsäckers, des „Einzelkämpfer[s]", „kühnen Ideen und (teilweise spekulativem) gedanklichem Höhenflug in ein Niemandsland". Sein eigener „Versuch einer patientenzentrierten Medizin verfolgt jedoch ein einfacheres, aber erreichbares Ziel: „Die klinische Annäherung an die durch Beobachtung am Krankenbett und im Arztzimmer zu belegende These, daß jede Krankheit mit zahlreichen menschlichen Problemen verbunden ist, deren Beachtung oder Nichtbeachtung auf das Krankheitsbild zurückwirkt."[53]

---

50 Oehme, Curt: Eröffnungsansprache 1949, S. 6.
51 Weizsäcker: Psychosomatische Medizin (1949), S. 13–24.
52 Kütemeyer, Mechthilde: Anthropologische Medizin oder die Entstehung einer neuen Wissenschaft, medizinische Dissertation, Heidelberg 1973.
53 Engelhardt, Karlheinz: Der Patient in seiner Krankheit, Stuttgart 1971, S. VI.

Wie Engelhardt folgte Hartmann von Weizsäcker in vielen Einzelheiten nicht; u. a. signalisierte er vorsichtig Distanz zu dessen Habitus[54], auch im Patientenkontakt. Ebenso wenig dachte Hartmann, anders als von Weizsäcker und Mitscherlich und darin ähnlich wie Oehme, an einen Umsturz, eine Revolutionierung der Medizin. 1956 schrieb er, wie zitiert: „Eines der Hauptanliegen der modernen Medizin, die ärztliche Anthropologie ist noch zu sehr Bekenntnis, als daß sie als Wissenschaft bereits vermöchte aufzutreten."[55] 1968 ließ er „die Gefahren deutlich werden, [...] daß die anthropologische Medizin nunmehr ‚die' Methode, ‚der' Methodos, der Königsweg zur absoluten Erkenntnis sei." Sie sei „eine Hoffnung" – aber „noch kein Instrument wissenschaftlicher Erfahrung." Gegenüber einer Anthropologie als „wissenschaftliche[r] Heilslehre" wahrte er „eine kritische [...] und ironische Distanz".[56]

Und noch 1990 sieht Hartmann sich weiter „auf dem Wege zu einer für Kranke und Ärzte brauchbaren Menschenkunde." Er denkt ins Offene[57] und wie von Gebsattel[58] an ein Neben-, Nach-, auch ein Ineinander von biomedizinischer Objektivierung und anthropologischer Personalisierung.

---

54 Siehe dazu Hartmann: Der Universitätslehrer (2008). Im Blick auf die Fallvorstellungen von Weizsäckers heißt es auf S. 177: „Aber bei Weizsäckers Gesprächsführung überwog doch der intellektuelle Abstand eine ungekünstelte menschliche Zuwendung. Ich hatte das Gefühl einer Scheu vor Nähe. Das gab seiner Haltung einige aristokratische Züge." An anderer Stelle: „[...] der Arzt Viktor von Weizsäcker, der uns seine Kranken vorstellte, sie vor uns befragte – [blieb] merkwürdig unbeteiligt, unpersönlich, objektiv. Da war ein studentisches Misstrauen und undeutliches Unbehagen über die Art, wie von Weizsäcker die Kranken vorstellte – eben als Fälle [...]. Sie dienten von Weizsäcker als Beleg seiner pathogenetischen Theorien [...]"; Hartmann: Über ärztliche Anthropologie (1987), S. 80. Auf einem undatierten einzelnen Blatt (ArchMHH Dep.3 Nr. 44) notierte Hartmann zu „V. v. W": „introvertiert, kontaktarm – nicht kontaktfreudig, verschlossen, selbstquälerisches Ringen um Klarheit, Versuche eine Fülle der Gedanken und Ansprüche an sich selbst zu ordnen, Leiden unter Unverständnis, Macht der Vorbilder: Leibniz, Kant, Schelling, Grübler, beim Lesen Person präsent." In der Besprechung von Weizsäckers Lebenserinnerungen „Natur und Geist" von Hanns Ruffin handelt es sich „bei diesem Verfasser (Viktor von Weizsäcker, H. R.) also um einen leidenschaftlichen Kampf um den Gegenstand seiner eigenen Wissenschaftlichkeit und seine Beteiligung an ihm. Abklärung und Schonungslosigkeit gegen andere und sich selbst treten in Erscheinung." Ruffin, Hanns: Besprechung von V. v. Weizsäcker „Natur und Geist", in: Vogel, Paul (Hg.): Viktor von Weizsäcker. Arzt im Irrsal der Zeit. Eine Freundesgabe zum 70. Geburtstag, Göttingen 1956, S. 314–317, S. 314.

55 Hartmann: Der aerztliche Auftrag (1956), S. 11 f.

56 Hartmann: Der anthropologische Gedanke (1968), S. 147, 146.

57 Hartmann: Auf dem Wege (1990); hier heißt es auf S. 123: „Ärztliche Anthropologie hat keinen Gesamtentwurf einer Kunde vom menschlichen Kranksein vor Augen, wohl aber eine ins offene gedachte Anstrengung des Arztes, alles ihm von der Natur des Menschen und dem Eigenleben und Eigensinn eines bestimmten Kranken Wissbare einzubringen in eine anthroponome Weise ärztlichen Denkens und Handelns."

58 Gebsattel, Viktor v.: Zur Sinnstruktur der ärztlichen Handlung, in: Studium Generale 6 (1953), S. 461–471.

Sein Programm ist ärztliche Anthropologie[59], nicht anthropologische Medizin! Im ersten Fall sei gemeint, „daß das Wissen vom Menschen unter bestimmten Primäraspekten gesehen wird" – im zweiten „die Umbesinnung der ganzen Wissenschaft".[60] Eine Fritz Hartmann schon 1962 befremdende Idee: „[A]nthropologische Medizin [setzt] ein neues Vorzeichen vor alles, was [...] Medizin bisher an Tatsachen gesammelt [hat]. Der Anspruch ist kulturkritisch, Umwertung bisheriger Werte, Umbesinnung, Metanoia. Der missionarische Charakter dieses modernen Gebrauchs von anthropologisch" als Adjektiv.[61] Noch 1988 wirft Hartmann Alexander Mitscherlich (in dessen Auseinandersetzung mit Hermann Rein, seinem Doktorvater, s. o. Kapitel 1.3) „eine prophetische Aufforderung zur Umkehr, Metanoia, vollständige[n] Umbesinnung zu einer neuen – nicht nur erneuerten Medizin"[62] vor.

3.5 Auch ein pädagogisches Programm

„Eine wissenschaftliche Lehre vom Menschen und seinem Zusammenleben erzeugt nicht notwendig Menschlichkeit: aber sie schärft die Aufmerksamkeit für das Unmenschliche – das Gegenmenschliche und das Versäumte – und hilft so, es zu vermeiden." 1968 schrieb er:

> In dem Interesse für Anthropologie als eine Wissenschaft vom Menschen verbirgt sich die Hoffnung, man könne mit einer Lehre vom Menschen, also auf dem Wege wissenschaftlicher Erkenntnisse unter Anwendung wissenschaftlicher Methoden, gewissermaßen mathematisch wieder konstruieren, was verlorengegangen ist, nämlich das, was man Humanität nennt. Hier steckt eine der größten Versuchungen für die moderne Wissenschaft überhaupt, wie hier speziell an der Meinung deutlich zu machen ist, mit einer neuen Anthropologie könnte man wieder Humanität schaffen.[63]

Damit wird das normative, das präskriptive wie das evaluative Potential der ärztlichen Anthropologie Gegenstand der Diskussion, wenn auch in charakteristisch zurückgenommener Weise:

> So gewinnt anthropologisches Denken schließlich eine pädagogische Funktion für den angehenden Arzt und für den lebenslangen Prozeß ärztlicher Selbsterziehung, die auch

---

59 Diesen Titel trägt das Buch von Seidler, Eduard (Hg.): Medizinische Anthropologie, Berlin 1984. Im Kontrast hierzu erhielt das Buch von P. Christian den Titel: Anthropologische Medizin, Berlin 1989.

60 Hartmann: Der anthropologische Gedanke (1968), S. 147.

61 Hartmann: Anthropologische Gesichtspunkte (1962), S. 3.

62 Hartmann: Anthropologie: aber welche und warum und wozu? (1988), S. 7.

63 Hartmann: Der anthropologische Gedanke (1968), S. 147.

immer das eigene Handeln und Verhalten als soziales Handeln und mitmenschliches Verhalten überprüft, Gegenseitigkeit nicht nur hinnehmend erleidet, sondern handelnd nutzt.[64]

An vielen Stellen ist von ärztlichen Tugenden, öfter von Pflichten die Rede. Es finden sich konkrete Anleitungen zur Führung einer Visite[65] und auch Maximen und Etikette-Regeln für den Umgang mit Patienten[66]. Allgemein gesagt: „Ihr [der ärztlichen Anthropologie, H. R.] Zweck ist ein Programm, nicht ein Modell."[67]

Schon um 1970, in der Frühphase der MHH, war der Platz für gelebte ärztliche Anthropologie im Betrieb eines akademischen Großkrankenhauses unsicher. Aber noch bildete Anthropologie in Hannover so etwas wie eine regulative Idee und evaluative Folie. Andernfalls wäre die Wahl des Siegels der MHH und die danach beauftragte Großplastik nicht zu verstehen (Kapitel 2.1).

Eine evaluative Funktion hatte die Anthropologie auch für die Arbeit des erwähnten elf Jahre jüngeren Kieler Internisten Karlheinz Engelhardt. 1973 erschien die von diesem mit Alfred Wirth und Lothar Kindermann (im Mai 1972 mit einem Vorwort) abgeschlossene Studie an und mit 120 „Kranke[n] im Krankenhaus. Grenzen und Ergänzungsbedürftigkeit naturwissenschaftlich-technischer Medizin"[68]. Die Autoren fragten eingangs, „ob es notwendig ist, eine nur Krankheits-orientierte Einstellung durch die Einbeziehung des Subjekts ‚Patient' zu ergänzen." (S. 2) Sie untersuchten dessen „Reaktion auf die Hospitalisation" (S. 4) und betonten: „Schließlich stellen nicht nur die Individualität und Subjektivität des Kranken, sondern auch die des Arztes Wirkungsgrößen dar, die in den Prozeß der Diagnose und Therapie eingehen." (S. 9) Generell wären die „Grenzen naturwissenschaftlicher Vergegenständlichung" „durch die Einbeziehung verstehend-anthropologischer Methoden zu erweitern." (S. 8) Schon 1969 waren Engelhardt und G. Tischer mit einer empirischen Arbeit zum „Erlebnisfeld [121, H. R.] organisch Herzkranker" hervorgetreten[69]; sie endet mit dem Satz: „Eine auf den Patienten zentrierte Medizin wird sich den Problemen des einzelnen Kranken, seines Befindens und Verhaltens unter Einbeziehung anthropologischer Gesichtspunkte stellen müssen."

---

64 Hartmann: Das Verständnis des Menschen (1977), S. 151.

65 Hartmann, Fritz: Kranksein im Krankenhaus, in: Verhandlungen der Gesellschaft Deutscher Naturforscher und Ärzte, Berlin 1978, S. 161–163 des Sonderdrucks, S. 161; der Vortrag wurde 1976 gehalten.

66 Hartmann: ‚Das Wohlergehen des Kranken' (2000), S. 53.

67 Hartmann: Ärztliche Anthropologie (1973), S. 24.

68 Engelhardt/Wirth/Kindermann: Kranke im Krankenhaus (1973).

69 Engelhardt, Karlheinz/Tischer, Gerd: Das Erlebnisfeld organisch Herzkranker, in: Münchner Medizinische Wochenschrift 111 (1969), S. 2602–2613.

3.6 Humanität im Krankenhaus:
Die Bedeutung sozialwissenschaftlicher Forschung

Die gedanklichen Parallelen zwischen Engelhardt und Hartmann sind unübersehbar – bei zwei ebenso unübersehbaren Unterschieden im Methodischen: Engelhardt verbindet eine ausdrückliche anthropologische Orientierung mit der intensiven Nutzung von Techniken der empirischen Sozialforschung, d. h. von teilstandardisierten Interviews und teilnehmender Beobachtung. Und er nutzt immer wieder das heuristische und erzieherische Potential von Kasuistik. Sein Büchlein „Der Patient in seiner Krankheit" nimmt mit knapp 30 sorgfältig ausgearbeiteten und thematisch verdichteten Kasuistiken gefangen.

Soweit ich das Werk Hartmanns überblicke, fand ich drei Kasuistiken, dafür, wie gesagt, zahlreiche generalisierende und abstrakte Graphiken, Abbildungen, Übersichten. Offenbar bezog sich sein Interesse eher auf die Theoriebildung. Er scheint kaum systematisch Daten, Informationen, Erfahrungen von und zu seinen Patienten gesammelt und dokumentiert zu haben. Es gibt eine Ausnahme: eine einmalige Sammlung erster Sätze von (Privat-)Patienten nach seiner ersten das Gespräch eröffnenden Frage[70].

Dass er sehr wohl klinische Zustände genau beobachten und beschreiben konnte, ist einem Typoskript zu „Sterbekunde als ärztliche Menschenkunde" zu entnehmen. Hier schildert er bedrängend realistisch und genau Sterbeverläufe bei einer Reihe von akuten und chronischen Krankheiten und anschaulich auch ein eigenes Nahtod-Erlebnis[71].

Umso stärker fällt auf, dass sich seine Anthropologie, anders als die von Siebeck, Viktor von Weizsäcker und Plügge, nur ausnahmsweise den lebendigen *Krankheitserfahrungen* seiner Patienten und den *Bedeutungen* zuwandte, die Kranke ihrem Kranksein und ihrer Krankheit und deren Ätiopathogenese, Prognose, Behandlungsverfahren und Outcomes im Kontext ihrer Lebenswelten erteilen[72]. Das war zu seiner Zeit ein prominentes Thema sowohl der deutschen Psychosomatik (z. B. bei Thure von Uexküll[73]) wie auch der (inter-)nationalen Medizinsoziologie und der transkulturellen Anthropologie z. B. eines Arthur Kleinman[74].

---

70 Hartmann: Der erste Satz des Kranken (1978).

71 Hartmann: Sterbekunde als ärztliche Menschenkunde (2002), S. 11.

72 Siehe dazu z. B. Raspe, Heiner/Mattussek, Sigrid: Magische Vorstellungen zwischen Arzt und Patient in der Rheumatologie, in: Fortbildungskurse Rheumatologie 7 (1985), S. 41–64.

73 Den Hartmann 1993 mit diesem Fokus zitiert: Hartmann: Die Pflicht des Arztes (1987), S. 174 f. Auf S. 176 heißt es in üblicher Abstraktheit: „(Die Verständigung) kann und darf die eigenen pathogenetischen Vorstellungen, die der Kranke sich gebildet hat, nicht ausschließen." Konkrete Beispiele fehlen, nicht nur an dieser Stelle.

74 Kleinman, Arthur: Medicine's symbolic reality, in: Inquiry 16 (1973), S. 206–213; Kleinman, Arthur: From illness as culture to caregiving as moral experience, in: The New England Journal of Medicine

Und so nahm Hartmann auch nicht mehr Notiz von der Hinwendung angelsächsischer Autoren zu den „illness narratives" Kranker[75] und zu einer die EbM ergänzenden „narrative based medicine"[76], die sich inzwischen zu einer „narrative medicine" verengt hat[77] (wieder steht hier ein die Medizin dominierendes Adjektiv voran). Sein Hauptinteresse galt offensichtlich der Ordnung, Deutung und Verallgemeinerung dessen, was er in der klinischen Situation mit allen Sinnen erfahren hatte. Er scheint es für überflüssig gehalten zu haben, das zugrunde liegende Erfahrungsmaterial vor seinen Lesern und Hörern auszubreiten; vielleicht setzte er bei der ärztlichen Kollegen- bzw. Zuhörerschaft entsprechende Erfahrungen und Kenntnisse voraus.

Wenn Hartmann auch selbst keine empirischen Studien zu seiner Anthropologie durchgeführt oder veranlasst hat, so hat er doch, und das unterscheidet ihn wieder von Viktor von Weizsäcker, die intensiv zur Kenntnis genommen, die ihm Material zu seinen eigenen Überlegungen lieferten. Seit 1977 zitierte er ausführlich aus Engelhardts et al. „Kranke im Krankenhaus"[78]. Dieses Buch schließt seinen Ergebnisteil mit dem Absatz, der pars pro toto zu nehmen ist und von Hartmann bekräftigt wird:

> Bei insgesamt 84 % der Patienten zeigten sich in der persönlichen Betreuung durch die Ärzte mehr oder weniger große Unzulänglichkeiten. Das ist ein so hoher Prozentsatz, daß allein dieses Ergebnis es notwendig erscheinen läßt, die üblichen Umgangsformen im Krankenhaus in Frage zu stellen und nach neuen Möglichkeiten zu suchen.[79]

Hartmann sprach 1975 von „erschütternden Ergebnissen".[80]

Eine schärfere Kritik der Krankenhausmedizin kam aus Hartmanns unmittelbarer Nähe, aus dem 1968 eröffneten Institut für Epidemiologie und Sozialmedizin der MHH, dem wie gesagt ersten an einer deutschen Medizinischen Hochschule/Fakultät. Ihr Autor war der Medizinsoziologe J. J. Rohde; er war 1962 mit einer „Soziologie des Krankenhauses" bekannt geworden[81]. 1974 erschien sein Aufsatz:

---

368 (2013), S. 1376–1377.

75   Kleinman, Arthur: The illness narratives, New York 1988.

76   Greenhalgh, Trisha/Hurwitz, Brian (Hg.): Narrative based medicine, London 1998.

77   Charon, Rita: Narrative Medicine, Oxford 2006.

78   So z. B. in Hartmann, Fritz: Hospitalismus. Macht das Krankenhaus uns krank?, in: Bild der Wissenschaft 1977, H. 4, S. 96–111.

79   Engelhardt/Wirth/Kindermann: Kranke im Krankenhaus (1973), S. 207.

80   Hartmann, Fritz: Psychotherapie – Bemerkungen am Rande von einem Internisten. Vortrag auf der 25. Lindauer Therapiewoche 1975, S. 67–79 des Sonderdrucks, S. 77. Auch eine Nachfrage bei der Zentrale der Lindauer Therapiewoche (Antwort per E-Mail von Frau Krahl vom 07.06.2021) konnte nicht klären, in welchem Verlag, wo und wann der Band mit den Vorträgen zur 25. Woche erschienen war.

81   Rohde, Johann J.: Soziologie des Krankenhauses. Zur Einführung in die Soziologie der Medizin, Stuttgart 1962. Zuerst Mitarbeiter von M. Pflanz, übernahm er 1974 die Leitung der nun

„Veranstaltete Depressivität. Über strukturelle Effekte von Hospitalisierung auf die psychische Situation des Patienten."[82] Ihm ging es darin um „anstaltsstrukturell bedingte, aus den Eigenarten der Krankenhausumwelt und des Hospitalisierungsprozesses sich ergebende ‚pathogene' Effekte". Hierzu formuliert Rohde drei Hypothesen: Hospitalisierung bedeute „allemal psycho-soziale Entwurzelung, [...] relative Entpersönlichung [...] relative Infantilisierung" (S. 280 f.). Die „Anstalt" dränge „auf passive Adaptation, Drosselung der Aktivität, Unterwerfung unter fremde Bedürfnis- und Situationsdefinitionen" (S. 281). Zwei von Rohde betreute medizinische Doktoranden (H. D. Behrens und Th. Winter[83]) erarbeiteten zu diesen drei Hypothesen empirische Daten; sie fanden Belege für die Existenz dieser Facetten des 1974 von Rohde so genannten „psychosozialen Hospitalismus" erwachsener Akutkrankenhauspatienten.

Zeitlich etwa parallel war die Soziologie des Krankenhauspatienten das Thema einer weiteren deutschen Arbeitsgruppe. Sie wurde von J. Siegrist, ab 1973 Direktor des Instituts für Medizinsoziologie der Philipps-Universität Marburg, geleitet. Ich war von 1973 bis 1978 sein Mitarbeiter[84]. Diese Autoren sahen Krankenhauspatienten, gestützt auf Daten aus eigenen empirischen Studien[85], ähnlich wie Rohde, als Opfer – als Opfer „asymmetrischer Verbalhandlungen"[86] und „institutionalisierter Zumutungen"[87].

Das Fundament dieser medizinsoziologischen Kritik war nicht länger eine ärztliche Anthropologie zu einer angemessenen und klinisch brauchbaren Gestaltung der Beziehung von „homo patiens und homo compatiens", sondern eine einseitige Identifikation mit dem Patienten. Er wird einer Organisation gegenübergestellt, die sich seiner systematisch bemächtige, ihn assimiliere, ihn sich zurechtlege – in und durch die Einstellungen ihrer Ärzte und Pflegenden, ihre Heuristiken und Handlungsroutinen, u. a. im Rahmen der täglichen Visiten[88], und schließlich

---

eigenständigen Abteilung für Medizinische Soziologie der MHH.

82 Rohde, Johann J.: Veranstaltete Depressivität. Über strukturelle Effekte von Hospitalisierung auf die psychische Situation des Patienten, in: Der Internist 15 (1974), S. 277–282.

83 Behrens, Hans D./Winter, Thomas: Entwurzelung – Entpersönlichung – Infantilisierung. Eine empirische Studie über die psychosoziale Problematik der Hospitalisierung erwachsener Patienten, medizinische Dissertation, MH Hannover 1979.

84 In der Beziehung zwischen Siegrist, Hartmann und mir spielt eine inzwischen abgerissene Baracke hinter der Medizinischen Poliklinik in der Robert-Koch-Straße in Marburg eine Rolle. Ihr Bauherr war Hartmann, seit 1974 beherbergte sie die Medizinische Soziologie und auch mich. 1978 wechselte ich zu Hartmann an die MHH.

85 Diese Studien sind in Raspe, Heiner: Aufklärung und Information im Krankenhaus, Göttingen 1983, S. 140 ff. aufgeführt.

86 Siegrist, Johannes: Arbeit und Interaktion im Krankenhaus, Stuttgart 1978, S. 117.

87 Raspe, Heiner: Institutionalisierte Zumutungen an Krankenhauspatienten, in: Begemann, Herbert (Hg.): Patient und Krankenhaus, München 1976, S. 1–23.

88 Köhle, Karl/Raspe, Heiner (Hg.): Das Gespräch während der ärztlichen Visite, München 1982.

durch vielfältige organisatorische Arrangements und die materielle Infrastruktur. Siegrist formulierte, dass „Krankenhauspatienten [...] mannigfachen Belastungen und Beschränkungen ausgesetzt" seien; er nannte sieben: „abrupter Rollenwechsel, kollektiver Tageslauf, ständige Präsenz, Kontaktbegrenzung, Informationsbegrenzung, Unpersönlichkeit der Beziehungsformen und hohes, ungeregeltes Sanktionspotential"[89]. Dies alles berühre Grundrechte der Patienten, vor allem das auf Aufklärung und Information, und behindere die Selbstbestimmung, es füge bestehenden Belastungen weitere hinzu, es beeinträchtige den Behandlungs- und Krankheitsverlauf und stabilisiere nicht zuletzt kritikwürdige Herrschaftsverhältnisse innerhalb und außerhalb der medizinischen Versorgung. Die Autoren verfolgten im Klima der 1968er Jahre ausdrücklich ein emanzipatorisches Erkenntnisinteresse. Insbesondere die Aufklärung der Patienten galt mir als „ein Antidot gegen die vielfältigen Dehumanisierungsprozesse, gegen Vertrauens- und Legitimationslücken."[90] Hierzu schienen mir 1979 „inzwischen genügend empirische Daten vor[zuliegen], um diese medizinsoziologischen Urteile als einseitig, aber berechtigt erscheinen zu lassen." (S. 15)

Hartmann kannte und zitierte immer wieder die Arbeiten und Befunde von Engelhardt, Rohde, Siegrist und ihren Mitarbeitern. Anders als von Weizsäcker ließ er keine Distanz zu quantifizierender empirischer Forschung erkennen[91]. Vielmehr band er deren Daten und Schlussfolgerungen in seine Anthropologie ein – mit einem besonderen Akzent auf der „Nichtachtung oder gar Verletzung der menschlichen Würde eines kranken Einzelnen"[92], d. h. auf dem von ihm jetzt mit „Entpersönlichung/Mangel an Würdigung" bezeichneten Teilsyndrom des psychosozialen Hospitalismus. Auch bei den beiden anderen Facetten Rohdes

---

89 Siegrist, Johannes: Der Doppelaspekt der Krankenrolle im Krankenhaus: empirische Befunde und theoretische Überlegungen, in: Begemann, Herbert (Hg.): Patient und Krankenhaus, München 1975, S. 25–48, S. 29–33.

90 Raspe, Hans-Heinrich: Information und Aufklärung im Krankenhaus 1983, S. 24.

91 Dabei ging er relativ frei mit seinen Quellen um. Nicht immer werden sie bibliographisch zuverlässig zitiert. Andererseits zeigt Hartmann einmal mehr, dass er sich weitläufig interessierte und informierte, hier bei der Medizinsoziologie. Viktor von Weizsäcker äußerte sich scharf über die von Martini seit 1932 propagierte empirisch-statistische Therapieforschung: „Meine Abneigung gegen Statistik in der Medizin ist immer geblieben, und es verdroß mich, daß z. B. Martini (1953), ein Schüler Friedrich Müllers, gerade mit seinem Verlangen, Therapie durch Statistik zu prüfen, vielfach Gehör fand. Daran ist doch nur richtig, daß man die kritiklose Anpreisung von Heilerfolgen bekämpfte; aber Statistik als die beste und womöglich einzige Form der Kritik anzupreisen, dies war doch bereits ein Anzeichen beginnender Öde im Denken und mußte als Schrittmacher der Zahlenbarbarei wirken. Wenn die Seele im Urteil fehlt, flüchtet man sich in das Rechnen." Weizsäcker, Viktor v.: Natur und Geist, in: Gesammelte Schriften 1, Frankfurt 1986/1944, S. 11–194, S. 125.

92 Hartmann, Fritz: Entwicklungen im Krankenhaus. Aussichten auf Kranksein, Pflegen und Heilen im Krankenhaus, in: Hartmann, Fritz (Hg.): Patient, Arzt und Medizin (1984), S. 142–188, S. 143.

erweiterte er die Überschrift „Entwurzelung/Vereinsamung" und „Infantilisierung/ Selbstbeteiligungsmangel" und fügte ein viertes Syndrom „Auskunftmangel" hinzu – immer gestützt auf die erwähnten Arbeiten[93]. „Diese Syndrome sind zusätzliche Kränkungen [...] Krankheitseigenwert haben sie wohl selten [...]. Aber sie können die Tiefe, Gestalt und Dauer des Leidens und den Verlauf von Krankheiten und Therapien beeinflussen."[94]

Schon die „Tatsache der Krankheit", zumal einer ernsten krankenhauspflichtigen Krankheit, befördere in den Betroffenen Gefühle von Angst, Unsicherheit, Abhängigkeit und Freiheitsverlusten, verbunden mit einer Gefährdung von Ich-Identität und Würde. „Zusätzliche Ent-Würdigungen in oder durch die Institution Klinik oder Nicht-Würdigung durch die Heilenden, Helfenden, Pflegenden, Betreuenden müssen vermieden werden."[95] Als in Grenzen vermeidbar sah Hartmann

> das ungewollte und unbewusste Hinübergleiten in die Gefahrenzonen von der Nicht-Beachtung zur Nicht-Achtung, von der Nachlässigkeit zur Vernachlässigung, von dem Nicht-Ansehen zur Respektlosigkeit, von der Hilfsbedürftigkeit zur Abhängigkeit, von der Oberflächlichkeit des Zuhörens und Zusehens zur Interesselosigkeit am Kranken. Es ist dieses besinnungslose Hinübergleiten, das die oft beklagten Formen möglicher Inhumanität im Krankenhausbetrieb hervorbringt.[96]

Und damit, so ist zu ergänzen, die von ihm unterschiedenen fünf elementaren menschlichen Leidensverfassungen unbedacht verstärkt.

Achtet man mehr auf die Konvergenz der Ergebnisse der empirischen klinischen und soziologischen Studien und der klinischen Erfahrungen als auf ihre unterschiedliche Interpretation, dann erscheinen Lehmanns Siegel und Plastik noch deutlicher als eine auch nach innen gerichtete Mahnung, ja Beschwörung. Hartmann fand in seinem Umfeld mehr als ein Beispiel „dafür, dass neue Organisationsformen im Krankenhaus mehr den Dienstleistenden zugutekommen als den Kranken, denen diese dienstbar sein sollen."[97]

Und so waren weder die in den späten 1960er und frühen 1970er Jahren veröffentlichten medizinsoziologischen Befunde noch die sie einbindende ärztliche

---

93 Das, was bei Hartmann Hospitalismussyndrome heißt, wird von Engelhardt et al. als „Belastungsfaktoren" bezeichnet. Die Autoren unterscheiden zwölf solcher Faktoren zwischen „ausschließliche Objektivierung" und „Unterordnung versus Kritik". Sie widmen (ähnlich wie Hartmann, Siegrist und Raspe) der „fehlenden Information" und damit der Aufklärungsproblematik ein eigenes Kapitel.

94 Hartmann: Entwicklungen im Krankenhaus (1984), S. 168.

95 Hartmann, Fritz: Hospital – Krankenhaus – Klinik. Ein ideen-, gesellschafts- und wissenschaftsgeschichtlicher Überblick, Typoskript eines Vortrags, Lübeck, 9. Juli 1993, S. 1–23, S. 22.

96 Hartmann, Fritz: Läßt sich der Begriff Person bei Viktor von Weizsäcker mit einem praxisnahen Verständnis von Menschenwürde verbinden?, in: Gahl, Klaus/Achilles, Peter/Jacobi, Rainer-Maria E. (Hg.): Gegenseitigkeit. Grundfragen medizinischer Ethik, Würzburg 2008, S. 317–336, S. 321 f.

97 Hartmann: Hospital – Krankenhaus – Klinik (1993), S. 16.

Anthropologie Hartmanns noch die pragmatische patientenzentrierte Medizin Engelhardts[98] in der Lage, die Entwicklung der Krankenhausmedizin in Richtung „mehr Menschlichkeit"[99] im Sinne einer anthropologisch fundierten patienten-zentrieren Medizin zu beeinflussen.

3.7 Unmittelbarkeit und technologischer Wandel

Ein eigenes Interesse Hartmanns galt der technischen Entwicklung neuer Unter-suchungs- und Behandlungsmethoden. 1980 erwog er die Frage, ob „Elektronik zwischen Patient und Arzt" mit einer „verstellte[n] Unmittelbarkeit" einhergehe oder auch die Beziehung von Patient und Arzt fördern könne[100]. 1975 ging ein Text zu „Biomedizinische Technik. Warum – Wie – Wozu?" voraus[101], und er scheute schon 1968 nicht vor Voraussagen zur Entwicklung der Medizin und ihrer Tech-niken in den folgenden 30 Jahren zurück[102].

Wie subtil der technologische Wandel in die Beziehung von Patient und Arzt eingreift, kann man am Beispiel dieser immer wieder hervorgehobenen „Unmittel-barkeit" erläutern. Sie ist für Hartmann Teil eines (zweiten) „Leistungsschemas", das, wie gesagt, noch „Verständigung" und „Personalisierung" umfasst und ein erstes von „Diagnose – Prognose – Therapie" „ergänzt".[103] Der Begriff formuliert eine Norm, er beschreibt eine bestimmte Form sozialer Interaktion und er ver-gegenwärtigt zugleich eine lebendige Szene, ein Medium. In der für Hartmann charakteristischen Sprache: „Unmittelbarkeit, das ist die Grundfigur der Begeg-nung, des Umgangs von Krankem und Arzt, ungeschützt und unverstellt, einsame Zweisamkeit, allein getragen von gegenseitigem Vertrauen und Verantwortung."[104]

---

98 Engelhardt, Karlheinz: „Patienten-zentrierte" Medizin, in: Münchner Medizinische Wochenschrift 113 (1971), S. 803–809. 1978 veröffentlichte Engelhardt ein gleichnamiges Buch beim Enke-Verlag, Stuttgart.

99 Hartmann, Fritz: Verdeutlichung der Forderung nach mehr Menschlichkeit an die Krankenhaus-medizin, in: Arzt und Krankenhaus 52 (1979), S. 1–7 des Sonderdrucks.

100 Hartmann: Verstellte Unmittelbarkeit (1982). Als Beispiel für einen förderlichen Einfluss gilt ihm „die Einführung der Fernsehkette: Kranker und Röntgenologe traten aus dem Dunkel ans Licht, waren einander Gegen-Über, sprachen anders miteinander; der Kranke konnte die Vorgänge in seinem Inneren sehen, das ermöglichte ihm Fragen zu stellen […]"; Hartmann: Gedanken zum therapeutischen Imperativ (1994), S. 50.

101 Hartmann, Fritz: Biomedizinische Technik. Warum – Wie – Wozu?, in: Biomedizinische Technik 20 (1975), S. 2–14.

102 Hartmann, Fritz: Die Entwicklung der Medizin in den kommenden dreißig Jahren. Voraussagen und Hoffnungen, in: Schriften der Gesellschaft der Freunde der Medizinischen Hochschule Han-nover 1968, H. 3, S. 3–19.

103 Hartmann: Arzt werden – Arzt sein – Arzt bleiben, Abschiedsvorlesung (1988), Blatt 14.

104 Hartmann: Arzt oder Facharbeiter? (1983), S. 9 des Sonderdrucks.

Für ihn bedeutete „Unmittelbarkeit [...] eine Kranker-Arzt-Beziehung, die nicht vom Augenblick der ersten Begegnung an und der Dauer des Umgangs mit Apparaten um- und ver-stellt ist."[105] Und in seiner Abschiedsvorlesung sagte er: „Je mehr Konsiliardienste und Sozialdienste, je häufiger Instrumente und Apparate mittelbarer Diagnostik und Therapie benutzt werden, umso wichtiger wird der Erhalt der Unmittelbarkeit menschlichen einander Gegenüberseins." (s. Kap. 4.12)

Was Hartmann nicht voraussehen konnte, war die Entwicklung einer digitalisierten Telemedizin, von Telefon- und Videosprechstunden, medizinischen Anrufzentralen, diversen Internetdiensten und Gesundheitsapplikationen[106]. Damit hat die Formel „von Angesicht zu Angesicht"[107] heute eine andere Bedeutung als vormals. Denn wie verhält sich, genau besehen, eine ärztliche Videosprechstunde mit einem bisher unbekannten Patienten zum Unmittelbarkeitsverständnis Hartmanns? Entspricht dieses Arrangement noch der aus heutiger Sicht naiven Vorstellung von *leibhaftiger* Unmittelbarkeit der 1980er Jahre? Offenbar nur zum Teil: Denn es erlaubt und beansprucht beiderseits allein zwei Sinne: technisch vermitteltes Hören und begrenztes Sehen. Einschränkend dürften Richtung, Fokus und Horizont des Sich-Sehens durch die einmal gewählten Kameraeinstellungen bestimmt sein. Man denke weiter an die unnatürlichen Blicke, die man sich wechselseitig zuwerfen kann, an die oft verzerrte Sprache und das Sich-nicht-nahe-Sein, das Nicht-in-einem-Raum-Sein und die damit verbundene hintergründige Kommunikation qua Körperspannung, -haltung und -bewegungen, subtile Stimmlagenveränderungen und paraverbale Phänomene.

1982 hatte Hartmann zur Unmittelbarkeit ganz selbstverständlich noch die „tastende und klopfende Hand des Arztes, dem der Tast- und Schmerzsinn des Kranken antworten kann" (S. 64) und den Geruchsinn hinzugedacht. Für ihn beinhaltete daher „diese Szenerie der Unmittelbarkeit das Einverständnis über die pathische [die leidenschaftlich leidende und mitleidende, H. R.] Natur des Menschen". Und er hatte „einen Druck der Verantwortung" erwogen, „der durch Unmittelbarkeit entsteht." (S. 69). Schließlich sei Unmittelbarkeit „die entscheidende Grundlage für Personvertrauen"[108], das er für unverzichtbar hielt.

Bisher wird die Telemedizin vor allem zu ihrer Datensicherheit, ihrem Beitrag zur Versorgung abgelegener Regionen und benachteiligter Gruppen, zu ihrem Rationalisierungspotential und zur Wertschöpfung der Gesundheitsindustrie befragt. Aus der Sicht ärztlicher Anthropologie stellen sich weitere Fragen: Welche

---

105 Hartmann: Abschiedsvorlesung (1988), Blatt 14.
106 Soweit Telemedizin Ratsuchende und Ratgebende z. B. zur Beurteilung von Fotos, Röntgenaufnahmen, CT- oder MRT-Bildern miteinander verbindet, dürfte sie ganz überwiegend die Versorgungsqualität erhöhen.
107 Sie geht auf das 2. Buch Mose 33,11 zurück.
108 Hartmann: Abschiedsvorlesung (1988), Blatt 14.

Auswirkungen hat Telemedizin in jeder ihrer Erscheinungsformen, die Patienten direkt berührt, auf deren Selbstverständnis und Verhalten, zumal auf das der schwer chronisch kranken und leidenden Patienten, welche Auswirkungen auf das professionelle Selbstverständnis und (finanziell unterlegte) Verhalten der Ärzte und anderer Therapeuten, welche auf die Begegnungen, den Umgang zwischen beiden? Welche auf die Aus- und Weiterbildung zum Arzt?

Konkret gefragt: Zu welchen unserer zahlreichen medizinischen Kontakte erwarten wir als Patienten einen anthropologisch orientierten Arzt, zu welchen einen ärztlichen oder medizinisch geschulten Facharbeiter, wann einen Kundenberater, einen Interessenanwalt oder den Mitarbeiter einer Verbraucherschutzzentrale? Wann ist „verstellte Unmittelbarkeit" unvermeidbar, wann hinzunehmen, wann wünschenswert? Wann sehnen wir uns nach einem mitmenschlichen ärztlichen, klinischen Gegenüber, wann erscheint uns ein Beziehungsangebot als Zumutung? Variiert dies mit dem Alter, dem Sozialstatus, dem Gesundheitszustand, im Zeitverlauf? Dies sind zu einem guten Teil empirische Fragen, die bevölkerungs- und klinisch-epidemiologische Zugänge und quantitative wie qualitative Studien erfordern und deren Bearbeitung die Versorgungsforschung bereichern könnte.

4. Fritz Hartmann im Original: Elf Texte zur Anthropologie und drei Abschiede

Die in die folgende Sammlung Hartmann'scher Texte aufgenommenen Arbeiten stammen aus den Jahren 1949 bis 2006. Persönlich halte ich sie für besonders wichtig zum Verständnis seiner ärztlichen Anthropologie. Aus allen wurde schon zitiert.

Aus jeder der sechs Dekaden zwischen den 1950er und 2000er Jahren wurde wenigstens eine Arbeit, insgesamt sind es acht, ausgewählt. Es handelt sich um fünf als Typo- oder Manuskript vorliegende Texte und um drei, die schon einmal veröffentlicht worden wurden, jedoch heute nicht mehr leicht erreichbar sind.

Zusätzlich aufgenommen wurden ein Vorwort zu einem Buch (1984), das hier den Block der Texte einleitet, ein früher Kongressbericht (1949) und eine Rezension (1959). Den Abschluss bilden drei bisher unveröffentlichte Texte: die Abschiedsvorlesung (1988), eine Gedenkrede (1994) und ein „ambulatorischer" Rückblick auf die Geschichte der MHH (2005).[1]

Jedem einzelnen Text ist eine kurze Einleitung vorangestellt. Sie beschreibt, soweit identifizierbar, dessen Quelle und Entstehungsbedingungen. Sie gibt den Text in der mir vorliegenden Form wieder. Schreib-, Zeichensetzungs- und offensichtliche grammatische Fehler wurden verbessert, die von Hartmann gewählte Orthographie nicht. Verständniserleichternde Zusätze meinerseits stehen in eckigen Klammern. Im Zweifel blieb es bei Hartmanns Wortwahl und Satzbau. Die Absätze wurden, wie von Hartmann vorgegeben, übernommen. Die folgenden Originaltexte Hartmanns beginnen jeweils nach dem Asterisk.

Bemerkenswert ist Hartmanns sehr unterschiedlicher Publikationsstil. Selten kann man von einer wissenschaftlichen Veröffentlichung im heutigen Sinn sprechen. Kaum jemals finden sich ein Literaturverzeichnis oder ein Anmerkungsapparat. Die Genauigkeit von Zitaten und Hinweisen auf Autoren und Quellen variiert in einem weiten Bereich.

Einen größeren editorischen Aufwand erforderten Hartmanns Manuskripte und manche seiner Typoskripte. In diesen fanden sich (cf. Abbildung 10, Kapitel 5.3) zahlreiche handschriftliche Einschübe, Streichungen und Korrekturen sowie Korrekturen von Korrekturen. Es ist nicht sicher, ob die (hier zur Veröffentlichung transkribierten und editorisch bearbeiteten) Typoskripte einen Zwischenschritt

---

1   Für alle hier erneut abgedruckten Arbeiten liegt die Nachdruckgenehmigung des aktuellen Rechtteinhabers (Präsidium der MHH, einige Verlage) vor. Dem Nachdruck der sechs bisher unveröffentlichten Arbeiten und einiger Abbildungen hat Dr. Martin Hartmann (Sohn und einziger noch lebender Nachkomme Fritz Hartmanns; New South Wales, Australien) zugestimmt.

oder die von Hartmann redigierte Endfassung darstellen. Bei den Manuskripten ist man noch unsicherer. Präsentieren die vorgefundenen etwas Vorläufiges oder die Vortragsgrundlage oder die Endfassung? Ist ein dazugehöriges Typoskript „letzter Hand" eventuell verloren gegangen? Gab es vielleicht eine im Schriftenverzeichnis nicht aufgeführte Veröffentlichung? In der Regel scheint es so zu sein, dass ein nicht mehr korrigiertes Typoskript die Endfassung seines Inhalts darstellt; sicher ist dies nicht.

Ein erhebliches Problem entstand dadurch, dass viele der von Hartmann in seinen Typo- und Manuskripten erwähnten, oft auch exakt platzierten Abbildungen denselben nicht anhingen. Hartmann hatte in Vorträgen früher wohl Diapositive, später sicher Overhead-Folien und Tischvorlagen bzw. Handzettel genutzt. Diese sind teils separat erhalten geblieben, ohne dass immer erkenntlich wäre, zu welchem Text sie gehörten. In anderen Fällen ist die Zuordnung eindeutig, jedoch die Qualität der Schemata, Abbildungen, Fotografien, Reproduktionen so gering, dass sich eine weitere Ablichtung verbietet. Die von Hartmann vermutlich benutzten Originale sind (mir) nicht erreichbar. So habe ich mich, von Ausnahmen abgesehen, dazu entschieden, auf die meist unsichere Rekonstruktion der möglicherweise gemeinten Abbildungen etc. zu verzichten. Das ist zu bedauern, aber es dürfte nur selten dem Verständnis entgegenstehen. Hartmann hat seine Graphiken, Abbildungen, Übersichten kaum jemals im Text oder im Vortrag erläutert. Sie sollten, mussten meist für sich sprechen, was nicht immer gelang.

4.1 Vorwort zu dem Buch „Patient, Arzt und Medizin. Beiträge zur ärztlichen Anthropologie" (Göttingen 1984)

Dieses knapp einseitige Vorwort auf S. 7 des Buches führt in denkbarer Kürze und Verdichtung die wichtigsten „Unterscheidungen" Hartmanns auf. Es ist deshalb allen weiteren Texten vorangestellt – als ein Wegweiser zu seinen vielfältigen, vielgestaltigen und immer spannungsreichen Grundbegriffen. Sie kamen ihm als „Teile von Forschungsplänen" in Frage. Hartmann hält es für möglich, die (klinische) Medizin zu einer anthropologisch fundierten Wissenschaft vom kranken Menschen und seiner Behandlung werden zu lassen und ihr ein eigenständiges theoretisches und praktisches Profil zu geben.

*

Dem Leser dieses Buches biete ich nicht eine Systematik medizinischer, sondern eine Dialogik ärztlicher Anthropologie. Anfragen von Studenten, Kollegen, Akademien, über Themen des ärztlichen und klinischen Alltags zu sprechen, sind Fragen, die zu Problemen zu Recht gestellt werden müssen, bevor sie für den

Sprecher und den Hörer beantwortbar werden. Um ganz wenige Kernfragen des ärztlichen Berufs kreisen die sieben Versuche dieses Bändchens. Mein verstorbener Freund Fred Leuschner hatte Herrn Helmut Ruprecht auf einige in Vorträgen ausgearbeitete Gedanken aufmerksam gemacht. Ich bin dankbar, daß sie nunmehr einem weiteren Leserkreis zugänglich sind. Wiederholungen sind beabsichtigt, um den Kernfragen Nachdruck zu geben. Das Verständnis wird erleichtert, wenn man den Wechsel der Gesichtspunkte und Durchblicke mitvollzieht und auf wichtige Unterscheidungen achtet: Krankheit – Kranksein; Krankheitsgeschichte – Krankengeschichte; kranker Mensch als Gegenstand – Gegenüber; medizinische – ärztliche Anthropologie; Behandeln – Betreuen; Wesen – Natur des Menschen; Messen – Werten; Begreifen – Verstehen; Erklärung – Verständnis.

Die Aussagen dieser sieben Versuche sind noch nicht Forschungsergebnisse. Deswegen sind sie oft in die Form einer persönlichen IchAussage gekleidet. Damit fordern sie zu Widerspruch heraus oder zur kritischen Annahme und vertiefenden Fortführung. Ihre Gültigkeit muß der Leser an der Verständlichkeit und der Übereinstimmungsfähigkeit mit der eigenen Erfahrung überprüfen. Sie können aber sehr wohl Teile von Forschungsplänen werden, mit deren Verwirklichung und Ausführung die Medizin sich zu einer eigenständigen Wissenschaft vom kranken Menschen entwickeln könnte, über eine sog. angewandte Wissenschaft hinaus eine ordnende Mitte für menschliche Anwendungen der Ergebnisse anderer Wissenschaften werden. Ihr eigenständiger Erkenntnisbereich sind die Erfahrungen mit kranken Menschen und mit der Natur des homo patiens – compatiens[2]. Die Theorie der Medizin ist eine ärztliche Anthropologie.

4.2   55. Tagung der Deutschen Gesellschaft für Innere Medizin (1949)

Die Naturwissenschaften 36 (1949), S. 245–249, hier S. 245–246.

Das private Schriftenverzeichnis Hartmanns beginnt mit sieben Arbeiten zu Proteinen aus dem Jahr 1948. Nach weiteren zwölf biochemischen Arbeiten erscheint als erste Veröffentlichung mit einem Bezug zur Anthropologie und zu dem ihn lebenslang beschäftigenden Viktor von Weizsäcker sein Bericht zur 55. Tagung der Deutschen Gesellschaft für Innere Medizin (DGIM) 1949 in Wiesbaden. Hartmann traf von Weizsäcker hier zum dritten und letzten Mal:

> Ich war zum Berichterstatter für die ‚Klinische Wochenschrift‘ bestellt und saß auf der Bühne des Opernhauses etwa 2–3 Meter vom Vortragspult entfernt und konnte die Referenten aus der Nähe beobachten. Vorsitzender war der Heidelberger Poliklíniker

---

2 Im Original unverständlicherweise: „cum patiens".

Curt Oehme. Denkwürdig bleibt, dass am Anfang einer Neu-Besinnung der Inneren Medizin nach Nazi-Barbarei und Krieg das erste Hauptthema die Psychosomatische Medizin war und wie Oehme dieses Thema mit der Notwendigkeit einer neuen Nachdenklichkeit über die sittlichen Grundlagen ärztlichen Wirkens und der Verantwortungs-Gemeinschaft von Krankem und Arzt verband. Das erste Referat ‚Psychosomatische Medizin' war Viktor von Weizsäcker anvertraut. Ebenso einfach wie eindringlich entfaltete der Hochschullehrer seinen Entwurf vor den Fachgenossen, als ob sie seine Studenten wären. Nicht rhetorischer Glanz, Ernst und Sachlichkeit waren die Mittel, die Hörer zu überzeugen.[3]

Allerdings handelte es sich in Wiesbaden (anders als von Hartmann erinnert) um den *zweiten* Nachkriegskongress der DGIM. Der erste hatte ein Jahr vorher in Karlsruhe stattgefunden – unter der Leitung von Paul Martini (Bonn), dem Kontrahenten Weizsäckers in der Diskussion zu dessen und dem sich anschließenden Referat Mitscherlichs.

Ob Hartmann Berichterstatter der „Klinischen Wochenschrift" war? Sein Bericht zur Tagung 1949 erschien jedenfalls in der Zeitschrift „Die Naturwissenschaften". Der folgende Text gibt den Anfangsabschnitt seines Referats auf den Seiten 245 und 246 wieder; er bezog sich nach einer knappen Einleitung auf den Kongressteil Psychosomatik. In ihm mischen sich Bericht, eigener Kommentar und Wertungen. Es wird deutlich, dass und wie sehr Hartmann von der Person und den Gedanken von Weizsäckers beeindruckt war. Das Urheberrecht an diesem Text ist erloschen.

Auf den hier nicht abgedruckten restlichen vier Seiten des Berichts referiert Hartmann die weiteren Verhandlungen zu einer Vielzahl von grundlagenwissenschaftlichen und klinischen Themen.

*

Unter dem Vorsitz von *Prof. Oehme* (Heidelberg) fand vom 24. bis 28. April 1949 die 55. Tagung der Deutschen Gesellschaft für Innere Medizin an ihrem traditionellen Tagungsort Wiesbaden statt. Mit etwa 2500 Teilnehmern gehört dieser Kongreß, dem auch wieder zahlreiche Gäste aus den europäischen Ländern zuströmten, zu den bedeutenden Ereignissen im Leben der deutschen Medizin. Erfreulich war die rege Beteiligung aus dem Osten Deutschlands. Im Namen der Gäste sprach der Abgeordnete der Royal Society of Medicine London, *Sir Adolph Abrahams.*

Es kann nicht die Aufgabe dieses Berichtes sein, den Inhalt der 120 Berichte, Vorträge und Diskussionsbemerkungen zu referieren, sondern aus der Entwicklung der Hauptthemen die in die zukünftigen Forschungsaufgaben deutenden Hinweise aufzuzeigen.

---

3 Hartmann: Der Universitätslehrer (2008), S. 177.

Gegenstand des ersten Verhandlungsthemas war die zu den gegenwärtig brennenden Tagesfragen gehörende psychosomatische Medizin. Schon in der Eröffnungsansprache versuchte *Prof. Oehme* den Raum zu öffnen, der als ärztliche Anthropologie alles spezielle Wissen vom Menschen umschließt. Anvertrauen von seiten des kranken Menschen und Vertrauensübernahme durch den Arzt sind die Grundlagen ärztlichen Handelns. Damit ist ein Hauptthema der Psychosomatik aufgezeigt: die ethischen Kategorien als unausweichbare und den Wert ärztlichen Tuns letztlich bestimmende Prinzipien.

Sehr behutsam und kritisch, aber eindringlich und überzeugt von der Unabweisbarkeit seiner Forderung entwickelte *V. v. Weizsäcker* (Heidelberg) die Grundzüge eines Arzttums, das mehr als bisher das Subjekt wertet. Schon das Subjekt des Arztes enthält begrenzende Faktoren für die Möglichkeiten eines Arzttums. Die religiös Erregbaren, die ethisch Erschütterbaren sind es, die sich aus innerstem Trieb der Psychosomatik zuwenden. Den philosophischen Kopf interessiert sie zwar, aber er begreift sie nicht. Der Anstoß zur Einbeziehung des leidenden Subjektes geht von der Erkenntnis aus, daß Wissenschaft an sich keiner ethischen Kategorie unterliegt. Sie kann gut und böse sein. Wie kommt es, daß eine gute Erkenntnis schlecht angewendet werden kann? Mit der seit Kant abgeschlossenen Kritik der Erkenntnis ist eben das Problem der medizinischen Wissenschaft nicht erschöpft. Sie hat vielmehr die Kritik von Motiv und Ziel zu beginnen. Ist die hochdifferenzierte naturwissenschaftliche Medizin schon schlecht mit der im Anfang stehenden Psychosomatik zu vergleichen, so kann diese nicht mit einer trivialen Laienpsychologie, sondern nur mit Tiefenpsychologie an den Kern des Problems gelangen. Dabei handelt es sich 1. um das Verhältnis von Bewußtsein zum Unterbewußten, 2. um das Verhältnis der Subjekte untereinander. Körper und Seele gehen nicht als Einheit in die soziale Struktur der Psychosomatik ein, sie gehen miteinander, verdrängen, bekämpfen und begegnen sich. Wesentlich für das Verständnis der psychosomatischen Medizin ist, daß sie Störungen, die aus dieser Eigenart des Menschen erwachsen und Krankheiten erzeugen oder verschlimmern können, anerkennt. In die Sprechstunde des nur naturwissenschaftlichen Mediziners ragen Familie, Ehe, Beruf mit ihren Krisen als unverstandene Fremdkörper hinein, obwohl diese als Krankheitsursachen unabweisbar sind. Nur wenn der Arzt diesen Anruf des Kranken versteht, kann er ihn auch vor den Einflüssen des „Betriebsstaates", in dem Gesundheit = Verwendbarkeit bedeutet, schützen. Nur aus der Besinnung auf die umfassende Tiefe ärztlicher Ethik kann eine klare Stellung gegen die organisatorischen, entindividualisierenden und rückversichernden Tendenzen moderner Massenstaaten für die Integrität der Person eingenommen werden. Es ist ein dürftiger Ausweg, die Psychogenie von Krankheiten als „Regulationsstörung" abzutun. Der Krankheitsbegriff ist weiter zu fassen. Der Körper „redet" in der Krankheit ein Wort mit, aber es ist nicht recht, beim körperlichen Symptom zu verharren und sich zu scheuen, von moralischer

Sünde statt von psychischer Störung, von Bosheit an Stelle von Krankheit zu sprechen. In welchem Bereich die Krankheit begann, ist gleichgültig, in den seltensten Fällen aufzudecken. Seelisches kann sich durch Körperliches ausdrücken und umgekehrt. Entsprechend drückt sich die Gegenläufigkeit der Psychosomatik in der Therapie darin aus, daß das, was Ich war, Es werden soll und umgekehrt. Die Schwierigkeiten der Methoden und der Therapie sind die Gegenargumente, die benutzt werden, der Psychosomatik das Daseinsrecht in der Medizin abzusprechen. Aber je schwieriger die Situation beim modernen Menschen ist, um so mehr bedarf er der Hilfe, sich aus dem Gestrüpp zu befreien, in das ihn moderne Mißdeutungen wie Krankheit = Rechtsanspruch oder Sozialversicherung = Sekuritätsprinzip verstrickt haben. So muß Psychotherapie die Spaltung der Person, die Entfremdung von Körper und Seele zu überwinden trachten, indem sie ein Stück Bewußtsein verdrängt, andererseits Unbewußtem ans Tageslicht hilft. *Mitscherlich* (Heidelberg) versuchte den so allgemein bezeichneten Raum mit anschaulichen Inhalten zu füllen. Auch er ging davon aus, daß die veränderte Organfunktion oft Zeichen für eine Charakteränderung ist und umgekehrt. Er löste den Gegenstand psychosomatischer Medizin scharf aus dem Anwendungsbereich der Kausalitätskategorie heraus. Im Erröten ist die Scham gegeben, nicht ist diese dessen Ursache. Zwischen Angst und Herzklopfen besteht kein kausaler Verhältnis, sondern ein unauflösbarer Zusammenhang. So entstehen körperliche Symptome entweder als chiffrierte Sublimierungen von Gefühlen (Cardio-spasmus) oder als vegetative Antworten und Begleitsymptome einer habituell gewordenen Haltung (Hochdruck).

In der Diskussion betonte *v. Bergmann* (München) die Leib-Seele-Einheit gegenüber einem unfruchtbaren Dualismus, kehrte aber vor allem auch das Somatogene heraus und wies auf das ausgesprochene Simultangeschehen im Leib-Seele-Verhältnis hin. *Zutt* (Würzburg) unterzog einige Ansätze der Psychosomatik einer mehr persönlichen wie sachlichen Kritik. Die Herleitung von körperlichen Symptomen aus der Angst, von der seiner Ansicht nach niemand frei ist, hält er für einen Irrtum. Sehr zu Recht wies er auf die Notwendigkeit einer Kritik der Grenze der Anwendbarkeit von Tiefenpsychologie hin. Während *Rossier* (Zürich) sich für die Berechtigung von Psychosomatik als einer wissenschaftlichen Betrachtungsweise des kranken Menschen einsetzte, gab *Martini* (Bonn) eine Kritik. Er forderte strenge Kausalität und Notwendigkeit des Bezuges körperlicher Symptome auf seelisches Geschehen. Er glaubt nicht an eine Regeneration der Medizin durch eine Psychosomatik, die auf Kausalität verzichtet. Ist aber diese Kausalitätsgläubigkeit nicht ebenso bedenklich wie die der Psychosomatik zum Vorwurf gemachte Gnosis? Die Diskussion übersah, daß es sich im Grunde gar nicht um ein medizinisches, sondern um ein erkenntnistheoretisches und ontologisches Problem handelt. Die nur naturwissenschaftliche Medizin hält sich noch für allgemeingültig, verharrt auf einem vorkantischen Standpunkt und erklärt die Kausalität für die einzige Kategorie der Logik und Erkenntnistheorie (*Martini*). Sie glaubt an das sogenannte objektiv

Wahre. Die Psychosomatik versucht das Ganze des Menschen aus dem unmittelbar
Gegebenen jenseits von Tausenden von Laboratoriumsbefunden, deren Summe
über den Menschen und seine Krankheit qualitativ nichts auszusagen vermag, zu
erfassen. Sie glaubt in bezug auf das für Menschen Erfahrbare an das subjektiv
Wahre und vollzieht damit für die Medizin nach, was die moderne Wissenschaftstheorie einschließlich der Naturwissenschaft längst vollzogen hat: die Einführung
des Subjekts. So muß als Resümee der Diskussion gesagt werden, daß sich die
Lager noch recht feindlich gegenüberstehen und wohl eine neue Ärztegeneration
erst die Synthese vollziehen wird. Es ist naheliegend, für die Erkenntnistheorie
den Schluß zu ziehen, daß sich beide nicht mit einerlei Maß zu messende Seiten
des Menschen, Rationales und Irrationales, komplementär verhalten.

4.3   Kapitel I aus „Der aerztliche Auftrag" (1956)

Die Entwicklung der Idee des abendländischen Arzttums aus ihren weltanschaulich-anthropologischen Voraussetzungen bis zum Beginn der Neuzeit[4]
Kapitel I: Die anthropologische Frage an die Geschichte der Medizin als Schlüssel
zu einem Selbstverständnis der sittlichen Haltung abendländischen Arzttums
Göttingen 1956, S. 13–25.

Der Text wurde dem Datum des Vorworts nach spätestens zu Pfingsten 1955 abgeschlossen. Zu den sicher umfangreichen Vorarbeiten in den Monaten und Jahren
vorher habe ich keine Quellen gefunden. So kommt die Veröffentlichung des
Buches sozusagen wie der Blitz aus heiterem Himmel. Eine Suche nach Rezensionen
brachte allein ein Ergebnis; D. Eicke besprach – kritisch – allein die medizinhistorischen Abschnitte und überging das hier abgedruckte Kapitel I. Der (heute so
geschriebene) Muster Schmidt Verlag fand in seinem Archiv keine Besprechun-
gen oder sonstigen Reaktionen auf das Buch. Ich danke der Verlagsgesellschaft
Muster-Schmidt für die Nachdruckerlaubnis dieses Kapitels.
    Der Text Hartmanns wurde abgeschrieben, die Abschrift Wort für Wort kontrol-
liert. Hartmann erwähnte zahlreiche Autoren ohne bestimmtere Nachweise; das zu
Kapitel I gehörende Literaturverzeichnis am Ende des Buches umfasst drei Einträge.

*

Dies Buch gehört dem Gedankenkreis derer an, die unmittelbar nach dem Kriege
als Studenten der Medizin oder Ärzte den geistigen Hintergrund unseres Berufes

---

4 Eicke, Dieter: Besprechung von Hartmann, Fritz: Der aerztliche Auftrag, in: Psyche 1959, H. 4,
   S. 796–797.

als Quelle ihres Denkens und Handelns neu zu erschließen suchten. Es kommt dem Anliegen der folgenden Seiten in gleicher Weise entgegen, ob Fragen formuliert werden, die dem einzelnen als fragwürdig bisher noch nicht begegnet sind oder ob wir auch auf solche treffen, die der eine oder andere in Stunden der Besinnung und des Zweifels sich selbst schon einmal stellte. Nur eines soll erreicht werden, daß wir einmal durch die bewegte Oberfläche der täglichen Eindrücke am Krankenbett, in den Hörsälen und am Schreibtisch hindurchstoßen, um die stilleren Ströme wahrzunehmen, auf denen die Ereignisse unseres ärztlichen Alltags getragen, von denen sie genährt und in ihrem Grundrhythmus bestimmt werden. Aus Zeitmangel und – was häufig synonym ist – Bequemlichkeit sind wir geneigt, durch Tradition geheiligte Grundsätze als unumstößliche und objektive Gesetze unseres Handelns zu übernehmen. Wir tun gerne so, als ob geschichtliche Bewährung solcher Prinzipien einem naturwissenschaftlichen Beweis gleichkäme. Wäre das so, dann wären wir der Aufgabe, sie immer und immer wieder zu prüfen, ebenfalls enthoben wie der, etwa das Fallgesetz nachzuprüfen. Würden wir aber vor die Alternative gestellt, das Fallgesetz oder das Gesetz unserer menschlichen Bestimmung nachzuuntersuchen, so würden wir lieber zum Fallgesetz greifen. Scheu und Zaghaftigkeit und eine große Unsicherheit über das zu erwartende Ergebnis halten uns davon ab, die Frage nach dem Woher und Wohin, nach dem Warum und Wozu unserer Existenz zu fragen. Was hier vom Menschen ganz allgemein gesagt wurde, gilt vom Arzt viel unmittelbarer als für viele andere Menschen. Arzt-Sein ist eine bestimmte Weise, Mensch-Sein zu verwirklichen. Nach den Quellen des Arztseins sollen wir fragen und so der Gefahr begegnen, durch gedankenlose Übernahme historischer Formen uns von ihnen immer weiter zu entfernen. Es geht darum, die Form und Herkunft der Gesetze ärztlichen Handelns so bewußt wie möglich zu machen und ihren elementaren Inhalt zu bestimmen. Der Grad der Verbindlichkeit und damit die Einheitlichkeit unserer Wissenschaft vom kranken Menschen hängt ab vom Grad der Klarheit, mit dem wir um unseren Auftrag wissen. Bei diesem Versuch kann es sich nicht um Beweise handeln. Die Bereiche, um die es uns geht, liegen im vorlogischen Raum. Es sind die apriorischen Voraussetzungen, die man erkennen und anerkennen, aber nicht beweisen kann. Es handelt sich um Phänomene, die wir überall wiederfinden, wenn wir sie von der Kruste des Zufälligen und zeitgeschichtlich Bedingten befreien. Phänomene solcher Art sollen unser Thema sein, sofern sie sich als Elemente des Arzt-Seins erweisen lassen.

Die Frage des Menschen nach sich selbst ist alt. Mit den Worten „La vraie science de l'homme et la vraie étude de l'homme, c'est l'homme" hat der französische Kanzelredner *Pierre Charron* 1601 diese Frage wissenschaftlicher Untersuchung erklärt. Die gleichen Worte finden sich später in *Goethes* „Wahlverwandtschaften" in Ottiliens Tagebuch: „Das eigentliche Studium der Menschheit ist der Mensch."

Nicht zu allen Zeiten ist diese Frage gleich intensiv, gleich ernst oder verzweifelt gestellt worden. Sokrates, die Renaissance, die Gegenwart sind Höhepunkte.

Der Ursprung der Frage ist verschieden. Neue Tatsachen, ein neues Lebensgefühl, neue Wertbestimmungen rufen zu einer Überprüfung des bisherigen Menschenbildes auf. Eins ist aber allen, die so fragen und fragen werden, gemeinsam. Die Frage impliziert eine Antwort, nämlich die, daß es den Menschen als möglichen Gegenstand der Untersuchung gibt und daß er einer solchen würdig ist. Diese Frage nach dem Menschen geschieht bereits aus einer festen Grundüberzeugung. So ist diese Frage bis vor nicht allzulanger Zeit auch meist gestellt worden. Das unterscheidet frühere Selbstbestimmungsversuche des Menschen von modernen Versuchen dieser Art und deswegen ist es so schwierig, in der geistesgeschichtlichen Vergangenheit des Abendlandes Bemühungen um das Problem des Menschen aufzufinden, die auch nur annähernd mit dem vergleichbar wären, was wir heute unter Anthropologie verstehen: das Bemühen um ein Selbstverständnis des Menschen. Die Frage kann nur dann in diesem Sinne gestellt werden, wenn der Mensch sich nicht mehr als selbstverständlich, als unbedingt gegeben, als fraglos erscheint, sondern wenn diese Voraussetzungen erschüttert sind. Die Wurzeln dieser Wandlung des Sinnes der Frage: Was ist der Mensch? In die Formel: Wofür hält sich der Mensch? liegen in Ansätzen, die auch zu den inneren Wandlungen der modernen Medizin geführt haben. Entweder gerät der Denkende in Zweifel über sich selbst, weil er sich in Sackgassen verrannt hat, die sich als Irrtümer nicht mehr ertragen lassen. Oder existentielle und moralische Erschütterungen, Erlebnisse seiner eigenen Unzulänglichkeit entziehen ihm den Boden. Oder aber der Betrachter entdeckt an seiner Mitwelt, seinen Mitmenschen die ganze Haltlosigkeit, Bodenlosigkeit und Zufälligkeit des bisherigen Menschenbildes. In beiden Fällen wird der Nachdenkende zum anthropologisch Fragenden. In diesem Sinne ist Anthropologie eine moderne Wissenschaft. Es ist modern, so zu fragen. Aber echt ist die Frage nur, wenn sie ernst ist, nicht wenn sie ihrer abgrundtiefen Abenteuerlichkeit wegen zur eitlen Selbstbespiegelung nur gefragt wird. Über Wahrheiten des menschlichen Verhaltens, wie *Sartre* sie ausspricht, kann man nicht mehr nur geistreich plaudern, es sei denn, man geht am Wesen der Dinge vorbei. Ebenso schlecht kann man über die Gedanken *Viktor v. Weizsäckers* oder *Theodor Häckers* sich geistvoll zerstreuen, denn, in ihrem anthropologischen Kern erfaßt, zielen diese auf die Grundfesten unseres Seins. Das anthropologische Denken ist modern. Das heißt einmal, es ist Mode. Das will sagen, man spürt die Gefahr, man liebt den Nervenkitzel gefährlicher Gedanken. Die Atmosphäre ist so wie in manchen gegenwärtigen intellektuellen Zirkeln, wie *Malaparte* sie in seinem Buch: „Die Haut" geschildert hat. „Diese jungen pervertierten Europäer, die plötzlich *Schostakowitsch*, *Picasso* und den Kommunismus für sich entdecken." Modern heißt aber außerdem, und so will es hier verstanden sein, eine unserer Gegenwart eigentümliche Richtung des Denkens. Und das bedeutet für uns das anthropologische Denken. *Bernhard Groethysen* hat 1928 ein Buch geschrieben: „Philosophische Anthropologie". Es ist noch nicht in unserem Sinne modern, da die Fragen nach dem Wesen und Wert des Menschen noch aus einem festen System heraus gestellt werden. Hier ist noch fester Boden. Aber ein Element des anthropologischen Denkens wird bereits klar aufgezeigt: die Selbstbesinnung. In der Tat liegt hier der Ansatz des modernen Denkens. Selbstbesinnung setzt aber psychologisch an ganz bestimmten Situationen ein: dann, wenn der Zusammenhang verloren gegangen ist, wenn das Selbst in Frage gestellt ist, wenn kein punctum fixum mehr empfunden ist, wenn eine alte Ordnung nicht mehr tragfähig ist oder zerstört wurde. Solche Zeiten kehren in der Geschichte periodisch wieder. Es sind Übergangszeiten, in denen das Herkömmliche über Bord geworfen, die Sicherheit durch den Zweifel, die Ruhe durch Bewegung, die Autorität durch die Autonomie der Individuen ersetzt wird. Alte Tafeln der Werte werden zertrümmert, neue gesucht. Es besteht kein Zweifel darüber, daß wir dem Höhepunkt einer solchen Periode zutreiben. Aber sie zeichnet sich gegenüber früheren Perioden durch ein spezifisch Neues aus. In ähnlichen geschichtlichen Situationen war das revolutionäre Element solcher Bewegung immer von Stolz und Selbstbewußtsein begleitet. Wie stolz klingt das Wort „Nil humanum mihi alienum puto!" Wie selbstbewußt tritt der Mensch der Renaissance in die Szene und wie stolz sagt Descartes sein „Cogito ergo sum". Unser Denken wird von einem ganz anderen psychologischen Zustand begleitet, dem der Unsicherheit und Angst, der Angst sogar vor der eigenen Kühnheit. Damit ist ein Element in die moderne Anthropologie hineingezogen worden, was diese eigentlich erst zu einer solchen macht, ein Element, vor dem keine Wissenschaft ausweichen konnte, das der Subjektivität. Wir werden auf dieses Element später noch ausführlich einzugehen haben. Was es aber für unser modernes Denken bedeutet, hat *Martin Buber*, der das Phänomen der Anthropologie als ein Symptom in Übergangszeiten gedeutet hat, so ausgedrückt: „Die Ganzheit der Person und durch sie die Ganzheit des Menschen erkennen kann er erst dann, wenn er seine Subjektivität nicht draußen läßt und nicht unberührter Beobachter bleibt. Sondern er muß in den Akt der Selbstbesinnung in Wirklichkeit ganz eingehen, um der menschlichen Ganzheit inne werden zu können. Mit anderen Worten: er muß diesen Akt des Hineingehens in jene einzigartige Dimension als Lebensakt vollziehen, ohne vorbereitete philosophische Sicherung, er muß sich aber alledem aussetzen, was einem widerfahren kann, wenn man wirklich lebt. Hier erkennt man nicht, wenn man am Strande bleibt und den schäumenden Wogen zusieht, man muß sich daran wagen, sich drein werfen, man muß schwimmen, wach und mit aller Kraft und mag da sogar ein Augenblick kommen, wo man fast die Besinnung zu verlieren meint: so und nicht anders wird die anthropologische Besinnung geboren. Solange man sich ‚hat', sich als ein Objekt hat, erfährt man vom Menschen doch nur als einem Ding unter Dingen, die zu erfassende Ganzheit ist noch nicht da; erst wenn man nur noch ist, ist sie da, wird sie erfaßbar. Man nimmt nur soviel wahr, als einem die

Wirklichkeit des Dabeiseins wahrzunehmen freigibt, das aber nimmt man wahr, und der Kristallisationskern bildet sich aus." Wir ahnen, es ist die Situation des Faust vor dem Ostermorgen, aus der die anthropologische Besinnung lebendig geboren wird. Anthropologie aus dem reinen Intellekt ist eine Totgeburt. Wir können das Charakteristikum der modernen Bemühungen um das Problem des Menschen auch so veranschaulichen. Es gibt eigentlich keinen Standpunkt des Betrachters mehr, alles ist in Bewegung, aus der eigenen Bewegung heraus wird philosophiert, erkannt, geurteilt. Das statische Prinzip, wie es am klarsten im scholastischen System formuliert ist, ist radikal überführt in das dynamische.

Dieses Gefühl der Unausweichlichkeit vor einer radikalen Beteiligung des eigenen Selbst am Gegenstand des Werkes ist das Verbindende, das die abstrakten und praktischen Wissenschaften gegenwärtig zusammenzieht. Das eröffnet uns auch neue Wege des gegenseitigen Verstehens. Die Medizin war nie eine abstrakte Wissenschaft. So sind wir denn in den Mahlstrom des modernen Denkens besonders hineingerissen. Wir sind zu allererst gefragt, weil wir antworten müssen, wir sind angesprochen und können nicht, wie in einer abstrakten Wissenschaft die Antwort auf eine unbekannte Zeit verschieben. Den Fragen der Gesunden können wir intellektuell ausweichen, an das stumme Fragen der Kranken sind wir daseinsgemäß gebunden. Wenn wir nur schon wieder eine Seinsmitte, einen Seinsgrund anerkennen, um den unsere Gedanken zu kreisen beginnen, so ist damit viel gewonnen. Dann erkennen wir ein punctum fixum an, ohne das verantwortliches Handeln nicht möglich ist. Denken und Handeln, – und diese beiden bilden eine Einheit, – die sich aus von Fall zu Fall neu zu bestimmenden Prinzipien konstituieren, müssen notwendig in die Irre gehen.

Damit wenden wir uns einem speziellen Akt der Selbstbesinnung zu, die sich im ärztlichen Bereich seit den Zwanziger-Jahren dieses Jahrhunderts vollzogen hat und in der wir uns noch befinden. Die hier niedergelegten Reflexionen sind ein Niederschlag dieser Bewegung nach Innen. Diese begann nach dem Ersten Weltkrieg, geboren aus den Erschütterungen und Enttäuschungen, den Desillusionierungen, die im Anblick des sinnlosen Massensterbens und Elends den Beteiligten und den gewissenhaften Zuschauer in gleicher Weise befällt. Ideale von bis dahin geglaubtem Ewigkeitswert brachen nieder und rissen den Glauben an ideale Bestimmungen des Menschen überhaupt mit sich fort. Verzweiflung, Haltlosigkeit, Zweifel und Skepsis stehen an der Wiege des Phänomens, das *Gustav v. Bergmann* vor einigen Jahren das „Neue Denken" in der Medizin genannt hat. *Viktor v. Weizsäcker* hat rückschauend auf seine eigene Entwicklung gesagt, daß es damals die sensibelsten und feinfühligsten intellektuellen Kräfte der Jugend waren, die mit einem großen Ernst die Aufgabe einer Selbstbesinnung und Neubestimmung für sich übernahmen und an andere herantrugen. Damals fanden die ersten zu einem neuen Menschbild zurück und zu einer neuen festen ärztlichen Ethik. Die Menschenbilder des 19. Jahrhunderts: Der Mensch als Endglied einer tierischen Entwicklungsreihe, der Mensch in der Retorte oder als physikalischer Versuchsaufbau, der Mensch als Zellhaufen oder als Mitglied eines Staates, einer Nation, einer Rasse, einer Klasse ... alle diese Fiktionen hatten den Blick auf den Menschen, der zwar alles dieses zusammen aber noch viel mehr ist, verbaut. Nachdem man „*den*" Menschen nicht mehr hatte, ging man von neuem auf die Suche nach ihm. Wir sind noch auf dem Wege und werden es bleiben, solange ein neuer Kurzschluß uns nicht wieder ein neues Pseudobild des Menschen vorgaukelt. Dieser Mensch ist nicht mehr objektiv vorstellbar. Er ist als Subjekt das Gegenüber eines Subjekts. Es war erst die Erschütterung des zweiten Weltkrieges notwendig, um diese Ansätze weiter zu treiben. Die Bewährungsprobe aller ethischen Werte zeigte, wie anfällig sich Ärzte gegenüber den Verführungen des Unärztlichen erweisen konnten. Diese Anfälligkeit, diese Unsicherheit und Entschlußlosigkeit machte deutlich, daß es sich hier um entwurzeltes Arzttum handelte. Diese bittere Erfahrung gab dem neuen Denken in der Medizin jenen Impuls nach innen und in die Tiefe, von dem wir uns heute getragen fühlen. Er gibt uns nicht die Sicherheit, die früheren Generationen so lieb und wert schien. Er gibt uns die fruchtbare Unsicherheit und Ungeborgenheit, die uns zwingt, ein neues Bekenntnis zu den Grundwerten unseres Berufes zu finden. Man hat diese Medizin auch als Ganzheitsmedizin bezeichnet, ein gefährliches Schlagwort für alle, die mit ihm von außen an die Medizin herantreten. Es meint nur, daß wir die Gleichwertigkeit aller Erscheinungsformen menschlichen Seins wiedergewinnen wollen, daß es zwischen Körperlichem und Seelischem keine Rangordnung gibt. Für den Arzt gibt es im Zusammenspiel von Anorganischem, Organischem, Seelischem und Geistigem nur Koordination, Miteinander und gegenseitige Abhängigkeit. Er reduziert den Menschen nicht auf seine Naturgesetzlichkeit. Denn sein eigenes Handeln zielt auf mehr als die Naturgesetze. Er verwirklicht selbst ethische Prinzipien, die aus Naturgesetzen nicht ableitbar sind im Hinblick auf die moralische, ästhetische und göttliche Artung des Menschen. Denn der moderne, von traditionellen Bindungen befreite Blick hat die Erkenntnis wiedergewonnen, die der Scholastik ihre Sicherheit gab: Zwischen Naturgesetzen und ethischen Gesetzen gibt es keine Alternative, aber es gibt auch für den Menschen, z. B. den Arzt nicht die Notwendigkeit einer Wahl zwischen beiden. Wir haben nicht zu wählen zwischen dem Menschen als Tierwesen und dem als Geistwesen. Sein Wesen ist, daß er beides ist. Darauf haben wir uns einzustellen, das müssen wir erkennen und anerkennen.

Damit ist in etwa das geistige Klima bezeichnet, in dem Plan und Gedanken dieses Buches gewachsen sind. Es ist aber noch keine Begründung dafür gegeben, warum ein Internist sich bewogen fühlt, dieses Fragen und Antworten coram publico zu vollziehen, als ob es zu seinem Fach gehörte. Ja, es gehört dazu, was *Siebeck* in einem sehr lesenswerten Buch „Medizin in Bewegung" genannt hat. Trotz aller Absplitterung und Spezialisierung ist die Innere Medizin die umfassende Disziplin geblieben, die sie immer war, die eigentliche Repräsentantin der Medizin überhaupt. Sie erstreckt ihre Fühler in die spezialisierteste Ecke der Gesamtmedizin und registriert das feine Vibrieren im Gesamtkörper, sie besitzt eine Vorfühligkeit für die großen inneren Bewegungen des Ganzen. In ihren Bereich werden deswegen die großen geistigen Auseinandersetzungen, die Prinzipienstreite ausgetragen. In ihr schlägt sich der Zeitgeist nieder und sie spiegelt am deutlichsten die geistige Verfassung des Arzttums eines Zeitalters. Aus ihrem Bereich stammen die großen Krankheitslehren und die großen Irrtümer.

Nach allem, was bisher gesagt wurde, sieht es so aus, als ob es sich hier um eine historische Betrachtung handeln solle. Das ist nur bedingt richtig. Der anthropologische Ansatz, der gewählt wurde, macht es unmöglich, eine Geschichte der Medizin im Sinne des Historismus des 19. Jahrhunderts auszuführen. Diese gehört zur historischen Disziplin und bedient sich, wie *Artelt* in einem kleinen Büchlein dargelegt hat, der Methoden geschichtlicher Forschung. Die übliche Geschichte der Medizin geht so vor, daß sie uns die Entwicklung der modernen Medizin von den primitiven Anfängen bis zur Gegenwart als einen ununterbrochenen Fortschritt vorführt und zum Schluß das Gefühl in uns festigt, wie herrlich weit wir es gebracht haben. Da wird die Medizin herausgelöst aus ihren natürlichen geschichtlichen Zusammenhängen. Man hat zwar die Abhängigkeit der Medizin der Primitiven von der Religion und den Einfluß der Naturwissenschaft der Neuzeit auf die Medizin gewürdigt. Aber man hat es versäumt, konsequent das in den Mittelpunkt der Betrachtung zu stellen, was tatsächlich Mittelpunkt war: eine bestimmte in den Zeiten verschiedene Ansicht der Welt und je ein charakteristisches Selbst- und Wertbewußtsein des Menschen. Eine Geschichte der Medizin, wie sie uns helfen kann, uns selbst und unseren ärztlichen Auftrag besser zu verstehen, kann nicht eine Geschichte der technischen Perfektionierung vom Steinwerkzeug zum Skalpell, vom Rauch der Mandragora zur Intratrachealnarkose, von der Beschwörung zu den Antibiotika sein. Wir wollen verstehen lernen, warum zu den verschiedenen Zeiten bestimmte Probleme Hauptthemata des Arzttums gewesen sind, die das Gesicht dieser Periode bestimmt haben. Wir wollen nach den Gründen fragen und den Wechselbeziehungen, die zwischen ärztlichen, religiösen, sittlichen, ästhetischen, soziologischen, technischen und naturwissenschaftlichen, besonders kosmologischen Leitbildern gestanden haben.

Die Probleme des abendländischen Arzttums, wie die Geschichte sie an die Oberfläche gebracht hat, sollen die Hauptthemen sein.
1. Der anthropologische Ursprung von Helfen und Heilen.
2. Die naturphilosophische Begründung dieses Auftrags und seiner wissenschaftlichen Fundamentierung bei den Griechen.
3. Die personale Bindung des Menschen an Gott den Schöpfer, Gesetzgeber und Richter im Christentum.
4. Die Idee des helfenden Dienens im Mittelalter.

Mit dem Ausgang des Mittelalters sind die geistig-sittlichen Fundamente des abendländischen Arzttums gelegt. Es folgt die Neuzeit mit dem Ausbau rationaler wissenschaftlicher Systeme, der Hilfsmittel, um dem sittlichen Antrieb zum Heilen eine möglichst vollkommene Verwirklichung zu ermöglichen. Es folgt die Zeit des rationalistischen Übermuts und der sittlichen Anfechtungen. Das Ziel dieser Darstellung ist mit der Verwirklichung der Idee eines christlichen Arzttums erreicht.

Eine spätere Fortführung dieser Denkrichtung in die Neuzeit müßte zum Thema wählen: Die naturwissenschaftlichen Fiktionen von Menschen und das Problem der medizinischen Wissenschaft im Arzttum der Neuzeit und den Versuch umgreifenden Denkens der Gegenwart in Ansehung des ganzen Menschen.

Das sind die großen Hauptthemen der abendländischen Medizin, wenn man sich als gegenwärtiger Mensch in die Bewegung der Geschichte hineinnehmen läßt und nach den anthropologischen Leitbildern fragt. Sie alle bilden konstituierende Elemente dessen, was wir den ärztlichen Auftrag nennen, auf den wir uns gemeinsam besinnen wollen. Wir unterwerfen uns dabei nicht einer der Theorien der Geschichtsschreibung, daß Geschichte entweder ein Fortschritt, ein Auf- oder dauernder Niedergang, ein Ab, oder Auf und Ab, ein Cyklus sei. Das alles bringt uns gar nicht weiter. Wir fassen Geschichte auf wie *Parmenides*: „Das Sein ist immer bei sich, ist immer es selbst, ist immer das Gleiche." Die Geschichte zeigt uns verschiedene Seiten des gleichen Seins. Das je Seiende in der geschichtlichen Epoche ist die verschiedene Ansicht, das verschiedene Sehvermögen der Menschen. Bereits im Ansatz des Helfens und Heilens steckt alles, was für uns verbindlich ist. Das geistige Werden unseres Arzttums ist evolutiv. Die Interpretation dieses geschichtlichen Vorgangs ist explicativ. Im Aufdecken des Einen wird das Andere zugedeckt, aber aus der Bewegung ahnen wir das vom Wesen des Ganzen, was wir brauchen. Im Grund ist die Geschichte, die wir betreiben wollen, eine Analyse unseres gegenwärtigen Zustandes.

Damit befinden wir uns der Geschichte des abendländischen Arzttums gegenüber nicht mehr im Verhältnis eines Subjekts zu einem Objekt. Dem so Fragenden ist Geschichte evensowenig objektivierbar wie der Mitmensch. Wir sind an ihr beteiligt, fragen sie, sind interessiert, wir bedürfen ihrer unmittelbar. Wir stürzen uns in sie hinein, um etwas zu erfahren, das für unsere gegenwärtige Existenz von Bedeutung und zwar von grundsätzlicher Bedeutung ist. Solche Geschichte betreiben wir nicht primär um ihrer selbst willen, – nicht ihrer ewigen Wahrheit und ihres bleibenden Wertes wegen – sondern zu allererst um unserer selbst willen.

Damit stehen wir an der Schwelle des eigentlichen Themas und kommen zur ersten These. Sie lautet: In bestimmten Übergangsperioden der Menschheit, die auch als anthropologische Perioden bezeichnet werden, vollziehen sich Wandlungen des Welt- und Menschbildes. Diese geschehen in den einzelnen Wissenschaftszweigen unabhängig voneinander. Der Einfluß, den die eine auf die andere Wissenschaft nimmt, ist im Grunde unerheblich und unbedeutend. Sie nehmen alle nur an einer Entwicklung teil, die sich im Grunde der menschlichen Seele vorbereitet hat. Und es geschieht immer wieder das Eigentümliche, daß sich die Wissenschaften in den geschichtlichen Perioden untereinander in vielem gleichen, ohne daß die eine es der anderen abgeguckt hätte, im Thema, im Grundton, in der Methode, im Sprachgebrauch, im Kolorit der Gedanken. Den Gegenwärtigen ist es oft nicht faßbar, obwohl sie das Timbre einer gemeinsamen Sprache wohl fühlen. Im geschichtlichen Rückblick tritt aber gerade dieses besondere Gemeinsame immer stärker hervor, das Trennende immer weiter in den Hintergrund, derart, daß die geschichtlichen Epochen auf den gleichen Grundton in all ihren kulturellen Äußerungen gestimmt scheinen. Der Ansatz zur Methode dieser Darstellung liegt bei *Hegel*: Die Geschichte ist die Objektivation des Geistes in verschiedenen Formen und verschiedenen Zeiten. Die verschiedenen Formen sind die diversen Äußerungen einer Kultur, die Stufen sind die geschichtlichen Perioden. Die Idee *Hegel*, es handele sich bei diesem Vorgang um tatsächlich progressive Vervollkommnung, kann ich indessen nicht teilen. Nicht in alle Zweige der Kultur greift der Wind eines neuen Geistes gleichzeitig. Ich bin der Auffassung, daß die Philosophie die Wissenschaft ist, die ihn am ehesten empfindet und empfängt. *Hegel* sagt in seiner Einleitung zur Logikvorlesung: „Die Eule der Minerva beginnt erst in der Dämmerung ihren Flug." Das soll heißen, die Philosophie beginnt erst nach den Ereignissen mit ihren Erkenntnissen. In dieser Allgemeinheit läßt sich der Satz nicht aufrechterhalten. Er galt sicher nicht für die Nihilismusprognose *Friedrich Nietzsches* und wird auch nicht, wie ich hoffe, für die moderne Anthropologie gelten. Wenn ich auch das Menschenbild aus der Vielfalt der kulturgeschichtlichen Symptome auf die speziellen Aspekte des Ärztlichen hin entwickeln möchte, so will ich doch eine spezielle Ordnung wählen, in der ich die philosophischen und theologischen Betrachtungen den anderen aus dem erwähnten Grunde voranstelle. Es sollen sich Betrachtungen über die Kunst, den naturwissenschaftlichen Beitrag und schließlich die Einflüsse des Menschenbildes auf die Entwicklung der Medizin anschließen.

Glauben wir aber nicht, wir könnten durch eine intellektuelle Beschäftigung mit dem Problem des Menschen die Garantie erwerben, an der Verworrenheit unserer zwischenmenschlichen Beziehungen etwas zu ändern! Unser Drang zur Beschäftigung mit dem Menschen ist nicht Ursache, sondern Symptom eines neuwerdenden Menschenbildes. Auf die Frage nach *dem* Menschen gibt es eine spontane Antwort oder gar keine.

4.4   Eröffnungsvorlesung Marburg 1. VII. 57

Mit diesen Worten und Zahlen ist der als Durchschlag auf dünnem Luftpostpapier nachgelassene Text von Hartmanns Antrittsvorlesung in Marburg aus dem Jahr 1957 überschrieben (ArchMHH Dep. 3 Nr. 149). Das Schriftenverzeichnis Hartmanns erwähnt ihn nicht.

Das 17-seitige Typoskript enthält keinerlei handschriftliche Zusätze und nur wenige Korrekturen von Tippfehlern. An seinem linken Rand finden sich ab Seite 13 Platzierungshinweise zu insgesamt zwölf Abbildungen („Abb. 1" usf.). Sie lagen dem Archivfund nicht bei. Ich verzichte auf einen Rekonstruktionsversuch, auch wenn zwei der besprochenen Fotografien wohl später mehrfach gezeigt und auch abgedruckt wurden. Offensichtliche Schreibfehler wurden korrigiert. Aufgenommen habe ich die eine von Hartmann in den Text handschriftlich eingefügte Abbildung; sie wurde von mir mit Hilfe von Microsoft Word nachgebildet.

Inhaltlich beschäftigt sich Hartmanns Text hauptsächlich mit der Verbindung einer Theorie der Diagnose mit seiner Anthropologie.

*

Meine Damen und Herren!

Bis in das 19. Jahrhundert hinein pflegten die Professoren deutscher Universitäten nicht nur das Thema ihrer Vorlesungen zum Beginn des Semesters anzukündigen. Sie gaben auch ein gleichzeitig als Werbung gedachtes gedrucktes Programm heraus, in dem die Absicht und der Inhalt der Vorlesungen näher erläutert wurden.

Solche Programme beschränkten sich nicht nur auf das Fachliche. Sie enthielten auch einen gut Teil Polemik gegen Kollegen des gleichen Fachgebietes – diese verträten eine Irrlehre oder verstünden von der Sache nichts – und ein gut Teil Selbstanpreisung, etwa derart, dass diese oder jene Thesen nur an dieser Universität in diesem Kolleg gehört werden könnten.

Mit dem Zurücktreten der Lehrmeinung hinter der Mitteilung allgemein anerkannter Methoden und ihrer objektiven Ergebnisse sind unsere Vorlesungsankündigungen nüchterner – aber auch weniger vielversprechend geworden. Nun ist heute – in der Mitte des Semesters – nicht der Zeitpunkt, grundsätzliche Erwägungen über das Semesterprogramm einer poliklinischen Vorlesung anzustellen. Aber mir scheint der Augenblick geeignet, Sie in einer Stunde innehaltender Besinnung in Gedankengänge mithineinzunehmen, die mich Jahre beschäftigt haben und in dieser Stunde der Übernahme eines poliklinischen Lehrstuhls aktuell geworden sind. Wir treten damit zurück hinter die Ereignisse des ärztlichen Alltags und die Geschehnisse in einer poliklinischen Vorlesung und beschäftigen uns mit dem Wesen ärztlicher Erkenntnis. Unser Thema ist aber ein Beitrag zu einer Theorie der Diagnose.

Die Medizin ist eine Erfahrungswissenschaft und gilt als solche. Jedoch ist die Vielfalt medizinischer Theorien ein Zeichen dafür, dass die Erfahrungen nicht einheitlich oder unterschiedlichen Deutungen unterworfen waren. Bis zum Beginn der Neuzeit zehrte die medizinische Wissenschaft von den Erfahrungen des Altertums und übernahm ungeprüft und unbekümmert die Theorien des Hippokrates und Galen. Die Entwicklung trieb soweit, dass es als eines Arztes unwürdig galt, den Patienten genau zu untersuchen, ihn ganz zu berühren. Mit der Betrachtung des Urins und der Befühlung des Pulses war das Äusserste getan. Mit der Wiedergeburt der empirischen Wissenschaften, die im Bereich der Medizin vor allem an *Leonardo da Vinci*, *Vesal* und *Paracelsus* geknüpft ist, meldet sich auch wieder das erkenntnistheoretische Problem. Der Versuch seiner Bewältigung lässt sich in der Geschichte der Medizin der Neuzeit in charakteristischen Epochen verfolgen. Es handelt sich um die Versuche, eine objektive Medizin zu begründen, das heisst das Wesen der Krankheiten durch Beobachten und Messen so exakt zu definieren, dass sowohl das beobachtende und behandelnde ärztliche wie das erkrankte Subjekt draussen blieben. Die Diagnose unabhängig vom Arzt und vom Subjekt des Kranken zu stellen, galt als Ideal, das unverkennbar am naturwissenschaftlichen Ideal der Reproduzierbarkeit eines Versuchsergebnisses durch einen beliebigen Untersucher orientiert war. Der Versuch ist nie gelungen und konnte auch nie gelingen, weil diese Krankheitslehren nicht auf das spezifisch Humane im Objekt der medizinischen Wissenschaft und im Partner ärztlichen Handelns abzielten, nicht den Menschen als solchen in ihr Denken hineinnahmen, vielmehr nur das zu den theoretischen Ansätzen Passende herausnahmen. So spiegelt sich in den medizinischen Krankheitslehren der vergangenen 5 Jahrhunderte der Geist der Zeit, in der auf Architektonik, Proportion, hermetische Ordnung ausgerichteten Anatomie *Leonardo da Vincis*, *Dürers*, *Vesals* das statisch-geometrische Denken des *Kopernikus*, in der Bewegungsmechanik des *Borelli*, der messenden ärztlichen Forschung des *Santorino* und der Florentiner Schule und auch noch in den Reflextheorien des *Descartes* die Bewegungsgeometrie des *Galilei* und schliesslich die auf mathematische Abstraktion abzielende Denkweise *Newtons* in einer auf abstrakte Begriffe und Naturprinzipien schauenden Krankheitslehre, wie die verschiedenen Spiritus-Lehren. Z. B. die *Stahls*, die Iatrochemie des 16. Jahrhunderts, die Iatrophysik und Iatrophysiko-Chemie des 17. und Iatromathematik des 18. Jahrhunderts haben nicht eigentlich den Menschen zum Gegenstand, sondern jeweils das, was an ihm anorganische Natur ist und sich mit chemischen, physikalischen, mathematischen Methoden messend, experimentierend und denkend fassen und sich in den Termini dieser Naturwissenschaften ausdrücken lässt. Die Wesensbestimmungen der Menschen sind, sofern sie aus dieser Richtung erfolgen, materialistisch-mechanistisch, und Metaphysik von unten. Wie das

Beispiel des Pathologen *Gustav Ricker* zeigt, haben die auf solche Denkweisen eingeschworenen Forscher nie gemerkt, dass auch sie Metaphysik trieben, und seit dem 19. Jahrhundert heftig gegen alle Naturphilosophie polemisiert. In der sogenannten romantischen Medizin erfolgte die Gegenreaktion, die aber auch wieder nicht den Menschen als solchen trafen, sondern ihm im Rahmen einer Metaphysik von oben deuteten in enger Anlehnung an die Philosophie des deutschen Idealismus, insbesondere an *Schelling* und *Hegel*. Dieser Epoche der Medizin verdanken wir indessen vor allem in den Reflektionen des Dichters *Novalis* wesentliche Ansätze zu einem Verständnis menschlichen Leidens, also zu dem, was wir heute als Kranksein von Krankheit unterscheiden.

Unter dem Einfluss *Darwins* entwickelt sich im 19. Jahrhundert eine Theorie des Menschen, die man als biologistisch bezeichnen muss. Sie sieht den Menschen als Glied eines organismischen Stammbaumes und als solches wesentlich definiert durch spezifisch biologisch-vitalistische Kategorien wie Selbsterhaltung, Gemeinschaftswesen, Instinkt etc. Dieses Denken hat über den Sozialdarwinismus und die Rassenideologien bis in die ärztliche Ethik unserer Tage vorherrschend gewirkt. Das ärztliche Denken der Gegenwart ist noch weitgehend biologistisch orientiert, wie die Bedeutung der Tierversuche in der experimentellen Medizin und die grosszügige Übertragung seiner Ergebnisse auf den Menschen zeigt.

Auch der Übergang zu einer psychologistischen Denkweise in der Medizin hat den Menschen als Sonderfall nicht in den Griff bekommen. Bis in die Affenversuche *Wolfgang Köhlers* hinein hat die Psychologie, an der diese Medizin sich orientierte, den spezifischen Unterschied, das Herausgehobensein des Menschen aus dem Reich der übrigen Lebewesen mehr verwirkt als herausgearbeitet. Ihr Initiator und bis heute einfallsreichster und genialer Kopf, *Freud*, war mit seiner Lehre von den Konflikten, Komplexen, Verschiebungen zwischen Bewußtsein und Unterbewußtsein, Verdrängungen, Sublimieren, psychischen Energien noch sehr in einer mechanistischen Denkweise befangen.

Der Verdacht, mit seiner Übertragung des Freud'schen Schemas auf das Verhältnis von Körper und Seele auch diese Denkweise Freuds in die Innere Medizin eingeschleppt zu haben, hat *V. v. Weizsäcker* die heftigste methodologische Kritik eingetragen. Er hat nicht klar genug sagen können, dass das, was er als Ausdrucksgemeinschaft von Körper und Seele bezeichnet, d. h. der Niederschlag psychischen Geschehens in körperliche Symptomatik und körperliches Leiden in psychischer Wirrnis, nicht ein kausales Verhältnis ist. Vielmehr hat erst *Karl Jaspers* unzweideutig den kategorischen Unterschied zwischen kausalem Erklären, was die sogenannte naturwissenschaftliche Medizin anstrebt, und Verstehen, der einzigen Erkenntnismöglichkeit, die bisher für psychosomatische Phänomene besteht, aufgewiesen. Der Begriff Psychosomatik ging von vornherein über das Wechselspiel von Körper und Seele hinaus und bezog, wie die Psychoanalyse *Freuds*,

Adlers, Jungs, Binswangers, Frankes[5], *v. Gebsattels* das Hineinwirken des Geistes in die körperliche und psychische Sphäre ein.

Es könnte aber der Eindruck entstehen, als hätten wir damit die letzte Stufe einer spiritualistischen Medizin erreicht, wären aber zu einer Metaphysik von oben, zu einer romantischen Medizin zurückgekehrt. In der Tat stossen wir auf einen Streit der Meinungen, besonders in Gesprächen von Ärzten und Theologen auf Sympathien mit einer Medizin, die sich am transzendenten Charakter des Menschen orientiert. Die wesentliche Tendenz der modernen Medizin geht aber in anderer Richtung. Sie verlässt alle Denkweisen materialistischer, biologistischer, psychologistischer und spiritualistischer Observanz und wendet sich einer dem Menschen angemessenen Erkenntnis zu, die man als anthropologisch bezeichnen muss.

Der Boden für eine solche Hinwendung zum Kranken als einem kranken Menschen, also ein neuer humaner Zug in der medizinischen Wissenschaft, der zur ärztlichen Kunst immer gehört hat, wurde in den letzten drei Jahrzehnten in enger interfakultativer Zusammenarbeit, zunächst der Biologen und Philosophen, später der Mediziner vorbereitet. Wir befinden uns in einer postdarwinistischen Periode der Anthropologie: Das Studium der körperlichen Entwicklung des Menschen hat gezeigt, dass er als körperlich unvollkommenes Mängelwesen in seiner Untüchtigkeit und Unspezialisiertheit mit keinem Tier zu vergleichen ist. Er lässt sich nicht in die für das Tierreich geltende Klassifizierung der Nestflüchter und Nesthocker einordnen. Er ist einzigartig und nach *Adolf Portmann* lässt sich die rein biologische Sonderstellung des Menschen mit einem umfangreichen Katalog spezifizierter Eigenschaften belegen. Die von *Jakob von Uexküll* begonnenen Forschungen über das Verhalten von Tieren in der Umwelt, die von *Konrad Lorenz* und *Tinbergen* fortgeführt wurden, haben ebenfalls gezeigt, dass der Mensch sich in einer anderen Umwelt anders verhält als das Tier. Er hat in weiten Grenzen eine Freiheit des Sich-Verhalten-Könnens, die ihm den Zwang, auf als Auslösern wirkende Signale der Umwelt mit monotonen, angeborenen Instinktformeln antworten zu müssen, entzieht und ihm Raum zur Entscheidung gibt. Menschliches Sich-Verhalten und Handeln ist nur zum Teil instinktmässig. Der Mensch ist ein Instinktreduktionswesen. Dafür wird sein Menschsein wesentlich bestimmt durch geistige Mächte, die in Sitte, Geschichte, Tradition, Kultur, Recht, Kunst, Religion, Sprache auf ihn einwirken. Er ist sich noch einmal gegeben. Er ist weltoffen (*Inspero*), nicht umweltgebunden, er ist das nicht festgestellte Tier (*Nietzsche*). Er besitzt die Fähigkeit der exzentrischen Positionalität, des Sich-Selbst-Zuschauen-Könnens (*Plessner*)[6]. Der Mensch hat einen breiten Raum individuellen Sich-Verhalten-Könnens. Dadurch

---

5 Gemeint ist wahrscheinlich Viktor Frankl (1905–1997), der österreichische Neurologe und Psychiater, den Hartmann später häufiger zitiert, u. a. mit dessen Werk „Der leidende Mensch".

6 Im Typoskript „(Plenner)".

kommt es, dass die Normen, denen sich Menschen unterwerfen und an denen wir sie messen, nach denen wir sie bewerten können, so vielfältig sind. Deswegen fehlt eine allgemein verbindliche Definition von Gesundheit, damit auch von Krankheit und kann auch nicht gefunden werden.

Aus dieser Sicht heraus wird der Vorgang einer ärztlichen Diagnose ein höchst verwickelter. Er ist einer vollständigen Analyse nicht zugänglich. In dieser Einsicht wird auch der Gegensatz einer naturwissenschaftlichen und philosophischen Betrachtungsweise menschlichen Krankseins aufgehoben. Diese Scheidung, von *Dilthey* und *Ricker[t]*[7] am Ende des 19. Jahrhunderts als Kunstgriff eingeführt, um die zerbrechende Einheit der Wissenschaft wenigstens in eine Zweiheit zu retten, bevor sie in eine Vielfalt zerfiel, hat viel Unheil gestiftet, auch wenn sie noch von Philosophen unserer Tage, wie *Theodor Litt*, verteidigt wird. Der Ansatz zu ihrer Überwindung scheint vielmehr in der Phänomenologie *Edmund Husserls* zu liegen, die ihrer Auswertung in der Medizin noch harrt. Die Phänomenologie nimmt sich Ganzheiten zum Gegenstand, die in der Wirklichkeit vorkommen, nicht Teile von Ganzheiten, die dann zusammengeführt werden; denn ein Ganzes ist mehr als die Summe seiner Teile; das Gefüge, die Struktur, das Zusammengesetzt-Sein aus Teilen, das Aufeinanderbezogen-Sein der Elemente, ist sein Wesentliches. Auf den Menschen übertragen heisst das in der Terminologie der Schichtenlehre von *Nicolai Hartmann*: Der Mensch reicht von der Schicht des Anorganischen durch die Schicht des Organischen und Psychischen bis in die Schicht des Geistigen und nimmt noch am überindividuellen, objektiven Geist teil.

All diese Schichten sind untrennbar und nach besonderen Strukturgesetzen ineinandergefügt.

Den Menschen als solchen trifft in Gesundheit und Krankheit nur eine Methode, die ihn als Ganzes nimmt und im Akt der Erkenntnis als Ganzes bestehen lässt. Die heillassende, ganzlassende, bewahrende Methode ist die phänomenologische. Dass sie die Methode bei der ärztlichen Diagnostik ist, ergibt sich aus der einfachen Gegenüberstellung einer klinischen und einer pathologisch-anatomischen Diagnose. Die klinische Diagnose muss den Menschen leben lassen, heil lassen, um zu erkennen. Darin liegt die Aufgabe und Grenze der Erkenntnis. Die pathologische Anatomie erfährt nichts vom lebenden Menschen, aber in der Analyse des krankhaften Anorganischen und Organischen am Menschen dringt sie tiefer vor. Die Ergänzung klinischer und pathologisch-anatomischer Diagnostik ist also nicht zufällig, sondern entspringt einer genuinen Komplementarität der wissenschaftlichen Aspekte vom Menschen.

Die Notwendigkeit, in der ärztlichen Diagnostik nach der phänomenologischen Methode zu verfahren, ergibt sich daraus, dass ärztliche Erfahrung immer

---

7 Gemeint ist hier wahrscheinlich nicht der Pathologe Gustav Ricker (1870–1948), sondern der Philosoph Heinrich Rickert (1863–1936).

durch Menschen an Menschen gewonnen wird. Ärztliche Erkenntnis entspringt im Spannungsfeld zwischenmenschlicher Begegnung, wird aber erst zur Diagnose und Erfahrung im distanzierenden, auswertenden, abstrahierenden Sichten des Ergebnisses. Die Objektivität, die der Arzt in die erste Begegnung mit einem Kranken hineinbringt, beruht auf seiner Kenntnis früherer ähnlicher Fälle, auf seinem Wissen um das Typische, um grobe Regelmässigkeiten einer Beziehung zwischen Körper und Seele in der Konstitution, um die Beziehung von Krankheiten zu Lebensalter, Berufen, Lebenskrisen, Geschlechtern, also um Dispositionen. Er weiss um den Aussagewert körperlicher und seelischer Symptome und stuft danach den Kranken ein. In weiten Gebieten der Medizin lässt sich von diesem Standpunkt aus eine fast lückenlose Diagnostik betreiben. Sie schliesst eine innere Beteiligung des Arztes am Schicksal des Kranken aus. Die Frage ist, ob er das wirklich kann, selbst wenn er will. Ist er lediglich ein Registrator oder steht in der ärztlichen Diagnose nicht das Erkennen und Anerkennen, das Wiegen und Wägen, das Messen und Werten, der Tatbestand und der Sinn nebeneinander? Bemüht sich nicht jeder Arzt im Verstehen und Miterleben über das Erkennen hinauszustossen, d. h. die phänomenale Wirklichkeit von Eindrücken in seine Erwägungen einzubeziehen, die sich nicht auf bekannte kausalanalytisch zurückreichende Gründe zurückführen lassen? Indem er das tut, setzt er seine Objektivität aufs Spiel, bringt aber sich selbst als Person ins Spiel. Kein Arzt entgeht diesem Entgleiten. Es erschliesst ihm eine neue Dimension seines Kranken, aber es trübt den Blick für andere. Ärztliche Diagnose ist mithin kein statischer Erkenntnisvorgang, wie das Wiegen eines Dings auf einer Waage. Sondern es geschieht in einer abtastenden, vorfühlenden, pendelnden Bewegung zwischen Identifizierung und Distanzierung, zwischen verstehender Teilnahme und prüfender Erkenntnis, zwischen Erlebnis und Auswertung. Das Vertrauen der Kranken aber zum Arzt beruht auf dem Anspruch an ihn, dass er beides, sein Können und Wissen und seine Person in die Begegnung mit dem Kranken einbringt. So wird jede Diagnose zu einem Wagnis. In allgemeiner Form hat *Martin Buber* zur Situation von Erkenntnissen über den Menschen Folgendes formuliert:

[…][8]

Ebenso entscheidend für die Diagnose ist dabei, dass der Arzt nach dem Sichloslassen wieder Land gewinnt, dass er nach der Identifikation mit dem Kranken wieder Distanz gewinnt oder, um mit *Plessner* zu reden, eine exzentrische Position einnimmt, hinter sich und die Situation zurücktritt etwa nach folgendem Schema:

---

8 Hier fehlt der Text Bubers. Vermutlich handelte es sich um eine von Hartmann mehrfach zitierte Passage aus Bubers „Das Problem des Menschen": „Der philosophische Anthropolog aber muss nicht weniger als seine leibhafte Ganzheit, sein konkretes Selbst einsetzen." Buber, Martin: Das Problem des Menschen, Heidelberg 1948, hier S. 20–21.

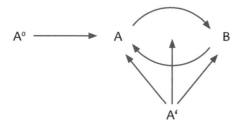

Der Arzt A tritt in wechselseitige, mitmenschliche Beziehung zum Kranken B. Er verlässt dazu seinen teilnahmslosen, objektiven Standpunkt A°. Als Mensch hat er jedoch die Fähigkeit – ein einzigartiges anthropologisches Faktum – und als wissenschaftlich ausgebildeter Arzt die Pflicht, sich aus der Situation in eine exzentrische Position[9] zurückzuziehen, von der aus er sich, den Patienten und die Situation betrachten kann. Erst der letzte Akt macht ihn zur Diagnose fähig. Was man in der Psychoanalyse die Übertragung und Lösung nennt, steckt in jeder ärztlichen Diagnose und Gespräch.

Es gibt jedoch Situationen, in denen die Identifikation so intensiv ist, dass der Arzt sich aus ihnen[10] nicht in die Distanzierung, den exzentrischen Standpunkt begeben kann. Charakteristischerweise ist dann auch eine Diagnose nicht möglich. Diese Situation ist gegeben, wenn der Arzt sich selbst oder an nahen Angehörigen eine Diagnose stellen will.

Aus dem Gesagten ergibt sich, dass den Arzt vor dem Laien nicht eine vermehrte Fähigkeit zum Mitleiden oder Mitfühlen, sondern eine erlernte Kunst, aus dem natürlichen mitmenschlichen Bezug in Distanz zu treten, auszeichnet. Die bekannte Einführung des Subjektes in die Medizin *V. v. Weizsäckers* ist also nur ein Teil des diagnostischen Erkenntnisprozesses, dessen Bedeutung von Fall zu Fall, von Krankheit zu Krankheit schwankt. Einführung des Subjekts heisst, dass der Arzt sein Menschsein mit in die Waagschale von Erkennen, Helfen und Heilen wirft und das Subjekt des Kranken als ein humanes Ganzes in den Griff zu bekommen sucht, ja dass er beiden Ansprüchen sich fügt, auch wenn er nicht darum weiss.

Wenn wir uns soweit im Gehege einer anthropologischen Betrachtungsweise des diagnostischen Prozesses verloren haben, müssen wir auch zu der Frage Stellung nehmen, ob es typische menschliche Verhaltensweisen im Zustand des Krankseins gibt und wie wir sie erkennen. Denn auch hier kann das ärztliche nur ein zu Fertigkeit und Kunst entwickeltes allgemein menschliches Vermögen sein.

---

9   Gemeint ist offensichtlich „A‘".
10 Im Original schwer verständlich „aus ihm".

In der Sprache der Tierpsychologie müsste die Frage lauten: Gibt es beim Menschen arttypische, d. h. der species homo sapiens eingeborene eigentümliche Verhaltensweisen Kranker, deren Symptome auf Gesunde als Signale wirken, durch die mit der Monotonie eines Instinkts ein Hilfeverhalten ausgelöst wird. In dieser Form muss die Frage verneint werden. Aber in der Attitüde des Kranken und des Helfens stecken Reste, Rudimente solcher Instinkte, die nur soweit reduziert sind, dass sie nicht notwendig produziert und beantwortet werden. Wie das Beispiel des barmherzigen Samariters zeigt, ist nicht das sich zum Helfen Entschliessen des Samariters, sondern das sich mit vernünftigem Kalkül davor Drücken-Können des Pharisäers und des Leviten das typisch menschliche Sich-Verhalten-Können. Auf der anderen Seite zeigt das Beispiel des Simulanten wie das des dissimulierenden Kranken, dass der Mensch in weiten Grenzen das Vermögen hat, sich zu verbergen und zu offenbaren. Ärztliche Erfahrung erst vermag aus Bruchstücken das Ganze der Ausdrucksgestalt des Leidens zu erschließen und aus Lücken den Täuschungsversuch eines Gesunden zu entlarven.

Das anthropologisch interessante Stadium der Diagnose ist jenes der ersten Eindrücke, die sich dem Arzt beim Hereintreten des Kranken in die Tür oder beim Herantreten des Arztes an das Krankenbett bieten.

Es ist jener Akt der Begegnung, in dem der Arzt nur mit seinen fünf Sinnen ausgestattet ist. Wir vergessen heute oft, dass wir mit unserer Erkenntnis an unserer Sinne gebunden sind, und dass alle komplizierten Methoden, die uns die Technik zur Verfügung stellt, nur Verfeinerungen unserer sinnlichen Wahrnehmungen darstellen, die uns quantitativ, nicht aber qualitativ neue Dimensionen erschliessen. Der ökonomische Einsatz solcher Methoden, dessen moralische Notwendigkeit sich daraus ergibt, dass sie alle für den Kranken eine wenn auch noch so kleine Schädigung bedeuten, wird gesteuert durch die Erkenntnisse und Vermutungen, die wir aus den Eindrücken der unbewaffneten Sinnesorgane empfangen.

Der Arzt wünscht zunächst Antwort auf 3 allgemeine Fragen: Ist der Mensch krank? Trägt er charakteristische Zeichen einer besonderen Krankheit? Welcher Mensch, welche Persönlichkeit ist von der Krankheit betroffen, wie setzt sich dieser Mensch mit seinem Leiden auseinander?

So vieldeutig und individuell variiert menschliche Haltungen, Bewegungen und Handlungen sind, so sehr Charakter, Temperament, Stil, Sitte den Ausdruck prägen, so stecken in den Ausdrucksbewegungen doch deutlich erkennbare Reste von Instinkthandlungen.

Am deutlichsten ist das bei den Ausdrucksbewegungen, die das körperliche Äquivalent von Emotionen und Affekten sind, wie Scham, Ärger, Freude, Hunger, Durst. Sie sind am wenigsten vom Bewusstsein des Kranken kontrolliert, weil ihre körperliche Symptomatik vorwiegend vegetativ bestimmt ist: Muskeltonus, Speichelsekretion, Schweissbildung, Hautdurchblutung. Symptomäusserungen sind schon die Ausdrucksbewegungen mehr geistig gefüllter menschlicher Zustände wie

Sorge, Demut, während geistige Haltungen durch Selbstdisziplinierung des Geistes ohne körperliche Symptomatik bleiben können und sich nur im veröffentlichten geistigen Gehalt, also im Gespräch, kundtun: Stolz, Arroganz, Hochmut, Liebe, Ehrfurcht, aber auch für sie kennen wir typische körperliche Korrelate, Haltungen und Bewegungen. Je weniger das autonome Nervensystem und je mehr das durch Bewußtsein kontrollierbare motorische System am Zustandekommen einer Ausdrucksbewegung beteiligt ist, umso besser kann der Mensch sich beherrschen, die Symptomatik unterdrücken oder verfälschen, sich verstellen, indem er z. B. den Ausdruck seines Gesichts unter Puder und Schminke begräbt. Zum Kranksein aber gehört häufig, dass gerade diese Kontrolle abgebaut wird und sich der Mensch als Leidender vielfältiger in seinem persönlichen Menschsein kundtut als in der Gesundheit. Andererseits erscheinen die Ausdrucksbewegungen enthemmt, nicht so bruchstückhaft, leichter erkennbar und kennzeichnen den inneren Zustand des Kranken eindeutiger. *F. J. J. Buytendijk* sagt mit Recht: „Man kann auf mannigfache Weise etwas tun, auf nur eine einzige etwas ausdrücken." Diese strenge Zuordnung der Ausdrucksbewegungen zu einem inneren Sinn macht sie auch dann zu einem wichtigen diagnostischen Symptom, wenn sie nur Teil einer Haltung, einer Handlung oder eines Verhaltens sind.

In der Krankheit zieht sich der Mensch vom Dadraussen auf sich selbst zurück. Die Ausdrucksbewegungen dieses Rückzugs sind bekannt aus den Verhaltensweisen in der Sorge, im Kummer, in der Resignation, der Angst. Sie sind gekennzeichnet durch Erschlaffung der Muskulatur, Bewegungsarmut, Hängenlassen des Kopfes, Vorüberbeugen im Stehen oder sich Krümmen im Liegen. Man duckt sich, der Kopf wird zwischen die Schultern genommen, der Mensch schrumpft zusammen, er verkleinert seine Berührungsfläche mit der Umwelt. Eine andere Ausdrucksform ist die motorische Desorganisation, wie sie im Zittern und in unkoordinierten Bewegungen hervortritt. Der Mensch „weiss vor Angst nicht mehr wohin", „verliert den Kopf", das Zusammenspiel von Spannung und Erschlaffung der Muskulatur ist gestört. Und schliesslich beobachten wir die Ausdruckssymptome der Kapitulation, jene Situation, in der der Mensch nicht mehr in der Lage ist, eine wesentlich menschliche Leistung zu vollbringen, Distanz von der Situation zu gewinnen, eine exzentrische Position einzunehmen. Er kann auf die Grenzsituation des Krankseins, der Bedrohung des Lebens durch den Tod nicht mehr sinnvoll mit einer seiner inneren Lage zugeordneten Ausdrucksbewegung, sondern mit Weinen oder Lachen, nach *H. Plessner* allgemeinen Symptomen der Selbstpreisgabe oder Selbstaufgabe reagieren. In der Situation des Lachens oder Weinens hat der Mensch sein Verhältnis zum Körper verloren. Er befindet sich im Zustand körperlich–seelisch–geistiger Desintegration. Diesen Ausdrucksformen fehlt das scharf umschriebene Motiv.

Es ist schwer zu sagen, ob der beobachtende, zuschauende Mensch den Sinn dieser Ausdrucksbewegungen in Form eines instinktiven Hilfeverhaltens beantwortet oder ob dieses erlernt ist. Einiges spricht für Reste von Instinktverhalten, so das Hereinfallen auf den Anfall des Hysterikers, der mit seinem Hinfallen die Situation des Nichtmehrkönnens, Nichtmehrwollens, des Aus der Selbstverantwortung des Daseins herausgenommen sein Wollen, des Behütet und Gepflegt, Beachtet und Bewacht sein Wollens demonstriert. Auf dieses regressive Verhalten des Hysterikers reagiert der Mensch ähnlich spontan wie auf die Hilflosigkeit des Kindes, das durch bestimmte Symbole (Kindchenschema von *Lorenz*) den mütterlichen Pflege- und Brutinstinkt (Abb. 1) mit auch beim Menschen typischen Verhaltensweisen auslöst. Jedenfalls muss jeder Mensch beim hysterischen Verhalten lernen, sich zu distanzieren, das heisst vom Zwang des Zupacken- und Helfenwollens sich zu befreien.

Am deutlichsten spiegelt sich das emotionelle und affektive Verhalten in Gesicht und Stimme der Kranken. Trotz aller physiognomischen Studien seit *Lavater* und *Carus* bis *L. Klages* und *Dersch* fehlt bis heute eine Symptomatik des Gesichtsausdruckes. Trotzdem und obwohl eine Lehre vom menschlichen Gesicht noch nicht oder vielleicht gar nicht möglich ist, vermögen wir im Antlitz des Mitmenschen so unendlich viel zu lesen. Hier wird deutlich, was phänomenologische Erkenntnis meint, Erfassen eines Ganzen als Ganzem, nicht als Summe von unendlich viel Teilen. Allerdings ist die Fähigkeit des Beobachtens, die Struktur eines Gesichtes und seine Mimik als Einheit zu erfassen, d. h. die Einzelheiten zu integrieren, an einen bestimmten Grundplan gebunden. Ein über diesen Plan hinaus deformiertes Gesicht entzieht sich der Deutung, unser Vermögen der Reintegration versagt. Für diese dem modernen Menschen, der in den Anfängen der Analyse menschlicher Zustände steckt, eigentümliche Situation hat *Pablo Picasso* (Abb. 2 + 3) in einer berühmten Porträtruhe[11] einen symbolischen Ausdruck gefunden. Er trifft damit einen erkenntnistheoretischen wunden Punkt. Das gleiche haben andere Maler wie *Braque* gesehen, wenn sie versuchen, die Fülle eines menschlichen Gesichtsausdrucks dadurch auf die Leinwand zu bannen (Abb. 4), dass sie das gleiche Gesicht en face und en profil ins gleiche Bild bringen.

Dem Betrachten eines Gesichts bietet sich die Chance, durch langes Beobachten aller Aspekte ansichtig zu werden, die Mimik zu beobachten und das Wahrgenommene räumlich und zeitlich integrierend zu einem Ganzen zu komponieren. Wegen der Armut an Ansatzpunkten ist es schwer, in Gesichtern von Kindern zu lesen. Ihre Mimik ist noch nicht so ausgeprägt, dafür ist das Mienenspiel nicht so diszipliniert, sondern offener zugänglich. So ist es nicht schwer, Scheu und Scham im Gesicht eines Jungen (Abb. 5) zu erkennen, der wegen einer Harnröhrenanomalie immer nass ist, unangenehm riecht, gescholten und gehänselt wird. Viele Kindergesichter täuschen über die Schwere des Leidens hinweg, weil das Gesicht noch nicht so differenziert ist, dass es der inneren Situation reifen Ausdruck verleihen kann. Andererseits beobachtet man an schwerkranken Kindern häufig ein

---

11 So im Original. Porträtstudie?

Erwachsenwerden (Abb. 6–8), ein Reifwerden in wenigen Wochen vor dem Tod, als wollten sie in die kurze Spanne Zeit die Entwicklung eines Lebens zusammenraffen. Von Laien wird immer wieder die Meinung ausgesprochen, dass die Augen der eigentlich sprechende Teil des Gesichts seien. Das stimmt nicht. Vielmehr ist die Vielfalt des Gesichtsausdruckes vornehmlich durch das Spiel der Muskeln um die Augenhöhlen bestimmt. Sie erinnern sich sicher an die Bilder aus Lehrbüchern und Zeitschriften, in denen die abgebildeten Patienten (Abb. 9) durch Überkleben der Augenpartie unkenntlich gemacht wurden. Verdeckt man nur die Augäpfel, so gelingt das nicht. Andererseits können anatomische Veränderungen einen Affekt vortäuschen, z. B. das Sichtbarwerden des oberen Sklerenrandes beim Exophthalmus des Basedow den Schrecken. Deswegen sind Masken mit Basedowaugen in Sonnenwends- und Neujahrsbräuchen als Symbol des Schreckens beliebte Ingredienzien aller Riten von Spuk- und Geisterbann.

Die von Krankheiten bei den Kranken ausgelösten Affekte zeigen sich meist drastisch in ihrem Gesicht aus. So der Ekel bei Lungenabszessen mit stinkendem Auswurf (Abb. 11)[12]. Auf anderen Gesichtern (Abb. 12) malen sich Protest, Wut, Hass, Sich-Aufbäumen, Härte, Verbitterung. Charakteristische Züge der Persönlichkeit treten unverhüllt hervor. Es können auch Ergebenheit, Dankbarkeit, Demut, Anspruchslosigkeit, Duldsamkeit sein, wie *Plügge* es vor allem bei chronischen Rheumatikern gesehen hat.

Vieles wäre in diesem Zusammenhang zu sagen über das Gespräch des Arztes mit seinem Kranken. Ich werde darüber später berichten. Ich meine hier nicht den sachlichen oder geistigen Inhalt des Gesprächs, sondern das Wie des Sprechens. Denn Sprechen ist Ausdrucksbewegung und als solche sehr aufschlussreich. Die Atemtypen, Sprechrhythmen, Pausierungen und Betonungen offenbaren eine Fülle innerer Vorgänge. Denn auch die Atem- und Sprechmuskulatur unterliegt vegetativen Tonusregulierungen. Deswegen schreibt *Ulrich Ebbecke*:

[…][13]

Bei keinem Tier kennen wir den Nuancenreichtum der stummen Sprache, die als Weinen, Wimmern, Seufzen, Schluchzen, Stöhnen uns vorklagt.

Aber das situationsspezifische Ausdrucksverhalten in der Krankheit ist oft kein Dauerzustand. Es gilt für den Arzt, in flüchtigen Augenblicken das Einmalige und Wesentliche zu erfassen, bevor es hinter einer Maske wieder versinkt. Meist ist es der Augenblick der ersten Begegnung von Arzt und Krankem. Ihm muss deswegen höchste Aufmerksamkeit gewidmet werden. Er kann unwiederholbar sein. Der Arzt, der am Schreibtisch auf seine Papiere blickt, wenn der Kranke eintritt, oder der mit Schwestern und Assistenten Schwatzende verpasst diesen

---

12 Eine Abb. 10 wird nicht erwähnt.
13 Hier fehlt zum zweiten Mal ein Zitat, das zwei Drittel einer Seite des Typoskripts ausgefüllt hat. Hierzu habe ich keine bestimmte Vermutung.

Augenblick. Er ist unter anderem der, der in dem ersten Aphorismus der hippokratischen Schriften der günstige scharf umschriebene Augenblick genannt wird,
der entscheidend ist.

Die eigentliche Psychosomatik nimmt es mit körperlichen Krankheiten auf,
deren Symptome erstarrte Symptome eines nicht abreagierten Daueraffekts sind.
Nicht dass jemand im Affekt vor Scham, Freude oder Zorn rot wird, dass er vor
Neid oder Wut blass, vor Ehrgeiz oder Erwartung gespannt, vor Liebesbedürfnis
oder Kummer hungrig ist, ist krankhaft, sondern dass der Zustand ohne Auflösung permanent wird, versteinert und das körperliche Symptom fortbesteht,
auch wenn der Anlass, der ihm Sinn gab, fortfällt, das ist krankhaft, das nennen
wir eine Neurose. Sie ist ein höchst bedeutsames Anthropologium und so typisch
für den Menschen, dass sie ohne die humanen Strukturgesetze nicht erklärbar ist.
Die Fehlhaltung zu sich selbst, zur Umwelt und Mitwelt, die Selbstbeschränkung
und Einengung, der Verzicht auf Freiheit und Nutzung aller Möglichkeiten wird
nur verständlich als Versagenssituation eines auf Weltoffenheit, Selbstbestimmung,
Freiheit und Entscheidung angelegten, also menschlichen Wesens. Bei der innigen
Verflochtenheit der körperlichen und geistigen Sphären im Menschen als Person,
nicht nur in der Verarmung an geistigen Möglichkeiten, sondern auch in psychischer Antriebslosigkeit und körperlichem Verfall, Desintegration, Liegenbleiben
von Möglichkeiten und schliesslich körperlicher Krankheit.

Wir haben uns nun mit einigem Fleiss um Dinge bemüht, die vielen selbstverständlich erscheinen, weil es dafür ein passendes Wort gibt, Intuition. Die
meisten Menschen sind der Ansicht, dass den guten Arzt ein intuitives Erfassen,
ein klinischer Blick, ein sechster Sinn auszeichnet. Ich bezweifele, dass es so eine
Sondereigenschaft gibt. Vielmehr scheinen mir die Grundzüge der Diagnostik
zum Teil auf Resten instinktiven Erfassens gegründet, die der Arzt kultivieren
und üben kann, zum anderen Teil auf unablässig gesammelter Erfahrung, durch
immer wieder Hinsehen, Horchen, Fühlen und Fragen. *Rodin* hat ebenso recht,
wenn er sagt: „l'inspiration c'est travailler tous les jours", wie *Edinson*, wenn er
schreibt: Inspiration, das ist zu 90 % Transspiration.

Das Thema dieser Vorlesung zeigt, dass jede Generation mit neuen Fragen
und Sichtweisen an die Grundprobleme herantritt und sie auf ihre Weise erobert.
Es erweist sich als Gegenstand einer systematischen Lehre als ungeeignet. Das
Arztsein lässt sich nicht aus Büchern lernen, sondern nur im Umgang mit dem
Erfahrenen, im Aufwachen innerhalb der civitas hippocratica, indem man es in
Vorlesungen und Visiten, als Famulus oder Assistent dem Lehrer immer wieder
absieht und abhorcht. Wesentliches Element dieses Weitereichens ärztlichen Wis-
sens und ärztlicher Haltung ist nicht das geschriebene, sondern das gesprochene
Wort, das Spiel von Frage und Antwort. Wo keine Fragen sind, da gibt es auch
keine Antworten, und wo keine Antworten, da auch keine Erweiterung unserer
Erkenntnis. Die unbedeutend, nebensächlich erscheinende Frage kann Probleme

in Bewegung bringen. Dazu gehören nicht nur Fragen der Ärzte untereinander, dazu gehört das eifernde Fragen oder der fragende Eifer der Studenten, wie die zaghaften oder herausfordernden, oft auch stummen Fragen unserer Kranken. Dieses Problem spiegelt sich in der von *Bert Brecht* erzählten Legende:

[...]¹⁴

4.5   Buchbesprechung zu A. Jores: „Der Mensch und seine Krankheit."

173 Seiten. Ernst Klett Verlag, Stuttgart 1956. Preis: Ln. DM 12,80 (1959)

Diese Buchbesprechung fand sich im Nachlass Hartmanns im Archiv der Medizinischen Hochschule Hannover unter ArchMHH Dep. 3 Nr. 116. Der Text lag als Kopie einer einzelnen Druckseite mit der Überschrift „Zur Buchausstellung" vor. Es gab keinen Hinweis auf das Publikationsorgan. Eine Nachfrage im Archiv des Klett-Verlags führte zu dem ausgeschnittenen und auf ein Extrablatt geklebten Original des Textes mit dem handschriftlichen Zusatz des damaligen Archivars „Monatskurse für ärztliche Fortbildung 1959; 8. Lehmanns Verlag München". Der Verlag existiert nicht mehr; Rechtsnachfolgerin ist der Deutsche Ärzteverlag. Dessen Nachdruckgenehmigung liegt vor.

Die Rezension wird hier erneut veröffentlicht, um ein Schlaglicht auf die Beziehungen zwischen Personen zu werfen, die als Internisten aus ähnlichen Positionen an ähnlichen Problemen arbeiteten und sich dennoch deutlich voneinander abgrenzten. Die Anthropologie fand in der Medizin nicht zu einer Gemeinschaft wissenschaftlich Arbeitender.

*

Die von Studenten und Ärzten, oft auch von Laien gestellte Bitte, ihnen ein gutes Buch zu empfehlen, das einen Zugang zum anthropologischen Denken in der gegenwärtigen Medizin gibt, brachte einen, wenigstens angesichts der deutschen Literatur, in Verlegenheit. Das ist um so erstaunlicher, als die Grundlagen zu diesem Denken vorwiegend dem deutschen Sprachraum entstammen: von philosophischer Seite *Martin Buber, Max Scheler, Nicolai Hartmann, Helmut Plessner* und *Arnold Gehlen*, von biologischer Seite *v. Uexküll* und *Adolf Portmann*, von

---

14   Auch diese fehlt im Typoskript. Vermutlich handelt es sich um die „Legende von der Entstehung des Buches Taoteking auf dem Weg des Laotse in die Emigration" aus dem Jahr 1938. „Als er Siebzig war und war gebrechlich [...]". Brecht, Bertolt: Legende von der Entstehung des Buches Taoteking auf dem Weg des Laotse in die Emigration, in: Brecht, Bertolt: Gesammelte Werke, Bd. 9, Frankfurt 1967, S. 660–663.

medizinischer Sicht *Freud* und *v. Weizsäcker.* Aber die anthropologisch deutende Medizin, in ihrem Kernstück als Psychosomatik bekannt, hat in Deutschland eine weniger pragmatische Entwicklung genommen als in Amerika z. B. Sie hat vieles nachzuholen und ist auf dem Wege dazu. Da ihre Gegner aber vorwiegend mit erkenntnistheoretischen Argumenten vorgingen, war sie auf einen stark deduktiven spekulativen Weg des Denkens und Forschens gedrängt, einen Weg, der ihr durch *Freud* schon in die Wiege gelegt scheint. Zweifel, daß in bestimmten Bereichen das kausalanalytische Denken im naturwissenschaftlichen Sinne nicht ausreichte, um die volle Wirklichkeit des Menschen und seiner Krankheit – zum Beispiel der Beziehungen von Körper und Seele – zu erfassen, oder an der durchgehend logischen Struktur des Menschseins und seiner Erkenntnis (im Unterbewußtsein gibt es keine Logik) gelten häufig als wissenschaftlich indiskutabel. Es hat sich deshalb eine Literatur ausgebildet, die durch ihre fast kultische Verfeinerung der Begriffe und rituelle Handhabung bestimmter Formeln [und[15]] einen esoterischen, von Schule zu Schule wechselnden Charakter den Zugang eher versperrt als eröffnet. Es ist deswegen wohl verständlich, aber nicht verzeihlich, wenn ein Psychiater wie *Weitbrecht* unter dem Thema „Kritik der Psychosomatik" nur noch Polemik zustande bringt, obwohl er sicher Kritik im Sinne *Kants* im Auge hatte.

A. Jores hat in dieser Auseinandersetzung von der Sicht am Krankenbett her und aus dem Ungenügen unseres ärztlichen Vermögens heraus immer wieder die Grundgedanken der Psychosomatik aufgenommen, geprüft und verkündet. Er hat, von Seiten der inneren Medizin ziemlich kritisch betrachtet, den Versuch nicht aufgegeben, das psychologische Denken in der Medizin zu fördern. Das vorliegende Büchlein ist der Erfolg dieses Denkens und empfiehlt sich als Einführung in das anthropologische Denken am Krankenbett in würdigster Weise. Die Enttäuschung über die rein naturwissenschaftlich-biologistische Denkweise schwingt nur noch im Unterton mit, selten polemisch. Im Vordergrund stehen viele sachliche Argumente. Sie geben den Aussagen neben dem durch einen unverkennbaren Bekenntnischarakter der Thesen beflügelten stilistischen Schwung ihre Überzeugungskraft.

Was anthropologisches Denken meint, wird dem nicht vorgebildeten Leser sehr deutlich. Es ist nur schade, daß es stellenweise mit dem psychologischen Denken synonym gebraucht wird. Der Psychologismus muss aber in der Medizin ebenso aufgehoben werden wie der Biologismus, wenn die Ebene des Anthropologischen erreicht werden soll. *Jores* ist fest im Gedankengut der philosophischen und biologischen Anthropologie der oben genannten Autoren verwurzelt. Gerade deswegen hätten *Scheler, Plessner, Hartmann* und auch *Frankl* und *Binswanger* ein Originalzitat im Literaturverzeichnis verdient.

---

15 Ohne diesen Einschub wäre der Satz unverständlich.

Der Hauptteil des Büchleins nimmt von den Lücken unseres durch die sogenannte naturwissenschaftliche Medizin vermittelten Wissens seinen Ausgang. Sehr notwendig der Hinweis auf die Trennung von Ätiologie und Pathogenese. Der Mensch hat gegenüber dem Tier eine Fülle von Krankheitsmöglichkeiten. Für wenige sind die Ursachen bekannt. Gerade bei denen, die wie der labile Hochdruck, das Ulcus, die Allergien für ihn charakteristisch sind, kennen wir die Ursachen nicht. Hängt die Fülle menschlicher Krankheiten mit seiner Struktur, seiner Umweltoffenheit, seiner Entscheidungsfreiheit und seiner vielfältigen Entfaltungsmöglichkeit zusammen? Wenn die Medizin es mit diesen Ursachen aufnimmt – und sie hat es längst getan, wenn sie von Anlagen, Konstitution usw. spricht und damit das Schicksal hineinnimmt –, kommt sie um den Gebrauch von Kategorien wie Sinn, Wert oder Freiheit nicht herum. Dann eröffnet sich auch für den Arzt ein wesentlicher Zugang zum Leben, zur Gesundheit und Krankheit vom Tode und vom Altern her. *Jores* fordert eine Lehre vom Tode, eine Thanatologie (nicht wie der Druckfehlerteufel boshaft behauptet eine Tautologie).

Die Grundgedanken der psychosomatischen Medizin und ihre Fundamentalerkenntnisse haben eine große Dynamik. Kaum einer, der in ihren Bannkreis geriet, wurde nicht in den luftleeren Raum bloßer Wünsche katapultiert. So enden auch die Gedanken *Jores* in zarathustrischen Visionen: von einer neuen Medizin und von einem neuen Menschen. Psychosomatik und anthropologische Medizin sind nicht notwendig Heilslehren, aber sie liefern offenbar ein vorzügliches Material zu Erlösungslehren. Niemand hat das früher und deutlicher angemerkt als *Jaspers*, der so einfach auf Grund der Tatsachen der Psychosomatik zu widerlegen wäre, dem aber auch *Jores* wieder recht gibt, wenn er von dem Menschen, der seinem Denken vorschwebt, sagen kann „Er braucht nur sein Wertsystem umzustellen". Damit werden die anthropologischen Voraussetzungen des gesamten Buches aufgehoben und wissenschaftlich wertlos. Das ist bedauerlich und lehrreich zugleich. Es zeigt, wie dringend notwendig es ist, das Problem der Grenze im Hinblick auf das vom Arzt über Menschen Aussagbare zu bedenken und zu bearbeiten, damit die Medizin eine Heilkunde bleibt und nicht eine Heilslehre wird. Auch Psychosomatik ist Heilkunde. Vielleicht bedeutet die innere Zwiespältigkeit des *Joresschen* Buches eine Wende in der Diskussion, daß der Eifer in der Sache zunimmt und die Eiferer um die Sache weniger werden. Es ist für den Verfasser ein Unternehmen, das ihm Undank eintragen wird, sehr zu unrecht. Denn Dank und breiteste Diskussion gebührt seiner Arbeit wegen ihrer Ehrlichkeit, Grundlagen und Argumente klar darzulegen und am eigenen Beispiel die große Gefahr unbewußt offenzulegen.

F. Hartmann, Marburg

4.6   Der anthropologische Gedanke in der gegenwärtigen Medizin (1968; Teil 1)

Im Dezember 1966 veranstaltete die Kassenärztliche Bundesvereinigung in Berlin ein erstes sozialmedizinisches Seminar. Referenten waren u. a. *Ph. Herder-Dorneich, H. Schaefer* und *Fritz Hartmann*. Sein Vortragstext wurde in zwei Teilen im „Deutschen Ärzteblatt" (65 (1968), S. 146–149, 211–214) abgedruckt. Hier folgt allein der erste Teil. Der Deutsche Ärzteverlag gestattete den Nachdruck.

Im zweiten Teil geht es anfangs um einen Durchgang durch die aktuelle anthropologische Literatur zur „empirische[n] Begründung der Sonderstellung des Menschen" in der Natur. Es folgen Bemerkungen zur Differenz von Krankheit und Kranksein. „Kranksein, das ist ein umfassenderes Phänomen der Auseinandersetzung des Menschen mit einer Krankheit." Die anthropologische Medizin möchte auch wissen, „welcher Mensch ist [von Krankheit, H. R.] befallen, warum an diesem Organ *und* warum zu diesem Zeitpunkt." Am Schluss wird knapp der Gedanke entwickelt, dass „eine medizinische Anthropologie auch eine Anthropologie des Arztes ist."

*

Die Säkularisierung des Christentums hat in der Gegenwart zu drei wissenschaftlichen „Heilslehren" geführt, die den Namen Soziologie, Politologie und Anthropologie tragen. Das bezeichnet zugleich eine Gefahr, die mit den Vorstellungen verbunden ist, die sich um diese drei Begriffe zentrieren; denn es ist kein Zweifel, daß der Ausgangspunkt dieser Konzeptionen Hoffnungen, menschliche Hoffnungen sind, die nunmehr wissenschaftlich nachträglich erfüllt werden sollen.

Sie mögen aus dieser Bemerkung ersehen, daß ich weniger Anthropologe aus Leidenschaft bin; sondern ich bin Internist, und das trägt dazu bei, daß man aus dem täglichen Umgang mit diesem Gedanken und vor allen Dingen mit dem täglichen Versuch, diese Gedanken nun in die Wirklichkeit umzusetzen, an der Wirklichkeit zu orientieren und zu korrigieren, eine kritische und – wie Sie eben auch gemerkt haben – ironische Distanz gewinnt. Denn wenn man Anthropologie als Lehre vom Menschen bezeichnet, so verbirgt sich die Hoffnung, man könne das bisher Unerklärbare am Phänomen Mensch und am Phänomen kranker Mensch durch neues Wissen und durch neue Methoden nunmehr erklären. Das heißt, unser Bemühen um das, was wir heute anthropologische Medizin nennen, hat ein Motiv. Und es ist interessant, die Motivlage mit der anthropologischen Arbeit in den vergangenen Jahrhunderten zu korrelieren.

Es ist wichtig zu bemerken, daß bei der Anthropologie ausnahmsweise einmal nicht auf das Mittelalter und die Antike zurückzugreifen ist; die kannten keine systematische Lehre vom Menschen.

Der Ausdruck Anthropologie ist auch nicht, wie man vermuten könnte, griechischen Ursprungs – er kommt nur einmal bei Aristoteles in der Ethik vor: anthropologos, damit wird dort ein Schwadroneur, ein Vielredner, ein Schönredner bezeichnet. Das hat nichts mit unserem Begriff zu tun. Das erste Werk, das den Namen Anthropologium trägt, ist 1501 von dem Leipziger Anatomen *Magnus Hund*, das zweite etwa 80 Jahre später von *Otto Cassmann*: Anthropologie, in zwei Teilen eine Lehre vom Körper, eine Lehre von der Seele, also dem Zeitgeschmack entsprechend, eine Anthropologie, deren Thema die Doppelnatur des Menschen: Körper und Seele ist.

Wenn Sie dieses Thema verfolgen, sieht man außer den Anfängen im 15./16. Jahrhundert eine Häufung von Anthropologien um das Jahr 1600, eine weitere um das Jahr 1800; das ist die Zeit der romantischen Medizin, in der eine Fülle von Werken mit dem Namen Anthropologie erscheint. Dann beginnt es bezeichnenderweise bei uns 1920 wieder mit einem Kulminationspunkt nach dem 2. Weltkrieg. Es ist nicht schwer, aus dieser Zeitskala zu erkennen, welche die Motive sind, Anthropologien zu schreiben; denn es sind Zeiten, in denen die Fragen nach dem Menschen besonders aktuell sind. Es ist also gar nicht primär die wissenschaftliche Frage nach dem Menschen, sondern es ist der Mensch, der sich die Frage stellt oder sich in Frage gestellt sieht auf Grund besonderer geschichtlicher Ereignisse. Und die geschichtlichen Ereignisse, die zu der gegenwärtigen Anstrengung in der anthropologischen Medizin geführt haben, lassen sich etwa so definieren, daß unsere Generation sagen kann: Wir sind überrascht worden von der Unzuverlässigkeit, der Unzulänglichkeit, der Unvorhersehbarkeit, der Ungesichertheit des Menschen, nicht nur als allgemeiner Typus, sondern noch viel intensiver: von Menschen, die wir gut zu kennen glaubten, insbesondere wir selbst.

Es handelt sich also bei der Ausgangssituation der anthropologischen Medizin nicht um eine Krise der Wissenschaft – das würde die Dinge zu weit von uns als Person abschieben –, sondern es handelt sich durchaus um Krisen unserer eigenen Existenz, unserer eigenen Person, des intimen Familien- und Bekanntenkreises, in dem wir leben. Man kann auch diese Krise des Menschlichen zusammenfassen: Der Mensch, insbesondere in unserem Kulturkreis, mußte entdecken, wieviel Unmenschliches an ihm ist!

Ich betone das deswegen, weil in unserem Zeitalter Wissenschaft benutzt oder vom Publikum dazu aufgefordert wird, noch deutlicher gesagt: immer wieder in Versuchung gebracht wird, nicht nur die Rätsel des Lebens zu lösen, sondern auch die Unzulänglichkeiten dieses Daseins, in welcher Form auch immer sie erscheinen, abzustellen. Das bedeutet auf unseren Fall angewandt: In dem Interesse für Anthropologie als eine Wissenschaft vom Menschen verbirgt sich die Hoffnung, man könne mit einer Lehre vom Menschen, also auf dem Wege wissenschaftlicher Erkenntnisse unter Anwendung wissenschaftlicher Methoden, gewissermaßen mathematisch wieder konstruieren, was verlorengegangen ist, nämlich das, was man Humanität nennt. Hier steckt eine der größten Versuchungen für die moderne Wissenschaft überhaupt, wie hier speziell an der Meinung deutlich zu machen ist, mit einer neuen Anthropologie könnte man wieder Humanität schaffen.

Ich verberge nicht meine Ansicht, daß man zwar aus diesen verständlichen Antrieben Kräfte und Mittel für eine Wissenschaft mobilisieren kann, daß aber der Wissenschaftler sich hüten sollte, ohne exakte Ergebnisse vorweisen zu können, diesen Hoffnungen der Menschen vorzeitig Nahrung zu geben. Ich sagte zu Beginn meiner Ausführungen, daß in dem Begriff Anthropologie so etwas wie ein neuer Wissenschaftsmythos steckt. Das bemerkt man an der verschiedenartigen Anwendung des Begriffes: Wir sprechen von Anthropologie im substantivischen Sinne, also: eine medizinische Anthropologie, eine theologische Anthropologie; gemeint ist damit, daß das Wissen vom Menschen unter bestimmten Primäraspekten gesehen wird. Aber noch häufiger treffen wir auf den adjektivischen Gebrauch des Wortes: eine anthropologische Medizin, eine anthropologische Politologie, eine anthropologische Soziologie, eine anthropologische Theologie. Hier ist mehr gemeint als nur die Betrachtung eines bestimmten Gegenstandes und dessen, was man davon weiß unter bestimmten methodischen Gesichtspunkten. Sondern hier ist die Umbesinnung der ganzen Wissenschaft gemeint; sie soll das Steuer herumwerfen; sie soll sich auf grundsätzlich neue Aspekte einstellen, soll sich neuer Methoden bedienen, sie soll dem Alten abschwören. Und gerade in der Diskussion um die anthropologische Medizin ist immer wieder zu bemerken, daß diese Diskussion ausgeht von dem Gegensatz der naturwissenschaftlichen Medizin, die – wie gesagt wird – das Menschliche am Menschen übersah, zu eben jener neuen Art anthropologischer Medizin, die primär vom Menschen als dem Typus des Homo humanus ausgeht. Ich glaube, daß, wenn man sich das einmal klarmacht, in welcher Weise Anthropologie heute gebraucht wird, auch gleichzeitig die Gefahren deutlich werden, indem nämlich gesagt wird, daß die anthropologische Methode nunmehr „die" Methode, „der" Methodos, der Königsweg zur absoluten Erkenntnis sei und daß verschwiegen wird, daß diese Methode nach wie vor – so wie für die Jahrhunderte vor uns – eine Hoffnung ist, aber noch kein ausgearbeitetes Arbeitsschema, noch kein Instrument wissenschaftlicher Erfahrung.

Im 16. Jahrhundert verstand man unter Anthropologie alles das, was man in der Naturwissenschaft vom Menschen wußte. In der Tat ist das erste Anthropologium von *Magnus Hund* eine deskriptive Anatomie; aber bei *Cassmann* am Ende des 16. Jahrhunderts war es schon eine Lehre von der Doppelnatur des Menschen. Immerhin war der Ansatz zu diesen Anthropologien, von dem Analogiedenken fortzukommen. Es ist ja ein Charakteristikum des neuzeitlichen Denkens im 16. Jahrhundert, daß es versuchte, von *Galen* und seiner Anthropologie loszukommen. Die Anatomie des *Galen* war eine Anatomie der Analogien, daher kamen die vielen Irrtümer, über die viellappige Leber z. B., die es beim Schwein gibt, aber nicht beim Menschen. Galen hatte nie Menschen seziert, sondern hatte nur das, was er an Säugetierorganismen fand, auf den Menschen übertragen. Und zum neuen kritischen Bewußtsein, zum Selbstbewußtsein im 16. Jahrhundert gehört die Lösung von Galen, deutlich am Verdienst *Vesals*, eine Anatomie des Menschen entworfen zu haben. Das erweitert sich dann zu einer allgemein medizinischen Lehre vom Menschen. Das ist ein nicht unwesentlicher Gesichtspunkt, weil sich nämlich in unseren Tagen das gleiche wiederholt hat. Ich werde Ihnen das nachher an der Ablösung der modernen Anthropologie, man könnte sagen, der zoologischen Anthropologie vom Darwinismus ursprünglicher Prägung, noch erläutern. Die Sonderstellung des Menschen, das Sich-Distanzieren von den Analogien zu anderen Säugetieren, ist ein entscheidendes Anliegen der Mediziner des 16. Jahrhunderts.

Das 17. Jahrhundert steht unter dem Programm, nun über dieses Wissen, die Summa des Wissens vom Menschen hinauszustoßen und wieder nach dem Wesen des Menschen zu fragen. Diese Frage nach dem Wesen des Menschen hat zu den verschiedensten Modellvorstellungen geführt, die verschiedenen Modelle kommen dadurch zustande, daß die Frage nach dem Wesen nicht, ich meine überhaupt nicht, zu beantworten ist, weil sie immer voraussetzt, daß man ein bestimmtes Kriterium menschlichen Daseins als Hauptkriterium wählt. *Aristoteles* hatte den Menschen als das Zoon politikon, als das politische Wesen definiert. Im 17. und 18. Jahrhundert wird er zum animal rationale. Vernunft erschien jetzt als das den Menschen Kennzeichnende und vom Tier Abhebende; aber der nächste Schritt war ein Schritt, wenn man so will, rückwärts: der l'homme maschine von *La Mettrie* oder der l'homme plante, eine Theorie, bei der das, was der Mensch auch mit der Maschine und auch mit der Pflanze gemeinsam hat, in den Vordergrund gestellt wurde. Immerhin, Animal rationale, das ist eine Sache, die uns heute auch noch umtreibt. Ist der Mensch ursprünglich ein Tier, auf das nur die Ratio gewissermaßen aufgepfropft ist als eine Art Steuermann, so ist das eine Konzeption, die sich auch im Lichte moderner Zoologie nicht mehr aufrechterhalten läßt.

Die Neuzeit hat andere Kennzeichen des Menschen herausgestellt. Wir hören im 19. Jahrhundert vom Animal sociale: die Tatsache der Mitmenschlichkeit, der Menschen als Gemeinschaftswesen wird in den Vordergrund gerückt. Im Begriff des Homo faber wird besonders herausgearbeitet der Erfindergeist, die Überwindung der eigenen körperlichen Unzulänglichkeit durch die Erfindung von Instrumenten, sicher ein kennzeichnender Unterschied zum Tier. Sie kennen den Begriff des Homo ludens, des Spielenden, nicht deutlich trennbar vom Homo faber, denn der Mensch als Erfinder, als erfindendes Tier, das ist ja eine Kombination von Spiel und handwerklichem Tun. Und schließlich motiviert durch die

Erfahrung der Inhumanität in unseren Tagen, der Appell an den Homo humanus, den menschlichen Menschen, der verzichten und sich beherrschen, sein Leben entwerfen und nach Zielen richten kann. Und schließlich – was uns am allermeisten angeht – der Mensch als ein leidensfähiges Wesen: die Stellung des Menschen zum Schmerz, zum Tod, zum Leiden. Dieses Stellungnehmen-Können und dieses Die-genannten-Phänomene-integrieren-Können in das eigene Dasein, das heißt, sie zum Bestandteil des Daseins machen oder als notwendige Bestandteile des Daseins anerkennen oder hinnehmen, das ist auch ein wichtiges menschliches Kriterium; der Wiener Psychiater *Viktor Frankl* hat deswegen eine Anthropologie entworfen, die ganz unter dem Aspekt des Homo patiens steht.

Wenn man also die Modelle vom Menschen Revue passieren läßt und fragt, welche Modelle für uns heute wichtig sind, so ist erkennbar: sie sind konstruiert; denn sie greifen willkürlich ein besonderes Kriterium des Menschen heraus, um es zur Basis einer Lehre und einer Methode zu machen. Das Ganze des Menschen, das ja in einem Begriff wie dem der Anthropologie intendiert wird, ist damit noch nicht in den Griff gebracht, und es ist die Frage: Ist das überhaupt möglich? Uns interessiert natürlich – und ich hatte ja gesagt, das Thema sollte heißen: Der anthropologische Gedanke in der gegenwärtigen Medizin –, was die Gegenwart, das heißt der Zeitraum, den wir erleben, zu diesem Begriff beigetragen hat, denn wir alle sind in unserem Denken geformt durch diese Gedanken, die Ergebnisse und Methoden, die dahinterstehen. Ich möchte Ihnen in Erinnerung bringen, daß drei Denk- und Wissenschaftsbereiche am Zustandekommen unseres heutigen anthropologischen Fragens und Sagens beteiligt sind, einmal die Zoologie, dann die Philosophie und schließlich unser eigenes Fach, die Medizin.

In der Zoologie – und das ist mir ein ganz besonders bemerkenswerter und als Naturwissenschaftler befriedigender Gesichtspunkt – hat man sich vom Darwinismus ursprünglicher Prägung gelöst; man kann diesen Darwinismus ursprünglicher Prägung auch so definieren: Es kam vor 150 Jahren den Zoologen und den Anthropologen zunächst darauf an, zu zeigen, was der Mensch mit dem Säugetier gemeinsam hat, den Beweis zu führen, daß er nicht eine primäre Sondererscheinung der Natur ist, sondern daß er eine gewordene Sondererscheinung der Natur ist, die viele gemeinschaftliche Merkmale mit anderen Lebewesen hat. Die moderne Zoologie aber hat jene Aspekte in den Vordergrund gerückt, die auch vom rein Deskriptiven und vom Evolutiven her zeigen, wann und wie der Mensch eine Sonderentwicklung genommen hat. Die Zoologen haben auch die Möglichkeiten aufgezeigt, die im Biologischen die Voraussetzung für die Entfaltung dessen bilden, was wir Menschlichkeit und Freiheit nennen. Denn das war in der ursprünglichen darwinistischen Haltung nicht zu erkennen, wie dieses säugetiermäßig so geprägte Wesen überhaupt noch so etwas wie Freiheit und Selbstentfaltung sollte vollziehen können. Ich nenne die Namen der wichtigsten Zoologen, denen wir entscheidende Ergebnisse für unsere medizinische Anthropologie heute verdanken: *Portmann*,

Buytendijk, Rensch und *Konrad Lorenz*. Was im einzelnen diese Gruppen beigetragen haben, kann ich nur andeuten.

Die philosophische Anthropologie moderner Prägung ist nicht mehr wie frühere Philosophien im Elfenbeinturm der Metaphysik gewachsen, sondern sie ist in enger Verbindung zeitlicher, persönlicher und auch räumlicher Verbindung z. B. mit den eben genannten Zoologen erfolgt. Ich mache eine Ausnahme: der Vorreiter der modernen philosophischen Anthropologie ist *Friedrich Nietzsche*, aber jeder, der Friedrich Nietzsche gelesen hat und ihn mit anderen Philosophen vergleicht, wird gerade als Mediziner tief beeindruckt sein von der Präzision und dem Sachverstand, mit denen Nietzsche, der Nichtarzt, die Probleme des gesunden und kranken Menschen gesehen und in scharfen Formulierungen beschrieben hat. Die Generation, die entscheidend auf uns, die wir hier sitzen – ob wir es wissen oder nicht – eingewirkt hat, beginnt etwa um das Jahr 1920 moderne Anthropologie zu betreiben in dauerndem Gespräch mit der modernen Biologie: *Max Schelers* „Stellung des Menschen im Kosmos" ist ein kleines, sehr einprägsames Büchlein, das noch heute anregende Gültigkeit besitzt, *Arnold Gehlens* „Der Mensch"; Arnold Gehlen hat versucht, das, was die Zoologie zum – ich würde sagen zoologischen Phänomen Mensch erarbeitet hat – in ein philosophisches anthropologisches System einzubringen; *Nicolai Hartmann* in „Neue Wege der Ontologie"; *Helmut Pleßners* „Die Stufen des Organischen und der Mensch", 1929, der im wesentlichen aber unabhängig von Hartmann zu der gleichen Auffassung einer Schichtenlehre gekommen ist, und schließlich *Martin Buber*. Interessant ist dabei, daß diese Gruppen von Philosophen zum Teil wie Hartmann, der Mediziner war, *Pleßner*, der Zoologe war, aus ihrer eigenen Entwicklung heraus mit der naturwissenschaftlichen Problematik des Menschen vertraut waren, dann aber vor allen Dingen in ständigem Austausch mit Männern wie *Portmann* und *Buytendijk* standen. Buytendijk kommt ja eine ganz besondere Vermittlerrolle zu. Schließlich sind es die Mediziner.

Unter den Medizinern beginnt die anthropologische Denkweise bei *Ludolf von Krehl*, im zweiten Dezennium unseres Jahrhunderts. Sie alle kennen seinen oft zitierten Satz, daß wir nicht Krankheiten zu behandeln haben, sondern kranke Menschen. Das geht interessanterweise zurück auf eine im 17. Jahrhundert oft zitierte Bemerkung *Galens* „Non homo universalis curatur, sed unus-quisque nostrum", nicht der universelle Mensch, der Typus Mensch, die Gattung Mensch wird von uns Ärzten behandelt, sondern ein Einzelmensch. Das ist eine der wichtigsten Eingangspforten zum Verständnis anthropologischer Medizin, daß sich unsere Medizin löst vom Gattungs- und Typenbegriff des Menschen, von einem abstrakten Begriff, sondern daß sie individualisiert. Das macht anthropologische Wissenschaft in der Medizin so schwierig. Eine Wissenschaft, die gezwungen ist und sich selbst den Auftrag gibt zu individualisieren, gerät natürlich in das verschwommene, auch nicht mehr mathematisierbare oder statistisch Erfaßbare, und es ist charakteristisch für die Haltung moderner Anthropologen in der Medizin, was *V. von Weizsäcker* immer behauptet hat: in der anthropologischen Medizin seiner Prägung, der Psychosomatik sei die Statistik nicht mehr möglich. Darüber kann man streiten, interessant ist dabei nur die Geisteshaltung, die erkennt, daß man im Grunde, wenn man Wissenschaft praktiziert – und Weizsäcker war ein praktizierender Arzt –, wenn man in solche Tiefen anthropologischer Analyse eindringt, wie er das getan hat, man eigentlich nicht mehr den einen Menschen mit dem anderen, schon gar nicht den einen Kranken mit dem anderen vergleichen kann. Was vergleichbar ist, liegt zumindestens außerhalb der individuellen Sphäre, und es ist kein Zweifel, daß, je weiter wir in die Schichten menschlichen Daseins heruntergehen, die Dinge immer vergleichbarer werden: über einen Kaliumwert kann man eine sehr gute Statistik machen, auch noch über die Konzentration und Aktivitäten bestimmter Enzyme oder über das Verhalten der Körpertemperatur in Sommer und Winter, Tag und Nacht. Auch in den Trieben, den arche-typischen Verhaltensweisen des Menschen, wie sie sich in unseren Sagen und Mythen finden, findet sich viel Allgemeinmenschliches, was für jeden eine gewisse Verbindlichkeit besitzt. Aber je weiter wir im Stufenschema nach oben kommen, um so mehr verdünnt sich das statistisch erfaßbare Material, und Anthropologie setzt eben, wo auch immer, an dem ein, was für Menschen typisch ist. Zwar ist vieles typisch, und dadurch unterscheiden sich die Modelle. Aber das alles vollzieht sich etwa in dem oberen, phylogenetisch jüngeren Schichtenbereich und in den Wechselbeziehungen, die in diesen Bereichen herrschen. Dort liegt also eine besondere Schwierigkeit.

Von Krehl ist wohl das Verdienst mit zuzuschreiben, repräsentativ für seine Generation den Aufbruch des anthropologischen Gedankens gekennzeichnet zu haben. Dazu gehört auch ein Kliniker, der merkwürdigerweise von den modernen Psychosomatikern verschwiegen wird, der Berliner Kliniker *Friedrich Kraus*, der wahrscheinlich deswegen nicht zu solcher Anerkennung gekommen ist, weil er den wahrhaft gigantischen Versuch gemacht hat, das Wissen seiner Zeit in eine allgemeine Lehre vom Menschen, Gesundheit und Krankheit zu gießen, eine Pathologie der Person zu schreiben, der er dann auch noch den Namen „Syzygiologie" gab. Es war eine Lehre von den Zusammenhängen – alles Wissen vom kranken Menschen sollte unter ein Joch gezwungen werden –, etwas für die Medizin Neues. Kraus hat außerdem einen sehr schweren Stil geschrieben, man kann sich in seine Gedankengänge schlecht hineinlesen, aber zu Unrecht wird er deswegen verschwiegen. Dann kommt der Heidelberger Arbeitskreis *von Weizsäckers*, Übertragung der Freudschen Psychoanalyse auf die seelisch-körperlichen Phänomene, der Psychiater *von Gebsattel*, und wieder in Heidelberg der Internist *Siebeck*.

Das ist ein kurzer Abriß der Beiträge von Zoologie, Philosophie und Medizin zu dem, was wir heute Anthropologie in der Medizin nennen. Eine Schwierigkeit der anthropologischen Methodik habe ich nicht erwähnt, und sie ist doch eine Grundschwierigkeit, die unüberwindlich ist. Das unterscheidet die anthropologische Medizin als Wissenschaft von anderen Möglichkeiten, Wissenschaft am Menschen zu betreiben. Denn da der Mensch hier Gegenstand des Fragens und Infragestellens und der Analyse ist, ist der Wissenschaftler, hier speziell der Arzt als Mensch immer im Spiel, das heißt also, das Objekt der Wissenschaft in der anthropologischen Medizin ist immer zugleich [Subjekt[16]], denn wir haben nicht die Möglichkeit, uns so weit zu distanzieren von unserem Mitmenschen, der Forschungsgegenstand ist, daß wir jede Identifizierung mit ihm vermeiden. Das wäre eine Abstraktion, eine Abstraktion, von der vor allem wir praktizierenden Ärzte die mehr theoretisch am Schreibtisch arbeitenden Ärzte zu warnen haben, als ob es möglich wäre, jede Identifikation mit dem Objekt, dem Gegenüber Mensch, geschweige mit dem kranken Menschen aufzugeben.

Eine zweite Schwierigkeit ist die, daß uns in der Phänomenologie des Menschen gleichzeitig das Gemeinsame und unlösbar miteinander Verknüpfte von meßbaren Dingen mit zwar Sichtbarem, aber nicht meßbaren seelischen Vorgängen imponiert, daß wir meinen, Krankheiten zu kennen, die rein somatischer Natur sind und solche, die rein psychischer Natur sind. Das ist ein interessanter Streit – ich erwähne ihn eigentlich nur, weil wir im Leibniz-Jahr leben (*Leibniz* ist am 14. November vor 250 Jahren gestorben und wurde in Hannover begraben, deswegen war vor drei Wochen der Leibnizkongreß), ein auch für die heutige Situation kennzeichnender Streit zwischen dem Juristen, Politiker und Philosophen Leibniz, der eine ungeheuer elegante Leib-Seele-Theorie entwickelt hat. Es ist die Theorie vom leib-seelischen Parallelismus, wo also der Schöpfergott jedes Individuum in seiner leiblichen und seiner seelischen Entwicklung primär so angelegt hat, daß in seiner ganzen Entwicklungsgeschichte immer Seelisches und Geistiges und Körperliches harmonisch zusammenkommen müßten – auch in der Krankheit. Die Ärzte der Zeit – die bedeutendsten waren damals in Halle *Stahl* und *Hoffmann* – haben sich mit empirischen Argumenten dagegen gewandt: Wir beobachten im Fall der Krankheit, daß Körperliches Rückwirkungen auf Seelisches hat und daß andererseits Seelisches auf Körperliches sekundär wirkt.

Wir haben heute diesen Dualismus, in Körperlichem und Seelischem und den Wechselbeziehungen der beiden aufeinander zu denken, keineswegs überwunden, und die anthropologisch Denkenden empfinden in dieser Nichtüberwindung das entscheidende Hemmnis, zu einer wirklich anthropologischen, nämlich einer immer unvoreingenommenen Ganzheitsbetrachtung des Menschen, durchzustoßen. Aber nachdem wir uns alle auf der Schule viele Jahre mit *Plato* haben beschäftigen müssen und nachdem der Kronphilosoph der Aufklärung *Descartes* auch diese scharfe Trennung zwischen Körper und Seele betont hatte, zwischen

---

16 Im Original steht „Objekt", was hier keinen Sinn ergibt.

denen eine wissenschaftliche Beziehung herzustellen eigentlich gar nicht gelingen könnte – nachdem das in unsere eigene Erziehung so eingeprägt worden ist, stehen wir noch in der Schwierigkeit, zu einem wirklichen anthropologischen Denken durchzudringen. Dieses Problem der Ganzheit ist nicht nur ein Problem der anthropologischen Wissenschaft, sondern der Wissenschaft überhaupt, denn die Wissenschaft hält ihrem Wesen nach immer nur Teile in der Hand, und die Frage, die den Wissenschaftler bewegt und bewegen muß, ist: Teil von Was ist das eigentlich, was ich in der Hand habe? So geht es uns Ärzten auch, wir haben immer Teile von etwas in der Hand, aber was dieses Ganze ist, dessen Teil vor uns liegt, das ist zumindest nicht Gegenstand wissenschaftlicher Erkennbarkeit.

4.7   Das Verständnis des Menschen in der gegenwärtigen Medizin (1977)

Dieser Text wurde in „Medizin Mensch Gesellschaft" (MMG) 2 (1977), S. 144–151 veröffentlicht. Die Zeitschrift des Ferdinand Enke Verlags Stuttgart existierte von 1976 bis 1992, dann wurde sie eingestellt[17]. Fritz Hartmann hatte ihr seit 1977 mehrere Texte zum Druck übergeben. Rechtsnachfolgerin des Enke Verlags ist die Thieme Group. Ihr danke ich für die Erlaubnis des Nachdrucks dieser Arbeit.

In diesem Text gibt es, wie immer bei Hartmann, Überschneidungen mit vorhergehenden und parallelen Texten, hier v. a. mit „Der anthropologische Gedanke in der gegenwärtigen Medizin" aus dem Jahr 1968 (Kapitel 4.6). Insgesamt ist dieser Text aber klinischer, pragmatischer, präziser gehalten. Er beschreibt und diskutiert, soweit ich sehe, hier erstmals die später so genannten fünf „elementaren menschlichen Leidensverfassungen" und hebt unter ihnen besonders die Scham hervor. Ärztliches Handeln wird generell als soziales Handeln gewürdigt. Er ist ein Text, der einigermaßen präzise auf ungewöhnlich wenige Quellen verweist und dem ein Literaturverzeichnis beigegeben wurde. Die Zwischenüberschriften sind im Original fett gedruckt.

*

Vom Verlangen der Medizin nach Anthropologie

Ein einheitliches, dauerhaftes, verbindliches Menschenbild hat die abendländische Heilkunde nicht hervorgebracht. Sie konnte es auch nicht und hat sich

---

17   Im Vorwort zu Heft 1 der Zeitschrift heißt es: „MMG will das Organ für einen gemeinsam geführten Dialog aller an den gesellschaftlichen Problemen der Medizin Interessierten und Engagierten sein." Einer der Mitherausgeber war *Hans Schäfer*, Heidelberg, ein anderer *Karl Peter Kisker*, Hannover.

nicht ausdrücklich darum bemüht. Jedoch waren in ihr immer alle kulturell in den sie umgebenden und tragenden Gesellschaften ausgeformten Leitbilder von menschlichem Selbstverständnis und Bestimmung, von menschengerechtem Verhalten, aber auch alle in den Wissenschaften ausgebildeten „Menschen-Bilderchen" wirksam. Das neuere Interesse an Anthropologie gründet wahrscheinlich in der Hoffnung, man könne mit mehr Wissen vom Menschen in der Medizin auch mehr Menschlichkeit verwirklichen. Dieser Wunsch einer Ableitung von Humanität aus Anthropologie gehört aber zum szientistischen Fortschrittsglauben und deckt Unsicherheiten eines vorwissenschaftlichen Verständnisses vom Wesen des Menschen auf. Wenn man Anthropologie als Lehre vom Menschen bezeichnet, so verbirgt sich darin die Hoffnung, man könne das bisher Unerklärbare an der Erscheinung Mensch und vor allem am Phänomen kranker Mensch durch neues Wissen und durch neue Methoden nunmehr erklären. Unser Bemühen um das, was wir heute anthropologische Medizin nennen, hat demnach zuallererst ein Motiv, einen emotionalen Grund in der Umhüllung eines rationalisierten Interesses. Anthropologien wurden für den Arzt auch in jenen Zeiten geschrieben, in denen die Frage nach dem Menschen besonders aktuell war, weil er sich in Frage stellte oder aufgrund besonderer geschichtlicher Ereignisse in Frage gestellt sah.

Die geschichtlichen Ereignisse, die zu der gegenwärtigen Anstrengung in der anthropologischen Medizin geführt haben, lassen sich etwa so definieren, daß unsere Generation sagen kann: Wir sind überrascht worden von·der Unzuverlässigkeit, der Unzulänglichkeit, der Unvorhersehbarkeit, der Ungesichertheit des Menschen, nicht nur als allgemeiner Typus, sondern auch, viel intensiver, von Menschen, die wir gut zu kennen glaubten, insbesondere von uns selbst. Es handelt sich also bei der Ausgangssituation der anthropologischen Medizin nicht um eine Krise der Wissenschaft, sondern es handelt sich durchaus um Krisen unserer eigenen menschlichen und beruflichen Existenz, unserer eigenen Person, des intimen Familien- und Bekanntenkreises, in dem wir leben: Die Menschen unseres Kulturkreises mußten entdecken, wieviel Unmenschliches in ihnen ist.

Medizin wird in der Neuzeit zunehmend als die systematische Anwendung aller auf den Menschen beziehbaren wissenschaftlichen Erkenntnisse verstanden. Unbeachtet bleibt in der Regel, daß damit auch die Denk- und Handlungsmodelle dieser Wissenschaften stillschweigend übernommen werden, in die diese ihre Befunde einfügen. Das gilt besonders für die reduktionistischen Menschenbilder und für die Entwürfe von Menschsein.

Arztsein ist aber zuallererst soziales Handeln. Dies wird durch menschliche Einstellungen, Verhaltensweisen und Werthaltungen geleitet, die der wissenschaftlichen Konstruktion von Menschenbildern vorausgehen. Menschlichkeit ist eine Eigenschaft aller Menschen als Gemeinschaftswesen. Sie ist das Prinzip der Gegenseitigkeit. Sie verwirklicht sich im tätigen menschlichen Miteinander und ist prinzipiell unabhängig vom Grad wissenschaftlicher Einsichten in ein „Wesen des Menschen". Das ist der Kern christlicher Anthropologie. Helfen in Not, Gegenseitigkeit ist eine wesentliche, das Überleben der Art sichernde Eigenschaft der Menschen, ein anthropologischer Grund-Tatbestand. Arztsein ist nur durch den Anspruch ausgezeichnet, dies auf eine besonders zuverlässige Weise zu können und zu tun – also nicht nur besonders sachkundig darum zu wissen. Die notwendige Sachkunde ist Anwendung von Wissen. Die praktische Verfügbarkeit gehört zur sozial bestimmten Garantenstellung des Arztes. Diese fügt sich aber einem vorgegebenen Rahmen gemeinsamer Grundüberzeugungen von Menschsein und mitmenschlicher Solidarität ein. Dem Arzt eröffnet sich ein Zugang zu anthropologischem Denken erst, wenn er anerkennt, daß sein Arztsein als soziales Handeln bestimmt ist und daß das Anwenden von Wissen vom Menschen und Können am Menschen Weg, aber nicht Wesen und Ziel seines Tuns ist. Ärztliche Praxis unterscheidet sich von technischer, politischer und künstlerischer Praxis, mit der sie so oft verglichen wird, dadurch, daß sie nichts bewerkstelligt, über nichts herrscht und auch nichts hervorbringt; sie hilft der Natur des Menschen, zu sich selbst zu kommen, sich wiederherzustellen (*H. G. Gadamer;* 2). Sie ist Teil der Lebenswelt. Aus ihr und in ihr handelt der Arzt. Das Anwenden von Wissen und Methoden von außerhalb dieser Lebenswelt ist Handwerkszeug, Hilfsmittel, aber nicht das Wesen der ärztlichen Aufgabe bestimmend.

Zwei Bestimmungen von Anthropologie – Menschenkunde – sind wichtig, um den von mir verwandten Begriff ärztliche Anthropologie zu verstehen. Anthropologie umfaßt alles, was allen Menschen gemeinsam ist, ohne ein führendes Merkmal als allein wesensbestimmend herauszuheben: Bau und Leistung des Körpers, stammesgeschichtliche und lebensgeschichtliche Entwicklung, Grundverfassungen des Selbst- und Welterlebens, Ausdruck- und Zweckverhalten, Umweltoffenheit, Ziel- und Zukunftsgerichtetheit. Anthropologisch ist außerdem eine Betrachtungsweise, die den Menschen nicht getrennt von der Natur, der Kultur und der Geschichte, sondern immer in Lebenslagen, in Beziehungen, besonders in Verhältnissen zu Mitmenschen sieht. Der Blick richtet sich auf Ganzheiten, Gestalten sozialer Figuren; die Betrachtungsweise ist phänomenologisch, das heißt: ganzlassend, nur das Nebensächliche vernachlässigend, das Wesentliche unangetastet lassend. In dies Wesentliche zergliedernd eingreifen, würde dessen Veränderung bedeuten. Die Analyse, die selbstverständlich auch Anthropologie betreibt, kann nicht beliebig weit getrieben werden. Sie ist also nicht rein methodengeleitet, sondern den Inhalt beachtend und bewahrend.

Medizinische Anthropologie – ärztliche Anthropologie

Für Arztsein bedeutet dies, sich selbst als Teil des Arzt-Kranker-Verhältnisses zu erkennen, zu verstehen und zu verhalten. Der anthropologischen Grundfigur von Not und Hilfe in dieser Lage, in der Menschen sich vorfinden, entspricht die

Grundfigur sozialen Handelns, die wir Arzt-Patient-Beziehung nennen (*Viktor v. Weizsäcker*; 7; 8, hat dafür den Begriff „Umgang" vorgeschlagen). Der anthropologische Gedanke wird noch deutlicher, wenn man ihn gegen eine übliche medizinische Anthropologie abhebt. Diese steht ganz unter der Kategorie der Anwendung: Der Kranke ist Gegenstand der Erkenntnis und Behandlung, die Krankheit wird künstlich aus dem Kranken herausgelöst, um sie vergegenständlichen und genauer untersuchen zu können und sie auch besser mit chemischen, physikalischen oder psychologischen Techniken beherrschen zu können. Dies alles ist als Teil und Stufe ärztlichen Denkens und Handelns notwendig, darf aber nicht zum Selbstzweck werden.

Es verdient den Namen ärztlich nicht; wir nennen es deswegen auch medizinisch. Hinweis auf diese Befangenheit der Medizin ist, daß der Gesunde und die Gesundheit als Inhalt medizinischer Anthropologie und daran ausgerichteten Arzt-Verständnisses nur propädeutisch-vorklinisch vorkommen. Die anthropologische Frage an den medizinischen Fortschritt und die Planung medizinischer Forschung lautet: Welche neuen Erkenntnisse für kranke Menschen?

Ärztliche Anthropologie geht vom Krank-Sein als einer Form des Mensch-Seins, als einer Weise des Existierens und nicht nur des Habens einer Krankheit aus. Gesundsein geht dem Kranksein voraus und soll ihm folgen. Ärztliche Anthropologie nimmt die Betroffenheit der Mitmenschen in sich auf und nimmt den Arzt dabei nicht aus. Der Kranke ist nicht Gegen-Stand, der so nebenbei mit der Krankheit, die eigentlich gar nicht sein, sondern Besitz medizinischer Naturkunde ist, vergegenständlicht wird; er ist vielmehr Gegen-über. Am Kranksein nimmt der Arzt als sozial Handelnder und nicht nur als technisch Anwendender teil. Das Wechselspiel von Erfahren und Erleben induziert im Arzt entsprechende Wechselbeziehungen von Erkennen und Verstehen, von Beobachten und Verhalten.

Gesundsein und Kranksein sind Kategorien ärztlicher Anthropologie, wenn man sie nicht als feststellbare Merkmale an einem Menschen, sondern als jeweiliges Ergebnis eines Wirkungszusammenhangs betrachtet, das nur gültig ist für einen bestimmten Kranken im Umgang mit seinem Arzt im Spannungsfeld einer bestimmten geschichtlich-gesellschaftlichen Lage. Weder die wissenschaftlichen und ständischen Normen der Ärzte noch die Bedürfnisse und Werthaltungen der Kranken sind autonom gesetzt Sie sind kulturanthropologisch vermittelt. Der kulturelle Rahmen andererseits mit den in den engeren Grenzen mitmenschlicher Gemeinschaften gültigen – privaten – Regeln oder Werten und mit den in öffentlichen Ordnungen, Sitten und Gesetzen, z. B. auch Versicherungsverträgen, gefaßten Normen, geht aus den Sorgen und Hoffnungen, den Erfahrungen und Erlebnissen ihrer Mitglieder hervor und nimmt die Erkenntnisse der medizinischen Wissenschaft und die Erfahrungen der Ärzte mit auf. Ärztliches als soziales Handeln und Kranksein als Verhalten vollziehen sich in einem gesellschaftlichen

Konsensus, der in Einrichtungen der Solidargemeinschaften verfaßt ist. Dieser Konsensus ist nie spannungsfrei. Er muß in jedem Einzelfall in einem Kraftfeld gesucht werden. Die Bestimmungsgrößen dieser Felder haben eine je eigentümliche Geschichte:

Die Lebensgeschichten der Gesunden/Kranken, die Werte- und Sittengeschichten der Gemeinschaften, die politischen, auch sozialpolitischen Erfahrungsgeschichten der staatlich verfaßten Gesellschaften, die Geschichte der ärztlichen Wissenschaft, der ständisch verfaßten öffentlichen Aufgaben und die persönliche Lebens- und Berufsgeschichte der Ärzte. Das Geschichtliche ist nicht nur das Vergangene; es ist vor allem auch das Zukünftige, die Vorstellungen der Kranken von persönlichem Glück, langem leidlosen Leben, Selbstverwirklichung; die in einer Gesellschaft wirksamen Vorstellungen von öffentlicher Wohlfahrt, gerechter Verteilung der Güter, zu denen auch Gesundheit gehört, Nutzung des Systems sozialer Sicherung; schließlich die Berufsideale von Ärzten. Das Wirkungsfeld des Arztes wird keineswegs, wie es in den vergangenen 200 Jahren schien, von den Naturgeschichten der Krankheiten beherrscht, es ist menschlich gestaltet und erfüllt.

Den Blick dafür zu schärfen ist Aufgabe einer Menschenkunde in der Heilkunde, einer Kunst des Umgangs in der Heil-Kunst. Ärztlich ist eine Anthropologie, in der der Arzt sich als Teilnehmender, als handelnd Leitender in diesen Kraftfeldern erkennt und nicht als Zuschauer, der daneben steht, versteht und verhält.

Weltbilder und Menschenbilder – ihr Einfluß im Werden der Medizin

Das geschichtliche Erbe der ärztlichen Anthropologie ist aufgehoben in der Entwicklung der abendländischen Kultur-Anthropologie. Das Menschenbild der Antike war eindeutig kosmologisch festgelegt: Der Mensch ein Mikrokosmos, seine Gesundheit, seine Physis Teil und Abbild der natürlichen Ordnung und der Gleichgewichte der Natur; der Arzt ein Bewahrer und Helfer zu dieser Physis; er, wie jeder Mensch, ein Steuermann, ein Kybernetes von Lebensordnung, verantwortlich für die Ordnung der Natur. Daher der pädagogische Auftrag des Arztes, der sich in einer Lehre von der Lebensordnung, der Gesundheit, der Diaita erfüllt. Die griechischen Aussagen zur Sonderstellung des Menschen in der Natur sind zahlreich, treffend und bis heute gültig.

Die christliche Schöpfungs-, Daseins- und Glaubensordnung machte ebenfalls eine ärztliche Anthropologie überflüssig. Was der Mensch ist, in welchem Wertgefüge der Arzt handelt, ist vorgegeben durch die geoffenbarte Schöpfungsordnung und durch Verkündigung geboten.

Mit der Neuzeit beginnen die Entwürfe von Menschenbildern aufgrund wissenschaftlicher Erkenntnisse. In drei Perioden wiederholt sich das anthropologische Interesse der ersten Aufklärung der sokratischen Epoche und bringt bedeutende Beiträge von Ärzten zur Anthropologie und Anthropologien für Ärzte hervor:

Das 16. Jahrhundert, die zweite Hälfte des 18. Jahrhunderts, unser Jahrhundert seit den zwanziger Jahren.

Eine der Folgen des Sieges der Methode über die gegebene Lebenswirklichkeit waren die Modelle des Menschen, die mit diesen Methoden konstruiert wurden: Mechanische, chemische, biologische. Diesem Sieg folgte der zweite des Technischen: Erkenntnis als Unter-suchung – und nicht mehr nur Beobachtung –: Behandlung als Wiederherstellung eines gesunden Mechanismus, Chemismus, Lebens. Die Medizin verdankt diesem Modelldenken und Modellhandeln überzeugende Erfolge. Das verführt zu der Annahme, eine Anthropologie sei als Summe aller Erkenntnisse über und Erfahrungen an Menschen zu gewinnen.

Die Quellen gegenwärtiger Versuche zur medizinischen Anthropologie liegen einerseits in den philosophischen Richtungen der Lebensphilosophie, der Existenzphilosophie und der Daseinsphilosophie, andererseits in der Zoologie, Biologie, Stammesgeschichte und Verhaltenslehre der species homo sapiens. Dabei tauchen zunächst alle die Schwierigkeiten auf, die aus der anthropologischen Begrifflichkeit der Vergangenheit bekannt sind: Soll man von animal oder homo ausgehen, von einem Leib-Seele-Geist-Modell oder von einer Gestalt, die sich ungeteilt vorzeigt, ausdrückt, verhält. *Ludolph von Krehl* (4) hat mit dem letzteren Ansatz eine vorbereitende Besinnung ausgesprochen und damit Wirkungen, zumindest in der inneren Medizin, erzielt: Wir kennen keine Krankheiten, sondern nur kranke Menschen. *Karl Wunderlich* (9) ist ihm dabei vorausgegangen: „Es gibt gar keine Krankheiten, sondern nur gestörte Organismen, kranke Individuen, kranke Organe".

Die Medizin hat sich in ihrem Denkmodell der Vergegenständlichung und Anwendung so verfangen, daß sie ihr anthropologisches Wissen aus anderen Wissenschaften übernommen, entliehen, eben angewandt hat – einschließlich zahlloser Pflanzen- und Tierversuche. Denn der Erforschung des Menschen selbst mit den Methoden der Naturwissenschaften sind enge Grenzen gesetzt. Die Medizin konnte keine eigene Anthropologie entwickeln, weil diese anderen Anthropologien vergleichbar sein, neben deren Wissenschaftlichkeit bestehen sollte. Darüber versäumte es die Medizin, ihren natürlichen Gegenstand – oder versäumten es die Ärzte, ihr gegebenes Gegenüber – zum Ausgangspunkt und Inhalt ihrer Anthropologie zu machen. Dazu scheint die Zeit jetzt gekommen. Warum das bisher anders war, bedarf eigener wissenschaftsgeschichtlicher und -soziologischer Untersuchungen, die den Arzt als Inhalt von Wissenschaft problematisieren. Das nämlich zu tun, mußte die Psychoanalyse ebenso lernen wie die somatische Medizin.

Eine Anthropologie des Homo patiens

Die nun folgende Untersuchung über fünf Grundverfassungen menschlichen Leidens, deren Summe wir Leiden nennen, knüpfen an den Bericht der Vertreibung des ersten Menschenpaares aus dem Paradies an. Diese Grundverfassungen finden sich auch in den Kultur- und Menschheitsentstehungsmythen anderer Völker. Sie gehen ihrer Mythologisierung voraus. Der Mythos mildert nur ihre existentielle Gewalt, bändigt sie, macht sie anschaulich. Diese Grundtatbestände menschlichen Daseins gehören zur natürlichen Ausstattung des Menschen und dienen seinem Überleben. Sie sind ihrem Wesen nach nicht krankhaft. Die biblische Darstellung hat den Nachteil, daß das Bewußtwerden dieser conditio humana mit Schuld verbunden ist: Erkenntnis-Schuld verwandelt die Einsicht in die Bedingungen menschlicher Natur in Schuld-Erkenntnis. Das hat den eigentlichen anthropologischen Gehalt des Mythos verdunkelt. Sieht man aber von der religiös-moralischen Aussage ab, so findet man in sie Grundverfassungen menschlichen Daseins eingebettet: Scham – Schmerz – Angst – Niedergeschlagenheit – Sterblichkeit. Diese sind die Formen pathischer Existenz. Stellt man sie bloß, so erkennt man sie auch als Inhalte ärztlicher Anthropologie.

Am überraschendsten ist dieser Gedanke, der ein Kern-Gedanke meiner ärztlichen Anthropologie ist, für die Scham: denn sie ist der geschlechtlichen Scham durch den Mythos verbunden: „... und wurden gewahr, daß sie nackend waren." Als Strafe und nicht als natürliches Verhaltensmuster mit biologischem Zweck haben wir die Scham zu verstehen gelernt. Entsprechend wird sie in der Psychoanalyse als Hauptmechanismus von Verdrängungen aus dem bewußten Wertkonflikt in unbewußte Abwehr-, Vermeidungs-, Verleugnungs-, Angst- und Zwangshaltungen angesehen. In Wirklichkeit ist sie ein Schutz-„Mechanismus" – besser: Schutz-Anthropinon – für den Kern des individuellen Selbstverständnisses.

Für ärztliche Anthropologie ist die Scham in zweierlei Hinsicht von Bedeutung: Wenn die Arzt-Patient-Beziehung im gegenseitigen Einvernehmen der Partner und gesellschaftlich geschützt Züge einer Intimbeziehung hat, so nur deswegen, weil ärztliches Handeln auf vielfache Weise die Schamgrenzen des Kranken durchbricht. Dieser duldet es nur, wenn sie nicht weiter herausgeschoben wird als über die Zweierbeziehung: Befragung, Untersuchung, vitale Verrichtungen vor den Augen anderer usw. Der zweite Grund wird in den treffsicheren Metaphern anschaulich: Jemanden beschämen und bloßstellen ist gleichbedeutend mit ihn kränken, ihn krank machen, ihn in den Zustand von Kranksein versetzen.

Über der Tatsache, daß sich heute Menschen mit Schmerzen, Ängsten, Niedergeschlagenheiten an Ärzte wenden, vergessen wir, daß die Grundverfassungen des Leidens in unserer Kultur lange gar nicht in die Zuständigkeit der Medizin fielen: In der Antike in die der Philosophie, später in die des Glaubens und der Seelsorge. Erst im 18. Jahrhundert wurde der körperliche Schmerz Inhalt ärztlicher Wissenschaft und Praxis; für Angst und Niedergeschlagenheit gilt das erst, langsam zunehmend, seit etwa 100 Jahren. Zum Bereich von Lebensphilosophie und Glauben gehören auch der Tod und das Sterben. Sterben als Ereignis und Verantwortung der Heilkunde ist neu und ungewohnt, etwa seit 1800 drängt es sich in ihren Bereich. Im biblischen Bericht ist Sterblichkeit das die anderen Verfassungen ordnende Anthropinon. Es geht diesen voraus. – Ich erinnere an diese unsere Kultur bestimmende religiöse Verfaßtheit grundlegender Aussagen über die Natur des Menschen, um zu erklären, warum der Medizin dieser Bereich des Menschlichen so lange verschlossen blieb. Andererseits hatte die Medizin gar nicht die Möglichkeit, anthropologisch zu denken, wenn wesentliche Bereiche menschlicher Existenz ausgespart und der Philosophie oder dem Glaubensbereich vorbehalten blieben.

Auf zwei Wegen aber werden die Ärzte unserer Tage auf die genannten Grundthemen von Menschenkunde hingeleitet: Sie sehen sich häufiger dem Sterben gegenüber, besonders auch in den Krankenhäusern, in denen sie die Kunst lernen; sie sind die letzte menschliche Instanz und seltener [ist es] der Seelsorger. Der zweite Weg ist der der häufigeren Erfahrung mit ichnäheren Formen von Schmerzen, Ängsten, Niedergeschlagenheiten. Das tiefenpsychologische Eindringen in diese Zustände menschlichen Leidens hat auf den Tod als eine kulturell verdrängte Problematik geführt, der nun auch der Arzt nicht mehr ausweichen kann. Ärztliche Anthropologie deutet sich hier umrißhaft an, wenn sich im Arzt die Erkenntnis ausbreitet, daß er selbst ins Spiel, ins Menschenbild kommt, wenn im Umgang, in der Begegnung, durch die unausweichliche Gegenseitigkeit der Beziehung die Erinnerung an eigene Schmerzen aufkommt, die Weckung eigener Ängste, das Angerührtsein der eigenen Sterblichkeit, gerade, wenn er am Ende seiner Kunst ist, die eigene Niedergeschlagenheit gerade angesichts dessen, was er an Technik, Be-handeln, Er-kennen, Be-herrschen, an Ver-gegenständlichen gelernt hat.

Der Arzt hat gelernt, Sinn handgreiflich und anschaulich zu verstehen, als biologischen Zweck: erhaltend für das Überleben der Art und des einzelnen. Einen eigenen Sinn im Kranksein selbst zu suchen ist ihm nicht vertraut und ist auch nicht sein Geschäft. Ebensowenig darf er dann aber das Leiden für sinnlos erklären. Gesund/krank ist ein Übergangsfeld ohne scharfe Grenzen; das weiß der Arzt aus seinen Erfahrungen und Beobachtungen von physiologischen, biochemischen, morphologischen, besonders aber psychologischen Vorgängen.

In seiner Anthropologie fragt er also zunächst einmal nach dem Sinn, d. h. nach dem biologischen Zweck solcher Erscheinungen, die zur allgemeinen Krankheitslehre gehören; denn wenn es vom Gesunden zum Kranken einen Weg des Erkennens und Verstehens gibt, weil Gesundsein und Kranksein kontinuierlich ineinander übergehen, dann gibt es auch den umgekehrten Weg. Das ärztlich-anthropologische Denken nimmt seinen Ausgang vom spezifisch ärztlichen Erfahrungsbereich des Krankseins. Hier liegen auch die einzig legitimen Beiträge des Arztes zu jeder allgemeinen Anthropologie: Kunde vom homo patiens ohne die Voraussetzungen und Deutungen der Religion.

Als Ergebnis von Vorüberlegungen über das Erfassen von Sinn im menschlichen Leben als das Erkennen biologischer Zwecke wird sichtbar, daß Angst, Schmerz und Scham nicht unabhängig voneinander und sektoriell biologische Zwecke erfüllen, sondern daß sie zueinander in Beziehungen stehen, ein Kooperativ der Existenzsicherung bilden; zahlreiche Zwischenzustände von der Scham-Angst bis zum Angst-Schmerz belegen dies, und allen Scham-, Angst- und Schmerzerlebnissen kann die Niedergeschlagenheit als eine Schutzhaltung, ein Sich-Zurückziehen, um auszuruhen, folgen. Aber diese vier Grundverfassungen können sich auch gegenüber ihren Zwecken verselbständigen. Sie können sich aus unerklärlichen Quellen speisen, und wir nennen sie dann endogen; oder sie können aus der Lebensgeschichte verständlich die Lebenslage, in der sie an sich sinnvoll und zweckmäßig auftreten, verfehlen oder unangemessen überdauern – neurotische Leidensverfassungen. Wir erkennen aber auch, daß eine scharfe Grenze zwischen biologisch zweckhafter und krankhafter Angst, Scham, Schmerz, Niedergeschlagenheit weder allgemein noch im Einzelfall aufzufinden ist.

Anthropologische Medizin als Medizin der Mitmenschlichkeit

Das Verhältnis von Ärzten und Kranken zueinander ist in den vergangenen Jahren vor allem von *Talcott Parsons* (5) rollentheoretisch und funktionsanalytisch erklärt worden. Dieses soziologische Modell hat aber bestimmte Positionen verfestigt, die einer ärztlichen Anthropologie entgegenstehen. Vielmehr wiederholt sich in ihm das Denkmodell, in dem der Arzt objektiver Beobachter ist, der das Subjekt des Kranken durch die Art seines Rollenverständnisses und die entsprechend gewählte Methode vergegenständlicht: Ein überlegener Sachkundiger wendet an und behandelt. Er neigt dazu, alles zu tun, was er kann; *Eliot Freidson* hat das die „Dominanz der Experten" (1) genannt. Das Modell rechtfertigt diejenigen Ärzte, die den anthropologischen Auftrag vergessen, das im wörtlichen Sinne die Not Wendende zu tun – und nicht auch das Überflüssige, nur weil es verfügbar ist. Idealforderungen wie emotionale Neutralität des Arztes und Kooperationsbereitschaft des Kranken sind nicht geeignet, die Wirklichkeit zu beschreiben, in der gegenseitige „Objekt"-Beziehungen und Widerstände wirksam sind.

Die Beziehungen von Ärzten und Kranken zueinander ist nun nicht auf die Formel einer Experten-Klient-Beziehung unter der Herrschaft technischer Rationalität und auch nicht auf eine Ich-Du-Beziehung unter dem Einfluß gefühlsmäßiger Zuneigung zu reduzieren. Sie ist eine Beziehung eigener Art. Mit der Experten-Klient-Beziehung hat sie gemeinsam, daß sie nur zu einem begrenzten Zweck auf eine bestimmte Zeit angelegt ist. Mit der Ich-Du-Beziehung hat sie die durch die Schamgrenze gezogene Intimität der Beziehung gemeinsam. Neuere psychoanalytische Einsichten in die unbewußten Einstellungen und Verhaltensweisen von Ärzten Kranken gegenüber haben auch ein dynamisches, labiles, emotionales Gleichgewicht zwischen den beiden Partnern aufgedeckt. Nicht nur der Kranke überträgt bedeutsame Objektbeziehungen seiner lebensgeschichtlichen Mitwelt als Angebot oder Angriff auf den Arzt, auch dieser überträgt primär und nicht nur reaktiv Erfahrungen, Erlebnisse und Vorstellungen seiner emotionalen Beziehung zu Mitmenschen auf den Kranken.

Folglich muß jeder in dem anderen einen Teil seiner Identität wiederfinden. Zur Identität im Kranksein gehört aber wesentlich, daß einem durch jemanden geholfen wird, zu dessen Identität das Helfenwollen und -können gehört. Berufliche Erfüllung des Arztes wiederum ist auch menschliche Erfüllung. Bestätigende und vervollkommende Ausformung der Identität eines Arztes erleichtert ihm, die Unzulänglichkeiten seines Wissens und Könnens angesichts unerfüllbarer Erwartungen und Hoffnung zu ertragen; sie erhöht seine Frustationstoleranz.

Gibt es, wie *Paul Häberlin* 1949 (3) behauptet hat, keine wissenschaftliche Anthropologie, so kann es auch keine medizinische oder ärztliche Anthropologie als eine systematische Ordnung des für ärztliches Handeln bedeutsamen Wissens geben, aus der sich allgemeine, verbindliche Regeln des Handelns wissenschaftlich ableiten ließen. Wohl aber kann Anthropologie für eine Haltung stehen, die dadurch wissenschaftlich ist, daß sie die ganze erfahrbare Wirklichkeit menschlicher Erscheinungen und Äußerungen in sich aufnimmt und nicht schon mit methodisch einengenden Gesichtswinkeln eine Vorauswahl des zu Beobachtenden und Bedeutsamen trifft. Der Anteil der Erkenntnisse, die von ihrem spezifischen Inhalt, dem kranken Menschen, gewonnen wurden, muß jene Erkenntnisinhalte und Methoden, die aus anderen Erfahrungsbereichen angewandt, übertragen, in Analogie gebraucht werden, überwiegen. Damit würde sich Medizin auch erst als eigenständige Wissenschaft mit einem ihr eigentümlichen Erfahrungsbereich von Erscheinungen konstituieren. Eine Wissenschaft Medizin könnte sich erst als Anthropologie des homo patiens begründen. Wissenschaft ist hier im griechischen Sinne zu verstehen als eine theoriegeleitete Praxis. Die Theorie ist der ärztlichen Erfahrung entnommen. Das Erkenntnis-Subjekt formt sich unter dem Einfluß seines mitmenschlichen Objekts: Zwei Menschen geben sich einander zu erkennen, um den Anlaß ihrer Begegnung kennen und beseitigen zu lernen, jenes Geschehen, das sie gemeinsam Krankheit nennen. Der gemeinsame Umgang mit Kranksein ist nur möglich, weil die Plastizität, das Sich-gegenseitig-Anpassen zweier Identitäten die Lage des Erkennen-Könnens schafft. Die gemeinsame pathische Existenz, und nicht Mitleid, ist die Voraussetzung dafür, daß der Arzt überhaupt Bedeutsames vom Kranken und am Kranken erfährt. Unter der formenden Wirkung eines Kranken wird der Arzt für den Kranken „mein Arzt", und unter dem kundig öffnenden Einfluß macht der Arzt einen Kranken zu „seinem Kranken". (Nur unter dieser Bedingung zeigen die den Soziologen verdächtigen besitzanzeigenden Fürwörter keine Herrschaftsbeziehung an).

Ärztliche Denkgewohnheiten und anthropologisches Umdenken

Der Begriff des Anthropologischen steht für Notwendigkeit und Versuch einer das Einzelne umgreifenden, ordnenden und wertenden ärztlichen Haltung. Zu den Konsequenzen eines solchen Verständnisses von „anthropologisch" sind auch gewisse Umkehrungen gewohnter Vorstellungen zu zählen. Das gilt z. B. für die Problematik des sog. Problem-Patienten. Die Umkehrung des gewöhnten Denkvorganges macht mehr die Ärzte und Schwestern zum Problem und untersucht deren Verhalten. Es wird die Hypothese aufgestellt, daß der Problem-Patient durch ein Fehl-ver-halten von Ärzten und Schwestern entstehen kann, weil seine Probleme nicht erkannt werden oder weil die Probleme, die Ärzte und Schwestern im Umgang mit dem Kranken haben, einseitig auf diesen übertragen, ihm zur Last gelegt werden.

In Analogie zum psychischen Hospitalismus, der sich bei Säuglingen unter extremer Vernachlässigung menschlicher Zuwendungen ausbilden kann, lassen es neuere sozialpsychologische Untersuchungen zu, auch für Erwachsene im Krankenhaus psychosoziale Hospitalismus-Syndrome zu erkennen und dadurch in Grenzen zu vermeiden. Ich nenne die folgenden:

1. Entpersönlichung/Mangel an Würdigung; 2. Auskunftsmangelsyndrom; 3. Infantilisierung/Selbstbeteiligungs-Mangel-Syndrom; 4. Entwurzelungs-/Vereinsamungs-Syndrom.

In der Untersuchung solcher Syndrome nenne ich es anthropologisch, wenn nicht nur die Verhaltensweisen der Kranken durch Befragung oder Betrachtung ins Auge gefaßt werden und auch nicht nur die Verhaltensweisen von Ärzten und Schwestern, sondern die Gestalten des Umgangs, das Ganze der jeweiligen Wechselbeziehungen des Aufeinanderwirkens und Einanderbedingens von Verhaltensfiguren. Auch wenn in extremen Fällen die eine Seite, Ärzte und Schwestern, handelt und die andere Seite passiv erduldet, behandelt wird, besteht doch eine lebhafte gegenseitige Aktivität. Auch was *J. J. Rohde* (6) „veranstaltete Depressivität" genannt hat, d. h. vom Krankenhausmilieu, vom Verhalten der Ärzte, der Schwestern, der Verwaltung, des technischen Personals induzierte, resignierende Haltung von Kranken des Alles-über-sich-ergehen-Lassens, ist aktives Verhalten, sie ist eine Form des Widerstandes.

Bekannter sind die akuten Hospitalismus-Syndrome unter Bedingungen bedrohten Lebens. Um zu einer anthropologischen Betrachtungsweise zu kommen, muß man aber auch hier die reaktiven Haltungen der Ärzte und des Krankenpflegepersonals in die Analyse mit einbeziehen. Dann erkennt man, daß sich auch hier typische Verhaltensweisen ausbilden. Sie haben zum Teil einen hohen Gehalt an Frustrationen und Resignationen, zum Teil bevorzugen sie technischen Aktionismus. Aus solchen Erfahrungen lassen sich Folgerungen ableiten. Diese würde ich als Kennzeichen anthropologischen Denkens in der Medizin auffassen, nicht aber als Gegenstände einer Anthropologie als eines Lehrsystems.

Wenn man ärztliches Tun primär als soziales Handeln anerkennt; muß auch alles systematische Nachdenken praxis-, d. h. handlungs- und krankenorientiert sein; es muß auch arzt-orientiert sein. Wenn es eine Theorie des Menschen in der Medizin geben soll, dann kann es nur eine Theorie des Menschlichen sein. Theorie ist hier verstanden als Einsicht in regelhafte Zusammenhänge erfahrbarer, zwischen verschiedenen Beobachtern vermittelbarer und übereinstimmungsfähiger Erscheinungen und Aussagen. Das Menschliche wären in einer solchen Theorie die Menschlichkeiten, die Eigenschaften vieler Menschen und ihre eigenartigen Ausdrucksformen; Beobachten und Beschreiben muss einer solchen Theoriebildung vorausgehen.

Wege zum Verständnis des Menschlichen zu zeigen und zu gehen, scheint mir wichtiger als Bild und Theorie „vom Menschen" schlechthin. So gewinnt anthropologisches Denken schließlich eine pädagogische Dimension für den angehenden Arzt und für den lebenslangen Prozeß ärztlicher Selbsterziehung, die immer auch das eigene Handeln und Verhalten als soziales Handeln und mitmenschliches Handeln überprüft, Gegenseitigkeit nicht nur hinnehmend erleidet, sondern handelnd nutzt. Wissenschaft ist ein Begründungszusammenhang, Anthropologie ist ein Rechtfertigungszusammenhang. Beider bedarf der Arzt.

Literatur

1. Freidson, Eliot: Professional Dominance. Chicago 1970; dt.: Dominanz der Experten (hrsg. u. übs. v. J. J. Rohde). München u. a. 1975
2. Gadamer, Hans-Georg: Apologie der Heilkunst. In: Kleine Schriften I, Tübingen 1967
3. Häberlin, Paul: Anthropologie und Ontologie. Zeitschrift für Philosophische Forschung 4 (1949) 6
4. Krehl, Ludolf von: s. W. Kütemeyer: Die Krankheit in ihrer Menschlichkeit. Göttingen 1963
5. Parsons, Talcott: The Social System. Glencoe, Ill. 1951; daraus Kap. X: Social Structure and Dynamic Process. The Case of Modern Medical Practice, dt.: Struktur und Funktion der modernen Medizin. Eine soziologische Analyse. KZfSS, Sonderheft 3 (1958) S. 10–57
6. Rohde, Johan Jürgen: Soziologie des Krankenhauses. Stuttgart ²1974
7. Weizsäcker, Viktor von: Der kranke Mensch; eine Einführung in die Medizinische Anthropologie. Stuttgart 1951
8. Weizsäcker, Viktor von: Arzt und Kranker. Leipzig 1941
9. Wunderlich, Karl: Handbuch der Pathologie und Therapie. Band I. Stuttgart ²1852

4.8 Zur Anthropologie der Beziehungen von Kranken und Ärzten in der Inneren Medizin (1986)

Dieser Text liegt allein als Manuskript vor – in einer selten flüchtigen Handschrift geschrieben. Es handelt sich um einen am 8. November 1986 gehaltenen Vortrag vor dem „Würzburger Arbeitskreis für anthropologische Medizin und Psychologie". Das Manuskript fand sich im Nachlass Hartmanns im Archiv der MHH (ArchMHH Dep. 3 Nr. 95).

Der im Original 17-seitige Text wurde mit wenigen orthographischen und grammatikalischen Änderungen in eine Word-Datei überführt. Verständniserleichternde Einfügungen stehen in eckigen Klammern. Er enthält einen einzigen Hinweis auf die bei Hartmann oft zahlreichen Abbildungen und Schemata. Die letzte Seite des Manuskripts ist mit einem anderen Stift in kleinerer Schrift geschrieben. Hartmann hat, anders als in manche Typoskripte und Manuskripte, kaum Ergänzungen, Streichungen oder Korrekturen eingefügt. Der Text scheint wie aus der Feder geflossen.

Unter dem Titel „Anthropologie der Beziehung Arzt-Kranker" erschien ein weitgehend identischer, teils aber auch gekürzter und erweiterter Text in: Wagner, F. (Hg.): Medizin. Momente der Veränderung, Berlin 1989, S. 173–183, der mit sieben Abbildungen und zwei Übersichten versehen ist.

*

Als *Viktor v. Weizsäcker* die Einführung des Subjekts in die Medizin als Kernpunkt einer anthropologischen Medizin forderte, hatte er nach seinen biographischen Zeugnissen zu schliessen eine Reform oder zumindest Selbstbesinnung der Inneren Medizin im Sinn. Ihr blieb er verbunden; ihr galt seine Sorge; die Erfahrungen in ihr und mit ihr leiteten sein Denken. Der Grund ist nicht nur in der Lebens- und Berufsgeschichte Viktor von Weizsäckers zu suchen; er findet sich in der Sache selbst: dem stationären und mehr noch dem ambulanten Krankengut Medizinischer Kliniken und Polikliniken. Es ist nicht zufällig, dass es vor allem Polikliniker waren, die sich der psychosomatisch denkenden Inneren Medizin zuwandten: *Jores* in Hamburg, *Seitz* in München, *Oehme* in Heidelberg, *v. Uexküll* in Gießen. Mir selbst widerfuhr das als Leiter der Medizinischen Poliklinik in Marburg, die mich praktisch vor jene Aufgaben stellte, für [die] mich Viktor von Weizsäcker als Student in Breslau und später vor allem durch seine veröffentlichten Falldarstellungen aufgeschlossen hatte. Eine in sich geschlossene Lehre auf Grund eines Systems hat v. Weizsäcker nicht hinterlassen, wohl aber als einer, der öffnend und ins Offene dachte, die Aufforderung weiterzudenken. Ich will nur zwei Richtungen nennen. Die Innere Medizin hatte es immer schon nicht nur mit rein somatischen Krankheiten zu tun, sondern auch mit psycho-somatischen Leidensverläufen und somato-psychischen Folgeerscheinungen. Sie sieht sich zunehmend chronischem Kranksein gegenüber. Das gilt nicht nur für das Krankengut der internistischen Praxen und die medizinischen Polikliniken. Es ist auch richtig für die klinisch Kranken: die meisten Pneumonien sind Komplikationen chronischer Bronchitiden, die Herzinfarkte der Arteriosklerose; auch ein von einer bösartigen Krankheit nach statistischen Merkmalen Geheilter bleibt ein nur bedingt Gesunder. Die meisten der von uns zu behandelnden – besser zu betreuenden – Kranken in der Gastro-Entero-Hepatologie oder der Nephrologie sind chronisch krank. Ich selbst habe es in meinem rheumatologischen Arbeitsfeld fast nur mit chronisch Kranken zu tun. All dies hat Rückwirkungen auf die Aufgabenstellung des Internisten und auf sein Selbstverständnis; er ist zum Helfer und Betreuer geworden; sein Leitbild kann nicht länger ausschliesslich oder überwiegend das des Heilers und Behandlers sein.

An einer chronischen Krankheit zu leiden, heisst dauerndes Kranksein als neue Daseinsform, andauernde Bindung an einen Arzt und Angewiesensein auf die Hilfen anderer mit der ständigen Sorge, abhängig zu werden. Diese Lage öffnet uns den Blick für eine Lage des Arztes, die ihn zum Teilhaber chronischen Krankseins macht, zum chronischen Arzt. Damit erweitert sich die Einführung des Subjekts zur Wahrnehmung der Subjekte in den Beziehungen zwischen Kranken und Ärzten. In Viktor von Weizsäckers medizinischer Anthropologie bleibt der Arzt immer noch der sog. objektive Beobachter eines Gegenstandes, auch wenn dieser nicht mehr eine Krankheit, sondern ein Kranker, eine Person, ein Kranksein als Lebensform ist. Der Schritt zu einer ärztlichen Anthropologie ist die Wahrnehmung, Untersuchung und praktische Berücksichtigung des Subjektes Arzt. Er wird vom objektiven Beobachter zum objektivierenden Subjekt in einer immer nur sich annähernden und entfernenden Bewegung der Erkenntnis. Der Anlass dieses Erkenntnisvorgangs, der Kranke, wird einmal mehr Gegen-Stand, dann wieder Gegen-Über, ausser dem Augenblick der ersten Begegnung, aber nie mehr ganz das eine oder das andere. Alles andere wäre ein extremer Reduktionismus, eine Zurechtstellung mit unverantwortlichen Verzichten – und entsprechend unbefriedigenden Ergebnissen.

In einer ärztlichen Anthropologie ist als erstes die Frage nach den Bedingungen der Möglichkeit ärztlicher Erkenntnis zu beantworten. Erkenntnis wird hier als die Summe und deren Emergenz alles dessen gebraucht, was Menschen voneinander erfahren und erleben, begreifen und verstehen können, des Was und des Wer und des Wie. Ihrer sind grundsätzlich alle Menschen fähig. Der Arzt übt sich nur mehr in Aufmerksamkeit und Reflexion über die Leistung der Sympathiegefühle. Er soll aus einem ungegliederten Mitleid genauere und entfaltetere Gefühle von Mitleidenschaft entwickeln und überdenken können. Für diesen Unterschied zur Sympathie hat man den Begriff Empathie gewählt. Die Anlage zur Wahrnehmung des Leidens anderer ist allen Menschen mitgegeben. Ich nenne Niedergeschlagenheit – Scham – Schmerz – Angst und das Wissen um die Sterblichkeit. Nur aufgrund dieser Gemeinsamkeiten menschlicher Elementargefühle ist Gegenseitigkeit des Wahrnehmens und Miterlebens, von Erkenntnis und Verhalten, Ausdruck und Eindruck möglich. Im Bild eines technischen Vergleichs könnte man die Gegenseitigkeit von Sympathiegefühlen mit Resonanzerscheinungen vergleichen. Empathie wären dann programmgesteuerte Verstärker- und Filtervorgänge. Gegen die Ansprüche und Versprechen von Ganzheitsmedizinen, mit denen anthropologische Ansätze sich nicht gemein machen sollten, ist aber auch auf die Grenzen mitmenschlicher Übereinstimmungsfähigkeit hinzuweisen.

Auch die allen Menschen gemeinsamen Merkmale des Menschseins zeigen eine genetisch bedingte Vielfalt und Stilbildung des Phänotypus. Das gilt auch für die Ausdrucksgestalten des Leidens. Nicht zu übersehen und nicht einzuebnen sind die Unterschiede von Alter, Geschlecht, Sprache und Kultur, Erziehung und Bildung, sozialer Herkunft und Lage, schliesslich auch nicht der Sachverhalt, dass sich ein Kranker und ein Gesunder begegnen.

Die zweite Frage ist: welches Modell beschreibt am besten die erkenntnisbildenden Vorgänge zwischen Kranken und Ärzten. Statt von einem Modell zu sprechen, erweist es sich als angemessener und zweckmässiger, die Formen von Mitteilung als mehr oder weniger komplexe Systeme zu verstehen, deren Grad von Komplexität in der Kranken-Arzt-Beziehung wechseln kann. Sicher gibt es die einseitige Nachrichtenübertragung von Sender zu Empfänger: zu Beginn des ärztlichen Gesprächs vom Kranken zum Arzt; bei der erläuternden Mitteilung des diagnostischen oder therapeutischen Plans oder Ergebnisses vom Arzt zum Kranken. Auch bei vom Arzt vorgegebenen Fragen, die nur mit ja oder nein, mehr oder weniger, so oder so beantwortet werden, ist der Informationsfluss vom Kranken zum Arzt. Die Inhalte der Information sind vom ersten Satz, und in diesem sogar am meisten, sehr komplex und verschiedenartig. Die Botschaften des 1. Satzes sollten besonders aufmerksam gehört, ernst genommen und durchdacht werden. Ich schreibe ihn in der Regel wörtlich nieder.

Je länger ein Gespräch und eine Kranker-Arzt-Beziehung dauern, umso mehr wird es kommunikativ mit Austausch gegenseitiger Informationen. Das gilt auch für die Interaktion, die durch ihr Spiel von Ausdruck-Eindruck-Ausdruck in Mimik, Gestik und Haltung, in Sprachfluss und Pausenverhalten gekennzeichnet ist. In der diagnostischen und therapeutischen Technik wird sie zu regelrechter Zusammenarbeit, z. B. bei Belastungsprüfungen. Aber auch die Vorgänge von Übertragung und Gegenübertragung, Kundgabe von Gefühlsströmen gehören hierher. Schwieriger zu beschreiben ist die Form des erkenntnisträchtigen und gesundungswirksamen Miteinanderseins, das *V. v. Weizsäcker* den Umgang, *Martin Buber* Begegnung genannt hat. Beide Kranker und Arzt erfahren, erleben, verhalten sich, handeln in einem gemeinsamen Rahmen: die Gegenseitigkeit des Leidens, Leid und Mitleid, Not und Hilfe, homo patiens – homo compatiens; die Solidarität des Wissens um Endlichkeit, Sterblichkeit. Ich verkürze diesen Rahmen einmal auf *Kants* transzendentales Subjekt und auf Jaspers Umgreifendes. Kant spricht von „von der Natur konstituierten Gebärdungen, durch welche sich Menschen in allen Gattungen und Klimaten einander auch ohne Abrede verstehen." Das geht über den Weltbildapparat von *Konrad Lorenz*, der diesen aus einem Ausbau der angeborenen Formen möglicher Erfahrung Raum und Zeit ableitet, hinaus auf einen Menschenbildapparat in einem personalen Sinne; er schliesst die individuelle Leidensgestalt ein. *Karl Jaspers* macht freilich auch die Grenzen deutlich. „Der Arzt ist weder Techniker noch Heiland, sondern Existenz für Existenz." Das deckt sich mit dem Bild des Umgangs, soweit zwei Subjekte miteinander umgehen. Jaspers fährt fort: „Ganz unmöglich aber ist es, mit allen seinen Kranken in existentielle Kommunikation zu treten." Diese wäre überhaupt nur dann möglich und gegeben, wenn beide Kranker und Arzt sich in einer Grenzsituation befänden, nicht nur in Bedrohung körperlicher Integrität, sondern auch [in einer] Krise von Identität und [wenn] diese Grenzlagen ihres Daseins die gleichen wären, zumindest sich berührten. Durch den Schwung solcher Gedanken wird man leicht aus der tatsächlichen Lage der Kranker-Arzt-Beziehung herausgetragen. Im ärztlichen Alltag müssen wir das Pathos, mit dem *v. Weizsäcker* den „Gestaltkreis" eröffnet, abkühlen, das Gold der Sterntaler in kleine Münze umtauschen: „Um Leben zu erforschen, muss man sich am Leben beteiligen." Bei *Martin Buber* liest sich das poetischer und dramatischer: „Die Ganzheit der Person und durch sie die Ganzheit des Menschen erkennen kann er (der philosophische Anthropologe), wenn er seine Subjektivität nicht draussen lässt und nicht unberührter Betrachter bleibt. Sondern er muss in den Akt der Selbstbesinnung in Wirklichkeit ganz eingehen, um der menschlichen Ganzheit inne werden zu können. Mit anderen Worten: er muss diesen Akt des Hineingehens in jene einzigartige Dimension als Lebensakt vollziehen, ohne vorbereitete philosophische Sicherung; er muss sich also alledem aussetzen, was einem widerfahren kann, wenn [man] wirklich lebt. Hier erkennt man nicht, wenn man am Strand bleibt und den schäumenden Wogen zusieht, man muss sich daran wagen, sich darein werfen, man muss schwimmen, wach und mit aller Kraft, und [es] mag da sogar ein Augenblick kommen, wo man fast die Besinnung zu verlieren meint: so und nicht anders wird die philosophische Besinnung geboren. Solang man sich hat, sich als ein Objekt hat, erfährt man vom Menschen doch nur als von einem Ding unter anderem, die zu erfassende Ganzheit ist noch nicht da." Wen begeisterten solche Gedanken nicht. Aber es ist gut, sich vor dem Blick auf den ärztlichen Alltag die Augen zu reiben und in der Vorbereitung auf das Arztsein alle die Sicherungen zu lernen und zu üben, die die Verbindungen zum notfalls rettenden Ufer gewährleisten. Man mag mit *Martin Buber* glauben, es sei dem Menschen möglich, sein und seines gesunden oder kranken Mitmenschen Ganzheit zu erfassen. Gerade dann aber gilt *Karl Jaspers* Mahnung: „Eine Haltung der scheinbaren Unbetroffenheit braucht gerade der Arzt, der der Ergriffendste ist." Inzwischen ist, wie wir allenthalben hören und lesen, Ergriffenheit zu Betroffensein verflacht. In solch seichten Gewässern kommt niemand mehr um.

Damit haben wir Gesichtspunkte gewonnen, um Antworten auf die dritte Frage zu finden: Welcher Art mitmenschlicher Beziehungsmöglichkeiten ist die von Kranken zu ihren Ärzten. Der Plural deutet bereits eine allgemeine Antwort an: es gibt nicht nur eine Beziehung im Kranker-Arzt-Verhältnis. Alle menschlichen Beziehungsformen kommen in ihr in unterschiedlichem Mass, in wechselseitiger Ordnung vor. Auch im Verhältnis eines Arztes und eines Kranken zueinander ist die Beziehung nicht immer die gleiche. Nicht nur bei chronischem Kranksein, bei diesem aber besonders ausgeprägt, erfahren und erleben Kranker und Arzt eine gemeinsame Geschichte ihrer Beziehungen, das Auf und Ab von Rückfall und Besserung, Wirkung und Nebenwirkung, Hoffnung und Enttäuschung, Vertrauen und Misstrauen, Widerstand und Führung, Protest und Resignation, Selbstführung und Regression.

Der Diskurs über das Arzt-Patient-Verhältnis begann in unseren Tagen mit *Freidsons*: Dominanz der Experten. Das Arzt-Patient-Verhältnis wurde auf den Vertrag eines Klienten mit einem Experten reduziert. Es wurde damit vergleichbar dem Verhältnis eines Rechtsanwalts zu einem Klienten und eines Kaufmanns zu einem Kunden, eines Architekten zu einem Bauherrn. Das Modell hob besonders den Abstand von Sachkundigem und Laien hervor, aber des letzteren Angewiesenheit, Abhängigkeit, Ausgeliefertsein an den Fachmann. Diesem wurde dann unterstellt, er nutze sein Wissen und Können, seine Überlegenheit zu unangemessener Herrschaft. Die Ärzteschaft begehrte gegen diese Entmenschlichung des Kranker-Arzt-Verhältnisses auf und hielt ihm ein Ich-Du-Verhältnis entgegen, deutete die Beziehung als eine intime, vergleichbar mit Liebe, Freundschaft, Treue; dieses Selbstverständnis hatte mit dem Experten-Klient-Modell unbemerkt gemeinsam, dass die Dominanz des Arztes in ihm vorkam; es war das Vater- oder Mutter-Kind-Verhältnis, das aus dem Regressionsverhalten der meisten Kranken und der unbewusst wahrgenommenen Übertragung der Vater-/Mutterrolle abgeleitet wurde. Die Versuchungen, die in diesem Verständnis liegen, sind bekannt: Unmündigkeit und Abhängigkeit des Patient[en] über das notwendige und hilfreiche Mass hinaus; die zeitliche Begrenztheit wird übersehen und die inhaltliche Einschränkung. Intimbeziehung[en] sind auf unbegrenzte Zeiten und Inhalte angelegt, Experten-Klient-Beziehungen auf kurze Zeiten und enge, genaue Inhalte. Der Grund des Unterschieds ist der, dass es bei der Gesundheit ums „Ganze" geht, wenigstens in dem Sinne, wie *Schopenhauer* es widersprüchlich gesagt hat: Gesundheit ist nicht alles; aber alles ist nichts ohne Gesundheit. Intimbeziehungen sind auf Universalität angelegt; ihre Gefahr ist die totale, gegenseitige Vereinnahmung. Hier liegt die Gefahr der Ganzheitsmedizinen. Ohne es zu wissen, kopieren sie die Ich-Du-Beziehung oder überdehnen die Expert[en]-Klient-Beziehung.

Die gröbste, aber eingängigste Vereinfachung der Kranker-Arzt-Beziehungen ist das Rollenmodell von *Talcott Parsons*. Es eignet sich für eine soziologische Analyse von öffentlich zugewiesenen und beaufsichtigten Rollenverpflichtungen, die belohnt und bestraft, als[o] gemeinschaftlich verhaltensgesteuert werden können. Dabei bleibt offen, ob dies gekonnte Rollenspiel von der ernsten Rollenaneignung unterscheidbar ist, unterschieden wird oder ob überhaupt die Unterscheidung beabsichtigt wird. Die Rollenträger bleiben als Personen unsichtbar; Identität kommt nicht vor, es sei denn als Störfaktor. Das Modell lässt die in ihm agierenden Personen unbefriedigt, ja unentdeckt, weil sie sich in ihrer Besonderheit nicht zur Geltung bringen können; es beschreibt die Oberfläche.

Grosse Anziehungskraft hat in einer Gegenbewegung zu einer dermassen auf soziologische Merkmale verflachten Anthropologie das Vorbild der Partnerschaft gewonnen. Gemeint sind Gleichrangigkeit, Gleichwertigkeit, Gleichberechtigung der miteinander Handelnden und Umgehenden. Partnersein ist eine Leihgabe aus dem Berufs- und Geschäftsleben; Anwaltspraxen sind Partnerschaften; Geschäftspartner bringen nicht immer gleichartige, wohl aber gleichwertige, vergleichbare Anteile ein, z. B. Kapital, Gebäude, Grundstücke, aber auch Geld der eine, Sachkunde der andere z. B. als Ingenieur, Tradition, z. B. den angesehenen Namen, alte Geschäftsbeziehungen, eine Kundenkartei der Dritte. Seit einigen Jahren wird der Begriff gebraucht für Lebensgemeinschaften, die vor oder ausserhalb von Ehen als eheähnliche Beziehungen gegründet werden. Ihre Grundlage sind Intimbeziehungen vom Typus Liebe oder Freundschaft einerseits, Gleichberechtigung andererseits. Die Beziehung steht aber unter dem Vorbehalt jederzeitiger Kündigung und der Ausweitung oder Einengung der Inhalte von Gemeinsamkeit. Er gilt für beide Partner. In der Kranker-Arzt-Beziehung kann das nur für die Seite des Kranken anerkannt werden. Andererseits sucht dieser gerade die Hilfe eines Menschen, der mehr ist als ein Partner, eines, der durch Sachkunde und Lagebeurteilung ihm überlegen ist, zeitweise [ihn] unterstützt, wenn nicht führt. Gerade Unausgewogenheit zwischen zwei Menschen ist Voraussetzung des Wirksamwerden[s] ärztlicher Hilfe.

Die Folgerung aus diesen Überlegungen und Vergleichen ist: die Beziehungen zwischen Kranken und Ärzten sind nicht einheitlich. Sie werden einseitig vom Kranken gestiftet und beendet. Sie sind Beziehungen besonderer Art. Sie enthalten Merkmale aller zwischen Menschen vorkommenden Arten von Beziehungen, gehen aber in keiner von diesen ganz auf. Selbst in der Beziehung eines Kranken und eines Arztes wechselt das Muster und Gefüge der Anteile möglicher Beziehungsformen. Es ist nicht zufällig, dass zur gleichen Zeit[,] als *Freidson* und *Parsons* ihre Modelle vertraten, in den Vereinigten Staaten die Sichtweise des Vertrags zwischen Krankem und Arzt in den Vordergrund trat. Es wurde eine Vertrags-Ethik propagiert, von der die Inhalte der Verträge ihre Allgemeinverbindlichkeit sollten ableiten können. Der archimedische Punkt ist das Selbstbestimmungsrecht des Kranken, verwirklicht im informed consent. Inzwischen hat man bemerkt, dass die anthropologische Grundlage vernachlässigt wurde, das Vertrauen, das ein gegenseitiges ist. Mass und Verteilung von Verantwortung werden durch Umfang und Tiefe des Vertrauens begründet. Ohne Einbeziehung von Gefühlen lassen sich diese Abhängigkeiten nicht nachempfinden. Wie sehr auch Intimität beteiligt ist, lässt sich am Beispiel der Scham zeigen. Der Arzt gehört zu den wenigen Bezugspersonen, denen Menschen es erlauben, in Anamnestik, Diagnostik, Therapeutik und Prognostik an Schamgrenzen, die Schutzzone der Intimität zu rühren oder sie gar punktuell oder regional zu überschreiten. Man kann sich [nicht] oft und eindringlich genug klar machen, welche wohlgehüteten Geheimnisse ein Kranker seinem Arzt zu offenbaren bereit ist und welche Schamgefühle geduldet werden bei [der] Untersuchung, im Krankenhaus, bei Pflegebedürftigkeit oder wenn der Kranke das Krankenzimmer mit anderen teilen muss. Der Kranke erduldet all dies im Vertrauen nicht nur auf die Verschwiegenheit des Arztes, sondern auch darauf, dass er nicht unbedacht fragt, entblösst, untersucht, behandelt, ihn nicht Neugier oder – in der Klinik – Forscherdrang treibt. Im Gegensatz dazu leidet die Experten-Klient-Beziehung darunter, zu punktuell zu sein, Krankheit und Kranksein aus einem Punkt und nicht aus einem Horizont heraus erklären und verstehen zu wollen, der notfalls umfassender ist, als der Kranke selbst es vermutet hat. Auf solche Horizonterweiterungen reagiert er oft abwehrend, erstaunt, befremdet, einsichtig, zustimmend, erleichtert, belehrt.

Dies lässt sich am Beispiel der Kranker-Arzt-Beziehung im Chronisch-Kranksein deutlich machen, denn hier sind Wirklichkeit und Notwendigkeit einer anthropologischen Dynamik der Wechselbeziehung sinnenfällig. Bringt man die Unterschiede von akutem und chronischem Kranksein auf eine Art Formel, so wird der anthropologische Gehalt der einzelnen Quotienten sofort erkennbar. Z. B. Angst – Sorge, Verzweifelung – Niedergeschlagenheit. Die Lehre für den Arzt daran ist, dem chronisch Kranken immer wieder Selbstvertrauen und Selbstverantwortung zurückzuübertragen zu versuchen. Seine besondere Note bekommt das chronische Kranksein dadurch, dass der Kranke ein gelernter Kranker wird, ein Experte seiner Krankheit.

Wenden wir die Ergebnisse dieses Diskurses noch einmal ins Allgemeine, so lernen wir, dass in allen Formen möglicher Beziehungen zwischen Kranken und Ärzten immer nur Annäherungen, Vorläufigkeiten denkbar sind. Alle Begriffe, die wir zur Beschreibung der Vorgänge versuchen, drücken das aus: Assimilation, Akkomodation, Adaptation, Adäquation: Sich-Anähneln, Sich-Anbequemen, Sich-Anpassen, Sich-Gleichmachen verweist immer auf Richtung und Gegenrichtung: eine Person ähnelt sich eine andere oder einer anderen Person an. Immer muss beim Gebrauch dieser Begriffe die Frage Wer – Wem? gestellt werden. Das gilt auch für die Beziehung: wer zieht wen?, damit die Beziehung zustande kommt. Der Gezogene ist zugleich Ziehender. Auch Verhalten hat diesen Doppelsinn von beiderseitigem Verbergen und Zeigen, sich halten und den anderen halten, aber ein Verhältnis aufrechterhalten.

All diese Erörterung[en] laufen auf die soziale Figur von Gegenseitigkeit hinaus. Und sie ist mit dem Begriff Umgang angemessen beschrieben. Freilich hebt er die Asymmetrie zwischen Arzt und Krankem nicht auf. Wir wollen uns das an dem folgenden Schema[18] vergegenwärtigen. Ein bestimmter Kranker, der einen bestimmten Arzt mit der Bitte um Rat und Hilfe aufsucht, tritt in eine soziale Beziehung ein, in der ein Arzt und ein Kranker füreinander aufgeschlossen, aufeinander eingestellt, aktiviert sind (A" und K"). Betrachten wir in dem sich aufbauenden Wechselverhältnis den Arzt, so wechselt dieser seine Sichtweisen zwischen Abstand und Nähe, Identifikation und Distanzierung. Als Gesunder und mit zwischenmenschlichen Vorgängen Vertrauter kann und soll er immer wieder jene Position am Rande des Geschehens einnehmen, die ihm einen kritischen Blick auf dieses und eine Reflexion darüber erlaubt. Er kann die Möglichkeiten der Wahrnehmung seiner Fähigkeit zur exzentrischen Positionalität nutzen – ein Schlüsselbegriff der Anthropologie von *Helmuth Plessner*. Sie ist ihm zugänglicher als dem Kranken.

Anthropologie als Summe des Erfahrungswissens über die Natur, Artung, Erscheinung des Menschen als Gattung ist weder eine Voraussetzung für oder ein Weg zu oder ein Ersatz für Menschlichkeit und Sittlichkeit. Anthropologie ist die Wissenschaft von der Natur, nicht vom Wesen des Menschen. Dieses verdichtet sich auf eine unverwechselbare Weise immer nur in einer Person. Dass der Mensch menschlich-allzumenschlich-unmenschlich sein kann und dass er sich nach Werten oder gegen Werte richten kann, sind Aussagen über seine Anlagen, Fähigkeiten, Vermögen und über seine Unzulänglichkeiten, Brüchigkeiten, Hinfälligkeiten, Verführbarkeiten, Fehlbarkeiten. Die ältere Anthropologie hat für die positiven Seiten den Begriff dignitas gebraucht, Würde, im damaligen christlichen Sinne aber auch die Einheit von Auftrag und Ausstattung. Dass Anthropologie soviel Aufmerksamkeit auf sich zieht, weist darauf hin, dass wir unter den Bedingungen von Verweltlichung und Mannigfaltigkeit ungelöste und wahrscheinlich unlösbare Probleme mit unserem Menschsein und Mitmenschsein haben. Die Gegenseitigkeit und Übereinstimmungsfähigkeit stiftenden Gemeinsamkeiten sind Möglichkeiten, nicht Wirklichkeiten. Im jetzt und hier zerrinnen die ehemaligen Verheissungen zur sozialen Figur der Einsamkeit. Es wäre gut, wenn wir Ärzte das in unserem Umgang mit Gesunden, die gesund bleiben wollen, und mit Kranken, die es wieder werden wollen, bedächten und beherzigten. Anthropologie ist, auf die Praxis des Alltags angewandt, auch immer Geschichte, Kulturgeschichte und Lebensgeschichte.

---

18 Es scheint sich um die Abbildung aus der „Eröffnungsvorlesung" in Marburg aus dem Jahr 1957 zu handeln, die hier vermutlich in einer fortentwickelten Version gezeigt wurde. Eine solche hat Hartmann mehrfach präsentiert, auch in Hartmann: Über ärztliche Anthropologie (1987), S. 90, Der Text der Vorlesung ist in Kapitel 4.4 abgedruckt.

In der Inneren Medizin stellt sich in jedem Einzelfall die Frage, welche pathogenetischen Kenntnisse für einen Kranken notwendig sind, um die Aufgabe zu lösen, die der Kranke dem Arzt stellt. Wir können und dürfen nicht davon ausgehen, dass diese Aufgabe unbegrenzt, umfassend ist. Nicht jede Krankengeschichte – auch dann, wenn sie mehr als Krankheitsgeschichte sein will und soll – muss ausführlich-biographisch oder tiefenpsychologisch ausgeführt sein. Wohl soll sie jederzeit dafür offen sein. Wir sind damit angewiesen und beschränkt zu werten, ob, wann und wie ein Kranker andeutet, dass er sein Kranksein im Zusammenhang mit Bedeutungen, Werten, Lebensgeschichte, Erlebnissen, Enttäuschungen, psycho-sozialen Spannungen, ungelösten Problemen, ungelebtem Leben sieht oder erlebt. Andererseits sehe ich auch keine scharfen Grenzen für ärztliches Verhalten in der Inneren Medizin zu jenen Methoden, Erkenntnissen und Haltungen, die wir von den Psychotherapeuten lernen. Ich bin immer wieder überrascht, wie viele meiner Kranken mit schmerzhaften Behinderungen der Organe der Bewegung in psychotherapeutischer Betreuung waren oder sind. Wir Internisten bewegen uns mit Vorsicht und Rücksicht – auch auf uns selbst – in diesem Grenzbereich. Wir stehen vor dem Problem der richtigen, rechtzeitigen und gerechtfertigten Indikation.

In der Inneren Medizin anthropologisch zu denken und zu handeln heisst auch immer, an Grenzen der Erkenntnismöglichkeiten zu stossen, an das Problem der Komplementarität. Wir können nicht gleichzeitig gleich scharf und genau messen und werten, beobachten und uns einfühlen, untersuchen und teilhaben. Die Erkenntnis- und Wahrnehmungshaltung führt entweder zu scharfen Bildern des somatischen Zusammenhangs von Beschwerden, Befunden, Messergebnissen oder eines verständlichen Lebens-Zusammenhangs oder szenischer Ereignisse im Umgang von Arzt und Krankem. Ärztliche Erkenntnis bildet sich aus einer Erkenntnisbewegung, die die Ungleichzeitigkeit des Gleichzeitigen immer nur unvollkommen meistert.

4.9 Klinische Rheumatologie (1987)

Dieser Text liegt als handschriftlich nicht bearbeitetes Typoskript eines Vortrags vor, den Fritz Hartmann am 5. Dezember 1987 im Rahmen des jährlichen Internistisch-Rheumatologischen Kolloquiums seiner Abteilung an der MHH hielt. Es fand sich in seinem Nachlass (ArchMHH Dep. 3 Nr. 138).

Ich hatte den Autor im Hinblick auf seine Emeritierung im folgenden Frühjahr um diesen Vortrag gebeten; er stellt die ärztliche Anthropologie in exemplarischer klinischer Aktion vor, im Verbund mit dem aktuellen rheumatologischen Wissen aus naturwissenschaftlicher und klinisch-epidemiologischer Forschung.

Anthropologie ist hier beides, eine handlungsrelevante Grundorientierung klinischer Arbeit und ein zu spezifischen Erkenntnissen führender wissenschaftlicher Zugang zum Patienten und der dem Arzt gestellten Aufgabe.

*

Klinische Rheumatologie ist der Ort der Bewertung und Verwertung von Methoden und Ergebnissen der Grundlagenforschung. Sie ist also Anwendbarkeits- und Anwendungsforschung in Diagnostik, Therapie und Prognostik. Jüngste Beispiele sind die vergleichende Prüfung bildgebender Verfahren in der Beurteilung von Art, Schwere und Verlauf rheumatischer Erkrankungen und der Ermittlung des therapeutischen Stellenwerts von Methotrexat oder der Brauchbarkeit von Interferon in der Behandlung schwerer Verläufe der chronischen Polyarthritis. Die moralischen Leitlinien klinischer Rheumatologie sind dennoch: Vorsicht – Rücksicht – kritische Nachsicht.

Klinische Rheumatologie ist zweitens der Ort primärer Erfahrungen am Rheumakranken. Diese geben der Grundlagenforschung die Probleme, das wissenschaftliche Programm vor. Dieses findet einen Rahmen vor, der die empirische Natur des Menschen umfaßt, von den anorganischen Bausteinen, den Biopolymeren von Knochen, Knorpel, Sehnen und Bändern über die Anatomie und Physiologie des Organs der Haltung und Bewegung bis zu deren Psychologie und Anthropologie. Falls diese Probleme systematisch erkannt, beschrieben, geordnet und gedeutet, ja im besten Fall durch Behandlung gebessert oder beseitigt werden, gibt Klinische Rheumatologie Einblicke in die Pathogenese. Kenntnisse von den Eingangsbedingungen pathogenetischer Ereignisketten durch epidemiologische Studien und der Pathogenese und Pathoplastik durch Verlaufsbeobachtungen sind die Bedingungen für eine rationale Therapie. Deren Programm muß ebenso vielgestaltig sein wie die Krankheitsbilder, die Leidensgestalten der Krankheiten, das Mosaik der Anfangs- und Verlaufsbedingungen.

In der Ätiogenese wirken Genetik und Epidemiologie, also die Suche nach begünstigenden und auslösenden Bedingungen für die Entstehung auf eine Weise zusammen, in der klinische und experimentelle Rheumatologie ihre Unterscheidung nicht mehr rechtfertigen. Denn trotz aller Fortschritte der tierexperimentellen Erzeugung von Modellen für Arthrose und mehr oder weniger chronische Entzündungen mit mehr oder weniger Ähnlichkeiten zu den typischen Gelenkbefalls-Mustern der chronischen Polyarthritis, der Spondylarthritiden oder der infektiös-reaktiven Arthritiden bleibt der Rheumakranke die bisher ergiebigste Quelle für allgemeine Erkenntnisse über die Natur rheumatischer Leiden. Bei den Arthrosen wirken sicher angeborene Neigungen zum vorzeitigen Knorpelverschleiß, Fehlbelastungen, Stoffwechselstörungen und Alter zusammen. Jedoch haben wir gelernt, Arthrose und Arthrose-Krankheit, Spondylose und Spondylose-Krankheit voneinander zu unterscheiden; denn jenseits des 65. Lebensjahres ist nur jeder 2. Arthrotiker und Spondylotiker ein Kranker im Sinne subjektiv krankhaft empfundener oder bewerteter schmerzhafter Behinderung. Im Falle der Polyarthrose ist es sogar nur jeder 10. Befallene.

Im Falle der chronischen Gelenk- und Wirbelsäulenentzündungen sind die Bedingungen der Chronizität nach wie vor ein Geheimnis. Wir müssen es noch offen lassen, ob Persistenzen von Antigenen, sich verselbständigende Mechanismen unspezifischer oder immunpathologischer Entzündungsprozesse der Grund sind oder defekte Mechanismen der Beendigung von Entzündungsvorgängen.

Klinische Rheumatologie kann sich nicht auf die Naturgeschichte von Arthritis/ Spondylitis oder Arthrose/Spondylose als Krankheit beschränken. Sie muß das rheumatische Leiden, das personale Krank-Sein, ernst nehmen, umso mehr, als dieses chronisch ist oder sein Chronischwerden vom Kranken gefürchtet wird. So wurde die chronische Polyarthritis für uns zum anschaulichen und lehrhaften Beispiel für chronisches Kranksein überhaupt, d.h. für jenen Teil des Spektrums ärztliche Hilfe beanspruchender Kranker, die in freier Praxis und inzwischen auch in Krankenhäusern überwiegen. Kaum an einer anderen chronischen Krankheit läßt sich der Zusammenhang von Selbstvertrauen und Selbstverantwortung für ein geglücktes, wenn auch immer anfälliges Leben mit der Krankheit so deutlich machen wie am Beispiel der chronischen Polyarthritis und Arthrosen. Der Kanon ärztlicher Aufgaben, der sich daraus ableitet, ist wesentlich unterschieden von dem bei akuter Krankheit gültigen. Aus beiden Ansätzen folgt als therapeutisches Ziel, soviel chronisch Rheumakranken im allgemeinen und so häufig und so lange wie möglich zu helfen, bedingt gesund zu sein.

Klinische Rheumatologie ist weniger Rheumatologie am Krankenbett als ambulante Betreuung chronisch Rheumakranker. Es ist das prognostische Interesse der Kranken, das den Arzt verpflichtet, mehrdimensional zu denken, zu planen, zu raten, sich zu verhalten und zu handeln, nicht zuletzt auch mehrdimensional zu forschen. Rheumatologische Erkenntnishaltung und -suche soll problemoffen für die Natur des Menschen angesichts von Störungen seines Organs der Haltung und Bewegung sein. Der Arzt sieht sich an einem Muster von Problemen beteiligt, das man als anthropologisch bezeichnen muß: die arttypische zwischenmenschliche Bedeutung von Haltung und Bewegung, d.h. die Besetzung mit ästhetischen, sozialen, persönlichen Werten über die biotechnische Ökonomie hinaus. Das gilt nicht nur für die funktionellen Syndrome, die Fibromyalgien, die unter den rheumatologischen Syndromen am häufigsten der Grund für Arbeitsausfälle, Frühinvalidität und Kuraufenthalte sind. Gerade an ihnen läßt sich zeigen, was mit dem operationalen Begriff Mehrdimensionalität gemeint ist. Wenn Kranke mit rheumatischen Beschwerden in Muskelgruppen und an Ansätzen von Sehnen und Fascien kommen, so sollte der Arzt sich grundsätzlich die Frage stellen, warum in dieser Region und warum Jetzt. Der Nachweis entzündlicher oder degenerativer Veränderungen beantwortet diese Fragen selten voll befriedigend. Denn die somatischen Veränderungen sind für die schmerzhafte Behinderung oft nur eine begünstigende Bedingung, die, obgleich dauernd vorhanden, trotzdem beschwerdefreie Perioden zuläßt. Für das Jetzt und Hier müssen also zusätzliche, auslösende Bedingungen gesucht werden. Sie können gefunden werden in mechanischen Belastungen, Klimaeinflüssen und in Überbeanspruchungen, also einem Mißverhältnis von Anstrengung und Erfolg oder Befriedigung. Sie können aber auch aufgespürt werden, wenn man verschiedene andere Zugänge sucht.

1. Der psychosomatische, der nach einem aktuellen oder verdrängten, aber aktualisierten Konflikt sucht, der in einer schmerzhaften Muskelverspannung mit Insertionstendinopathie sich somatisch maskiert und entlädt.

2. Der anthropologische, der nach der besonderen Wertbesetzung der betroffenen Muskelgruppe forscht, die die erkrankte Person dieser Muskelgruppe als Vollzieher einer lebens-und personbedeutsamen Zweck- und Ausdrucksbewegung gegeben hat, wie das biographisch, emotional und durch die Wahl von Beruf, Spiel, Sport angelegt ist[19].

3. Der psychiatrische Zugang, [im Blick auf] die Schwankungen des Vertrauens zum Organ der Haltung und Bewegung, der Schwellen für Schmerzempfinden und -Verarbeitung mit der Daseinsstimmung. Ist die Verstimmung reaktiv als Antwort auf befürchtete, sich ankündigende oder wieder auftretende Schmerzen und Bewegungseinschränkungen [zu verstehen], so entwickelt sich leicht ein circulus vitiosus.

Gerade das Beispiel der sekundären Fibromyalgien zeigt, welche mehrdimensionalen Behandlungspläne aus solchen vielfältigen Einsichten folgen, ein dem Einzelfall angemessenes Verhältnis von aufklärendem und beruhigendem Wort zu durch Helfer vermittelten Entspannungen der schmerzenden Muskeln und Schaffung oder Erweiterung von Bewegungsspielräumen zu Medikamenten. Die Erfahrungen *Müllers* in Basel haben uns gelehrt, daß die Kranken mit psychosomatischen myalgischen Syndromen aktiven Behandlungen wie autogenem Training und isometrischen Übungen [gegenüber] aufgeschlossen sind, Depressive aber nicht; für sie sind passive Massagen geeigneter. Enttäuschend ist, daß sich nur 10 % der Kranken mit psychosomatischen Beschwerden einer psychotherapeutischen Behandlung zugänglich zeigten.

Ich kehre noch einmal zu einigen Dimensionen-Gruppen zurück, die sich für den ärztlichen Umgang mit chronisch Rheumakranken als für beide Seiten hilfreich erwiesen haben.

1. Die drei Dimensionen des ärztlichen Gesprächs; in diesem ist die Anamnese, die Strukturierung der inhaltlichen Botschaften nur eine Dimension.

2. Haltungen und Bewegungen sind immer zugleich Merkmale des Menschseins, zweckgebunden an Arbeit und Spiel, und sie sind Ausdrucksbewegungen.

---

19 Siehe hierzu die Zeichnung von H. Borchert: Abbildung 5 in Kapitel 2.2.1.

3. Die drei Zeitdimensionen sind immer als persönlich gelebte und erlebte, geplante Zeit zu verstehen: Gegenwart ist Jetzt – ist gewesen – wird sein. Jedoch wird diese Zeiten-Ordnung überlagert von jener der Dauer.

Auf eine besonders fruchtbare Weise ergänzen sich klinische Rheumatologie, Immungenetik und Immunpathologie in letzter Zeit im Formenkreis der reaktiven Arthritiden. Genauer gesagt handelt es sich um infekt-reaktive Entzündungen im Unterschied zu infekt-septischen, bei denen sich vermehrungsfähige Erreger, z. B. Staphylokokken, im eitrigen Gelenkerguß finden. Den klinischen Formenkreis selbst beschreibt man wegen charakteristischer Gemeinsamkeiten deutlicher als Sakroiliitis-Spondylitis-Arthritis-Syndrom. Die Abkürzung Spondarthritis ist unglücklich, der Zusatz seronegativ irreführend; denn eine Beziehung zur chronischen Polyarthritis ist nicht erkennbar. Sie entwickeln sich aus einer Immunantwort auf eine Antigeneinschwemmung in den Organismus, ohne daß die Erreger selbst im Blut erscheinen. Die Immunantwort wird begünstigt durch die Anwesenheit von Histokompatibilitäts-Antigenen auf den Zellen des Wirtes. Das best untersuchte ist das HLA-B-27. Die Erreger gehören der Gruppe der gramnegativen Besiedler von Darm und Harnwegen an: Yersinien, Shigellen, Salmonellen, Campylobakter, vielleicht auch Klebsiellen im Darm, Chlamydien in Blase und Urethra. Die arthritogenen Enteritiden des Morbus Crohn und der Colitis ulcerosa, die zu diesem Formenkreis gehören, lassen bisher keine Beziehungen zu pathogenen Erregern erkennen. Wohl aber stehen ihre enteritischen und arthritischen Schübe mit der Einschwemmung von Endotoxin in Zusammenhang. Es klaffen also noch erhebliche Wissenslücken, die ohne die sorgfältigen klinischen und epidemiologischen Beobachtungen nicht zu schließen sind.

Zur Gruppe der infekt-reaktiven Arthritiden gehören das älteste, wenn auch selten gewordene rheumatische Fieber und die jüngste Form, die Borrelien-Arthritis, das Lyme-Syndrom.

Unbeantwortet ist die Frage, warum bei so allgemeinen pathogenetischen Bedingungen Gelenke und Wirbelsäule, Herzklappe und Uvea bevorzugt erkranken. Erkennen läßt sich eine Disposition für Sakroiliitis bei Trägern des HLA-B-27-Merkmals.

Das Kern-Syndrom der Gruppe der Sakroiliitis-Spondylitis-Arthritis-Syndrome ist das Reiter-Syndrom, die Syntropie Sakroiliitis/Spondylitis mit Urethritis und Konjunktivitis. Es ist die klinische Symptomatik, die diesen Formenkreis zusammenschließt. Für die Spondylitis ankylosans gibt es Hinweise für Antigenverwandtschaften zwischen HLA-B-27 und Klebsiellen; für die Psoriasis-Arthro- und Spondylopathie fehlt auf eine Beteiligung von Erregern bisher ebenso jeder Hinweis wie für Colitis ulcerosa und Morbus Crohn.

Es gibt aber gute Gründe, das Problem der Pathogenese von der Frage her anzugehen, warum von denen, bei denen die genannten Erkrankungsbedingungen vorliegen, nur wenige an einer Arthritis erkranken und von diesen wieder nur wenige einen verzögerten Heilungsverlauf haben, Chronizität äußerst selten ist. Welche Bedingungen schützen die Infizierten vor der Entwicklung einer meist asymmetrischen Oligoarthritis, welche führen zu schneller, welcher Mangel bedingt verzögerte Heilung?

1948 beobachtete Pavonen in Karelien eine Ruhr-Epidemie. Von 150.000 Ruhr-Kranken bekamen 334 eine Arthritis, das waren 0,2 %. Nur bei 3 dauerte die Arthritis 12 Monate, bei 20 8 Monate.

Den umgekehrten Weg schlug Avonen ein, indem er 304 Menschen nachuntersuchte, die einen positiven Antikörpertiter gegen Yersinien hatten. 104 von ihnen hatten eine Arthritis gehabt.

Bedeutsam könnte eine jüngere Beobachtung über den Zusammenhang von Darmschleimhaut und Sakroiliitis-Spondylitis-Arthritis-Syndromen sein: Entzündungen der Darmschleimhaut wurden endoskopisch auch bei solchen Kranken gefunden, die keine enteritische Symptomatik gehabt hatten oder ha[b]en.

Solche Erkenntnisse führen auch zu therapeutischen Folgerungen. Antibiotika sind nicht indiziert, weil der Infekt vorüber ist, wenn Gelenk- oder Rückenschmerzen die entzündliche Reaktion anzeigen. Steroide sind in der Regel nicht angezeigt. Aber es ist die Frage, ob unter den nicht-steroidalen Antiphlogistika Azulfidine das Mittel der ersten Wahl sein sollte. Dafür spräche die offenbar häufigere Beteiligung der Darmschleimhaut und eine den Übertritt von Endotoxin aus dem Darm [vermindernde[20]] Wirkung bei Colitis ulcerosa und Morbus Crohn. Aus einer solchen klinischen Erfahrung könnte die pathogenetische Hypothese erweitert werden auf ein Zusammenwirken von Erreger-Antigen mit erreger-verwandten HLA-Antigenen und mit Endotoxin.

4.10 Zur Anthropologie ärztlicher Erkenntnis (1993)

Der Text dieses in Göttingen am 30. April 1993 gehaltenen Festvortrags liegt als unveröffentlichtes Typoskript vor. Er fand sich im Nachlass Hartmanns im Archiv der MHH (ArchMHH Dep. 3 Nr. 106). Hartmann hielt diesen Vortrag anlässlich der Verleihung der Albrecht-von-Haller-Medaille an den Physiologien *Hans-Jürgen Bretschneider*. Das Typoskript ist mit handschriftlichen Pausenzeichen, Unterstreichungen, Korrekturen und Ergänzungen angereichert. Diese erscheinen in zwei Schriftstärken aus vermutlich zwei separaten Durchgängen. Es dürfte sich bei diesem Exemplar um die Vortragsvorlage handeln. Von den fünf am linken Rand ausgewiesenen Abbildungen waren drei dem Text ohne sichere Zuordnung angeheftet.

Die in nicht-reproduktionsfähiger Form vorliegende Serie von Kopien von Fotografien verschiedener mimischer Ausdrucksformen bei Kindern und Erwachsenen

---

20 Im Original heißt es unverständlich „verminderte".

könnte *Darwins* im Text genannten Buch „Der Ausdruck der Gemüthsbewegungen bei dem Menschen und den Tieren" entnommen sein. Eine weitere Abbildung (vermutlich Abb. 1) ist identisch mit der in Kapitel 5.2 abgedruckten. Die dritte ist überschrieben mit „Tabelle 1: Angeborene Formen möglichen Erfahrens- und Erlebnis-Verständnisses" und nennt zwischen Platon und Watzlawick 27 weitere Autoren und die „Scholastik".

Der Text schlägt eine Brücke zwischen Hartmanns Anthropologie und der Theorie und Praxis ärztlich-klinischer Erkenntnis. Intensiv begründet Hartmann sein Isopathie-Konzept im Rückgriff auf vergleichende ethnologische Studien, die evolutionäre Erkenntnistheorie und aktuelle Erkenntnisse der Neurophysiologie.

Der Text wird hier mit allen Korrekturen und Zusätzen veröffentlicht, sie konnten mit Hilfe des von Hartmann verwendeten Einfügungszeichen „⊥" sicher platziert werden.

*

Das Thema scheint bei erster Betrachtung einen inneren Widerspruch zu enthalten, zumindest eine dialektische Spannung: denn unter Anthropologie verstehen wir die Kenntnis, Wissenschaft und Lehre von den allen Menschen zukommenden Merkmalen, Eigenschaften, Fähigkeiten: aufrechter Gang mit den Merkmalen Händigkeit und Ständigkeit, Sprachlichkeit und Geschichtlichkeit, Bewußtseins- und Gewissensfähigkeit, teilweise Instinktentbundenheit und – dadurch freigesetzt – ungerichteter Antriebsüberschuß, der zu Spiel, Neugier, Erfindung, Forschung, Abenteuer befähigt. Das erste 1501 vom Leipziger Professor der Medizin veröffentlichte Lehrbuch der Anthropologie fasste alles zusammen, was es zur Erscheinung Mensch zu sagen gab – und was er zu wissen und zu berücksichtigen für Ärzte für notwendig hielt: Anthropologium de hominis dignitate, natura et proprietatibus, de elementis, partibus et membris humani corporis. *Hundt* unterscheidet Würde, Natur und Eigenschaften oder Fähigkeiten, nach dem Vorbild der antiken res naturales die Grundstoffe, Teile und Glieder des Körpers. Wir tun heute gut daran, Wesen und Natur des Menschen streng zu unterscheiden. Wesensaussagen sind von vorwissenschaftlicher Art; sie werden als wissenschaftlicher Begründung unzugänglich anerkannt und bekannt. Die in unserer Kulturgeschichte wirksamsten sind: der Mensch als Gottes Geschöpf, als Krone der Schöpfung über diese gesetzt; das ist seine Würde, Sonderstellung, Herausgehobenheit und Verantwortung; dignitas als Gottähnlichkeit. Eine Wesensaussage ist auch die Überzeugung, der Mensch sei die höchstentwickelte Stufe eines zielgerichteten Entwicklungsgeschehens der Natur, die Erfüllung ihrer teleologischen zielstrebigen Kraft. Auch die Auffassung vom Menschen als welt- und naturgeschichtlicher Selbstgestalter im Dienste eines naturgesetzlichen

Fortschritts ist eine Wesensbestimmung: Physikotheologie, Naturteleologie und Geschichtsteleologie des anthropos autopoieticos sind Mythen.

Anthropologie soll demgegenüber sich auf Erfahrungsinhalte beschränken, die von allen Menschen an allen Menschen gemacht, mitgeteilt, methodisch erforscht und wissenschaftlich zu Zusammenhängen geordnet werden können.

Von dieser Ausgangsstellung her stellt sich dann aber die Frage: Kann es eine medizinische oder ärztliche Anthropologie neben anderen Anthropologien geben? In unserer Zeit wird aus der Unübersichtlichkeit und Unsicherheit in Grundfragen des Menschseins heraus immer wieder und dringlich die Frage nach *„dem Menschbild der Medizin"* gefragt. Aus der Antwort der Ärzte auf solche Fragen erwarten die so Fragenden eine Sicherung des not-wendenden Vertrauens der Menschen – Gesunden wie Kranken – zu ihren Ärzten und zur Medizin als Heilkultur. Heilkultur spiegelt aber immer nur die Gesamtkultur wider. Jedoch ist den Ärzten nachdrücklich von Angeboten allgemeingültiger Bilder von menschlicher Artung, Seinsweise, gar Bestimmung abzuraten. Im ärztlichen Umgang mit Kranken sind alle Bilder von Mensch- und Personsein wirksam, die in einer Bevölkerung vorkommen. Insofern läge in meinem Thema ein Widerspruch. Dieser wandelt sich aber zu einer fruchtbaren, pragmatischen Spannung, wenn wir uns fragen, was die Medizin zu einer allgemeinen Anthropologie als besonderes Erfahrungsgut beitragen könnte und sollte. Heilkulturen liefern auch wesentliche Beiträge zu Gesamtkulturen ihres gesellschaftlichen Umfeldes. Der besondere Beitrag sind die Sorgen der Gesunden um das Gesundbleiben, Kranksein als Daseinsform und nicht nur Krankheiten als verortbare und meßbare Störungen mit ebenso meßbaren zeitlichen Verläufen, [das] Verhalten von Kranken und ihrer mitmenschlichen Umgebung in der gelingenden oder mißglückenden Bemeisterung vor allem chronischen Krankseins oder bedingten Gesundseins. Es sind also die besonderen Einblicke und Einsichten, die sich Ärzten angesichts von Krankseins-Not eröffnen, die ihren Beitrag zu einer allgemeinen Menschenkunde ermöglichen, ihn ihnen aber auch abfordern. *Friedrich Nietzsche* hat diesen anthropologischen Sachverhalt aus eigenem Krankseins-Erleben einmal so beschrieben: „Wert der Krankheit – Der Mensch, der krank im Bett liegt, kommt mitunter dahinter, daß er für gewöhnlich an seinem Amte, Geschäfte oder an seiner Gesellschaft krank ist und durch sie jede Besonnenheit über sich verloren hat: er gewinnt diese Weisheit aus der Muße, zu welcher ihn seine Krankheit zwingt" und „Der Wert aller morbiden Zustände ist, daß sie in einem Vergrößerungsglas gewisse Zustände, die normal, aber als normal schlecht sichtbar sind, zeigen." Diagnostik des Arztes im weitesten Sinne ist, aufmerksam und kundig, geduldig und verständig durch diese Vergrößerungsgläser hindurch die Vorgänge, Schichten und personalen Gestalten des Krankseins zu betrachten und dadurch das zu leisten, was man ärztliche Erkenntnis nennt. Sie ist die Voraussetzung für person-, sach- und lagegerechtes Urteilen, Entscheiden, Beraten, Behandeln, Betreuen. Ärztliche Erkenntnis ist mehr als das „Stellen" einer Diagnose, was ja immer ein Zurechtstellen eines vielgestaltigen und vielschichtigen Naturgeschehens, zugleich eine unvermeidliche Reduktion ist. Der Kranke als Gestalter der Zeichen- und Beschwerdemuster seiner Krankheit und erst recht seines Krankseins bleibt in der Regel ausgeblendet. In den hippokratischen Schriften ist viel die Rede von gignosco (lateinisch cognosco) mit seinen Sonderformen, insgesamt 188mal. Es wird gebraucht im Sinne von Wissen, Sichauskennen, Erkennen und vor allem Vorauskennen. Diagignosco (lateinisch discerno, cognosco) findet sich darunter nur 32mal, diagnosis (lateinisch cognitio) nur 8mal. Lateinisch im Sinne von cognitio initium oder intelligentia. Die Vorsilbe dia kann bedeuten Auseinander-Kennen und Hindurcherkennen. Proginomai, proginosco, prognosis und prognosticos finden sich 28mal. Erst im 19. Jahrhundert hat der diagnostische Wert den prognostischen ärztlicher Erkenntnis zurückgedrängt und überholt.

Meine nun folgende Erörterung anthropologischer Sichtweisen ärztlicher Erkenntnis (Abb. 1), als einer selektiven Fokussierung allgemeinmenschlichen Erkenntnisvermögens, zielt nicht auf die Beantwortung der Frage: Was ist Erkenntnis?, sondern auf die, wie ist auch die besondere ärztliche Erkenntnis möglich; um *Immanuel Kant* zu paraphrasieren: Welche sind die natürlichen Bedingungen der Möglichkeiten von Erkenntnis überhaupt? Unter ärztlicher Erkenntnis begreife ich das durch Beobachtung – Sehen, Fühlen, Hören, Riechen, Schmecken – erreichbare Gesamt der Erscheinungen des Krankseins eines Kranken und dessen Ordnung mit den Kategorien Messen und Bewerten, Begreifen und Verstehen, Erklären und Beschreiben, Erkennen und Anerkennen, Handeln und Verhalten, Mitteilen und Würdigen. Damit ist eine Offenheit der Erkenntnisfelder angedeutet, die methodisch, inhaltlich und damit auch hinsichtlich der therapeutischen Ziele über das Übliche ärztlicher Ausbildung und Praxis hinausweist. Ärzten und vor allem solchen, die Ärzte ausbilden, würde ich die Unterscheidung von Erklären und Verstehen, wie *Karl Jaspers* sie in der „Allgemeinen Psychopathologie" beschrieben und begründet hat, nachdrücklich empfehlen. Wer über die Möglichkeiten der praktischen Ausfüllung eines so anspruchsvollen Begriffs von ärztlicher Erkenntnis nachdenkt, der muß sich auch für die Grenzen klarzuwerden suchen. Bei *Albrecht von Haller* lesen wir 1748 die bekannten Zeilen[21]:

Doch suche nur im Riß von künstlichen Figuren,
Beim Licht der Ziffern-Kunst, der Wahrheit dunkle Spuren;
Ins Innre der Natur dringt kein erschaffner Geist,
Zu glücklich, wann sie noch die äußre Schale weist!
Du hast nach reifer Müh und nach durchwachten Jahren
Erst selbst, wie viel uns fehlt, wie nicht du weißt erfahren.

---

21 In verschiedenen Gedichtsammlungen findet sich als Entstehungsjahr 1730.

Diese Zeilen stammen aus dem Lehrgedicht „Die Falschheit der menschlichen Tugenden", einem Dokument Hallerscher christlich-reformierter Anthropologie. *Goethe* hat dieses Gedicht sehr wohl gekannt und in jenem Selbstgespräch Faust's nachgebildet, nachdem Wagner diesen mit dem Seufzer verlassen hat „Zwar weiß ich viel doch möchte ich alles wissen". Faust dagegen zitiert und paraphrasiert Haller:

> Geheimnisvoll am lichten Tag
> Läßt sich Natur des Schleiers nicht berauben.
> Und was sie deinem Geist nicht offenbaren mag,
> Das zwingst Du ihr nicht ab mit Hebeln und mit Schrauben.

Die Botschaften klingen eindrucksvoll. Aber was bedeuten die Metaphern Schale bei Haller, Schleier bei Goethe für die Praxis medizinischer Forschung und ärztlichen Denkens, Verhaltens und Handelns? Um bei den Metaphern zu bleiben; man vergleicht oft die Forschung – nicht nur in der Medizin – und das Stellen einer Diagnose mit dem Knacken von Nüssen, am ehesten z. B. von Walnüssen. Wo befinden wir uns: in der weichen grünen Schale, an oder in der harten Schale oder etwa im nahrhaften und fruchtbaren Kern? Zu letzterem hoffen wir eines Tages vorzustoßen, weil wir wissen, daß es ihn gibt, und regelhaft erwarten, daß er nicht faul ist und ein anderer Wurm – sprich konkurrierender Forscher – schon vor uns da war. Ohne diesen Optimismus würde es wohl keine Forschung geben. Wo haben Sie, lieber Herr Bretschneider, sich in der Metaphorik von Schale, Schleier, Hebel, Schrauben, Nuß herumgetrieben, als Sie die Energiebedürfnisse der einzelnen Teilleistungen des Herzmuskels entschlüsselt und in eine Formel für die Gesamtleistung gebracht haben. Andere Forscher haben sich der Problemlösung von der Architektur des Hohlmuskels her genähert. Alle aber sind von der unbestrittenen Funktion des Herzens ausgegangen, seinem Zweck und Ziel, seinem Telos: eine ausreichende und anpassungsfähige Auswurfleistung von Blut zur Ver- und Entsorgung des Organismus. Kausales und finales, teleonomes Denkvermögen gehören zu den Bedingungen der Möglichkeit, biologische Vorgänge zu verstehen und zu erklären. Verstandenhaben einer Lebensfunktion geht der Erklärung voraus: Wozu → Wie? Ursachendenken steht im Dienst von Zweckdenken. Selbst großen Geistern wie Leibniz und Kant merkt man die Überwindung an, die es sie gekostet hat, für Lebendes diesen Zusammenhang anzunehmen, fast mit Verlegenheit. Verstehen und Erklären stehen in einem Verhältnis gegenseitiger Bedingung und Begründung. Ihr Zusammenwirken ermöglicht Erkenntnis – nicht nur von Menschen an Menschen.

Erklären und Verstehen sind zwei geprägte Muster der Wahrnehmung von Sinneseindrücken; man spricht auch von äußerer und innerer Erfahrung; letztere unterscheidet man besser als Erleben von der Erfahrung. Empeiria ist ursprünglich das Waten durch einen Sumpf oder eine Furt, unsicheres Gelände also; in-vestigatio ist wohl am wörtlichsten mit Spurensuche übersetzt, ex-perire, von dem sich

Experiment und Experientia ableiten, mit Auskundschaften; ex und in betonen das Planvolle, das Wollen, das Zielgerichtete und nicht das Zufällige. Erklären geschieht induktiv als Wieder-Herstellung eines Zusammenhangs vorher analytisch erschlossener Erscheinungen, möglichst kausal, zumindest aber statistisch. Verstehen hingegen ereignet sich synthetisch als Wahrnehmung sinnvoller Zusammenhänge, geprägter Gestalten, zielstrebiger Akte. So können wir drei Begriffspaare bilden: Erfahren – Erleben; Begreifen – Verstehen; Erklärung – Verständnis. Grob kann man heute Erfahren, Begreifen, Erklären der linken, Erleben, Verstehen, Verständnis der rechten Hirnhälfte als Leistungen zuordnen. Tatsächlich ist Erkenntnis immer Ergebnis gemeinsamer Leistungen beider Hirnsphären, vermittelt durch den Balken. In seinem Buch „Die Drachen von Eden; das Wunder der menschlichen Intelligenz" schreibt *Sagan*: „Man ist versucht zu sagen, daß menschliche Kultur die Funktion des corpus callosum ist" und „Der Weg in die Zukunft führt durch den Balken". Dies gehört zu den Bedingungen auch ärztlicher Erkenntnis und ihrer stetigen Erweiterung und Vertiefung als Kulturleistung. Die Unterscheidung von Erklären und Verstehen, Erfahren und Erleben als kooperative Erkenntniswege erweitert den Blick auf die Wirklichkeit und deren Rekonstruktion in Bildern, verhaltens- und handlungsleitenden Schemata, Algorithmen.

Der immer wieder versuchte Ausweg einer Medizin als Naturwissenschaft ist nur dann gerechtfertigt, wenn man sie ohne Einschränkung auf die Natur des Menschen bezieht, eine Natur, die ihm – von der Natur – zum zweitenmal gegeben ist, wie *Helmut Plessner* gesagt hat. Plessner hat auch von der natürlichen Künstlichkeit gesprochen; das ist auch ein naturgegebener Zwang zum Nachdenken. Die unmittelbare Beziehung der Tiere zu ihrer Umgebung ist für den Menschen eine vermittelte Unvermitteltheit geworden – so Plessner. Bei diesem Nachdenken über die natürlichen Bedingungen der Möglichkeit von Erkenntnis lasse ich mich von der evolutionären Erkenntnistheorie leiten und benutze gleichzeitig die Beobachtungen der vergleichenden Ethnologie des Ausdrucksgeschehens und Ausdrucksverstehens als Belege. Ich versuche, die Erkenntnis über die entwicklungsgeschichtlich ausgelesenen Orientierungs- und Handlungsbedingungen Raum und Zeit zu übertragen auf lebensdienliche, besser überlebensnotwendige Ausdrucksformen menschlicher Grundverfassungen, Leidenschaften, Affekte, Emotionen, Leidenszustände, Stimmungen, Erwartungen, Befürchtungen. Eine dritte Quelle und Hilfe ist die genetische Erkenntnistheorie von *Jean Piaget*. Ein anthropologischer Zugang zu den Möglichkeiten und Bedingungen ärztlicher Erkenntnis erweitert den Horizont über die Blickwinkel auf die Naturwissenschaften hinaus auf die Kulturwissenschaften.

Die evolutionäre Erkenntnistheorie, die in Deutschland von *Konrad Lorenz* und *Gerhard Vollmer*, in Österreich von *Rupert Riedl*, in England von *Karl Popper* vertreten wird, knüpft an *Immanuel Kants* Anschauungsformen Raum und Zeit als Bedingungen der Möglichkeit von Erfahrungen überhaupt an. Wie werden

Sinneseindrücke, Empfindungen zu Wahrnehmungen als Inhalte von Erkenntnissen geordnet? Vorausgesetzt wird eine im wesentlichen wenigstens teilweise Übereinstimmung zwischen dem Aufbau der realen Welt und dem Ordnungsvermögen unseres Gehirns. Das Wesentliche ist das zum Überleben Notwendige. Dazu gehört auch das, was Verständigung zwischen Menschen über Lage und Geschehen in Raum und Zeit als gemeinsame Überlebensbedingungen möglich macht. Die Frage bleibt jedoch, ob die Bilder der realen Welt sich im Gehirn erst durch Erfahrung bilden, wie *John Locke* gemeint hat – oder ob das Gehirn von Natur aus, angeboren, die wesentlichen Grundmuster der Welt schon vor aller Erfahrung enthält. Die Anschauungsformen Raum und Zeit sind allen Menschen gemeinsam; insofern sind sie Anthropologie. Kant hat sie a priori, d. h. von Natur vorgegeben, genannt. Für die evolutionäre Erkenntnistheorie sind die Anschauungsformen Raum und Zeit stammesgeschichtliches Erbe. Nur *die* Tiere und Menschen konnten überleben, die diese Ordnungsschemata erworben hatten und diese mit Hilfe von Denkwerkzeugen, die Kant Kategorien des Verstandes nannte, lebensdienlich benutzen konnten. Die evolutionäre Erkenntnistheorie hat der Raumanschauung und der Zeitanschauung das Unterscheidungsvermögen für Farben hinzugefügt. Konrad Lorenz hat das Gefüge der Anschauungsformen oder angeborenen Schemata möglicher Erfahrung und Verhaltens den „Weltbild-Apparat" genannt. Sein Vorhandensein und seine Verfügbarkeit sind Ergebnis der natürlichen Auslese. Wir wissen nicht und können nicht wissen, ob wir mit ihm die Welt und ihre Wirklichkeit vollständig erfassen oder nur in dem Überlebensnotwendigen. Sicher ist nur, daß wir von ihr das wahrnehmen, was zum Überleben unverzichtbar ist. Unser Weltbild widerspricht der Umwelt nicht in ihrem für uns wesentlichen Aufbau und dessen Bewegung. Deswegen können wir sie in Grenzen auch für unsere Zwecke umbauen. In der Stammesgeschichte haben sich die Leistungen des Gehirns durch Mutation und Selektion dem Bau und den Veränderungen der Umgebung, des Oikos, anpassen müssen. Die angeborenen Schemata der Orientierungsleistungen in Raum und Zeit sind gegenseitige Abbildungen von Strukturen und Funktionen, Synergismen also. Sie sind genetisch nicht vollständig festgelegt, z. B. als Reflexe oder Instinkte. Es gibt Freiheitsgrade für das Lernen, für individuelle Anpassung und Stilbildung, Ich-Identität und Spiel, Abenteuer und Erfindung, Phantasie und Kreativität.

Soweit der gegenwärtige Stand der evolutionären Erkenntnistheorie als grobe Skizze. Aus der Sicht ärztlicher Erfahrung und mitmenschlichen Leid-Erlebens ergibt sich die Frage, ob die Lehre von den Anschauungsformen Raum, Zeit, Farbe, vom Weltbildapparat also, nicht weiter gedacht werden könnte und müßte. Die Frage lautet: Welches sind die Bedingungen der Möglichkeit, das Leid von Mitmenschen angemessen wahrzunehmen und zu beantworten? Dies nicht so sehr im Sinne von Mit-Leid, misericordia, sondern von Mit-Leidenschaftlichkeit, com-passio, Mitfreuen und Mittrauern z. B. Als Arzt beschäftigen mich die mit negativen Lebensgefühlen besetzten Leidenschaften. Dabei haben sich 5 Grundformen von Leidenschaften ergeben: Niedergeschlagenheit – Scham – Schmerz – Angst – Sterblichkeitswissen. Ihre biologisch-anthropologischen Funktionen lassen sich als Schutzeinrichtungen zur Selbstbewahrung verstehen, die unbewußt immer wach und in Bewegung sind, als stets schnell ansprechbare Bereitstellungsvorgänge im Sinne von *Cannon* und Alarmreaktion von *Selye*. Der Zoo-Anthropologe *Adolf Portmann* hat den Weltbildapparat von *Konrad Lorenz* schon zum „Weltbeziehungsapparat" erweitert. Mit dem „Das Wir ist vor dem Ich" nimmt er *Nietzsches* „Das Du ist vor dem Ich" auf und verweist damit auf das konstitutive Vorbereitetsein des Menschen und seines Erkenntnisvermögens nicht nur auf die Wirklichkeit der physischen Umwelt, sondern auch auf die Wirksamkeit der Mitwelt, der Mitmenschen und der Entwicklungs-Vorgeschichte der Menschheit. *Prinz* hat ein „mitlaufendes Weltmodell" als Ordnungs-Prinzip unserer Wahrnehmungen postuliert. Wir wenden uns also einem besonderen Bereich der Sympathiegefühle, ihrer Ordnung und Bedeutung im zwischenmenschlichen Umgang zu, der anthropologischen Grundfigur von Not und Hilfe, deren Teilhaber der Arzt ist. Sind die Sympathiegefühle allen Menschen vorgegeben, angeboren, jedem Erfahren und Erleben a priorisch, ebenso unverzichtbar und unvermeidbar?

Kant selbst hat den Blick auf diese Anschauungsformen jenseits von Raum und Zeit eröffnet, wenn er in „Anthropologie in pragmatischer Absicht" sagt: „Es gibt von der Natur konstituierte Gebärdungen, durch welche sich Menschen aller Gattungen und Klimaten auch ohne Abrede verstehen." Kant hat damit eine Formel gefunden, die die bisherigen Ansätze von *Platos* Ideen bis zu *Leibniz* Vorstellungen zusammenfaßt (Abb. 2) und für die Beziehungen zwischen den Mitgliedern der Menschheit wirksam macht, deswegen „Anthropologie in pragmatischer Absicht". Er nimmt auch neuere Begriffe im wesentlichen vorweg bis zu *Watzlawiks* Gattungsgedächtnis. Besonders Kant nahe ist *Hermann von Helmholtz*: „Synthetische Wahrnehmung". Sie nimmt einmal den Gedanken Kants auf, daß die Anschauungsformen und damit auch die „von Natur konstituierten Gebärdungen" synthetische Urteile a priori erlauben, Urteile – und aus ihnen folgende Verhaltensweisen und Handlungen –, die ohne vorhergehende Erfahrungen möglich sind, ja Voraussetzung der Erfahrbarkeit von Umwelt und Erlebbarkeit von Mitwelt sind. Zugleich lassen sich an den Helmholtzschen Begriff jene neueren hirnphysiologischen Erkenntnisse einfügen, die die synthetischen Leistungen in die rechte Hemisphäre verlegen: Erleben und Verstehen als Wahrnehmung von sinnvollen, typischen und stereotypischen Mustern, Gestalten, Akten. Für solche geprägte Wahrnehmungs- und Antwortmuster spricht vor allem ihre reflexschnelle zeitliche und instinktsichere zielansteuernde Spontaneität. Fragen wir nach den biologisch-anthropologischen Zwecken der genannten 5 Grundformen menschlichen Leidens, so können diese in folgender Weise beschrieben werden: Niedergeschlagenheit als Form von Schonungsverhalten, Rückzug von der Außenwelt;

Schmerz als Wahrnehmung der Bedrohung körperlicher Zusammenhänge; Angst als gesteigerte Aufmerksamkeit für mögliche Zerreißungen der Existenz in Umwelt und Geschichte; Scham als Selbstschutz vor Kränkungen des innersten Kerns, den wir Ich-Identität, Eigen-Sinn nennen; Lebensgefühl der Sterblichkeit als Hilfe zu existentieller Selbstbewahrung.

Meine Anwendung der evolutionären Erkenntnistheorie auf die Anschauungsformen möglichen Miterlebens möchte ich in die folgende These kleiden: Die Menschen haben als Gemeinschaften, als Menschheit, überlebt, weil sie in der Stammesgeschichte Fähigkeiten durch Anpassung und Auslese ausgebildet haben und ausbilden mußten, mit denen einer des anderen Leid und Hilfsbedürftigkeit erkennen und sich zu ihm hilfreich und zweckmäßig verhalten konnte. Dieser natürliche Kern läßt sich in allen Heilkulturen als Einheit von Erkennen und Verhalten, als Schema, als anthropologischer Algorithmus aufdecken.

Dazu verweise ich auf zwei Quellen ethnologischer Forschungen. Die erste ist *Charles Darwin* in seinem Buch mit dem 1872 eingedeutschten Titel: „Der Ausdruck der Gemüthsbewegungen bei dem Menschen und den Tieren." Fotografische Wiedergaben typischer Affekt-Mimiken belegen vor allem die allgemeine Gültigkeit der Ausdrucks-Muster bei Menschen verschiedener Rassen, Geschlechter, Altersstufen (Abb. 3). Die zweite Quelle sind die Untersuchungen *Paul Ekmans* über die Verläßlichkeit, mit der Menschen verschiedener Kulturen, Rassen, Weltgegenden und Altersstufen die mimischen Botschaften der Leidenschaften auf den Gesichtern anderer Menschen weltweit richtig deuten und verstehen (Abb. 4).

Je eingehender man sich mit den philosophischen Ansätzen und den empirischen Befunden beschäftigt, um so drängender wird die Frage nach den neurophysiologischen Bedingungen der Möglichkeit, die Gefühle, Stimmungen, Emotionen, Affekte, Motive, Intentionen anderer Menschen mit- und nachzuerleben, zu verstehen und angemessen zu beantworten, wenn diese sich nonverbal in Mimik, Gestik, Haltung, Sprechweise äußern. Ich verhehle nicht, daß ich mich bei dem Versuch, mir eine Vorstellung von dieser Hirnleistung zu machen, von den Erfahrungen einer fast 50jährigen Beschäftigung mit dem Denken von *Gottfried Wilhelm Leibniz* nicht vollständig befreien konnte, ihm vielmehr eine wichtige Anregung entnehme. In Leibniz Entwurf des inneren Aufbaus und Geschehens in der Monade Einzelmensch sind alle anderen Monaden repräsentiert, also auch alle Menschen die je gelebt haben, gegenwärtig leben und zukünftig leben werden. Die individuelle Monade spiegelt also alle anderen wider, die geschichtlich vorangehenden, die gegenwärtigen, die zukünftigen. Sie tun es in Form der Vorstellungen, bewußt als perceptions, unbewußt als petites perceptions und als Anstrengung zu immer klareren und umfassenderen Vorstellungen zu gelangen, apperceptions. Die Einzelmonade ist also auf alle Ereignisse des Weltgeschehens vorbereitet; aber nicht als ein ruhender Vorrat, sondern als ständige Bewegung, Reproduktion möglicher Zustände und Begegnungen.

Wenn ich einen Eindruck vom Ausdruck eines Gegenübers habe und darauf selbst mit einem Ausdruck, einem Verhalten oder einer Handlung antworte, so ist diese Wechselbeziehung von hoher Sensibilität und Spezifität, was sich besonders an der Leidenschaft Scham zeigen läßt. Wie aber soll das möglich sein? Ist dieses Können ein Erlerntes? Es ist verführerisch – und *Freud* ist mit seiner Seelenhydraulik, wie *Viktor Frankl* gespottet hat, einer solchen Versuchung erlegen – sich physikalischer Metaphern zu bedienen, um die Vorgänge in mir zu beschreiben: Induktion, Resonanz, Mitschwingung, Übereinstimmung – auch eine akustische Metapher.

Ich knüpfe an den Oberbegriff Sympathie an – Mitleidenschaftlichkeit als menschliche Eigenschaft und zugleich Fähigkeit, wenn nicht sogar sittliche Forderung an ihn. *Max Scheler*, der eigentliche Begründer der gegenwärtigen philosophischen Anthropologie, hat den Sympathiegefühlen seine besondere Aufmerksamkeit geschenkt. Er hat großen Einfluß auf *Helmut Plessners* philosophische Anthropologie wie auf *Viktor von Weizsäckers* medizinische Anthropologie gehabt. Die Psychotherapie hat den Unterbegriff Empathie eingeführt: eine gelernte, geübte, gekonnte Fähigkeit, sich in ein Gegenüber verständnisvoll hineinzuversetzen, mit- und nachzuempfinden, mit-erleben, mit-teilen, sich ver-andern. Ich möchte meinen Versuch am Begriff Isopathie erörtern. Die evolutionäre Erkenntnistheorie setzt als Bedingungen der Welterkenntnis wenigstens teilweise Isomorphie, Isochronie und Isochromie zwischen Weltordnung und Denkordnung voraus. Analog soll der Begriff Isopathie eine Bedingung für das Erleben und Verstehen-Können zwischen Menschen bezeichnen. Dem wird vor allem von Positivisten entgegengehalten, daß ein Arzt, dem ein Kranker z. B. Schmerzen im Knie schildert, ja dadurch nicht selbst Knieschmerzen verspürt. Das schließt aber nicht aus, daß in ihm unterschwellig, d. h. unterhalb der Schwelle des Bewußtwerdens, ein Schema „Knieschmerz" angesprochen wird, auch wenn er noch niemals selbst Knieschmerzen gehabt hat. Gestützt wird die Vermutung einer solchen Möglichkeit dadurch, daß die Grund-Leidensgeschehen Niedergeschlagenheit und vor allem Scham sich dem beobachtend[en] Zuhörer mächtig, ja überwältigend mitteilen. Dem Schamausdruck eines Gegenübers sind wir fast wehrlos ausgesetzt; es bemächtigt sich unser ein eigenes Schamgefühl, wenn wir der unbedacht kränkende Anlaß für das Sichschämen des Anderen waren. Und welches Gespräch mit Kranken über lebensbedrohende Krankheiten oder mit Sterbenden geht uns nicht persönlich nahe, erinnert nicht nur rational an eigene Sterblichkeit. Im ärztlichen Gespräch gleichen wir uns unbewußt der niedergedrückten Stimmung, der leisen und stockenden Sprechweise des depressiven Kranken an; wenn ein Kranker bei gesprächsweiser Berührung sensibler Punkte der Lebensgeschichte oder Lebenslage aus Niedergeschlagenheit oder Scham verstummt, verstummen auch wir. Der stoßweisen Mitteilung von Schmerzen und Angst paßt sich – ohne daß wir es bemerken – auch der Duktus unserer Sprechweise an; spricht er leise, so senken auch wir unsere Stimme. Das ist aber nicht spezifisch ärztliches Verhalten, sondern ist in jeder mitmenschlichen Begegnung zu beobachten. Der Arzt aber soll sich im Unterschied zu anderen Menschen durch die Macht der Sympathie, der Antipathie und der Isopathie nicht überwältigen lassen.

Welches könnten die neurophysiologischen Bedingungen für die Möglichkeiten einer nicht nur so gedachten, sondern auch erlebten Isopathie sein? Vor allem durch die Analyse des Sehvorgangs haben wir gelernt, Hirnleistungen als bewegliche Ordnungen von Modulen uns vorzustellen, in denen Sinnesempfindungen zu Wahrnehmungen umgeformt werden und Wahrnehmungen sich in vorgeprägte Gestalten und Akte einfügen.

Dieses Denkmodell hat große Ähnlichkeit zu den experimentell gestützten Vorstellungen über die Bildung einer fast unbegrenzten Zahl von Antikörpern durch anpassungsfähige Musterbildung teils spezifischer, teils variabler Genabschnitte. Für jede mögliche Immunantwort werden Konstante (C), unspezifisch unbeteiligte (J) und variable Genabschnitte (V) neu geordnet: Rearrangement. Jeder immunkompetente antikörperproduzierende B-Lymphozyt trägt ein Programm für die Bildung eines Antikörpers. Dieses Programm ruht nicht, sondern es wird mit jeder Zellteilung erneuert. Nimmt eine solche Zelle das ihr entsprechende Antigen wahr – ich benutze hier mit Absicht die Metapher Wahrnehmung – so wird diese Erneuerung durch gesteigerte Zellteilung, Koloniebildung, beschleunigt. Das erklärt die Geschwindigkeit der Immunantwort. Schon der nicht stimulierte Lymphozyt hat nur eine Lebensdauer von 30 Minuten.

Auch das isopathische Potential, das vielfältige Programm der Mit-Leidenschaften, steht und liegt nicht bereit, es bildet sich immer wieder neu; anders wären Spontaneität des Erkennens und adäquaten Verhaltens nicht erklärbar. Die Stereotypien der Schemata sind aber außerdem individuell variabel, anpassungsfähig an die persönlichen Ausbildungen des Ausdrucks, Stilbildung. Das gleiche gilt für das Ausdrucksverhalten des Antwortenden, der einen Eindruck von einem Gegenüber empfangen hat. So verbinden sich anthropologischer Bestand und persönliche Stilbildung miteinander, wenn Menschen sich leidenschaftlich bewegt begegnen. Der Mit-Mensch als Gegen-Über bleibt nicht der zunächst Fremde, wird aber auch nicht der Gleiche, vielmehr der Andere, Nähere, proximus, nächster. Beide Gegen-Über bleiben sich auf Grund ihres sympathisch-isopathischen Vermögens nicht fremd: sie verändern ein-ander.

Die Folgerung aus dieser Überlegung ist folgende: Wahrscheinlich produziert unser Gehirn wie und wo auch immer ständig Grundmuster für die elementaren lebensdienlichen und mitteilungswirksamen Leidenschaften. Diese werden für konkrete Lagen und Begegnungen variiert. Verstärkt werden sie, wenn ein Ausdruck in Mimik, Gestik, Haltung, Sprechweise, gesprochenen Bildern, Vergleichen, Metaphern ihre Bewegung beschleunigt. Vielleicht wäre für dieses Programm der Begriff ideopathische Korrespondenz am zutreffendsten. Die zugehörige Hypothese lautet: Wir produzieren ständig unterschwellig bleibende Grundmuster von zwischenmenschlichen kommunikationsbedeutsamen, leidenschaftlichen Zuständen, Stimmungen, Bewegungen, die für aktuelle Bedürfnisse schnell und verläßlich verfügbar sind. Sie gehören zur Grundausstattung auch der ärztlichen Erkenntnis.

Anthropologie als Kunde von der interindividuell und interethnisch erfahrbaren Natur des Menschen formt einen Rahmen nicht nur für eine theoretische, sondern auch für eine pragmatische Erkenntnislehre. Je mehr in diagnostischer und therapeutischer Technik gemessen und gesteuert werden kann, um so deutlicher ist der Arzt darauf verwiesen, Erkenntnis offen zu machen und zu erhalten für jene Botschaften, die ein Kranker aus der Daseins-Form Krank-Sein sendet. Neben anschaulicher Erfahrung stehen ihm dazu die allgemein menschlichen Fähigkeiten zur Verfügung, die wir Mit-Leidenschaftlichkeit, Isopathie, genannt haben. Gerade weil wir so beschämend wenig erklären können, dürfen wir nicht auf das für die Betreuung chronisch Kranker mehr als für die Behandlung akuter Krankheiten notwendige, weil hilfreiche Verstehen, verzichten. Auf Messen und Erklären antworten wir vorwiegend mit Handeln, Be-Handeln. Verstehen beantworten wir aber mit Verhalten. Es ist kein Widerspruch, wenn wir versuchen, auch das Verstehen, die Bedingungen seiner Möglichkeit aufzuklären und zu erklären. Schließlich müssen wir eine Erklärung verstanden haben, wenn wir sie zur Grundlage einer Handlung machen wollen. Wo in unserem ersten Schema (Abb. 1)[22] Verständigung im Mittelpunkt steht, kann man auch Erkenntnis setzen, über die Kranke und Ärzte sich verständigen.

Zwischen Raum, zeitlichem Begreifen, Messen und Erklären einerseits, dem isopathischen Wahrnehmen und Verstehen andererseits, besteht mehr als ein kompensatorisches Verhältnis ärztlicher Erkenntnis. In einer Tabelle (Abb. 5) habe ich einmal die wechselseitigen Bedingungen und Ergebnisse ärztlicher Erkenntnis im diagnostischen Prozess zusammengestellt. Die Anregung dazu entstammt dem Buch „Das psychotherapeutische Erstinterview" von *Argelander*. Es ist in drei Ebenen gegliedert: Die Ebene des möglichst objektiven Beobachtens, Hören auf die Beschwerden und Zeichen, über die der Kranke berichtet, das Zusammentragen physikalischer, chemischer und biologischer Meßdaten. Ziel auf dieser Erkenntnisebene ist die Diagnose der Krankheit. Wir nennen diese Ebene die unpersönlich objektive, in der aufgrund von ärztlichem Wissen, medizinischem Theorierahmen und ärztlicher Erfahrung Krankheitsbilder logisch konstruiert werden. Der Kranke wird untersucht, „als ob" er ein Gegenstand sei oder „als ob" sich an oder in ihm ein Gegen-Stand – Krankheit genannt – befände. Auf der zweiten Ebene kommt die Person des Kranken ins Spiel, das, was *Viktor von Weizsäcker* die Einführung des Subjektes in die Medizin genannt hat. Gefühle

---

22 Diese Abbildung ist unten im eigenen Text als Abbildung 9 wiedergegeben.

des Krankseins des Kranken kommen ins Spiel, der Arzt vollzieht das subjektive Krankseinsempfinden des Kranken so gut er kann nach: Empathie. Mit Recht hat Viktor von Weizsäcker aber darauf aufmerksam gemacht, daß, wer nach der Person des Kranken fragt, zugleich auch fragt: „wer bin ich?" Die Einführung des Subjektes in die Medizin ist also die Einführung zweier Subjekte. *Paul Christian* hat das die Bipersonalität genannt. Die dritte Ebene ist die der Szene Kranker-Arzt, die unbewußten wechselseitigen Beeinflussungen der beiden Gegenüber. Es ist die Ebene der isopathischen Beziehungen. Das Schema zeigt aber auch, was mit der „Unschärfe-Relation" des ärztlichen Erkenntnisvorgangs gemeint ist: die diagnostische Erkenntnis im weitesten Sinne kann nicht zur gleichen Zeit auf allen drei Ebenen die gleiche Schärfe und Genauigkeit haben. Diese ergibt sich erst aus der Dynamik des Erkenntnisvorgangs, in der die Standpunkte des Arztes, seine Aufmerksamkeiten, seine Blickrichtungen, sein Hinhören dauernd zwischen den Ebenen wechseln. Natürlich nimmt er mit der Art seiner anpassungsfähigen Gesprächsführung, der körperlichen Untersuchung und der Ermittlung von Meßdaten[23] den Kranken in diese Bewegung zwischen den Erkenntnisebenen mit hinein. Das Schema zeigt aber auch, daß Anthropologie als Lehre von den Grenzen menschlichen Vermögens der Möglichkeit einer sog. Ganzheitsmedizin entgegensteht. Deren Versuchung ist, aus dem totalen diagnostischen Durchblick durch das Kranksein eines Kranken die Folgerung des totalen Ein- und Durchgriffs zu ziehen. Dazu gibt Anthropologie keine Hilfe. Wenn Ganzheitsmedizin aber durch die anthropologisch gesetzten Bedingungen nicht möglich ist, dann kann sie auch nicht sittlich geboten oder erlaubt sein. Da ärztliche Erkenntnis letztlich Helfen zum Ziel hat, ist es gut, sich an den Hinweis von *Sören Kierkegaard* zu erinnern: „Die Hilfe beginnt mit der Demütigung des Helfers."

4.11 Verstehen als Voraussetzung für Verständigung von Kranken und ihren Ärzten (2006)

Dies ist der letzte Text Fritz Hartmanns, der mir bekannt geworden ist. Er liegt als unveröffentlichtes Typoskript eines Vortrags vor dem Medizinethischen Seminar der Klinik und Poliklinik für Psychiatrie und Psychotherapie in Dresden vor, gehalten am 16. Juni 2006 (ArchMHH Dep. 3 Nr. 106)

Die Wiedergabe leidet unter dem Fehlen fast aller im Text erwähnten Abbildungen. Hartmann wird entweder Overhead-Folien genutzt haben oder er hat wie so oft Tischvorlagen für die Teilnehmer mitgebracht. Weder das eine noch das andere hat sich erhalten. Das Typoskript selbst enthält nur zwei Abbildungen. Zu

---

23 Im Original heißt es „die körperliche Untersuchung und die Ermittlung von Meßdaten den Kranken […]".

den fehlenden 18 kann man Vermutungen anstellen, mehr nicht. Ich verzichte auch hier auf den unsicheren Versuch, alle Abbildungen, ihre Platzierung und Reihenfolge aus älteren Materialien zu rekonstruieren. Auch in diesem Text waren die Zwischenüberschriften fett gedruckt.

*

I. Persönliche und begriffliche Einstimmung

Sie, meine ein und zwei Generationen jüngeren Kolleginnen und Kollegen, die Sie mich so freundlich eingeladen haben, möchten vielleicht auch wissen, „Wes Geistes Kind" ich – im wörtlichen Sinne – bin. Ich habe von 1940 bis 45 Medizin, Philosophie und Psychologie in Berlin, Göttingen, Rostock und Breslau studiert. Die Vorbereitung meines Textes für dieses Seminar wurde mir auch zu einer Spurensuche für das Konzept des Zusammenhangs von Verstehen und Verständigung im gegenseitigen Umgang von Krankem und Arzt.

„Welch Geistes Kind also?" Meine Amme am Beginn war *Immanuel Kant*. Das Studium endete mit *Plato*. Denn nach dem letzten Prüfungsfach in Hamburg im Februar und März 1945 musste ich warten, bis ich im April eine Lazarettabteilung in Wernigerode übernahm. Im weitgehend zerstörten Hamburg war das Hauptgebäude der Universität erhalten – und sehr gut geheizt. Dort habe ich alle Dialoge Platons und *Bäumlers Nietzsche*-Kompilat „Wille zur Macht" gelesen. Während des Studiums haben mich *Nicolai Hartmann, Eduard Spranger* und *Hans Heyse* besonders beeinflusst. Eine bis heute fortwirkende Anregung verdanke ich dem Seminar des Göttinger Psychologen *von Allesch*, in dem 1941 die ersten Arbeiten *Konrad Lorenz* über angeborene Formen tierischen Verhaltens und – ganz im Sinne *Kants* – über die angeborenen Anschauungsformen möglicher Erfahrung – Raum und Zeit – besprochen wurden. Später habe ich Konrad Lorenz auch persönlich kennen gelernt. Damit war auch das spätere Interesse geweckt für die Arbeiten von *Adolf Portmann* und *Niklas Tinbergen*. Das war auch Vorbereitung auf das Gebiet der phänomenologisch denkenden und dann auch praxisbezogenen Anthropologien: *Maurice Merleau-Ponty, Buytendijk, Arnold Gehlen* und in meiner Göttinger Zeit, als Assistenzarzt und Privatdozent für Innere Medizin, *Helmuth Plessner* und seine Schüler. Buytendijk hatte schon 1925 mit Plessner „Die Deutung des mimischen Ausdrucks" veröffentlicht. Als ich mich später der Rheumatologie zuwandte, habe ich eine Anregung aus Buytendijks „Anthropologie der menschlichen Haltung und Bewegung" in einer Graphik dargestellt (Abb. 1)[24]. Die Bedeutungen der einzelnen Gesten sind unmittelbar und unbewusst verständlich. Ob die Bedeutungs- und Muskelgruppenmuster erlernt oder angeboren sind, ist nicht so wichtig. Das

---

24 Sehr wahrscheinlich handelt es sich um die weiter oben wiedergegebene Abbildung 5.

„weltweit verstanden werden können" spricht für angeborene Schemata, die durch Nachahmung und Erfahrung eingeübt werden. Auch das „ansteckende" Lachen gehört zu diesen sich aufschaukelnden Szenerien von Ausdrucks-Eindrucks-Ketten (Abb. 2)[25]. Plessners „Exzentrische Positionalität" aus „Lachen und Weinen" habe ich auf deren Verlust im Krank-Sein angewandt. Verlust von Selbst-Abstand und Reflexionsvermögen bis zu Panik und Selbstaufgabe.

Einen prägenden Einfluss auf mein ärztliches Denken und Verhalten haben Person und Werk *Viktor von Weizsäckers*. Er steht für mich im Zusammenhang mit der Hermeneutik *Hans-Georg Gadamers* und seit meiner Berufung nach Hannover mit *Georg Wilhelm Leibniz*. Dieser hat nicht nur eine reformierte Medizin gefordert, sondern mit den petites perceptions das Unbewusste entdeckt und in der „Theodizee" wie in der sog. „Monadologie" ein – wenn auch metaphysisch begründetes – Konzept einer Psychosomatik entworfen. Er hat es zu Beginn des 18. Jhdts. hartnäckig gegen den Hallenser Arzt *Ernst Georg Stahl* verteidigt, der eine empirisch-pragmatische Psycho-Somatik der Wechselbeziehungen zwischen körperlichen und vegetativ-animalisch-seelischen Kräften vertrat.

Mit Hans-Georg Gadamer und seiner Hermeneutik haben mich die Begegnungen in der Viktor von Weizsäcker-Gesellschaft verbunden. Zweimal wurde ich gebeten, zu einem Referat von ihm das Korreferat zu übernehmen, das letzte Mal zu Weizsäckers 100. Geburtstag. Ich will den hermeneutischen Grundsatz „Wer etwas verstehen will, muss schon etwas verstanden haben" am Beispiel erster Sätze von Kranken und Ärzten zu Beginn eines ärztlichen Gesprächs erläutern (Abb. 3). Es geht darum, für den Arzt hier ein erstes Vorverständnis über die Lage des Kranken zu gewinnen und für den Kranken ein solches für seinen Arzt: Gegenseitigkeit von Vertrauen. *Balint* hat das, in Analogie zum Schachspiel, die Eröffnungszüge genannt. Der Arzt hat sich dann auf verschiedenen Ebenen des Verstehen-Sollens einzustellen. Denn er muss sich darauf vorbereiten, dass eine spätere Verständigung über die Ergebnisse des Verstanden-Habens, wenn der Kranke das erwartet, sich auch über alle Ebenen erstrecken können muss.

Verstehen ist eine Form von Erkenntnis, anthropologisch begründet und für das Überleben in menschlichen Gemeinschaften notwendig. Wendet man das Konzept der evolutionären Erkenntnis-Theorie auf den Austausch affektiv-emotionaler Zeichen zwischen Menschen an, so kann man sagen: Die Menschheit konnte in der Stammesgeschichte in Gemeinschaften überleben, wenn und weil einer des Anderen Gemütsausdruck von Stimmung, Gefühlslage – die affectus animi der antiken Diätetik –, Not, Bedürftigkeit erkennen und sich entsprechend musste verhalten können. Rationales Verstehen mit den Mitteln des Verstandes – Kants Anschauungsformen Raum und Zeit sowie die den Erfahrungsstoff ordnenden Kategorien – folgt dem emotional-affektiven Verstehen. Beide Formen arbeiten

---

25 Nicht sicher zu identifizieren.

aber nicht voneinander unabhängig, sondern miteinander. Sie haben gemeinsame Ziele, Zwecke, Sinnhaftigkeiten, die wir einem geistigen Vermögen zuordnen, das wir Vernunft nennen.

Damit möchte ich die Aufmerksamkeit auf den möglichen Einfluss der Philosophie des Leibes auf ärztliches Denken lenken. Und zwar die[26] Richtung auf Anwendung, auf Lebens-Praxis: *Gernot Böhme* „Leibsein als Aufgabe; Leibphilosophie in pragmatischer Hinsicht" und *Hermann Schmitz* „System der Philosophie" (Band II/1 „Der Leib", 1. Teil). Die Grundformen lauten: Ich habe und erfahre einen Körper mit meinen 5 Sinnen, aber ich lebe, erlebe, spüre, empfinde, bin, existiere und lebe meinen Leib – als ein Ganzes. Die Lehre vom Leib ist das Bestreben, die platonische und cartesianische Trennung aufzuheben. Das war auch das Anliegen der medizinischen Anthropologie *Viktor von Weizsäckers*. *Leibniz* hat diese Wendung vorbereitet, indem er Körper und Seele als Erscheinungen und Vorstellungen den Charakter als Substanzen nahm und ihn auf den Begriff Monade als Repräsentanten einer übergeordneten Einheit übertrug. Die erste begriffliche Unterscheidung stammt von *Arthur Schopenhauer*: Er unterscheidet Vorstellung des Leibes als körperliches Objekt unter Objekten von dem „Jedem unmittelbar" bekannten Willen: „Jeder wahre Akt des Willens ist sofort und unausbleiblich auch eine Bewegung des Leibes." Man kann diese Unterscheidung auch [als] die von Intentionalität des Bewusstseins und Spontaneität des unbewussten Haushalts von Lebensgefühlen beschreiben. *Edmund Husserl* hat die Empfindungen, die von Sinneswahrnehmungen ausgehen, unterschieden von Empfindnissen als Gesamtheit der gefühlten Empfindungen. Und dieses Ganze ist der Leib. Gernot Böhme definiert: „Der Leib ist die Natur, die wir selbst sind"; die gespürte. Selbstgegebenheit des Subjekts liegt dem Körper-Haben voraus. Statt von Selbst-Erfahren des Leib-Seins zu sprechen, wäre es genauer, Selbst-Erleben zu sagen, um damit auch die sprachliche Wurzel von Leib und Leben freizulegen; Er-Leben als Er-Leiben. Hermann Schmitz hat das Ereignis des spontanen Eingenommenseins in der Begegnung mit einem anderen Menschen, die Entstehung von Sympathie, „Einleibung" genannt. Das ist genauer als der alltägliche Gebrauch des Begriffs Identifikation, der vollständigen Gleichsetzung und Übereinstimmung zweier Menschen. Im Begriff Leib steckt das Gefühl der unmittelbaren Betroffenheit, der Unausweichlichkeit und des existentiellen Ausgesetzt-Sein, des Überwältigt-Werdens. Wie wehrlos sind wir gegen das Gefühl der Scham! Enttäuschenderweise fehlt diese bei Schmitz. Lehrreich sind die [Gefühle, die] von philosophischen Phänomenologen zur Veranschaulichung von Leib-Sein und Leib-Spüren bevorzugt werden: Bei *Jean Paul Sartre* sind es Ekel, Scham, Wollust, Begierde, Schmerz. Bei Hermann Schmitz sind es die existentiellen „engenden" Beunruhigungen durch Schmerz, Angst, Schreck,

---

26 Klarer wäre wohl „in".

Hunger, Durst, Ekel, Müdigkeit, Wollust, Grausamkeit und die „weitenden" von Schweben, Fliegen, Schwerelosigkeit, Ein- und Ausatmen.

In emphatischer Weise hat *Friedrich Nietzsche* den Leib von Körper und Geist abgehoben im Kapitel von den Verächtern des Leibes im „Zarathustra": „Hinter deinen Gedanken und Gefühlen, mein Bruder, steht ein mächtiger Gebieter, ein unbekannter Weiser – der heisst Selbst. In deinem Leibe wohnt er, dein Leib ist er".

Die Lebens- und Leibphilosophie neigt zu einer Innenschau des Subjekts. Für eine zwischenmenschliche und ärztliche Lage ergibt sich die Aufgabe, die philosophischen Erkenntnisse auf den Alltag der Menschen und der Kranker-Arzt-Beziehungen anzuwenden mit dem Ziel, das Verständnis von Körper und Leib für das gegenseitige Verstehen, für die Bedingungen seiner Möglichkeit und für die Folgen für Verständigung zu nutzen.

Die Suche nach Verständigung ist ein sittlicher Auftrag für den Arzt: Sein Gegenüber ist ein verständiger, selbstbestimmter Mensch. Dem Verstehen liegt ein hermeneutisches Prinzip zugrunde: Offen sein für Bedeutungen und Bewertungen dessen, was ein Kranker seinem Arzt sagt und ihm in Verhalten, in Mimik, Gestik, Haltung, in der Art zu sprechen zeigt. Verstehen und Verständigung sind aufeinander bezogene und voneinander abhängige Prozesse in pragmatischer Absicht: Sie sollen Entscheidungen zu Handlungen und Verhaltensweisen einsichtig machen und vorbereiten (Abb. 4).

Das hauptsächliche Interesse von Krankem und Arzt ist die inhaltliche, nicht die formale Bestimmung der Begriffe Verstehen und Verständigung. Im Wort- und Begriffsfeld kommt dem Verstand eine eher nachrangige Bedeutung zu. Aber im Gesamt der ärztlichen Leistung sind Begreifen und Verstehen gleichrangig. Das gilt auch für die Ergebnisse im Handeln und Verhalten (Abb. 5). Für die ärztliche Praxis heißt das: Verstehen ist eine Form von Erkenntnis. Die Problemstellung heißt dann: Welche sind die Bedingungen der Möglichkeit von Verstehen der Person, ihrer Geschichte, ihrer Lebenslage und für die Gründe eines Menschen, sich einem Arzt anzuvertrauen. Das Problemfeld erstreckt sich von Alltags-Erlebnissen spontanen Verstehens und den entsprechenden Verhaltensweisen bis zum gegenwärtigen Stand des neurobiologischen und -psychologischen Wissens.

Was vom Arzt im ärztlichen Gespräch verstanden werden soll, sind verschiedene Botschaften des Kranken und seine Antworten auf Fragen des Arztes (Abb. 6).

II. Zur Phänomenologie von Gefühlen, Ausdruck und Eindruck:
Alte und neuere Beispiele

Das Verstehen von sprachlichen, gestischen Äußerungen von Gefühlen ist Teil eines allgemeinen Weltverständnisses. Dessen Formen wurden schon immer als jeder Welterfahrung und jedem Welterleben als von Natur vorgegeben, angeboren anerkannt. *Kant* hat sie transzendental genannt: Für alle Menschen verfügbare Bedingungen möglicher Welt- und Wirklichkeits-Erkenntnis (Abb. 7).

In der über 30 Semester in Königsberg gehaltenen Vorlesung „Anthropologie in pragmatischer Absicht" lesen wir im Kapitel „Von dem Charakteristischen der Mienen": „Sonst gibt es von der Natur konstituierte Gebärdungen, durch welche sich Menschen von allen Gattungen und Klimaten einander auch ohne Abrede verstehen". Sicher hat *Konrad Lorenz* als späterer Nachfolger Kants auf dessen Königsberger Lehrstuhl ihn [den Satz] als Schlüssel-Aussage für seinen eigenen Forschungsansatz gekannt. Ob er auch *Charles Darwin* bekannt war, als er seine mit Fotografien veranschaulichten Untersuchungen (deutsch 1872) in seinem Buch „Der Ausdruck der Gemüthsbewegungen bei dem Menschen und den Thieren" gekannt hat, weiß ich nicht.

Der Arzt erfährt und erlebt den Menschen in der Regel als anfällig und hinfällig, in Sorge, Not und hilfsbedürftig. Entsprechend sind die Gefühle, die die Kranker-Arzt-Beziehung prägen, die negativ besetzten. Ich nenne sie in der Reihenfolge, wie sie im Alten Testament für die Geschichte der Vertreibung des Ur-Menschen-paares aus dem Paradies berichtet werden: Am Anfang·die Scham des Sich-Ver-bergens, dann der Schmerz des Schlangenbisses und der Geburt, die Angst und Sorge um das tägliche Brot; das Paar verlässt das Paradies in Niedergeschlagenheit und Scham – wie *Masaccio* es gemalt hat. Die Sterblichkeit, die dem Menschenpaar verkündet wird als Begründung der Vertreibung. Es soll nicht auch noch vom Baum des Lebens essen, nachdem es schon vom Baum der Erkenntnis genascht hat. Es ist eine Geschichte anthropologischer Grundverfasstheiten der menschlichen Natur.

Für das pathische Verhältnis des Arztes zum Kranken wird oft von Mit-Lei-digkeit gesprochen, die soziale Grundfigur von Not und Hilfe, von homo patiens und homo compatiens. Hier liegt ein verführerisches Missverständnis vor: Nicht Mit-Leid – misericordia – sondern Mit-Gefühl – compassio. Es lohnt sich, einen Gedanken an die Doppelbedeutung des lateinischen Verbs pati zu wenden: lei-den und erdulden. Der Kranke – patiens – ist ein Leidender und besonders bei chronischer oder zum Tode führender Krankheit ein Dulder. Und die Haltung des Arztes als Mit-Fühlender, mitleidenschaftlicher com-patiens fordert von ihm Geduld, patientia (Abb. 8).

Aus den Untersuchungen von *Paul Ekman* möchte ich zwei Beobachtungen zeigen, die die Erkennung affektiver Gesichtsausdrücke als Leistung allgemein-menschlicher angeborener Muster-Erkennungs-Schemata belegen können. Ekman hat typische Gesichts-Ausdrucks-Fotografien Testpersonen aus Kulturkreisen vorgelegt, die die zum Ausdruck kommenden Affekte als Eindruck bezeichnen sollten (Abb. 9). Die Statistik zeigt die Häufigkeit der richtigen Erkennung der mimischen Affektmuster. Man kann gegen die Auslegung dieser Ergebnisse als Beweise angeborener Schemata der Affektmuster-Erkennung einwenden: Die erwachsenen Testpersonen könnten diese Fähigkeiten durch Erziehung, Erfahrung,

Illustrierte und weltweites Fernsehen gelernt haben. Ekman hat deswegen kleinen Kindern eines bisher von der Zivilisation abgeschnittenen Stammes in Neu-Guinea solche Gesichter gezeigt. Er hat den Kindern dazu jeweils eine kleine Geschichte erzählt. Die Kinder sollten dann die Gesichter und die Bilder einander zuordnen (Abb. 10). Das Ergebnis zeigt eine erstaunliche Trefferquote, die auf angeborene Schemata des Verstehens affektiver Mimik hinweist.

In einem Atlas depressiver Ausdrucksformen hat mein ehemaliger Doktorand *Bolko Pfau*, Psychiater und Neurologe, seine Erfahrungen mit der „Körpersprache der Depression" von dem Pantomimen *Isidoro Fernandez* und dem Fotografen *Jörg Saibou* darstellen lassen. Die dargestellten Haltungen, Bewegungen, Mimiken illustrieren Aussagen von Kranken, mit denen diese ihr Krank-Sein als Depressive im ärztlichen Gespräch beschrieben haben (Abb. 11, 12, 13). Der Pantomime hat aber auch Aussagen depressiver Schriftsteller, wie z. B. *Kafka*, veranschaulicht.

III. Sympathie – Empathie – Isopathie.
Unterscheidungen und eine notwendige Ergänzung

Als ich in den 70iger Jahren dem Münsteraner Physiologen, Historiker und Theoretiker der Medizin *Karl Eduard Rothschuh* mein noch sehr unausgearbeitetes Konzept einer Isopathie vortrug, sagte er sofort: „Sie meinen die Sympathiegefühle *Max Schelers*". Die ansteckende Lebendigkeit des philosophischen Denkens Schelers, des phänomenologischen Anthropologen, hatte mich tatsächlich angezogen. Sein Buch „Wesen und Formen der Sympathiegefühle" war 1912 erschienen. Er unterschied die intentionale, auf rationales Verstehen gerichtete Verstandesanstrengung vom emotionalen „Nachleben" oder „Nachfühlen" der Erlebnisse eines Anderen „ohne, dass das fremde Gefühl in uns hinüberwandert", und von der unmittelbaren „Gefühlsansteckung", die auf ein Wissenwollen der Gefühlserlebnisse eines menschlichen Gegenübers verzichtet. Für das erste bürgerte sich seit 1917 der Begriff „Einfühlung" (*E. Stein*) und seit 1982 „Empathy" (*S. L. Olinick*) ein. Scheler nennt eine dritte Form „Einswerdung". Sie ereignet sich bei mystischen Massenerlebnissen. In ihr ist jede sympathetische und empathische Grenze aufgehoben. Nur in der empathischen Begegnung bleiben die Individualitäten der Begegnungen im Gefühlsaustausch gewahrt. Denn Empathie ist eine Form von Intersubjektivität, die gelernte, geübte und gekonnte „Bereitschaft, die Gefühle Anderer nachzuvollziehen, auch, wenn man sie nicht teilt" (*A. von der Lühe*).

Meine Fragestellung war eine andere: Welche sind die sinnesphysiologischen, neurobiologischen und psychologischen Bedingungen dafür, dass die Stereotypien der Ausdrucksbewegungen so schnell und so verlässlich ohne Zuhilfenahme von Verstand und Bewusstsein wahrgenommen, verstanden und im Verhalten beantwortet werden. Der Begriff Isopathie bezieht sich auf die hohe Spezifität der Ausdruck-Eindruck-Muster. Homoiopathie war schon anderweitig besetzt;

deswegen Isopathie in der Bedeutung von ähnlich; nicht von gleich. Der Begriff ist gedacht für die spezifischen Ausdrucksmuster leidenschaftlicher und leidender Gefühlslagen. Schon die antiken affectus animi bezeichneten eine Vielzahl möglicher Verstimmungen im Gefühls-Haushalt.

Die Ausarbeitung einer Psycho-Somatik in Deutschland wird *Viktor von Weizsäcker* zugeschrieben. Das trifft nicht ganz zu. Zwar benutzt er den Begriff. Aber er bleibt von ihm unbefriedigt. Ich betrachte V. v. Weizsäcker als meinen einflussreichsten Lehrer. Seine medizinische Anthropologie sucht vielmehr, den cartesianischen Körper-Geist-Dualismus hinter sich zu lassen. Dieser lebt aber in den hilflosen Metaphern fort, in denen die gefühlte Ganzheit der menschlichen Leiblichkeit abzubilden versucht wird: Parallelismus, Korrespondenz, Analogie, Kongruenz, Solidarität, Gegenseitigkeit, Polarität, Komplementarität, Travestition, Transjektion, Koinzidenz, Konkordanz, Simultangeschehen (*Mitscherlich*), Synchronizität (*C. G. Jung*), Koinzidentialparallelismus (*Alfred Prinz Auersperg*). Von Weizsäcker vertritt eine gegenseitige Stellvertretung körperlichen und seelischen Geschehens und er schreibt: „Was im Kranken geschieht, wiederholt sich im Arzt". In summa: quälende Verlegenheiten, die sich in der Vielfalt der Begriffe spiegeln.

Die Erkenntnisleistung, die wir Verstehen nennen, ist das Ergebnis zweier Wege des Erkennens: 1. Der spontan-intuitive Weg auf der emotional-affektiven Ebene, dessen Wegweiser Haltung, Gestik, Mimik und Weise des Sprechens sind. 2. Der Weg logischer Analyse der sprachlichen Mitteilungen des Gegenübers, des Kranken: Worte und deren syntaktischen wie grammatischen Verbindungen: Bilder, Analogien, Vergleiche, Gleichnisse (Metaphern). Beide Wege werden gleichzeitig beschritten, aber mit unterschiedlichen Geschwindigkeiten (Abb. 14). Jeder von uns kennt diese Lage im ärztlichen Gespräch: Man hat intuitiv etwas verstanden, eine affektive Selbstdarstellung eines Kranken; aber was bedeutet diese, wie soll ich sie erklären, wie mit den berichteten Beschwerden, Besorgnissen, Zeichen, Verortungen in Übereinstimmung bringen? Die andere Situation ist das primär folgerichtige Verstehen als Begreifen und Erklären [können[27]] der oft emotionslosen Schilderung der Zeichen und Orte des Krank-Heitsgeschehens bei mangelndem Verständnis der die Krank-Heit begleitenden und den Rat seines Arztes suchenden verborgenen Gefühlslagen des Krank-Seins, der Subjektivität des Kranken (Abb. 15).

Der Verständigung liegt ein nicht abgeschlossener Erkenntnisprozess zugrunde. Dieser setzt sich vielmehr fort, aber in einer anderen Weise. Ich stelle mir vor, wie zyklisch-emotional suchende mit intentional-logisch strebenden Denkvorgängen zusammenwirken, um – immer vorläufig bleibend – zu einer beiderseitig objektiv ausreichenden Übereinstimmung zu gelangen: Einsichtiges Zustimmungsverhalten – informed consent – und einsichtiges Befolgungsverhalten – compliance.

---

27 Dieses Wort sollte gestrichen werden.

Beim Vergleich der Arbeitsweisen von Computer und Gehirn wird immer auf Parallelitäten der Informations-Aufbereitung hingewiesen. Das Bild der Vernetzung weist auf Interaktionen emotionsverarbeitender[28] mit logikgesteuerten Netzwerken hin: Seh- und Schmerzeindrücke sind gute Beispiele dafür. Erkennen und Fühlen (Abb. 16).

Wer sich diesen Problemen zuwendet, sucht Verständnishilfen bei der Neurobiologie und -psychologie. Als ich die gezeigte Graphik entwarf, konnte man Antworten vor allem von den Erkenntnissen der split-brain-Forschung erwarten. Für unser Problem der Übertragung von Gefühlen in der menschlichen Begegnung ist die Unterscheidbarkeit von Selbst und Nicht-Selbst, von Ich und der/die Andere notwendig. Gäbe es sie nicht, würden wir bis zur Selbstentfremdung vom Gefühlsstrom des Gegenübers fortgerissen. Wie wird – für den Arzt wichtig – Mitleid auf Mitgefühl begrenzt? Wir alle besitzen einen Vorrat von geprägten Gefühlsmustern, die in neuronalen Netzwerken in der parietalen Hirnhälfte repräsentiert sind. Die emotional-affektiv verstehende Erkenntnis des Gefühlsausdrucks eines Gegenübers geschieht in der rechten Hirnhälfte. Die Selbstwahrnehmung „Ich bin ein Beteiligter, ein Mitfühlender" vollzieht sich in der linken Hirnhälfte. Die Emotions-Netzwerke im Gyrus cinguli, in den Mandelkernen und den Insulae sind beiderseits angelegt – mit unterschiedlichen Ansprechbarkeiten und Aufgaben. Die linke Hirnhälfte regelt und kontrolliert das Antwort-Verhalten.

Ich brauche auf die experimentellen Belege nicht näher einzugehen, die die bildgebenden Verfahren der Kernspintomographie, der Positronen-Emissions-Tomographie uns gelehrt haben. Für den Umgang mit Kranken, für das ärztliche Gespräch, für die Folge von Verstehen zu Verständnis und zu Verständigung als sach- und wertebezogener Aufgabe ist es hilfreicher, sich des Ereignisflusses zu vergewissern (Abb. 17). Der Prozess beginnt mit einer zweifachen Sprache: Der der Wörter und ihrer Bedeutung wie der der Gefühle und ihrer Deutung. Und der Umgang Kranker-Arzt mündet in die beiden Sprachen der Verständigung, das bewusste Erklären und in das einverständige Verhalten. Dazwischen liegen die als in ständiger Bereitschaftserregung befindlichen und in Millisekunden ansprechenden und unbewusst bleibenden neurobiologischen Vorgänge. Ich betone deren Geschwindigkeit, weil die Gefühlsmuster sich nie in Ruhe, sondern in einer Grundbewegung befinden. *Singer* lokalisiert sie in das Rauschen im EEG. Wir können und sollten davon ausgehen, dass die Netzwerke der Gefühls-Neuronen nie ruhen, nur nicht bewusst wahrgenommen werden. Nur so können sie ihre Wächter- und Signalfunktionen wahrnehmen: z. B. der Schmerz als Bewahrer körperlicher Unversehrtheit, die Scham als Hüterin der Ich-Identität. Neurobiologisch am besten untersucht sind die Netzwerke für Schmerzen und für das Sehen. Das Schema macht auch auf Schaltstationen aufmerksam, an denen Neurotransmitter regeln.

---

28 Im Original heißt es „emotions- und verarbeitender".

Die Emotionszentren stehen auch in Verbindung mit den Bewegungszentren für das Sprechen und für die motorischen Muster der Haltung, Gestik und Mimik.

Unter den klinischen Syndromen sind Autismus, Alexithymie und Parkinson und Parkinson-Störungen des Verstehens und damit auch der Verständigung wertvolle Erkenntnisquellen. Ich erwähne noch laufende Untersuchungen von Prof. *Dengler* und seinen Mitarbeitern der Abteilung Neurologie der MHH zu Störungen der Kommunikation bei Parkinson-Kranken. Deren Sprache ist ausdrucksarm (Hypophonie, Dysprosodie). Das wurde bisher auf die von der allgemeinen Bradykinese betroffene motorische Sprechbewegung zurückgeführt. Es scheint aber eine affektive Hemmung zu sein, die das Sprechvermögen beschränkt (Abb. 18). In den Versuchen wurde den Kranken das emotionsbesetzte Wort „Anna" von Schauspielern vorgespielt, einmal fröhlich, dann neutral und schließlich traurig ausgesprochen. Gemessen und verglichen wurde im EEG das P3b-Hirnpotential. Es ist bei ParkinsonKranken weniger stark ausgeprägt als bei Gesunden. Das ist bei fröhlicher Tönung des Wortes Anna am deutlichsten zu sehen. Die Autoren sehen ihre Untersuchungen mit dem fMRI bestätigt, die die dopaminabhängige Verarbeitung emotional getönter Sprache in den Basalganglien belegen. Wenn Parkinson-Kranke im ärztlichen Gespräch sich so gefühlsverarmt darstellen, so ist auch die isopathische Resonanz des zuhörenden Arztes, wie auch jedes anderen Gesprächspartners des Kranken eingeschränkt.

In seinem 2005 erschienenen Buch „Warum ich fühle, was Du fühlst; intuitive Kommunikation und das Geheimnis der Spiegelneuronen" hat *Joachim Bauer* den sehr klar dargelegten Erkenntnisstand der Neurobiologie auf „Spiegelneurone in der Medizin und Psychotherapie" angewandt. Medizin meint in diesem Zusammenhang das emotional-affektive Geschehen im ärztlichen Gespräch und im Umgang von Krankem und Arzt miteinander. Die Resonanzen sind gegenseitig. Diese Gegenseitigkeit fasst der Begriff Ko-re-spondenz genauer: Das Ko führt die gemeinsame Gestalt der Zweisamkeit ein, gewissermaßen die Sprache, das Gespräch als dritte Person, mit *V. v. Weizsäcker* als dritte Monade – Trimonadie –. Der Arzt wandelt das Gehörte und Beobachtete und affektiv Erlebte in Gedanken um. Besonders lehrreich ist das Kapitel „Resonanz als Methode der Psychotherapie", weil sie gleichzeitig Verstehen und Behandlung ist. Wichtig ist der Hinweis, dass wir aus Bruchstücken von Gesehenem und Gehörtem die Muster einer vollständigen Gefühls-Gestalt verstehen und erkennen, zum Ganzen ergänzen können, weil wir die vollständigen Gefühls-Muster in uns verfügbar haben. Bruchstücke eines Gefühlsausdrucks eines Gegen-Übers aktivieren in uns das volle Netzwerk der Emotions-Spiegelneuronen. *Bauer* führt dazu die Begriffe „Konkordante Spiegelung" des Therapeuten ein und „Komplementäre Spiegelung" für dessen Vermögen, durch Verdrängung, Ängstlichkeit, Gehemmtheit, Scham bedingte Gefühls-Rudimente zu vervollständigen. Bauer macht auf die unterschiedlichen Fähigkeiten aufmerksam, sich „auf Menschen einspiegeln" zu können und zu wollen. Bauers ausladende Benutzung der Begriffe

Spiegelneurone und Resonanz, also einer optischen und einer akustischen Metapher, bedarf einer kritischen Erörterung. Mich stört an dem Spiegelbild nicht der Spiegel als Vergleich, weil er das Bild des Ausdrucks einer Emotion eines Anderen auf meinem Emotionsneuronen-Netzwerk seitenverkehrt abbilden würde. Aber ich bin nicht ein neutraler Spiegel, sondern ein Individuum, das mit dem Eindruck – immer noch unbewusst – eine Bewertung vornimmt. Diese nutzt im Gedächtnis aufbewahrte Erinnerungen an Erlebnisse im Hippokampus und eine angeregte wache Aufmerksamkeit im hinteren Parietallappen. Auch das gehört zum Netzwerk. Dieser Lage vom Empfänger eines Gefühlsausdrucks eines Senders würde die Metapher eines Echos besser gerecht: Die Qualität eines Echos hängt ab von der Wand, an der es entsteht: Felsarten, Baumarten eines Waldes, Wasserschleier eines Wasserfalls. Noch näher läge das musikalische Verstehen von Ton, Akkord, Motiv, Melodie, Symphonie und Rhythmus. Isopathie [als] Mitschwingen, Über-Ein-Stimmen, Kon-Kor-danz (von der Saite des Streichinstruments abgeleitet). Jedes Instrument ist ein Individuum, bestimmt von dem Muster seiner Obertöne. Wenn die Flöte ein Solo spielt, klingen – wenn auch unhörbar – die Saiten der Streichinstrumente, des Flügels oder des Cembalos mit. So entsteht die Fülle des Eindrucks, den wir empfinden. Und die Obertonreihen des Senders wie des Empfängers eines GefühlsSatzes sind personspezifisch – und nicht in jeder Lage gleich. Isopathie gelingt bei für das Verstehen und für die Verständigung hinreichender Ähnlichkeit: Ein-Klang, nicht Ein-Tönigkeit. Miss- oder Un-Verständnisse ähneln den Dissonanzen, die auf Auflösung ihrer Spannung warten. In diesem Vergleich ist jeder Mensch ein Instrument mit eigener Obertonreihe und nicht-gleichen Gestimmtheiten.

IV. Menschen-Würde als Gefühl; ein Vorschlag

Alle Versuche, für den Begriff Würde des Menschen eine einheitliche Begründung zu finden, die von allen Menschen verstanden, angenommen und im Alltagsleben verwirklicht werden kann und soll, sind gescheitert (Abb. 19). Die Folge ist seine uferlose Inanspruchnahme für persönliche und öffentliche Zwecke. Kritiker haben ihm die Funktion eines Jokers und Lückenbüßers zugeschrieben, wenn Argumente erschöpft sind oder fehlen. So müssen wir uns mit einer Vielzahl von Herleitungen des Begriffs Würde auseinander setzen. Jede dieser Begründungen hat ihren Stellenwert in der Vielfalt der Kulturen und persönlichen Überzeugungen. Die Lage ist ähnlich verworren wie bei den Versuchen, für die Beziehungen körperlicher und seelischer Erscheinungen des Körper-Habens und Leib-Seins eine einheitliche und allgemein anerkannte Bezeichnung zu finden. In solcher Lage hat *Robert Spaemann* empfohlen, an Stelle eines abstrakten Begriffs Bilder, Vergleiche, Metaphern zu verwenden – Beschreibungen statt Definitionen – oder/ und Beispiele zu nennen.

Diese Anregung will ich aufnehmen, indem ich versuchsweise dem Begriff Würde den Stellenwert eines anthropologischen Fundamental-Gefühls im Gefüge des Leibseins zuweise. Dazu kann ich mich – wie so häufig – wieder auf *Immanuel Kant* berufen: Würde ist „ein vom Intellekt gewirktes Gefühl".

Würde ist keine Form der Erkenntnis, sondern der anthropologischen Zuerkennung und persongerichteter Anerkennung. Die Einsicht, die Würde eines Anderen angetastet, verletzt, missachtet zu haben, ist eine Gefühlsregung der Scham, des Bedauerns als Form von Trauer, der Ehr- und Ansehensverletzung. Der Würde den Status eines Grundgefühls einzuräumen, erlaubt es, sie mit anderen Gefühlen in Beziehung zu setzen. So verstehe ich „Anthropologie in pragmatischer Absicht" im Sinne Immanuel Kants. Die Erregung von Scham bei einer Person ist eine Verletzung ihrer Würde. Und der Beschämende zeigt selbst eine isopathische Schamreaktion, wenn er die Scham des Beschämten von dessen Ausdruck abliest. Bei diesem Zugang – Würde als Gefühl des Person- und Leibseins – beginnt die Antastung von Würde und ihre Verletzung nicht erst bei Folter und Missachtung des Rechts auf Leben des Artikels 2 des Grundgesetzes, sondern schon im Kindergarten und auf dem Schulhof, wenn Kinder sich gegenseitig mit Tiernamen beschimpfen. Die anthropologische Gegebenheit der von mir Isopathie genannten Fähigkeiten zur gegenseitigen emotional-affektiven Wahrnehmung von Gefühlsmustern erfordert eine lebenslange Einübung in das Gefühl für die Würde Anderer wie für die eigene. Wie sich das im alltäglichen Umgang von Menschen miteinander phänomenologisch darstellt, habe ich in einer – erweiterungsoffenen – Tabelle zusammengestellt (Abb. 20).

Mir war dieser Abschluss unseres Verständigungs-Exkurses wichtig wegen seines Stellenwertes in einem Medizinethischen Seminar und seiner moralischen Bedeutung für den Umgang von Krankem und Arzt miteinander. Was allgemein gilt, ist in der Kranker-Arzt-Beziehung grundlegend: Wer die Würde eines Anderen nicht achtet, der missachtet auch seine eigene.

Ich schließe mit *Kant*: „Dem Menschen eignet ein Gefühl seines inneren Wertes, nach welchem es für keinen Preis feil ist und eine unverlierbare Würde besitzt, die ihm Achtung gegen sich selbst einflößt" – und gegen jeden Anderen.

4.12 Zum Abschied: Die Abschiedsvorlesung 1988 „Arzt werden – Arzt sein – Arzt bleiben"

Am 12. Februar 1988 hielt Fritz Hartmann in einem Hörsaal der MHH seine Abschiedsvorlesung. Er wurde mit Ende des Wintersemesters 1987/1988 emeritiert. Der Text dieser Vorlesung liegt als 23-seitiger Privatdruck im DIN-A5-Format vor (Abbildung 7), am Ende vom Autor persönlich signiert. Im Nachlass Hartmanns fand sich ein Manuskript der Vorlesung mit zahlreichen Zusätzen, Korrekturen, Streichungen

(ArchMHH Dep. 3 Nr. 18). Der hier wiedergegebene Text folgt der gedruckten Fassung, die im Wesentlichen mit dem überarbeiteten Manuskript übereinstimmt.

Hartmann zeigte im Verlauf der Vorlesung offenbar 20 Abbildungen, jedenfalls trägt die zuletzt erwähnte diese Nummer. Es gab für einige Teilnehmer, auch für mich, einen Satz von Kopien. Leider sind manche im Laufe der Zeit verblasst, andere waren von vornherein nicht noch einmal reproduzierbar, wieder andere geben das wieder, was im Text gesagt wurde oder sind ohne Erklärung so gut wie unverständlich. Drei Abbildungen fehlen ganz, andere sind vorhanden, aber nicht im Text platziert. Im Manuskript werden nur neun Abbildungen am linken Seitenrand erwähnt. Angesichts dieser Konfusion habe ich nur drei Abbildungen – sie sind m. E. besonders instruktiv, übersichtlich und lesbar – in den Text aufgenommen. Sie stehen an den von Hartmann vorgesehenen Stellen. Das Titelblatt der Vorlesung ist dem Text vorangestellt (Abbildung 7).

*

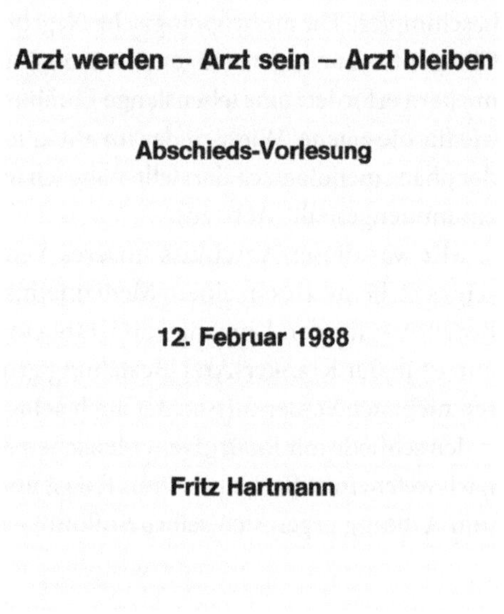

Arzt werden – Arzt sein – Arzt bleiben

Abschieds-Vorlesung

12. Februar 1988

Fritz Hartmann

Abb. 7 Titelblatt der Abschiedsvorlesung Hartmanns im Februar 1988 (überreicht vom Verfasser, Abdruck mit freundlicher Genehmigung der Familie).

I. Einleitung

„Man soll in keinem Lande wohnen, in dem es vier Dinge nicht gibt: eine gerechte Regierung, brauchbare Heilmittel, fliessendes Wasser und einen gebildeten Arzt". Das empfiehlt der 923 gestorbene Perser *at-Tabari*, der in Arabisch schreibt, seinen Mitmenschen. Wir Erben der Ideen des Zeitalters der Aufklärung würden dazu aufrufen, jeder Mitbürger möge mit dafür sorgen, daß in dem Lande, in dem er wohnt, eine gerechte Regierung herrscht, brauchbare Heilmittel verfügbar sind, fliessendes Wasser vorhanden ist und gebildete Ärzte bereit stehen. Was aber ist ein gebildeter Arzt? Wie bildet er sich, wer bildet ihn wie und wozu?

Eine frühe Antwort auf diese Frage finden wir in den Auslegungen des indischen Arztes *Susruta* zu den Ayur-Veda-Schriften: Der Arzt, der seine Erfahrungen nicht mit seinem Verstande auszuwerten gelernt hat, gleicht dem Esel, der eine Ladung Sandelholz trägt, aber nur deren Gewicht, nicht aber deren Wert kennt; der Arzt, der nur die Theorie kennt, nicht aber das Handeln meistert, gleicht einem Vogel mit nur einem Flügel.

Zu fragen ist nach Begriff und Art von Bildung, die hier für den Arzt beansprucht werden. Ist es nur Allgemeinbildung, die ihn vom Ungebildeten unterscheiden soll? Ist er vielleicht nur als Arzt für Gebildete gedacht; und ist dann eine Berufung auf antik-mittelalterliches Arzt-Ideal überhaupt noch möglich? In *Platos* „Die Gesetze" ist ein Dialog zwischen einem solchen Arzt für Gebildete, d.h. Freie mit einem sog. Sklavenarzt überliefert. Die griechische Antike setzte Bildung mit praktischer Philosophie gleich; und das bedeutete menschlichen Umgang miteinander, verfaßt im Topos des Ietros charites, des medicus graciosus, der das Menschlich-Allzumenschliche kennt und Rücksicht darauf nimmt, gerecht im Sinne des „suum cuique tribuere" *Justinians*.

Die Entfaltung abendländischer Philosophie muß uns differenzierter nach den Arten ärztlichen praktischen Philosophierens fragen lassen, wenn dort die Antwort auf die Frage nach einem gebildeten Arzt liegen sollte: Erkenntnis-Theorie als Einsicht in Bedingungen und Grenzen des Erkennens; Logik als mutiges Übersteigen des einfachen entweder-oder-Schemas; Dialektik als Kunst, aus widerstreitenden Argumenten handlungsfähige Übereinstimmung zu erarbeiten; Metaphysik als Geduld des Zuhörens, wenn ein Kranker sein Kranksein als Unvollendetsein seiner transzendentalen Bezüge erlebt; Hermeneutik, wenn er, der Arzt, die Wertbesetzungen des vom Kranken Berichteten und diesem an Befunden und Meßdaten Mitgeteilten deuten können soll, um Erklären in Richtung auf Verstehen zu überschreiten. Auch als Naturwissenschaftler ist der Arzt Naturphilosoph, wenn er die Gesetzmäßigkeit von Naturgeschehen voraussetzt; er ist es sogar unabhängig davon, ob er die typischen Vorgänge krankhaften Geschehens für Ordnung oder Unordnung hält. Am schwierigsten ist wohl die Einsicht, daß dem Arzt trotz vielfältigen sittlichen Eingebundenseins in Werte-Ordnungen eines verwehrt ist: ein Moralist zu sein; spannungsreich deswegen, weil Gesundsein ein hoher Wert ist und Anleitung zum Gesundbleiben und Gesundwerden als Erziehungsaufgabe von widerstreitenden Einflüssen – Normen und Strebungen – umstellt ist.

Nun gibt es zum Verhältnis Bildung-Unbildung eine lehrreiche Geschichte, „die sich in der Geschichte bewährt hat" (*Hans Blumenberg*), aus dem Altertum, lehrreich wegen ihrer schon damals gegensätzlichen Auslegung: Eines Tages erblickte des Philosophen, Mathematikers und Astronomen *Thales* in Milet thrakische Magd ihren Herrn am hellen Tage auf dem Boden eines Brunnens. Selbstverständlich schloß sie – und verspottete ihn deswegen – er sei in den Brunnen gefallen, weil er in philosophische Gedanken versunken und in mathematisch-astronomische Berechnungen vertieft nicht aufgepaßt hatte; eine Parabel für die Wirklichkeitsferne der Gelehrten. Die andere Deutung der Geschichte lautet: Thales war in den Brunnen gestiegen, um auch am Tage seine astronomischen Beobachtungen fortführen zu können; nur habe die – ungebildete – thrakische Magd diesen Zusammenhang nicht begreifen können.

Die Bildung des Arztes ist die Fähigkeit, zwischen diesen beiden Sichten vermitteln zu können und zu müssen. Seitdem die Wissenschaften in verallgemeinernd gesetzesetzende – nomothetische – und besondernd Einmaliges beschreibende – ideographische – aufgeteilt wurden, findet sich die Medizin auch als Wissenschaft in einem Zwischen. Noch empfindet sie das mehr als Verlegenheit denn als Gelegenheit, sich selbst als Wissenschaft aus eigenem Recht zu bestimmen, die ihre Kraft und Aufgabe gerade aus diesem Zwischen, dem Zwischen-Wissenschaftlichen und dem Zwischen-Menschlichen gewinnt. Zu unserer ärztlichen Wirklichkeit und Wirksamkeit gehört das Lachen der thrakischen Magd, der Ungebildeten, ebenso wie der forschende Ernst des Gelehrten, Thales.

II. Arztwerden

Unsere Hochschule wurde um einer besseren Ausbildung von mehr Ärzten wegen gegründet. Gab es eine Vorstellung oder einen Entwurf eines Ziels von Ausbildung und Erziehung? Sowohl die alte Bestallungs- – unter der wir begannen – wie die neue Approbationsordnung, unter die wir gestellt wurden, schweigen sich darüber aus. Stattdessen wurden Prüfungsziele definiert.

Wer genügend Ironie oder Sarkasmus besaß, mochte sich daran erinnern, wie Mephistopheles in *Goethes* Faust dem Schüler listig das Studium der <u>Medizin</u> schmackhaft zu machen versucht: Der Geist der Medizin ist leicht zu fassen, nachdem der Heilige Geist und der Geist der Gerechtigkeit den Schüler offenbar nicht hatten erwärmen können. So liegen in Schullektüre und auf dem Theater die Betonungen auch auf „Medizin" und „leicht". Nun ist aber die Szene ein gutes Stück Dialektik. Das stellt sich heraus, wenn man die Betonung anders – faustisch – und nicht mephistophelisch – setzt: der <u>Geist</u> der Medizin ist leicht zu fassen, nämlich die jedem sinnfällige menschlich-mitmenschliche Ursituation von Not und Hilfe, von homo patiens – homo compatiens.

Wir ahnen aber schon, welches lange, nachdrückliche und Ernstes ankündigende „Aber" dieser Betonung des Geistes folgen würde. Davon soll jetzt die Rede sein.

Um die Zeit, als unsere Hochschule geplant und gegründet wurde, gab es Versuche, zu beschreiben, welches denn das allgemeine Ziel ärztlicher Ausbildung sein solle. Die damaligen Praktischen Ärzte wählten eine Beschreibung dessen, was sie in ihren Praxen taten: langfristige Betreuung, Familienmedizin, Kenntnis der Lebensbedingungen ihrer Kranken, Vorsorge und Nachsorge usw. Ziel des sechsjährigen Studiums wäre dann der praxisfähige Allgemeinarzt gewesen. Der schwebte wohl auch den Verfassern der Approbationsordnung vor. Auch vom Basisarzt war die Rede. Diese Genügsamkeit hat sich nicht bewährt. Ein Erziehungsziel war in *Eduard Seidlers* Entwurf erkennbar: Erkenntnisfähigkeit – Entscheidungsfähigkeit – Handlungsfähigkeit – Gewissensfähigkeit. Ich selbst habe meine Vorstellung etwa folgendermaßen formuliert: das Studium der Medizin soll einen Fundus von Wissen, Können und Haltungen vermitteln, der die Grundlage jeder Art von spezialisierender Weiterbildung und lebenslanger Fortbildung sein kann, der jeden Arzt, der von einem Gesunden oder Kranken als Erstarzt in Anspruch genommen wird, befähigt, lagegerecht zu beraten, zu handeln oder den zweckmäßigsten Weg der Behandlung durch andere Ärzte oder medizinische Einrichtungen zu weisen, und schließlich, daß jede Art von wissenschaftlicher, praktischer und fortbildender Verbindung zwischen allen Mitgliedern des ärztlichen Standes und mit allen medizinischen Berufen auch in Zukunft möglich ist. Den Gedanken einer notwendigen neuen Besinnung und Gestaltung von Kollegialität hat *Dietrich Rössler* weitergeführt und begründet. Er hat ihn mit dem für ärztliche Handlungsfähigkeit grundlegenden Begriff des Vertrauens verbunden, das nicht mehr nur Person-Vertrauen zu einem Hausarzt sein kann. Das Vertrauen der Menschen in die Heilkultur ihrer Gesamtkultur beruht auf der Verläßlichkeit ihrer Hausärzte, auf der besonderen Sachkunde der Fachärzte, auf der Glaubwürdigkeit des ärztlichen Standes, auf der zweckmäßigen Organisation der Krankenhäuser, auf der Problembezogenheit der Institutionen, seien es die Solidargemeinschaften der Versicherungen oder das öffentliche Gesundheitswesen; und es beruht auch auf einem Vertrauen in die diagnostischen und therapeutischen Techniken, die anonymen Erfinder und Erbauer, Überwacher, Anwender und Auswerter; schließlich gibt es ein Vertrauen in die Zuverlässigkeit, Ungefährlichkeit, Sicherheit, Haltbarkeit der Instrumente und Apparate. Im Gespräch mit um diese Grundlagen des ärztlichen Berufs besorgten Ärzten sind auch die Rechtsgelehrten zur Anerkennung der Notwendigkeit von Vertrauensformen in der Beziehung Kranker-Arzt zurückgekehrt, nachdem sie zuvor den unbestrittenen Vertragscharakter überbetont hatten. Die Fähigkeit, zu vertrauen, ist eine menschliche Form der Selbsthilfe; denn Vertrauen schafft inhaltliche und zeitliche Übersicht in Lebenslagen, die unübersichtlich und damit angsterzeugend geworden sind; Kranksein ist ein Beispiel für solche Lagen, in denen eingeschränktes Selbstvertrauen durch Fremdvertrauen ergänzt werden kann.

Im Studium der Medizin gibt es keinen Gegenstand, keine Unterrichts- oder Übungsform, keinen Studienabschnitt ohne konstitutive Bezüge auf in unserer Kultur gültige Werte (Abb. 1). Die folgende Übersicht stellt die Studienphasen und ihre Inhalte und Formen in diese Werte-Ordnung. Reine, wertentzogene Wissenschaft kommt darin nicht vor. Wohl aber ist eine Stufenfolge vom Allgemeinen zum Besonderen, vom Gesetzlichen zum Personalen, von den Grundlagen zur gültigen Auslegung im Einzelfall erkennbar.

Dieser Einzelfall ist nicht nur der einzelne Kranke; es ist immer auch der eine Arzt, zu dem dieser in eine hilfesuchende Beziehung tritt. Zwischen Wissenschaftlichkeit und Menschlichkeit haben wir ein Kontinuum aufeinander bezogener Werte vor uns, die zwar in Spannung, nicht aber in Widerspruch zueinander treten können und dürfen. In dieser Ordnung heben sich Unterscheidungen wie Kunst und Wissenschaft des Arztes oder die polemisch daraus abgeleitete von Arzt und Mediziner auf. Vielmehr vereinigen sich solche Trennungen wieder im ursprünglichen Begriff der griechischen techne iatrike, des theorie- und erfahrungsgestützten gekonnten Handelns. Im Corpus der hippokratischen Schriften wird der Arzt als Diener einmal der techne, einmal der Natur, auffälligerweise keinmal des Kranken benannt. Man beachte die gegenseitige Vertretbarkeit von Natur und Techne. Techne ist eben nachgeahmte Natur, Bionik, wie wir heute sagen. Wenn die Ärzte es schon nicht sein lassen wollen, sich als Naturwissenschaftler zu bekennen, dann aber bitte im Hinblick auf die Natur des Menschen, zu der die Natürlichkeiten der drei klassischen Naturreiche der Mineralien, der Pflanzen und der Tiere die Propädeutik sind. Die hominitas, das biologische Menschsein enthält lediglich die natürlichen Bedingungen für humanitas, die kultivierte Natur, das Menschlichsein: Aufrechte Haltung und dadurch bedingte Händigkeit und störungsanfällige Ständigkeit, Sprachlichkeit, Geschichtlichkeit und Kulturfähigkeit und letztlich seine Transzendenzen, seine Fähigkeit sich selbst zu übersteigen und zu entwerfen. Dazu gehört seine Mitmenschlichkeit, vermittelt durch ein Muster von Leidenschaften, von denen hier nur die für die spontane Erkennung der elementaren, allen Menschen eigenen Leidenszustände eines Anderen genannt seien: Niedergeschlagenheit – Schmerz – Angst – Scham und Sterblichkeitswissen. Die ersten vier stiften Gegenseitigkeit der Mitleidenschaftlichkeit – das ist besser als Mitleiden. Sterblichkeit ist eine bewußte Gemeinsamkeit; *Viktor von Weizsäcker* hat sie die Solidarität des Todes genannt.

Hier befinden wir uns bereits in der Dialektik von Erklären und Verstehen, wenn wir nun die Frage zu beantworten versuchen, was in sich auszubilden dem zukünftigen Arzt mit dem Studium ermöglicht oder erleichtert werden sollte und wie das geschehen könnte.

Lehrbücher, Laborexperimente, Gegenstandskataloge können nur Tatsachen und deren erklärbare Zusammenhänge vermitteln. Von erkenntnistheoretischen Puristen wird oft übersehen, daß man eine Erklärung nur dann versteht, wenn man vorher schon etwas verstanden hat. Verstehen ist an die Anerkennung von Zwecken gebunden. An der Erklärung des Herz-Kreislaufsystems ist man umso mehr interessiert, je mehr man von seinem biologisch-anthropologischen Zweck schon überzeugt ist. Gerade diese hermeneutische Voraussetzung erleichtert das Verständnis für eine Erklärung der einzelnen sich zum Funktionsganzen fügenden, kausal-teleonom geordneten Ereignisse, Teilschritte. Es ist sehr viel leichter, eine Erklärung zu verstehen als ein Verstehen zu erklären. Das ist aber wissenschaftsgeschichtlich, nicht ontologisch bedingt.

Kranksein eines Menschen verstehen lernt man nur im Umgang mit Kranken. Da die anthropologische Voraussetzung die jedem Menschen eigene Gegenseitigkeit der Leidenschaften, der Pathemata, ist, lernt der Student, wie der spätere Arzt, im Umgang mit Kranken ebenso viel über sich selbst wie über den Kranken. Der zukünftige Arzt muß, wenn er das Verstehen lernen und üben soll, Gelegenheit zur Begegnung mit Kranken haben, nicht nur viele, sondern auch vielfältige und vielgestaltige – und das auf anspruchsvoller und selbstverantwortlicher werdenden Ebenen der sich ausbildenden Fähigkeiten und Sicherheiten. Wenn auch nicht ohne Schamgefühl und Bitterkeit, nicht ohne kritische Selbstbefragung und das Gefühl von Vergeblichkeit möchte ich das an einem Schema erläutern, das einmal vor 23 Jahren als Ideenskizze den Entwurf des Studienganges unserer Hochschule inspirierte (Abb. 2). Ein Gesichtspunkt war, die Gruppengrößen so klein zu halten, daß die praktischen Übungen am Kranken für diesen noch zumutbar und erträglich blieben. Die Nichteinhaltbarkeit dieser Grundregel war es, die zur schrittweisen Ausdünnung dieser unverzichtbaren Unterrichtsform geführt hat.

Schon der römische Dichter *Martial* hat seinem Arztfreund Roderich ein bitteres Epigramm gewidmet:

Ich fühlte mich nicht wohl
sogleich besuchst Du mich
mit deinen hundert Schülern, Roderich
und hundert kalte Hände nun betasten mich.
Das Fieber hat ich nicht;
jetzt hab ich's, Roderich.[29]

Es ist keine leichte Sache, das Rücksichtnehmen auf Kranke unter so erschwerten Bedingungen zu lernen.

Die Erziehungsziele des klinischen Studiums möchte ich zum Schluß dieses Kapitels aus der Sicht der Erwartungen von Menschen, von Ärzten und von Medizinstudenten an die Rangfolge der Merkmale der Arztrolle erläutern. Die Unterschiede in der Merkmalsordnung verdienen unsere Aufmerksamkeit und Nachdenklichkeit (Abb. 3).

Gewissensfähigkeit als Erziehungsziel bedeutet nicht Macht der Erzieher über die Gewissen. Aber auch Gewissen bildet sich im Spannungsfeld von Rede und Gegenrede, Argument und Gegenargument in der Erarbeitung von Lösungen

---

29 Im Epigramm V, 9 heißt der Arzt im lateinischen Original Symmachus.

praktischer Probleme im mitmenschlichen Umgang, im Aushalten von nicht einseitig lösbaren gegenseitigen Erwartungen und Interessengegensätzen. Das Übungsfeld für Gewissensfähigkeit des zukünftigen Arztes ist wieder die häufige und vielfältige Begegnung von Kranken und werdenden Ärzten in der einsamen Zweisamkeit der Begegnungen. Die Präambel unserer vorläufigen Verfassung von 1965 schloß mit diesem Ausbildungsziel: „In der Erziehung ihrer Studenten soll ihr Leitbild der wissenschaftlich gebildete Arzt sein, der, seinem Gewissen verpflichtet, die Achtung vor der Würde des Menschen mit einem verantwortungsbewußten Gebrauch seines Wissens verbindet". An das Gewissen als eine dem Wissen und Können übergeordnete Ebene der Entscheidung über das Was, Wann und Wie der Anwendung erinnert auch, was *Thomas von Aquin* über seinen Lehrer *Albertus Magnus* gesagt hat: „Groß im Wissen, größer im Gewissen". Das war die geschichtliche Quelle jenes Schlußsatzes unserer Präambel.

III. Arztsein

Zum Thema Arztsein möchte ich mich auf wenige Erfahrungen, Er-lebnisse als Er-eignisse – An-Eignungen, Zu-Eigenmachungen eigener Berufspraxis und auf Gesichtspunkte beschränken, die mir in 45 Jahren wichtig geworden sind. In diesem Zeitraum wurde das klinische Denken und Handeln von bedeutsamen Ergebnissen der morphologischen, physiologischen, biochemischen, genetischen Forschung erweitert und vertieft. Zwischen den klinischen Disziplinen wurden die Grenzen fließend, die Methoden überlappten sich: die Chirurgen dachten internistischer, die Internisten handelten chirurgischer; eine empirisch geläuterte Psychoanalyse ließ zwischen Innerer Medizin und Psychiatrie die Psychosomatik entstehen; die Anamnestik erfuhr dadurch eine Vertiefung und Erweiterung zum ärztlichen Gespräch; dieses eröffnete den Blick auf die biographische Dimension des Krankseins als Leiden an einer Krankheit; zunächst zögerndes Hinhören auf sozialwissenschaftliche Argumente machte die Spannungslagen der ärztlichen Rolle im Kranker-Arzt-Verhältnis, im Krankenhaus, im Gesundheitssystem bewußt. Eine persönliche Folgerung daraus war die Vertiefung der medizinischen Anthropologie *Viktor von Weizsäckers* zu einer ärztlichen, die nicht nur den Kranken, sondern auch den Arzt als Subjekt einführt, Fragen an den Arzt nicht nur zuläßt, sondern anregt. Eine andere Folgerung aus dieser Entwicklung ist die wachsende Bedeutung des kollegialen Konsiliardienstes und der mißverständnisfreien Kommunikation.

Ein bedeutsamer Vorgang ist der Zweifel, ob die drei ärztlichen Erkenntnisleistungen: Diagnostik – Prognostik – Therapeutik diese Rangfolge haben, in der sich aus der Diagnose wie von selbst – oder anspruchsvoller, aber auch irreführender ausgedrückt logisch und kausal – alles andere ergibt; oder ob sie sich nicht in einem Wechselverhältnis zueinander befinden, in dem jedes für jedes

Element unentbehrlich ist. Im ersten hippokratischen Epidemienbuch heißt es: Was vorausgegangen ist, zu erklären, das Gegenwärtige zu erkennen, das Kommende vorauszusagen; darin sich üben. Und dann folgt das Selbstverständlichste, die Therapeutik, mit der nie bestrittenen Grundregel: nützen oder doch nicht schaden. Eine Zeltgestalt wird erkennbar: das Gegenwärtige als Anlaß und Ausgangspunkt ärztlicher Erkenntnis ist nur Momentaufnahme. Sinn erhält sie erst, wenn die Vorgeschichte und die Nachgeschichte, deren Logos vom Arzt richtig gelesen werden muß – legein steht dort zweimal, d. h. Pathogenese auf die Begriffe zeitlicher Ordnung bringen. Die Betonung der Diagnose hat andere alltägliche Urteilsformen in den Hintergrund gedrängt, vor allem die Indikation. Ärgerlich war die Nachordnung der Prognose, die nicht nur 2000 Jahre als Höhepunkt ärztlicher Kunst galt, sondern die nach wie vor die wichtigste Frage des Kranken an seinen Arzt ist. Die Zweifel an einer Alleinherrschaft der Diagnose sind mit der Einsicht in die unterschiedlichen Bedingungen, unter denen sie erarbeitet [wird], und in die verschiedenen Ziele, denen die Wahl eines diagnostischen Begriffs dient, gewachsen. An ihre Stelle treten mehr und mehr Problembeschreibungen und Problemlisten, die ein genaueres Panorama des Leidens eines Kranken an einer oder mehrerer Krankheiten, deren Bedingungen, Umstände und Folgen entfalten. Beleg für diese Vorsicht mit den etikettierenden Benennungen und ihrem vorgetäuschten Wissen ist die Beobachtung, dass in den vergangenen Jahrzehnten nur wenige neue „Krankheiten" gefunden, wohl aber eine Fülle von Syndromen beschrieben wurden. Sie tragen die Namen ihrer Erstbeschreiber oder fassen das phänomenologisch-statistisch Zusammentreffende in mehreren Begriffen zusammen. Die Arztbriefe der Kliniken sind nicht nur wegen der Fülle der Daten länger geworden, sondern auch durch das Bemühen, die Gedankengänge des Epikritikers nachvollziehbar zu machen bis hin zur Möglichkeit für den Empfänger, zu anderen Schlüssen zu kommen.

Diagnose ist die Antwort auf eine Frage an die Natur; diese wird für diesen Zweck zurechtgestellt; deswegen sprechen wir vom Stellen einer Diagnose. Ein Problem ist eine zum Zwecke der Lösung geordnete Frage.

Die kritisch überdachte Erfahrung ärztlicher Alltagspraxis ergänzt das dreidimensionale Erkenntnisschema Diagnose – Prognose – Therapie um einige analog entworfene ebenfalls dreidimensionale Schemata. Zunächst eines zur Zeitgestalt, in dem die physikalischen Zeiten in persönliche Zeiten des Kranken übersetzt sind (Abb. 5)[30].

Zur Anamnestik bietet sich ein Schema an, das der Strukturierung dessen dient, was Kranke ihrem Arzt, meist schon ganz zu Beginn des Gesprächs, mitteilen (Abb. 6).

---

30   Ein Hinweis auf eine Abb. 4 fehlt.

Aus der biographisch-anthropologischen Medizin haben wir gelernt, uns selbst zu Beginn eines Gesprächs problem- und patientenoffen zu halten (Abb. 7).

Am Beispiel der Bewegungsorgane läßt sich zeigen, welche Wertbesetzungen Organe haben und welche Wertverluste – Unwerte, aber auch Umwertungen – ihre Krankheiten bedeuten (Abb. 8).

Kaum ein anderer Sachverhalt als das zunehmende Überwiegen chronischer Krankheiten über die akuten rührt an das Selbstverständnis des Arztes, dessen Leitbild als Student der Heiler war und blieb, bis die Einsicht in die Grenzen dieser Möglichkeit zu niederdrückenden Gefühlen von Versagen und Vergeblichkeit führte. Tatsächlich wäre das Leitmotiv des Helfens angemessener und für dieses gilt *Kierkegaards* Erinnerung: „Die Hilfe beginnt mit der Demütigung des Helfers". Vom Kranken her gesehen ist das Leiden an einer chronischen Krankheit eine neue Daseinsweise. Deutlicher als akute Krankheit sieht sich der Arzt bei chronischer Krankheit, deren Diagnose im allgemeinen unschwer und schnell gestellt ist, einem personalen Kranksein gegenüber, das ihm wie dem Kranken eine andere, nämlich anthropologische Einstellung abverlangt. Die Unterschiede akut zu chronisch sind erheblich; die daraus abzuleitenden ärztlichen Leistungen ebenfalls (Abb. 9, ohne Überschrift).

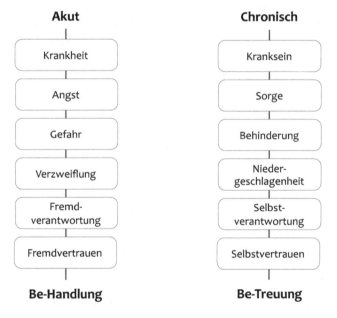

Als Zusammenfassung der Reflektion über die Struktur des Arztseins möchte ich das Leistungsschema Diagnose – Prognose – Therapie um ein zweites ergänzen: Unmittelbarkeit – Verständigung – Personalisierung (Abb. 10).

Unmittelbarkeit der Kranker-Arzt-Beziehung ist und bleibt die entscheidende Grundlage für Personvertrauen, das diese eigentümliche Form mitmenschlichen Umgangs, die einsame Zweisamkeit trägt. Je mehr Konsiliardienste und Sozialdienste, je häufiger Instrumente und Apparate mittelbarer Diagnostik und Therapie benutzt werden, umso wichtiger wird der Erhalt von Unmittelbarkeit menschlichen Einander-Gegenüberseins.

Notwendigkeit der Verständigung mit dem Kranken hat viele Anlässe und Gründe: die Vertiefung der Anamnestik in Lebensgeschichte und Lebenslage macht die Kunst, eine gemeinsame Ebene von Worten, Begriffen, Bildern, Metaphern zu finden, anspruchsvoller. Je vielfältiger der Arzt Hilfspersonen und Hilfsmittel benutzt, ist vorgängige Verständigung ein Mittel der vorbeugenden Entängstigung des Kranken. Je mehr eine vorzuschlagende Behandlung unsicher im Erfolg, die Dauer einer Krankheit unabsehbar, die Bösartigkeit wahrscheinlich ist, dient eine gründliche und geduldige Verständigung dem Ziel, einsichtige Zustimmung (informed consent) zu Behandlungsvorschlägen zu gewinnen, dem Kranken Selbstvertrauen und Selbstverantwortung zu ermöglichen oder ihm die inhaltliche Gestaltung der ihm noch verbleibenden Lebenszeit zu erleichtern.

Personalisierung oder Individualisierung ist die für die Person eines Kranken gültige Auslegung der allgemeinen Regeln und Sätze der Medizin. Ihr Ziel ist letztlich die Erkenntnis des Kranken, daß die Krankheit seine Krankheit ist, sein Kranksein, Teil seines Lebens, das mit sich nicht nur im Gesundsein identisch ist, seinen Eigen-Sinn hat.

IV. Arztbleiben

Der Ausblick in die Zukunft stellt die Ziele der Ausbildung zum Arzt und die Ereignisse eines Arztlebens unter den Gesichtspunkt von Bestand und Wandel, von Bestehenlassen, Pflegen und Verteidigen unter den Bedingungen notwendiger Selbst- und Fremdkritik, eines aus vielen Gründen sich herleitenden Mißtrauens und von Veränderungen im Gesundheits- und Standespolitischen, in ärztlicher Wissenschaft und Technik.

Eine variantenreiche Form der Medizinkritik tritt als Ganzheitsmedizin auf. Sie kommt den natürlichen Omnipotenzgefühlen junger Ärzte und ihrer berechtigten Absicht entgegen, es besser als die Vorfahren zu machen. Ihrer eigenen Dialektik scheinen die Ganzheitsmediziner noch nicht inne geworden zu sein. Wer sich um das Ganze eines Kranken kümmern will, müßte mehr über das Ganze wissen als dieser. Kann es aber Vorstellungen von einem allgemeinmenschlichen Ganzen geben außerhalb von vorwissenschaftlichen, z. B. religiösen Überzeugungen? Und kann diese Überzeugungen nicht jeder nur für sich, also auch der Arzt für sich, nicht für oder über einen anderen aussagen? Wer aber könnte über sich mehr aussagen als Vermutungen und Hoffnungen?

Wäre sonst die Suche, Findung, Verwirklichung, Bestimmung eines Selbst ein unendlicher Vorgang?

Wer aufs Ganze gehen will, traut sich zu, diesem nicht nur gerecht zu werden, sondern es auch zu kennen und zu handhaben. Haben wir es hier nicht mit einer letzten Übersteigerung einer angemaßten Selbstmächtigkeit des Menschen zu tun: Allwissen ist Allmacht? Woher sollte der Arzt ein Recht zum Zugriff auf das Ganze eines Anderen nehmen, der unvermeidlich auch ein Eingriff würde, woher den Auftrag ableiten, sich eines Anderen vollständig zu bemächtigen? Wieweit ein Kranker sich seinem Arzt öffnet, ist seine eigene Entscheidung. Ohnehin erlaubt er seinen Ärzten, Schamgrenzen zu berühren oder zu überschreiten, die er keinem Anderen öffnen würde. Das Ganze eines Menschen ist wesentlich durch das Gefüge seiner transzendentalen Beziehungen bestimmt (Abb. 11). Wieweit diese in ein Kranksein als Bedingung oder Folge einbezogen sind, ist eine Frage und nicht schon die vorauszusetzende Antwort. Und wäre denn der ganzheitsmedizinisch begeisterte Arzt bereit, sich als Ganzer dem Kranken zu öffnen, sich unter Umständen in seiner Totalität infrage stellen zu lassen?

Gegen die Entwürfe von Ganzheitsmedizinen ist ein Bestand von Arztsein zu verteidigen, der auf Grenzen verweist, wie sie der erste hippokratische Aphorismus gültig zusammengefaßt hat:

Das Leben ist kurz – die Kunst lang
Der günstige Augenblick schnell vorüber
Der Versuch trügerisch – Die Entscheidung schwierig

Auf den antiken Ursprung unserer abendländischen Medizin können sich Ganzheitsmedizinen, die Heilkunde und Heilslehre verweltlichend vereinigen wollen, nicht berufen. Das belegt eine Gegenüberstellung des Bildes des idealen Arztes *Asklepios* mit dem Porträt des wirklichen irdischen Arztes *Hippokrates* (Abb. 12).

In einem anderen Spannungsfeld muß der Arzt ebenfalls Klarheit seiner Begriffe und Standhaftigkeit seiner Erkenntnis und Entscheidungshaltung bewahren und bewähren. Ist die Erfahrung, auf die jeder Arzt sich berufen kann und muß, in der sog. Schulmedizin eine andere als in den verschiedenen Erfahrungsheilkunden; und ist die Natur in den Naturwissenschaften eine andere als in den Naturheilkunden? Die Antwort ist in beiden Fällen Nein und Ja.

Hinsichtlich der methodischen Gründlichkeit ist beiden ein Mangel an Problembewußtsein vorzuhalten. Die Antike hat uns eine ausgearbeitete Methodologie der ärztlichen Erfahrung hinterlassen. Sie ist anschaulich im sog. Dreifuß des *Glaukias von Tarent* überliefert und blieb bis in das 18. Jhdt. gültig, in dem der Begriff Empirici eben die hippokratisch denkenden Ärzte bezeichnete (Abb. 13).

Der Dreifuß des Glaukias

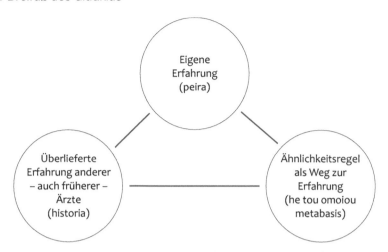

Die Schulmedizin hat das Schema konsequent in Richtung auf größtmögliche Verallgemeinerbarkeit schließlich auch mit Methoden der Statistik ausgeformt; sie hat das Meßbare meßbar, das Beobachtbare beobachtbar, das Rechenbare rechenbar gemacht. Sie ist über das antike Empirismusschema hinausgegangen, indem sie pathogenetische Theorie und Hypothesenbildung klinischer Forschung einbezog, freilich ohne diesen Schritt hinreichend gründlich methodisch-kritisch zu durchdenken, d. h. auch die Erfahrungen zu reflektieren, die mit dem Wechsel von Theorien und Hypothesen gemacht worden sind.

Die gegenwärtigen Erfahrungsheilkunden erfüllen das tradierte Schema insofern, als sie Krankheits-Entstehungs-Theorie ablehnen; sie schöpfen es andererseits aber nicht aus, weil sie auf Einzelerfahrung bauen: eine Erfahrung eines Arztes im Falle eines Kranken kann als Begründung genügen. Hier wird ein allgemeinärztliches Dilemma erkennbar: die prinzipielle Unwiederholbarkeit der gleichen Bedingungen, Bilder, Verläufe, Personen im Kranksein. Verallgemeinerungen sind nur mit mehr oder weniger starken Reduktionen von Wirklichkeit möglich. Die ärztliche Kunst besteht darin, trotz solcher beiderseitiger Skrupel, handlungsfähig zu bleiben. Es sollte beiden Seiten nicht schwerfallen, sich gegenseitig zuzugestehen, daß die Erkenntnis und Behandlung eines einmaligen, personalen Krankseins die Anwendung und individuelle Auslegung des Allgemeinen am Besonderen ist. Auch ärztliche Anthropologie ist nur möglich, wenn sie im Besonderen das Allgemeine erkennt und das Einmalig-Unwiederholbare anerkennt.

Ich halte bei beiderseitig gutem Willen und einer analytischen Anstrengung eine Einigung über eine Methodologie der ärztlichen Erfahrung für möglich, ja notwendig. Dazu soll der folgende Vorschlag dienen, in dem ärztliche Praxis, reflektierte Erfahrung und stetig offenlassende Theorienbildung in ein dynamisches Verhältnis zueinander gebracht sind (Abb. 14, ohne Überschrift).

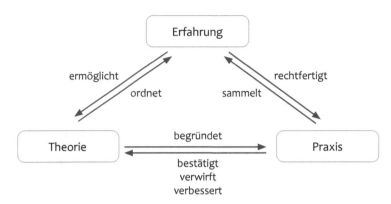

Das Schema soll gleichzeitig helfen, die Unterscheidung, ja Gegeneinandersetzung von Kunst und Wissenschaft aufzuheben, das, was man Kunst nennt – Verstehen, Verhalten, Können – wissenschaftswürdig und -fähig, der Wissenschaft des Arztes die ethisch-ästhetische Dimension bewußter zu machen. Beide übersteigen medizinische Forschung.

Medizin als eigenständige Wissenschaft muß sich aus ihrem besonderen Inhalt, ihren Aufgaben definieren; so wie andere Wissenschaften es aus ihren Gegenständen tun, so die Medizin aus ihrem konstitutiven Gegen-Über, dem Kranken. Die Methoden folgen daraus und sind sekundär. Solche Selbst-Besinnung könnte die schmerzhafte Kluft überbrücken, die sich so oft zwischen medizinischer Forschung und ärztlicher Praxis auftut.

Eine Erörterung des in Naturwissenschaft und Naturheilkunde enthaltenen Begriffs Natur zielt in die gleiche Richtung. Der Begriff war noch ungeschieden, als zu Beginn der Neuzeit Forscher, naturae curiosi, sich der Natur als natura naturans, eines selbsttätig nach ewigen Gesetzen sich verhaltenden und entwickelnden Systems von Gegenständen und deren Beziehungen zueinander, zuwandten. Aus dieser Voraussetzung bildete sich Naturwissenschaft aus. Gegen die Ernüchterung des Blicks und die Versachlichung der gegenständlichen natürlichen Erscheinungen, die im Experiment zurechtgestellt werden mußten, um ihre Gesetzlichkeiten zu zeigen, wehrte sich eine Anschauung und Haltung zur Natur, die an antike, vor allem stoische Überlieferungen anknüpfte: die ästhetische und moralische: Mutter Natur, schön, gütig, fürsorgend, gerecht, fruchtbar. Ihr hatte der Mensch Verehrung und Vertrauen entgegen zu bringen. Die praktische Medizin hat sich von diesem Vertrauen zur Selbsthilfekraft der Natur allgemein und der eines jeden Menschen aus guten Gründen nie lösen wollen und können. *Ernst Bloch* hat das als unverdächtiger zeitgeschichtlicher

Zeuge in Band II seines Buchs „Das Prinzip Hoffnung" richtig erkannt, wenn er dort schreibt:

> Aber der letzte Grund für die erstaunliche, oft auch selber heilsame utopische Zurück-
> haltung, neben aller ‚schöpferischen' Medizin, dürfte philosophisch sein, ob er bewußt
> ist oder nicht: die Herkunft der europäischen Heilkunde aus der Stoa. Diese Schule
> vertraute dem natürlichen Verlauf der Dinge.

Erstaunt und verwirrt findet der Arzt sich wieder einmal im Zwischen vor, zwischen Natur-Wissenschaft nach dem fruchtbaren Vorbild der Physik des 19. Jhdt. und der Natur-Heilkunde, wie er sie der abendländischen Tradition entnimmt. Die Span-nung, in der er steht, die er aushalten und für seine Kranken heilwirksam machen soll, läßt sich auf eine ebenso einfache wie schwerwiegende Formel bringen: die Sache der Natur, für die der Arzt Verantwortung trägt, sind nicht Gegenstände, sondern Gegen-über. Die ältere aus dem 19. Jhdt. stammende Formel dafür lau-tet: Der Arzt hat es mit Kranken, nicht mit Krankheiten zu tun. Das gehört zum bleibenden und zu bewahrenden Bestand des Arztseins.

Vielen besorgten Menschen, auch und gerade auch Gesunden, aber auch Ärzten, ist die medizinische Technik ein Symbol für eine Gefährdung des humanen Auf-trags des Arztes geworden. Sie bietet das Bild eines maschinen- und betriebsför-migen Denkens und Handelns – technomorph. Jedoch ist Technik jeder gekonnte Umgang mit Hilfsmitteln, auch mit Sprache und Begriffen; daran erinnern die ter-mini technici jeder Wissenschaftssprache. Und Erich Fried meint auch die Worte, nicht nur die Maschinen, wenn er dichtet: „Als uns noch Hände manipulierten, war die Manipulation manchmal noch menschlich".

Medizinkritik ist Teil allgemeiner Technik- und Gesellschaftskritik. Was medi-zinische Technik genannt wird, ist genauer betrachtet ärztliche Bionik. Bionik ist die Nachahmung, möglichst Nachbildung der Lösungen, die wir in der Geschichte und Gegenwart der Natur vorfinden. Sie ist naturgemäße Technik. Diese Natur-gemäßheit hat eine ethische Qualität. In der Praxis ist sie eine stetige Annäherung an die natürlichen Vorbilder. Am schwersten ist das bei den diagnostischen Tech-niken einzusehen, obgleich die Selbsterhaltung lebendiger Systeme, empfindlicher Mechanismen, der stetigen Überwachung, einer Art permanenter natürlicher Dia-gnostik bedarf. Aber das ethische Leitmotiv des mehr Nützen als Schaden ist an für Bionik typischen Entwicklungen abzulesen: in der Endoskopie der Übergang von starren Röhren zu biegsamen und dünneren Faseroptiken; in der Röntgeno-logie die verschiedenen Methoden der Strahlenreduktion und die Herabsetzung der Patientenbelästigung; der Übergang von invasiven zu nichtinvasiven bildge-benden Verfahren.

Wann aber ist eine technikgestützte Therapie menschlich und nicht nur biolo-gisch? Sie ist es immer dann, wenn sie die Identität und nicht nur die körperliche Integrität eines Kranken wieder herstellt oder nicht beeinträchtigt, wenn also das

Ziel von Gesundsein erreicht ist, das der französische Chirurg *Leriche* als „Schweigen der Organe" beschrieben hat. Haftschalen, künstliches Gebiß, Herzschrittmacher, Gefäß- und Gelenkprothesen schweigen. Die transplantierte Niere macht ihr teilweises Fremdbleiben leiser bemerkbar als die künstliche.

Die Diagnose einer Technikverfallenheit einer kranken Medizin hat mehrere Namen bekommen (Abb. 17)[31]. Es sind auch Therapievorschläge gemacht worden, als Aufforderung zur Selbstheilung oder als Pläne heilender Eingriffe von außen. Arztbleiben heißt in dieser Lage, sich des therapeutischen Imperativs als des obersten Prinzips ärztlichen Denkens und Auftrags zu vergewissern und danach zu handeln. Dazu gehört auch das Unterlassen im rechten Augenblick der Erreichung der Grenzen des Menschenmöglichen. Jedoch scheint mir eine ernste Erinnerung angebracht, daß in kritischer Lage des Überlebens zuerst an das dem Kranken noch zu Ertragen Menschenmögliche zu denken ist und nicht das dem Arzt mit seinen Helfern und Hilfen zu Tun Mögliche.

Ein alles rational ordnen wollendes Denken will den Arzt nicht nur als den sehen, der aus Schicksal mit Hilfe von Rechensal Machsal macht, der nicht nur ein Schmerz-, sondern auch ein Sinnvertrauter sein soll, sondern der auch ein Sterbens- und gar Todeskundiger, ein Thanatologe sein soll. Was angesichts solcher Erwartungen Arztbleiben bedeutet, veranschaulicht die Gegenüberstellung zweier zeitgenössischer Sterbeszenen besser, als Worte das vermögen (Abb. 18).

Der 16-Jährige *Picasso* zeigt drei Blickverbindungen: des Arztes zur Uhr beim Pulsfühlen, der Krankenschwester zum Arzt, Mutter und Kind zueinander als Symbol von Sterben und Leben. *Emil Nolde* hat aus eigenem Krankseinserleben eine andere Szene festgehalten, in deren Mittelpunkt nur eine Begegnung mit den Augen steht (Abb. 19).

Bestand ist nicht nur das Beständige, es ist auch das täglich zu Bestehende, in der Weise eines Geprüftwerdens und der Selbstprüfung. Es ist Bewahren und sich Bewähren. Vor 1900 Jahren wurde dem Arzt *Jason* eine Grabstele errichtet (Abb. 20), die die drei Durchblickbahnen dieser Vorlesung vereinigt: Ein Kranker und ein Arzt sind einander Gegenüber. Sie schauen sich in die Augen, hören einander zu, denn beider geöffneter Mund zeigt – sie sprechen miteinander; über der Szene liegt eine eigentümliche Spannung und gleichzeitig strömt sie eine zeitlose Ruhe und Gelassenheit aus. In der Mitte tastet die Hand des Arztes nach der Milz. Die Geste vervollständigt die Beziehung, aber überformt sie nicht. Auf der Diagonalen von links oben nach rechts unten liegt der Schröpfkopf als Symbol ärztlicher instrumenteller Technik zu unterst. Obgleich er deutlich überdimensioniert ist, beherrscht oder verfremdet er die Szene nicht; er steht zu Diensten, wenn es notwendig wird, im Rücken und nicht im Blickfeld des Kranken.

---

31 Hinweise auf die Abbildungen 15 und 16 fehlen.

V. Schluß

Von einer Abschieds-Vorlesung erwarten die Bleibenden und die Nachfolgenden eine Botschaft: dieses Relief und seine Ausdeutung vor dem Hintergrund einer 45-jährigen Tätigkeit als Arzt und einer Wirksamkeit als Hochschullehrer von 76 Semestern ist die Botschaft, die ich Ihnen für die Zukunft schuldig zu sein glaubte, Ihnen, liebe Studentinnen und Studenten, Ihnen, verehrte Kolleginnen und Kollegen, Freunde und Begleiter und Ihnen, meine Damen und Herren, für die die Mahnung aus der hippokratischen Schrift „Über den Arzt" um eine Vertrauenswürdigkeit des Arztes auch an Grenzen und bei Betreten von Neuland bittet; denn jeder Kranke ist für jeden Arzt der unbekannte und nur in Grenzen erkennbar Andere: „In allem Verkehr mit den Menschen muß der Arzt gerecht sein; denn oft muß Gerechtigkeit ihm aushelfen; auch stehen die Kranken in einem bedeutsamen Verhältnis zum Arzt, geben sie sich doch in seine Hand".

4.13 Auch ein Abschied: Der Mensch hinter dem Forscher und Hochschullehrer. Gedenkrede anlässlich der akademischen Feierstunde für Prof. Dr. Hartwig Cleve (1994)

Die Gedenkrede Hartmanns ist ein Nekrolog auf seinen ehemaligen Doktoranden Hartwig Cleve, der 1994 im Alter von 66 Jahren verstorben war. Er war zuletzt Ordinarius für Anthropologie und Humangenetik an der LMU München. Die Rede fand sich im Nachlass Hartmanns im Archiv der MHH (ArchMHH Dep. 3 Nr. 46). Ihr Text liegt als 21-seitiges Manuskript vor, versehen wieder mit zahlreichen Pausenzeichen und Ergänzungen, Streichungen, Korrekturen und Korrekturen von Korrekturen. Der Druck gibt, soweit sicher erkennbar, die jeweils letzte Version des Textes wieder. Die Unterstreichungen stammen von Hartmann. Es handelt sich um einen seiner persönlichsten Texte – man könnte seine Überschrift auf den Autor selbst beziehen. Daneben verdeutlicht er erneut, wie sehr Hartmann immer auch biomedizinischen Fragestellungen und Problemen verbunden war. Er wirft in einer Passage Licht auf das wissenschaftliche Arbeiten gleich nach dem Zweiten Weltkrieg.

*

Vom Werk nicht lassen
Doch lassen von des Werkes Wirkung
Um Wirkung unbekümmert sein
Das ist das hohe Lassen
Der Gang der Freien.

Dieser Spruch des *Meister Eckehart*, liebe ...[32] , meine Damen und Herren, hing 20 Jahre im Denk- und Werkraum *Hartwig Cleves* im Institut für Anthropologie und Humangenetik dieser Universität. Er kennzeichnet auf eine sehr persönliche Weise den Forscher und Hochschullehrer und auch unsere Weggenossenschaft über 40 Jahre. Jetzt sucht er nach einem würdigen jungen Forscher der Enkelgeneration als Leitmotiv für ihn und seine Schüler.

Der Spruch hing seit 1946 in unserem gemeinsamen Laboratorium in der Medizinischen Klinik Göttingen, in dem Hartwig Cleve 1950–53 seine Dissertation anfertigte. Dann wechselte er mit uns seinen Ort nach Marburg. Als Herr Cleve nach München berufen wurde, bat er meine Frau, die den Spruch 1946 von einem emigrierten russischen Kunstprofessor hatte schreiben lassen, sich bei mir für die Überlassung des Spruchs für sein Arbeitszimmer zu verwenden.

Der Spruch hatte eine kurze Vorgeschichte. Ich las ihn über der Tür des Arbeitszimmers des Hamburger Chirurgen *Konietzni*, als dieser mich im Februar 1945 im Staatsexamen prüfte. Da das Thema leicht war – Appendicitis – konnte ich mir den Spruch einprägen.

Warum aber Meister Eckehart, den klarsehenden Mystiker am Übergang vom 13. zum 14. Jahrhundert, heute, aus diesem Anlass, um uns Person und Lebensbild Hartwig Cleves anzunähern, unter einer nicht zufälligen Beleuchtung zu betrachten?

Obgleich der gemeinsame Wortstamm von Werken und Wirken eine selbstverständliche Wechsel-Bezüglichkeit zu bezeugen scheint, so enthält das Verhältnis doch eine spannungsreiche Dialektik. Einer Anwendungs- oder Handlungswissenschaft kann solche Dialektik nicht gleichgültig sein; von ihr lebt der innerwissenschaftliche Dialog und der mit der Öffentlichkeit – und er findet in der Person des Wissenschaftlers statt. Im griechischen Begriff der techne war diese Dialektik von Erkennen und Handeln als erfahrungsgestütztes Wissen und theoriegeleitetes Handeln vereint und aufgehoben. Das Lateinische erst trennte in ars und scientia. Seitdem spüren die forschenden Ärzte diese Spannung, müssen sie nicht nur aushalten, sondern fruchtbar werden lassen. Welche Kraft bewegt den fragenden, forschenden Geist und das antwortende, experimentierende kundschaftende praktische Verhalten und Handeln – empeiria, experientia – ursprünglich eine Furt, einen Sumpf, unsicheren Grund durchwaten, also Experientia = Ex-per-ire,

---

32 Hier folgen Namen aus dem Kreis der Familie des Verstorbenen, die nichts zur Sache tun.

ich will zu Land ausfahren. Da stoßen wir sogleich auf ein Wechselverhältnis von erkenntnisleitenden Interessen und interesseweckenden Erkenntnissen. Schon der Begriff Grundlagenforschung weist auf etwas Gegenwärtiges hin oder [auf] Zeitliches voraus, nämlich, dass Grundlagen den Grund für etwas legen und vorbereiten. Das wissenschaftliche Werk hat vielerlei Anlässe und Ziele, unabhängig, ob von ihm überhaupt eine Wirkung ausgeht, z. B. andere es wahr- und ernstnehmen. Was *Meister Eckehart* empfiehlt, ist einmal, sich von ausbleibender oder unbeabsichtigt-unerwünschter Wirkung, von Nebenwirkung, nicht entmutigen zu lassen. Im Hinblick auf beabsichtigte und erwartete Wirkung soll der Forscher, der Wissbegierige, curiosus, Geduld haben, sich nicht um Wirkung kümmern, und sich nicht um ihr Ausbleiben bekümmern; das ist die Botschaft.

Übersteigt das nicht menschliches Vermögen zu Selbstzucht, Selbstverleugnung, Demut, zu der Meister Eckehart wohl vor allem mahnen will? Die pragmatisch-anthropologische Lehre ist, ein Gleichgewicht zu suchen zwischen Erkenntniswillen und Wirkungswillen. Wirkenwollen um jeden Preis, kann Ausdruck von Eitelkeit sein oder auf Ziele der Selbstdarstellung, zu welchem Zweck auch immer, angelegt. Das Werk soll nicht im Dienst solchen Wirkenwollens stehen. Es soll sein Vertrauen in sich finden. Dieser Begriff von Freiheit als das gelassene Für-Sich-Selbst-Sprechenlassen des Werkes mag für Hartwig Cleve die Bedeutung eines Wahlspruchs für seine ideale Vorstellung des Verhältnisses von Werk und Wirkung gehabt haben. So verstanden belegt solche Wahlverwandtschaft einen Lebensweg und ein Lebensziel. Aber bleiben die letzten Ursprünge, Quellen, Wurzeln solcher Identifikationen dem Werkenden und Denkenden selbst nicht verborgen? Der Selbstreflexion entzogen? Wir graben tiefer und tiefer und nennen das Untiefe, wo wir festen Grund nicht finden. Aber gerade das ist der Grund für die Unruhe, die den forschenden Geist in Bewegung hält, umtreibt. Und das macht dann das „hohe Lassen" des *Meister Eckehart* so schwer. Solche vorgegebenen und nicht weiter begründbaren Verhältnisse, wie das zwischen Werk und Wirkung sind ein Anthropologicum.

Viktor von Weizsäcker hat das ein Grundverhältnis genannt, hinter das wir nicht weiterfragen können, und wenn wir es trotzdem versuchen, ohne Antwort bleiben. Wie aber steht es um den Forscher, der zugleich Lehrer, Hochschullehrer zumal, ist? Will, muss er nicht wirken, bewirken wollen? Das Was wie das Wie gehören dann zum Werk. Und dieses Werk hatte für Hartwig Cleve die Natur des Menschen zum Ziel, Anthropologie also, soweit Methoden, Befunde, Theorien der Humangenetik zu einer solchen beitragen können. Humangenetik als ein wesentlicher Teil einer Naturgeschichte und Naturlehre des Menschen – Anthropologie eben. Schließlich war er in Göttingen und Marburg ausgebildeter Internist und für Innere Medizin 1963 habilitiert, bevor die venia legendi 1966 auf Humangenetik erweitert wurde. Diese Spur zieht sich durch die Forschungen hindurch, auch wenn Herr Cleve hier in München einer Fakultät für Biologie angehörte. Der Facharzt für Innere Medizin legte 1976 Wert auf die Zusatzbezeichnung Medizinische Genetik. Die

erste Schaffensperiode von 1950 bis etwa 1965 ist bestimmt durch klinische Fragestellungen der Beziehungen zwischen Dysproteinämien und Krankheitsbildern;
und der letzte monographische Beitrag 1991 heisst „Klinische Aspekte der Genom-
analyse". Gemeinsam haben wir für mehrere Auflagen von *Robert Heintz* „Erkrankungen durch Arzneimittel" das Kapitel „Encymopathien" geschrieben, statistisch
voraussagbare und damit vermeidbare Arzneimittel-Nebenwirkungen, wenn die
dazu disponierenden genetischen Merkmale bekannt und im Einzelfall vor Beginn
der Therapie z. B. mit Gold bestimmt worden sind. Ich benutze die Gelegenheit
dieser Gedenkrede zu der Bitte an Kliniker und Humangenetiker, diesem Feld
mehr Aufmerksamkeit zu schenken als bisher geschehen; auch das wäre im Sinne
von Hartwig Cleve. Zu dem medizinisch bedeutsamen Werk rechne ich auch die
Arbeiten über die Vitamin D bindenden gruppenspezifischen – Gc – Komponen-
ten des Serums. Ganz verloren war Hartwig Cleve für die Innere Medizin nicht,
als [er] zur Humangenetik wechselte. Dass er aber eigene Wege suchte, hinterliess
zunächst Trauer, Trennungsschmerz, als er sie gefunden hatte, Stolz.

Zur klassischen Anthropologie, der sog. naturwissenschaftlichen, zählen im
Werk Herrn Cleves die populationsgenetischen Untersuchungen in weltweiter
Breite und methodischer Tiefe. *Immanuel Kant* hatte solche Untersuchungen
von phänotypischen Merkmalsunterschieden zwischen Rassen „physiologische
Anthropologie" genannt, die im 19. Jhdt. auch physische hiess, wie *Blumenbach*
sie begründete. Kant stellte ihr eine „Anthropologie in pragmatischer Absicht"
zur Seite. Diese begründete und definierte er in der Vorrede folgendermassen:

> „Alle Fortschritte in der Kultur, wodurch der Mensch seine Schule macht, haben das
> Ziel, diese erworbenen Kenntnisse und Geschicklichkeiten zum Gebrauch für die Welt
> anzuwenden; aber der wichtigste Gegenstand in derselben, auf den er jene verwenden
> kann, ist der Mensch: weil er sein eigener, letzter Zweck ist. – Ihn also seiner Spezies
> nach als mit Vernunft begabtes Erdwesen zu erkennen, verdient besonders Weltkenntnis
> genannt zu werden, ob er gleich nur einen Teil der Erdgeschöpfe ausmacht." Und Kant
> fährt fort: „Eine Lehre von der Kenntnis des Menschen, systematisch abgefasst (Anthro-
> pologie), kann es entweder in physiologischer oder in pragmatischer Hinsicht sein.
> Die physiologische Menschenkenntnis geht auf die Erforschung dessen, was die Natur
> aus dem Menschen macht, die pragmatische auf das, was er als freihandelndes Wesen
> aus sich selber macht, oder machen kann und soll" – Kulturschaffendes Wesen also.

In den letzten Jahren vertiefte sich der Dialog mit Hartwig Cleve über die Frage,
ob die Humangenetik sich nicht einem weiteren Begriff von Anthropologie öffnen
sollte, wie er von *Max Scheler, Adolf Portmann, Konrad Lorenz, Arnold Gehlen,
Helmuth Plessner* oder *Buijtendik*[33] vertreten wurde. Das liegt nahe, wenn man
Populations-Genetik auffasst als interethnisch vergleichende Humangenetik. Wenn

---

33 Hier so geschrieben; richtiger ist wohl Buytendijk.

die Ethnie anstelle der Population in den Blick tritt, dann werden ausser den physischen Merkmalen auch die psychischen und sozialen sichtbar, Verhalten und dessen sittliche Normierungen. Das „machen kann", von dem *Kant* spricht, könnte seine Möglichkeiten und Grenzen wenigstens teilweise in genetischen Programmen haben. Schließlich sind die Varianten von Händigkeit, Sprachlichkeit, Geschichtlichkeit wesentliche anthropologische Rahmenbedingungen für die Phänotypen menschlicher Artung.

Die Verfasstheit einer „natürlichen Künstlichkeit", mit der Helmuth Plessner die conditio humana beschreibt, hat eben auch ihre Wurzeln in der physisch-physiologischen und stammesgeschichtlichen Natur des Menschen, dem „Invaliden seiner höheren Fähigkeiten" wie *Herder*, dem „ersten Freigelassenen" der Natur, wie *Schiller* ihn nannte. Dass er aus seiner Natur Kunst machen kann und muss, ist die Bedingung der Möglichkeit als Mensch zu existieren.

Mit Aufmerksamkeit verfolge ich den derzeitigen Dialog unter Humangenetikern, nachdem in Familien seltene Formen unkontrolliert-aggressiven Verhaltens bei Männern mit einer Mutation des MOA-A-Gens in Verbindung gebracht worden sind. Hartwig Cleve kann sich an diesem Dialog nun nicht mehr beteiligen. In unserem Dialog blieb er der verständnisvolle Skeptiker, der lieber auf dem festen Boden seiner humangenetischen, die Fragestellungen der Forschung aber auch begrenzenden Methoden blieb.

In den Hochschulreformdebatten der vergangenen Jahrzehnte tauchte von Zeit zu Zeit die Empfehlung auf, in der Medizin die Promotion als Nachweis einer Befähigung zur Wissenschaft abzuschaffen. Der pädagogische Sinn der Dissertation wurde unterschätzt oder verschwiegen: Anleitung zur Problemklarheit, zu Wahl und Sorgfalt des methodischen Denkens und Handelns, kritische Bewertungen der Ergebnisse. Für die Wissenschaft Medizin ist die Dissertation Teil der Förderung ihres Nachwuchses; der Doktorand erprobt und erkennt seine Befähigung und sein Interesse; und mag dieses Ideal und mögen die Befähigungen auch nur für 5 % der Studierenden zutreffen. Es lohnt sich und es bleibt notwendig, das Institut der Dissertation zu erhalten und anzubieten. Hartwig Cleve ist ein Beispiel, wie eine Dissertation als Erfahrung und Erlebnis ein Forscherleben prägen kann: methodisch-problemgeleitete Untersuchung von Serum-Eiweisskörpern.

Nach dem Kriege waren die Doktoranden meist im Alter der jüngeren Doktorväter. Hartwig Cleve gehörte 1950 schon zur zweiten Doktorandengeneration; und doch trennten uns nur 7 Jahre. Trotzdem sind Schmerz und Trauer von besonderer Art, wenn Kinder vor den Eltern, Schüler vor ihren Lehrern sterben. Darüber hat sich der stoische Philosoph *Seneca* im 63. Brief an Lucilius hinweggetröstet, wenn er schreibt: „Ich … weiss nun, dass der Hauptgrund meiner Trauer der war, dass ich nie daran gedacht hatte, dass er vor mir sterben könnte. … Daher wollen wir beständig sowohl an unsere eigene, als an die Sterblichkeit all derer denken, die wir lieben … Und vielleicht … ist der, den wir verloren glauben, uns nur vorausgesandt."

Das Interesse an den Serumeiweisskörpern hatte seine Wurzeln in 2 Erfahrungen des 2. Weltkriegs: Blutverluste und Hungerödeme. Es konzentrierte sich deswegen auf das Albumin als wasserbindendes und das Blutvolumen erhaltendes Eiweiss. Das Interesse war therapeutisch – konservierbarer Ersatz für Transfusionsblut. Cohn trennte die Fraktionen des Serums mit Kälte und Alkohol. Diese Möglichkeiten erweckten bald klinisch-diagnostische Interessen für die Serumeiweissfraktionen. Zunächst waren es Fällungsmethoden z. B. mit Ammoniumsulfat. Dann aber wurde die Elektrophorese von *Tiselius* apparativ klinisch anwendbar gemacht, zunächst durch Mikroelektrophorese, dann auf zunächst Photoplatten-, dann Objektträger-großen mit Agar-Agar beschichteten Glasplatten, schließlich auf Kunststoffträgern z. B. Polyacrylamid, sichtbar gemacht durch Antikörper, später mit Farbstoffen. Die Diffusions-Anordnung von *Ouchterlong* ergänzte das Instrumentarium. All diese Entwicklungen hat Herr Cleve im Göttinger Labor mitgemacht. Deswegen konnte er später sein Hauptinstrument, die isoelektrofokussierte Elektrophorese, so souverän und erfolgreich nutzen. Und auf diese Weise war er gut vorbereitet auf die Arbeiten im Institut Pasteur bei *Pierre Grabar* 1959/60 und am Rockefeller-institut bei *Henry Kunkel* und *Alec Bearn* 1960/6?[34].

In seiner Dissertation sollte Hartwig Cleve die in der Literatur geäusserte Hypothese überprüfen, die Dysproteinämie bei Nephrosen sei nicht deren Folge, sondern deren Ursache. In Plasmapheresen an Hunden konnte er die Hypothese widerlegen: Zwar stellte sich die charakteristische Dysproteinämie ein, nicht aber die Albuminurie. In der Folgezeit wurde die Analyse der Nicht-Albumin-Fraktionen verfeinert; und es wurden ihre Transport- und Vermittlungsfunktionen erkannt. Herrn Cleves Beiträge sind in Stichworten: Dysproteinämien, ihre pathogenetische Bedeutung und ihre diagnostischen Aussagen zu Art, Schwere und Verlauf bei chronischem Gelenkrheumatismus, Nieren- und Leberkrankheiten, Makroglobulinämie Waldenström und Agammaglobulinämie.

Eine zweite Phase [des Cleve'schen Werks] ist gekennzeichnet durch die Untersuchungen von Serumeiweissen mit spezifischen Eigenschaften und Funktionen: Haptoglobin mit der Entdeckung eines neuen Typs „Marburg" und seine Kennzeichnung als Mutation der β-Kette, Hemopexin, Transferrin, β_1-B-Globulin, saures α_1-Glycoprotein, α_1-Antitrypsin, Barium-α_2-Glycoprotein, blutgruppenassoziierte alkalische Serumphosphatase, β_2-Glycoprotein I, Glycoproteine der Erythrocytenmembran, membrangebundene Immunglobuline von Lymphocyten, Complementfaktor C9, Inter-α-trypsin-Inhibitor. Das so breit angelegte Studium von Mutationen, Varianten und Polymorphismen mündete dann in das Hauptarbeitsgebiet der Gc-Merkmale.

---

34 Die vorliegende Kopie des Manuskripts lässt die letzte Zahl nicht mehr erkennen. Vermutlich war es eine „1".

Sieht man die Namen der Mitarbeiter in den Veröffentlichungen durch, so erkennt man Herrn Cleves Wirkung als Förderer des wissenschaftlichen Nachwuchses. Der Ernst dieser Verantwortlichkeit wird ergänzend belegt durch die Gründung der Gesellschaft für Humangenetik, die Tätigkeit als Gutachter für die Deutsche Forschungsgemeinschaft, die Sprecherfunktion der Arbeitsgemeinschaft Klinische Genetik, die Mitarbeit an der Denkschrift „Humangenetische Forschung in Deutschland". Das sind die Fundamente des einen Pfeilers einer weitgespannten Brücke von Verantwortungsbereitschaft, deren anderer Pfeiler das in 5 Auflagen erschienene mit *Jan Murken* geschriebene Lehrbuch „Humangenetik" [ist]. Über viele Jahre hat Herr Cleve mit *Peeters* das alljährlich Anfang Mai in Brügge stattfindende Symposion mitgestaltet, das unter dem Thema „Protides in biological fluids" Forscher und Kliniker zusammenführte.

Diese knappe Werkskizze sollte eine Eigenschaft des Menschen Hartwig Cleve belegen: die beeindruckende Folgerichtigkeit und Beständigkeit in den Fragen und den Antworten darauf.

Wenn wir uns eines verstorbenen Kollegen, eines Hochschullehrers, erinnern, so besinnen wir uns zugleich auf unsere eigenen Vorstellungen, Konzepte und Ideale. Als ich mir in den vergangenen Wochen Vorträge und Vorlesungen, die ich erlebt hatte, im Zuhören und Zuschauen vorstellte, fiel mir immer wieder ein Vers des schlesischen Kirchenlieddichters *Johann Heermann* (1585–1647) ein. Der Vers enthält einen Anruf und eine Botschaft, die unabhängig davon sind, welche Quelle des Selbstbildes hier angesprochen wird, an dem ein Mensch, zu dessen Beruf das Lehren gehört, sich messen und sich beurteilt sehen will:

Hilf, dass ich rede stets, womit ich kann bestehen
Lass kein unnützlich Wort aus meinem Munde gehen
Und wenn in meinem Amt ich reden soll und muss
So gib den Worten Kraft und Nachdruck ohn' Verdruss.

Diejenigen, die Herrn Cleve in den letzten Jahren haben vortragen hören, werden seine langsame, leise Sprechweise seiner Krankheit zugeschrieben haben. Aber so hat er immer in Vorlesungen und Vorträgen geredet: bedächtig, nachdenklich und mit verhaltener Stimme, so als ob er die Worte, Aussagen und Argumente noch einmal überprüfen wollte, bevor die Botschaften den Hörer erreichten. Das aber machte seine Rede im Inhalt eindringlich und überzeugend, „Kein unnützlich Wort", „Kraft" nicht in der Lautstärke, „Nachdruck" eher in den Pausen. Der Hörer bekam Gelegenheit, im wörtlichen Sinne Mit- und Nachzudenken. Die krankheitsbedingte Ermüdbarkeit bei disziplinierter Angespanntheit mag diesen Stil der Rede später noch stärker ausgeprägt haben. An Spannung verlor sie dadurch nicht.

Im Dialog konnte Hartwig Cleve temperamentvoll, leidenschaftlich bis aufbrausend sein, aber „ohn' Verdruss". Die Intensität seiner Forschung und den Ernst seines Amtes als Hochschullehrer sehe ich unter dem Gesichtspunkt einer gezügelten Begeisterungsfähigkeit, die sich auch auf seine Doktoranden und Mitarbeiter übertragen haben muss. Als Student und junger Assistent war er ein meisterhafter Säbelfechter. Im Dialog bevorzugte er Florett, Zeichen der Selbstbeherrschung einer tieferliegenden Temperamentsschicht. Über all dies breitete sich in den von ständig bedrohlicher Krankheit überschatteten letzten Jahren ein durchsichtiger Schleier einer fast heiteren Selbstironie. Mein Persönlichkeits- und Lebens-Bild mag idealisierte Züge bekommen haben, so wie man es in Erinnerung behalten möchte und wie man wünscht, auch andere möchten es so bewahren. Andere mögen es auch anders erlebt haben, andere Züge, andere Verteilungen von Licht und Schatten einer Lebensgeschichte. Aber mit <u>Hamlet</u> dürften wir übereinstimmend das englische „man" beim doppelsinnigen Wort nehmen: „Er war ein Mensch; nehmt alles nur in allem." Ein Werk hat sich vollendet, seine Wirkung weist ins Offene.

4.14 Entwurf und Wirklichkeit der MHH 1960–2005.
Ein Spaziergang der Erinnerung an die Orte ihrer Gründung, Entwicklung und Wirksamkeit (2005)

Der als 13-seitiges engbeschriebenes Typoskript vorliegende Vortrag ist gekennzeichnet als „Rückblick für die Alumni der MHH anlässlich der 40. Wiederkehr der feierlichen Eröffnung der MHH am 17. Mai 1965 in der Aula der TiHo", der Tierärztlichen Hochschule am Bischofsholer Damm. Er wurde am 20. Mai 2005 gehalten. Der Spaziergang begann am damaligen Oststadtkrankenhaus in Groß Buchholz, der Urzelle der MHH. Dieses Krankenhaus wurde 2014 aufgegeben; die Gebäude dienten zuerst als Notunterkünfte für Geflüchtete; 2018 wurde es abgerissen; an seiner Stelle entstand ein neues Wohnquartier.

Dieser Text Hartmanns wurde von ihm mit persönlichen Widmungen an ehemalige Mitarbeiter, auch an mich verschickt; er ergänzt und schließt frühere Veröffenlichungen zur Gründung und Entwicklung der MHH ab[35]. Das Exlibris Hartmanns ist einem Buchgeschenk entnommen.

*

Als Dank für die freundliche Einladung zum Gedenken an die feierliche Eröffnung der MHH am 17. Mai 1965 in der Aula der Tierärztlichen Hochschule, bei der vom

---

[35] Hartmann: Notwendigkeit der Medizinischen Hochschule Hannover (1965); Hartmann, Fritz: Die Medizinische Hochschule Hannover, in: Niedersächsisches Ärzteblatt 42 (1969), H. 6, S. 204–215; Hartmann: Planung und Wirklichkeit (1985).

Gründungsrektor Professor Dr. *Rudolf Schoen*, meinem Lehrer, auch die ersten 41 Studentinnen und Studenten immatrikuliert worden sind, möchte ich Sie mitnehmen auf einen Spaziergang vom Oststadt-Krankenhaus zum Roderbruch, auf dem ich mich auf meine Gedenk-Rede vorbereitet habe.

Die öffentlichen Erwartungen und die daraus folgenden Verantwortungen aller Mitglieder und Mitarbeiter der MHH wurden damals eindrucksvoll bezeugt durch die Vertreter jener Institutionen, die die Gründung der MHH gefordert und gefördert haben: Der Niedersächsische Ministerpräsident (Dr. *Georg Diederichs*) und der Bundesminister für wissenschaftliche Forschung (*Hans Lenz*), die Präsidenten der Westdeutschen Rektoren-Konferenz (Prof. Dr. *Rudolf Sieferts*) und der Niedersächsischen Ärztekammer (Dr. *Paul Eckel*), die Vorsitzenden der Wissenschaftlichen Kommission des Wissenschaftsrates (Prof. Dr. *Hellmut Brederek*) und des Medizinischen Fakultätentages (Prof. Dr. Dr. *Josef Hämel*). Für die Landeshauptstadt Hannover sprach ihr Oberbürgermeister *August Holweg*, für die Studierenden *Manfred Ludwig*. In meiner Erinnerung heute ist der damaligen Hochstimmung eines Aufbruchs das Gefühl einer Last der Verantwortung und der Sorge des Gelingens gewichen, die selbst in meine Träume hineinwirkten. Hätten in der kurzen Zeit der Erarbeitung eines inhaltlichen und planerischen Konzepts von nur 3 Jahren Fehleinschätzungen und Versäumnisse geschehen können? Wir sind wohl die einzige Neugründung, die nicht eine Denkschrift verfasst hat. Vielmehr genügte ein Memorandum aus dem Medizin-Ausschuss des Wissenschaftsrates. Entsprechend haben wir unser Unternehmen immer als Experiment verstanden und nicht als Modell – für Andere – gepriesen. Die erste Sitzung des Gründungs-Ausschusses war am 21. Dezember 1961. Die erste Vorlesung fand am 22. April 1965 in einem Kellerraum des Oststadt-Krankenhauses statt. Nicht nur die bauliche Struktur und die Verwaltungs-Organisation, auch die innere Verfassungs-Ordnung und anspruchsgerechte Lehrpläne für die Ausbildung von Ärzten, Krankenpflege-Personal und Medizinisch-Technische Assistenzberufe mussten entworfen sein.

Im vorigen Jahr fragte sich eine Gruppe von Mitarbeitern der jüngeren Generation nach dem grundlegenden Selbstverständnis der MHH. Natürlich ist es nicht die Einrichtung MHH, die nach ihrer Identität fragt; es sind die in ihr tätigen Menschen.

Ich erinnere mich und Sie an die Präambel der vorläufigen Verfassung, die wir uns 1965 gegeben haben. Es gibt diese nicht mehr, untergegangen in den Wellen und Untiefen der Hochschulgesetzgebung von 4 Jahrzehnten. Präambeln bezeugen immer Bekenntnisse zu Werte besetzten Absichten und Tätigkeiten. Unsere Präambel lautete:

„Die Medizinische Hochschule Hannover dient der Ausbildung und Fortbildung von Ärzten auf wissenschaftlicher Grundlage. Sie hat die Aufgabe, die Wissenschaften vom Leben und vom Menschen in Forschung und Lehre zu pflegen und den Fortschritt der Medizinischen Wissenschaft zu fördern. In der Erziehung ihrer Studenten soll ihr Leitbild der wissenschaftlich gebildete Arzt sein, der, seinem Gewissen verpflichtet, die Achtung vor der Würde des Menschen mit einem verantwortungsbewussten Gebrauch seines Wissens verbindet".

Dass sich die Darstellung der Aufgabe der MHH auf die Ausbildung von Ärzten beschränkt, liegt an dem Gründungs-Auftrag: Der Wissenschaftsrat hatte 1960 zur Entlastung der Medizinischen Fakultäten 10.000 neue Studienplätze an 7 neuen Fakultäten und Hochschulen empfohlen. Damit war auch die Erwartung verbunden, die Ausbildung zu verbessern. Unsere Präambel verwies nicht nur auf Wissen und Können, sondern auch auf Wissenschaft und Bildung. Und sie formuliert einen sittlichen Anspruch. Dessen Quelle will ich Ihnen nennen: Der Heilige *Thomas von Aquin*, der über seinen Lehrer *Albertus Magnus* gesagt hat: Er war groß im Wissen, größer im Gewissen. Ich erinnere mich, dass die Juristen im Ministerium unbedingt ein „… seinem Gewissen und den Gesetzen verpflichtet" forderten. In dem Fall konnte ich mich durchsetzen.

Die Frage, die mir von der Gruppe, die sich um das Selbstverständnis der MHH mühte, gestellt wurde, ging von der Bedeutung des Begriffs libertas im Wahlspruch und Siegel unserer Hochschule aus. Er verbindet die Einigkeit in den notwendigen Aufgaben – z. B. Krankenversorgung und Lehre – unitas in necessariis mit dem liebe- und verständnisvollen Umgang mit den Kranken und untereinander: Charitas in omnibus. Noch heute bin ich betrübt, dass ich nicht das breiter gültige griechische Charitas an Stelle des engeren lateinischen caritas gesetzt habe, wie die Figurengruppe Kranker und Arzt/Pflegender es in unserem Siegel darstellt. Caritas ist eine besondere Form von Charitas. Vergebens habe ich den künstlerischen Gestalter unserer Siegel-Figur zu überzeugen gesucht, als dritte Gestalt den Studenten in die Gruppe aufzunehmen. Das habe ich dann in meinem Ex libris getan. (Abbildung 8)[36].

Was ist nun mit libertas gemeint? Unser Leitspruch ist seiner Geschichte nach ein Friedensspruch. Entnommen ist er dem Siegel der Katholisch-Theologischen Fakultät der Universität Gießen von 1830/31. Dort steht unter dem Spruch „Augustin". Erstmals schriftlich erwähnt wird dieser 1630 von dem evangelischen Theologen Rupertus Meldenius in einer Spruchsammlung für den Kirchenfrieden, gerichtet an die Theologen „Augustanae confessionis", vielleicht Augustiner Mönche? Die Fassung lautet: „Wenn wir im Notwendigen Einigkeit bewahren, im Nicht-Notwendigen (non necessariis) Freiheit (libertas) gewähren, in beiden aber Wohlwollen (Charitas) beachten, werden sich unsere Angelegenheiten in der besten Verfassung befinden". Charitas ist hier der Bezugswert für Einigkeit und Freiheit. Jedoch ist

---

36 Das Exlibris stammt aus dem Buch von Adolf Gottstein über Allgemeine Epidemiologie. Leipzig 1897. Es wurde mir 1989 zum Abschied aus der MHH geschenkt.

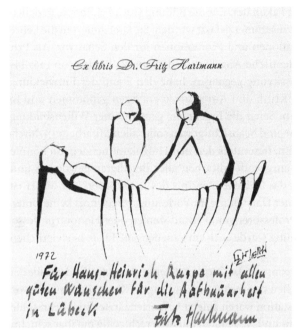

Ex libris Dr. Fritz Hartmann

1972

Für Hans-Heinrich Auspa mit allen
guten Wünschen für die Aufbauarbeit
in Lübeck

Fritz Hartmann

Abb. 8 Das Exlibris
Dr. Fritz Hartmanns.

Freiheit hier noch ein Begriff vor der Aufklärung. Wir würden heute libertas durch liberalitas, Toleranz ersetzen und müssten Toleranz auch verstehen können als „schwer an etwas, z. B. an einer Entscheidung, einem Kompromiss tragen".

So begann meine Erinnerung, als ich jetzt vor dem Oststadt-Krankenhaus stand. Hier begann im April 1965 der Probelauf für alle tragenden Ideen des Entwurfs, praktische Prüfung für dessen Zweckmäßigkeit und Machbarkeit: MHH im Kleinen.

Ein städtisches Krankenhaus sollte gleichzeitig Hochschulklinikum werden: Die Verwaltungen mussten sich aufeinander abstimmen, die städtischen Chefärzte der Chirurgie und der Inneren Medizin mussten sich das Krankengut mit den Leitern der Hochschulabteilungen teilen, der Chefarzt der Frauenklinik wurde zum Lehrstuhlinhaber berufen; die Leiter der städtischen Krankenabteilungen für Innere Medizin und Chirurgie wurden, da sie Aufgaben des Unterrichts am Krankenbett übernehmen sollten, zu Honorarprofessoren ernannt. Die 4 klinischen Abteilungen der Inneren Medizin – Allgemeine Innere Medizin, Gastroenterologie, Endokrinologie, Krankheiten der Bewegungsorgane und des Stoffwechsels – und die 3 der Chirurgie – Allgemeinchirurgie, Herz- und Thoraxchirurgie, Unfallchirurgie – wurden nach angloamerikanischem Vorbild in Departments vereinigt. Diese wurden von einem gewählten Vorstand geleitet, dem auch Assistenten und Vertreter des Personals angehörten. Den Vorständen oblag die Organisation der Krankenversorgung, die Planung des Unterrichts, die Auswahl wissenschaftlicher Mitarbeiter und deren fachärztliche Weiterbildung.

Ebenso neu für deutsche Fakultäten war die Bildung von 4 Sektionen, in denen fachverwandte Disziplinen zusammengefasst wurden. Sie koordinierten die Lehre und bereiteten die Habilitationen und Promotionen für den Senat vor. Als Prorektor und Dekan für Studentische Angelegenheiten wie als Rektor von 1967 bis 69 bin ich in jede Sektionssitzung gegangen, habe den Stand der Entwicklung und Planung vorgetragen, Kritik und Anregungen entgegen genommen und in der nächsten Sitzung wie im Senat die Ergebnisse gemeinsamer Willensbildung vertreten. Alles, was geschah und beabsichtigt war, sollte allen Mitarbeitern durchsichtig und verständlich sein, besonders den neu Hinzukommenden. So konnte eine aufgeschlossene und anregende Mitarbeit aller Beteiligten gewonnen und gewährleistet werden. Für das Selbstverständnis des Lehrkörpers der MHH ist kennzeichnend, dass in seiner Darstellung im Vorlesungsverzeichnis keine Unterschiede zwischen C4, C3-Professoren und Privatdozenten oder Honorarprofessoren gemacht werden. Einmütig wurde auch entschieden, auf Talare bei feierlichen Anlässen zu verzichten.

Für 5 Jahre, von 1965 bis 1970, war das Oststadt-Krankenhaus die Kinderstube der MHH. Immer mehr Menschen sammelten sich auf engem Raum, Personal-Bevorratung. Auf jeder Krankenstation waren zuletzt 5 Assistenzärzte tätig. Lehrstühle mussten besetzt werden. An- und Neubauten mussten rechtzeitig nutzbar sein. Im Gründungsausschuss war zeitweise erwogen worden, den Beginn des Medizinstudiums zu verschieben. Das konnte abgewehrt werden. Waren die Studierenden einmal am Ort, musste dafür gesorgt werden, dass die personellen und räumlichen Bedingungen für das Weiterstudium vorhanden waren. Das Krankenhausgebäude wurde um einen Lehrtrakt erweitert, desgleichen die Röntgen-Abteilung und der Speisesaal. Eine einzigartige Planungs-, Verwaltungs- und Bauleistung war die Errichtung eines multifunktionellen Baus, durch die Firma Krupp für 10 Millionen DM, in 16 Monaten. Denn im zweiten Studienjahr mussten Institute für Physiologie und für Physiologische Chemie betriebsbereit sein. Und sie waren es. Für die Anatomie wurde auf dem Gelände der TiHo an der Schwesternhausstraße ein Fertigbau aufgestellt für 2 Abteilungen. Den Unterricht für die Studierenden des ersten Studienjahres hatten für Chemie und Zoologie die TiHo, den für Physik, Botanik und Genetik die Technische Hochschule übernommen. Die MHH war die erste Medizinische Fakultät, die das Studienjahr einführte und inhaltlich wie zeitlich den Dozenten und Studierenden die Orientierung an im Vorlesungs-Verzeichnis abgedruckten Stundenplänen ermöglichte. Für jeden Studienabschnitt wurde das Lernziel erläutert.

Anerkennenswerte und hohe Anpassungsbereitschaft haben Hochschullehrer erbracht, deren fachliche Entfaltungsmöglichkeiten sehr beschränkt waren. Ihr Rat und ihre Vorbereitungen waren unverzichtbar. Das gilt für den Psychiater, dem im Krankenhaus Oststadt nur eine Ambulanz und Konsiliardienste zur Verfügung standen, wie desgleichen für den Kinderkliniker, der aber schon mit dem

Kernbereich der Neonatalogie beginnen konnte. Für den Inhaber des Lehrstuhls für Pathologie standen eine Prosektur zur Verfügung und Räume im Lehrtrakt, später im neuen Forschungsbau.

Als Reform-Hochschule haben wir schon in der Oststadtphase Entwicklungen vorweggenommen, die erst mit der Approbations-Ordnung von 1970 offiziell wurden. Die Abteilungen für Epidemiologie und Sozialmedizin mit Medizinsoziologie nahm die Ärztekammer auf.

Die Abteilung für Biometrie und Dokumentation wie die für Elektronenmikroskopie genossen die Gastfreundschaft der TiHo. Die Abteilungen für Pharmakologie, Mikrobiologie und Virologie zogen in ein angemietetes Gebäude in der Bissendorfer Straße. Dort residiert bis heute auch die Schule für Medizinisch-Technische Fachberufe.

Die Geschichte des Forschungs-Zentrums Oststadt bedarf einer besonderen Würdigung. In der Erinnerung kommt es mir vor wie das Durchzugsgebiet einer Völkerwanderung. Die ersten Nutzer waren die Nuklearmedizin, der Kern der Bibliothek, die Physiologie, die Physiologische Chemie und Pathologie. Im Dachgeschoss wurden ein Tierstall eingerichtet und eine Werkstatt. Als die Institute auf dem Roderbruchgelände bezugsfertig waren, zogen in das Forschungszentrum Oststadt Abteilungen der Zahnheilkunde ein, die bis dahin in der Bernsdorff-Villa „gehaust" hatten; an der Ecke Klingerstraße, Gehägestraße und Hermann Bahlsen-allee, nun auch „Villa Caries" genannt. Sie war bis dahin von Stadtstreichern genutzt und sollte abgerissen werden. Die Zahnärztekammer richtete es aus Eigenmitteln mit 16 Arbeitsplätzen für den ersten Jahrgang ein. 1971 standen im Forschungs-zentrum Oststadt 32 Behandlungsplätze bereit für 20 Studierende. 1976 konnten die zahnheilkundlichen Abteilungen dann in das Roderbruch-Klinikum umziehen.

Die Kliniken betrieben im Forschungszentrum ihre wissenschaftlichen Arbeiten und Polikliniken: Rheumatologie, Gastroenterologie, Endokrinologie, Diabetologie, Klinische Diätetik, Hämatologie, Immunologie, Angiologie, klinische Chemie. Da für das RoderbruchKlinikum eine Rohrpost für die Versendung von Laborgut geplant war, wurde in der klinischen Chemie erforscht, bei welchen Transport-geschwindigkeiten Blutbestandteile beschädigt werden. Die Chirurgen nutzten die Tierversuchslabors und richteten eine eigene Abteilung für Handchirurgie ein, zu der im Bettenhaus auch eine Einheit für Brandverletzte gehört. Diese Einheiten für Klinische Forschungen bestehen bis heute fort.

Da die Hochschule auf Empfehlung des Wissenschaftsrates für die Verbreiterung und Verbesserung der ärztlichen Ausbildung gegründet worden ist, wurden in der Oststadt-Phase die Grundlagen eines modernen Studienkonzepts gelegt: Kleingrup-pen-Unterricht im Verhältnis 1:1 zwischen Vorlesung und Übungen am Krankenbett oder in Laboratorien, BlockUnterricht als zwischen den Fächern koordinierte problemorientierte Form der Lehre. Die bis 1970 gültige Bestallungs-Ordnung gab noch Erfahrungs-Freiräume für pädagogisch-didaktische Experimente. Dafür wurde eine kleine Arbeitsgruppe für Didaktik des medizinischen Unterrichts gebildet für Planung, z. B. eines problemorientierten Krankenblattes und für Evaluierung des Studienprogramms. Es gibt seit dem eine Studienkommission, in der die Studierenden mit der Hälfte der Stimmen beteiligt sind. Zu den nutzbaren Freiheiten der alten Bestallungs-Ordnung gehörte auch die Einrichtung eines praktischen Jahres in der Mitte des Klinischen Studiums, das sogenannte wahlfreie Studienjahr. Später machte die neue Approbationsordnung daraus den Arzt im Praktikum an dessen Ende. Für die MHH wurde diese klinisch-praktische Ausbildungsphase als Internat geplant, das heißt: Tag- und Nacht-Anwesenheit bzw. Erreichbarkeit. Dazu errichtete die Stiftung Volkswagenwerk neben dem Krankenhaus ein Studentenwohnheim. Im Roderbruch-Klinikum ist auf jeder Krankenstation ein Arbeits- und Schlafzimmer für je 2 Studierende vorhanden, in die sie während der Wochen oder Monate dauernden Ausbildungsphasen sollten einziehen können. Die Wirklichkeit war und ist: Das Angebot ist nicht angenommen worden. Das gleiche gilt für ein kleines Stationslabor mit Mikroskop und Kleinzentrifuge. Die Studenten sollten im Stations-Alltag selbst Blutbild und Urinsediment herstellen und beurteilen lernen; sie hätten das dann mit den Ergebnissen des Zentrallabors vergleichen können.

Der Studien-Ordnung wurde ein Teilnehmerschlüssel für die einzelnen Lehrveranstaltungen zugrunde gelegt. Für ihre Erprobung und Einübung wurde im Oststadt-Krankenhaus ein Lehrtrakt errichtet mit einem Hörsaal, Seminarräumen und Übungslaboratorien. Für die Hochschule war eine Jahrgangsstärke von 144 Studierenden geplant. Diese Zahl ergibt sich aus 8 × 16 Teilnehmern an Seminaren und Übungen in Laboratorien. Die Zahl 16 ist in internationalen pädagogisch-didaktischen Untersuchungen als optimal anerkannt. Für anspruchsvollere Seminare empfiehlt sich eine Zahl von 8 Teilnehmern. Entscheidender ist die Zahl für den Unterricht am Krankenbett: Jeder klinische Lehrer betreute eine, später mit steigender Studentenzahl mehrere Gruppen mit jeweils 4 Studenten. Ihnen werden 2 Kranke zu ärztlichem Gespräch und Untersuchung übergeben, so dass je 2 Studenten für einen Kranken verantwortlich sind: Für das erste klinische Studienjahr für Anamnese und Befund, für das zweite auch für die Therapievorschläge. Nach etwa 1 Stunde findet eine gemeinsame Besprechung der Ergebnisse statt. Solange es die steigenden Studentenzahlen zuließen, waren die Studenten an 4 Nachmittagen der Woche am Krankenbett. Die heutige Wirklichkeit ist: Sie üben in der Inneren Medizin oder Chirurgie nur einmal in 14 Tagen an einem Kranken.

2 Besonderheiten und Einmaligkeiten kennzeichnen die Oststadt- und die Anfangsphase im Roderbruch: Die Studenten wurden auf Grund von Ergebnissen von Gesprächen mit zwei Hochschullehrern und einer schriftlichen Arbeit über eine Auswahl vorgegebener Themen zugelassen. Das zweite klinische Studienjahr wurde als vorlesungsfreies Jahr gestaltet. Die Studenten wählen zwischen

wiederholten Vorlesungen, klinischen Praktika in der MHH oder ausländischen Fakultäten oder Famulaturen in Lehrkrankenhäusern und ärztlichen Praxen. Die wissenschaftlich Interessierten nutzen dieses Jahr außerdem, um die Materialien einer Dissertation zu erarbeiten.

Der Oststadt-Campus war Entwurf und zugleich Prüfung der Tauglichkeit der leitenden Ideen und Formen einer Verpflichtung zu Reformen der ärztlichen Ausbildung, der Struktur von Instituten und Kliniken, wissenschaftlicher Verbundforschung und akademischer Selbstverwaltung. Er war Ort der Selbsterprobung und Einübung.

Nach solchen Nach-Denklichkeiten mache ich mich nun auf den Weg ins Roderbruch, verlasse den personell, fachlich-sächlich und organisatorisch hoch verdichteten OststadtCampus mit dem Eindruck, dass allein durch den Größenunterschied zunächst ein Verdünnungs-Effekt eintritt. Und der ist geschichtlicher Teil der MHH. Jedoch schmerzt mich der endgültige Abschied vom Oststadt-Campus; denn er ist nicht mehr institutioneller Teil der MHH.

Verlasse ich den Oststadt-Campus fällt der Blick auf die Buchholzer Mühle. Zur Zeit der Gründung der Hochschule gehörte sie einer Ärztin, die in Göttingen Assistenzärztin unseres Gründungs-Rektors Prof. *Schoen* gewesen war. Die Mühle stand leer. Es drängte sich der Gedanke auf, sie als Studentenwohnheim zu nutzen. Wegen wahrscheinlicher Unwirtschaftlichkeit musste der Plan verworfen werden.

Einem anderen Plan erging es ebenso. An der Groß-Buchholzer Straße steht am Kapellenbrink ein altes Bauernhaus, in dem sich später ein Fitness-Center einrichtete. Etwa in der Mitte zwischen Oststadt-Krankenhaus und Roderbruch gelegen, erschien es, in beide Richtungen weisend, als Rektorat sehr geeignet. An dieser Erwägung mögen Sie erkennen, wie beide Teile der Hochschule als Einheit zusammengedacht worden sind.

Nun zur Zufahrt zum Roderbruch. Wenn ich von der Roderbruchstraße auf die Karl-Wiechert-Allee einbiege, beginnt an der ersten Kreuzung links das Nobelviertel. An der Seite zum Nobelring entstand das erste Wohnhaus des Neubau-Viertels. Ich sehe mich beim Richtfest mit Oberbürgermeister *Holweg* auf dem Dach stehen und auf die Baustelle der Hochschule herabsehen. Einige Zeit später habe ich mit ihm die Stadtbahnlinie 4 eingeweiht, die in den 60-iger Jahren zunächst nur von der damaligen Endstation Kantplatz bis zum Nackenberg für das Stephan- und Annastift verlängert wurde. Von der Dachterrasse Nobelring 1 sah man zwischen Weidetorkreisel, Stadtfelddamm und Hochschulbaustelle Getreidefelder und Kartoffel- und Rübenfelder und eine Kleingarten-Siedlung, z. T. illegal bebaut. Es hat Jahre zäher Verhandlungen bedurft, um diesen für die Institutskomplexe I und II, die zentralen Einrichtungen, das Tierversuchshaus, die Wäscherei und den heutigen Medical Park benötigten Bereich zu „ent-siedeln". Auch nördlich der alten Roderbruchstraße erstreckten sich Felder, Äcker und die Städtische Baumschule.

Mitte Februar 1962 stand der Gründungs-Ausschuss mit Architekten, Raum- und Bauplanern wie Ministerialen auf der alten Roderbruchstraße, etwa in Höhe der „Hannoverschen Leben". Die „Straße" war damals ein mit Birken bestandener Schotterweg. Da standen wir nun und sahen in dichten Nebel über braungrauem Acker. Der uns alle an Größe überragende Leiter der staatlichen Bauabteilung im Finanzministerium Ministerialrat *Jan Prendel* beschrieb mit großzügigen Armbewegungen in die Nebelwand hinein Lage und Umrisse der zukünftigen Hochschule. Das Gelände wurde von der Stadt Hannover zur Verfügung gestellt; denn sie konnte mit dem Bau der Hochschul-Klinik auf ein schon geplantes städtisches 750/850-Betten-Krankenhaus verzichten. Es wurde uns erklärt, dass es sich um einen Bruch handelte mit einem Grundwasserstand von einer Handbreite unter der Ackerkrume. Außerdem wäre es mit Bombentrichtern durchwühlt. Das stark eisenhaltige Grundwasser müsste mit 80 Pumpen um den Bauplatz herum laufend abgesenkt und die Gebäude 3 Meter über die natürliche Bodenhöhe gelegt werden.

Wenn ich heute in die Hochschule einbiege, fehlt mir sogleich etwas. Schon 1961 diskutierten wir an der rechten Ecke ein Hotel für ambulante, poliklinisch betreute Kranke, Angehörige von Kranken aus dem Flächenland Niedersachsen und Gäste der Hochschule. Es konnte nur von privaten Bauträgern geschaffen und betrieben werden. Es fanden sich aber keine. Inzwischen sind diese Probleme durch 4 Hotelbauten in Hochschulnähe gelöst.

Aber ich vermisse an der Leerstelle eine eindrucksvolle und einladende Großplastik etwa im Stil von *Matschinski-Denninghof, Wotruba* oder *Chillida*. Über dem Haupteingang zur Bibliothek auf Ebene 1 stehen, schmerzende Leere anklagend, zwei Betonstützen aus der Gebäudewand; sie sollten einmal ein den Sinn dieses Lehrgebäudes erschließendes Relief tragen. Das Forum zwischen den Institutskomplexen und den zentralen Einrichtungen ist nach wie vor trocken und leer, kein Ort zum Verweilen und Etspannen. Ihm fehlt lebendes Wasser, eine schöne Wasserkunst.

Ich kehre noch einmal an den Eingang des Roderbruch-Campus zurück, um das Ganze in den Blick zu nehmen, wie Sie alle es viele Male getan haben. Ministerialrat *Jan Prendel* hat einmal „die ruhige, einheitliche Gesamtstimmung der architektonischen Gestaltung des Ganzen" bei diesem Anblick empfunden. Der Grund liegt in den abgestuften Geschosshöhen der Funktions-Einheiten: Von den 8 Geschossen des Bettenhauses, zu den 4 Geschossen des UBF-Baus, den drei Ebenen des Laborgebäudes und dem Poliklinikum auf der Ebene 1. Den Abschluss bilden für den Blick die lebhaft bewegten Dachkonstruktionen des Lehrgebäudes, der Notfallversorgung und der aufgelockerten Reihe der Polikliniken.

Wie ist dieses Konzept entstanden? Im März/April 1963 machten sich je zwei Hochschullehrer, Ministeriale und Architekten zu Schiff in die Vereinigten Staaten auf, um an 12 Medical Schools Erfahrungen darüber zu sammeln, wie man die Funktionen eines Hochschulklinikums möglichst erfolgreich und kostengünstig baulich gestaltet und wegesparend einander zuordnet. Den Anfang machte das Rockefeller-Institut: Eine Tag und Nacht an 365 Tagen im Jahr geöffnete Präsenz-Bibliothek. Im Mount Sinai Hospital in New York zeigte uns Prof. *Popper* seine multidiszplin-laboratories, in denen jeder Student alle Materialien vorfindet, die er für die praktischen Übungen braucht: Blutbilder, Chemikalien, mikrobiologisches Besteck, kleine Zentrifuge etc. Von Prof. *Hahn* in Ann Arbor haben wir die auf Stunde, Thema und Dozenten genau geplanten Pläne für die verschiedenen Studienabschnitte übernommen und die Form des problemorientierten, koordinierten Unterrichts. Damals hatte Ann Arbor nur 400 Studierende der Medizin insgesamt. Wir hatten für Hannover schon 144 pro Jahr vorgesehen. [Als] eine Einmaligkeit hat bei unseren Architekten ein sog. Stations-Probebau Begeisterung ausgelöst. Wie in Ann Arbor wurde auch im Roderbruch vor dem Bau des Bettenhauses eine halbe Krankenstation gebaut, in der alle Einrichtungen vom Krankenbett und dessen Versorgungsanschlüssen bis zu den sanitären Einrichtungen, Türbreiten und Beleuchtung erprobt wurden. Das Bettenhaus ist aus 80 dieser Probe-Stationen zusammengesetzt. Der Probebau besteht noch, hat verschiedenen Nutzern, beginnend mit der Biostatistik, gedient und beherbergt jetzt die AIDS-Ambulanz. In der Mayo-Klinik fanden wir unsere Idee bestätigt, poliklinische Diagnostik und ambulante Therapieführung mit einem Patienten-Hotel zu verbinden. Ich vergesse nicht das Erstaunen, wenn nicht Entsetzen unserer Planer, als wir vom Dach des Massachusetts-General-Hospital auf den Parkplatz mit einem riesigen bunten Gemälde von Autos herabschauten. Unverzüglich wurde für das Roderbruch-Klinikum eine zweite Park-Ebene eingeplant.

Am meisten hat unser Bau-Funktions-Konzept die Medical-School der University of Southern California in Los Angeles geprägt. Sie war ein ästhetisch ansprechender Neubau, der ganz enge Funktions-Beziehungen von Krankenversorgung, Grundlagen- wie Anwendungsforschung und Lehre erkennen ließ. Die meisten Medical Schools, die wir besuchten, waren in Erweiterung begriffen, also nicht aus einem Guss. Wir fanden uns in Hannover in einer günstigeren Lage. Wir konnten vieles besser machen. So fanden wir die vielen Dunkelzonen ohne Tageslicht und die zahlreichen sehr kleinen und zum Teil auch künstlich beleuchteten Arbeitsräume nicht wünschenswert, vielleicht auch für unser Personal und die Gewerbeaufsicht nicht annehmbar.

Von der Western-Reserve-University in Cleveland haben wir unser Hausbesuchs-Programm für die Erstsemester-Studierenden übernommen: Jeder Student wird einem Hausarzt zugeteilt, mit dem er Hausbesuche macht, um das soziale Umfeld eines Kranken kennen zu lernen und die Art des ärztlichen Umgangs mit ihm zu beobachten. Er sollte auch später den Kranken alleine aufsuchen, einen Befund- und Verlaufsbericht anfertigen und ihn in einer Seminargruppe vorstellen und mit den Erfahrungen anderer Hausbesuchsteilnehmer austauschen. Dieses Programm wurde zunächst von der Sozialmedizin und der Medizinsoziologie betreut, bis 1972 die allgemeinmedizinische Sprechstunde am Eingang zum Poliklinikum eingerichtet und 1976 mit Hilfe der kassenärztlichen Vereinigung ein Lehrstuhl für Allgemeinmedizin besetzt werden konnte – der erste in Deutschland.

Prägend für die Planung für die Kinderheilkunde an der MHH war das Konzept eines Kinder-Krankenhauses anstelle einer üblichen Kinderklinik, wie wir es in Boston angetroffen hatten: Alle Einrichtungen und Arbeitsabläufe kindgerecht in einem Department mit kooperierenden Spezialisten. Es war der Göttinger Kinderkliniker *Joppich*, der als Berater den Gründungsausschuss für dieses Konzept gewonnen hat.

Vier im Gründungs-Ausschuss ernsthaft erwogene für Deutschland neue Formen konnten sich bis heute nicht durchsetzen: Das Prinzip der Durchlässigkeit zwischen klinischen Kranken-Abteilungen und Ambulanzen für niedergelassene Spezialisten als Associate-Professoren und Consultants mit Belegrecht und Teilnahmepflicht an der praktischen ärztlichen Ausbildung; das Full-Time-Prinzip mit Entlastung von Privat-Praxis zugunsten von Lehre und Forschung; eine Ausbildung für Krankenhaus-Management, die es in Europa nur in Manchester gab. Dies alles konnten wir aus der Deutschen Medizinischen Gesellschaft in Chicago, fast als Auftrag, mitnehmen.

Verwirklicht wurde an der MHH aber das Department-System, das später als Ergebnis von Hochschul-Reformen in Zentren umbenannt wurde. Entscheidend ist die Gliederung von Instituten und Kliniken in selbständige, aber in Lehre, Krankenversorgung und Forschung kooperierende Abteilungen, deren Leiter, unabhängig von ihrer Gehaltsgruppe, gleichberechtigt und verantwortlich sind. Ihre gemeinsamen Aufgaben regelt ein gewählter Vorstand, der auch über die Aufnahme neuer Mitarbeiter entscheidet; denn in den theoretischen Fächern müssen diese für die Teilnahme an der Lehre geeignet und willig sein, in der Klinik sind sie außerdem in ihrer Weiterbildung zum Facharzt in mehreren Abteilungen tätig.

Für die Raum- und Funktionsplanung des UBF-Baus der MHH waren Eindrücke sehr hilfreich, den die Reisegruppe des Gründungs-Ausschusses in den meist neuen Gebäuden amerikanischer Medical-Schools gewonnen haben, in denen Grundlagen- und klinischpathophysiologische Forschung ineinander verwoben waren. Dort arbeiteten neben aktiven und nur forschenden Ärzten auch Biologen, Physiker, Chemiker, Ingenieure. Bei der Planung der MHH hatten wir die einmalige und einzigartige Möglichkeit, dieses Modell nicht nur zu übernehmen, sondern auszubauen und in größtmöglicher Nähe zum Bettenhaus anzusiedeln: Im Abstand von 25 m parallel zueinander. Das sollte ein altes Problem klinischer Forscher erleichtern, die gleichzeitig am Krankenbett und in der Forschung arbeiten wollen und sollen. In den Übergängen zwischen beiden Gebäudeteilen befinden sich die Raumgruppen der Abteilungsleiter mit einem Seminarraum.

Die allgemeinen Richtgrößen für Zahl und Forschungsraumbedarf für die Abteilungen waren in den vorklinischen und klinisch-theoretischen Fächern 3–4

[Räume] mit Arbeitsflächen von je etwa 400 m². Die Innere Medizin wuchs auf 9, die Chirurgie auf 8, die Kinderklinik auf 4 – wie auch die Zahnheilkunde –, die Psychologische Medizin auf 3 heran. Daneben gibt es vom Senat anerkannte Arbeitsbereiche mit zweckbedingten Selbständigkeiten, die personell und räumlich auf die Dauer ihrer Notwendigkeit gewährleistet sind.

Die innere Struktur des UBF-Baus ist auf Integrationen gerichtet. Und diese sollten zugleich zweckmäßig und sparsam sein. Das U steht für Untersuchen an Kranken: Ihnen und den Krankentransport-Diensten sollten die kurzen Wege zugute kommen; Endoskopien, EKG und Herzkatheter, Lungenfunktion und Gefäßuntersuchungen. Diese Diagnostikräume sollten möglichst auf der gleichen Ebene liegen wie die entsprechenden Krankenstationen. Andererseits sollten Abteilungen mit vergleichbarer Methodik und entsprechendem Gerätebedarf auf einer Ebene liegen: mehr pathophysiologisch oder pathobiochemisch orientiert. Die Verbindung von den vorklinischen Grundlagen-Fächern wurde mit der Ansiedlung von Abteilungen für klinisch-anwendungsbezogene Physiologie und Biochemie eingeleitet. Die klinisch-biochemische Abteilung besteht noch, mit dem Schwerpunkt Diabetologie. Wegen des klinischen Beratungsbedarfs wurden auch die klinische Pharmakologie und die Humangenetik in den UBF-Bau eingeplant.

Behandlungen sind in vielen klinischen Untersuchungseinheiten an der Tagesordnung: In der Gastroenterologie, der Kardiologie, der Nephrologie (Hämodialyse-Gruppe). Zum Behandlungs-Bereich gehören die Operations-Abteilungen der Ebenen 4 und 5. Die Ebene 4 liegt auf der Ebene der Intensivabteilungen des Bettenhauses: Notfalltransporte sind ohne Aufzüge möglich. Die chirurgisch-experimentelle Forschung findet vorwiegend im Tierversuchs-Gebäude statt.

Zum Gesichtspunkt der sparsamen Planung gab es bei der Geräteausstattung eine Erfahrung für Ministerien und Verwaltung, die das ohnehin schon immer vorhandene Vertrauen in Gründungsausschuss und akademische Selbstverwaltung erheblich gestärkt hat. Natürlich hatten die Abteilungen ihren Gerätebedarf unabhängig voneinander angemeldet. In nur einer Nachmittags-Sitzung ist es gelungen, den tatsächlich notwendigen Bedarf auf ein Drittel zu mindern; und kein Nutzer hat sich beklagt. Der Kooperation der Forschung hat es genutzt.

Ich bin abgeschweift; denn immer stehe ich noch am Eingang zum Roderbruch. Und im Blickfeld habe ich das Herzstück der MHH, das Lehr-Gebäude. Es ist im Wortsinn eine Brücke zwischen klinischem und vorklinisch wie klinisch-theoretischem Teil der MHH. Tatsächlich führt eine Brücke über die Hauptachse dorthin. Immer wieder begeistert mich die vorbildliche Licht-Architektur der 4 Hörsäle und besonders die der Lesesäle. Das ist humane Lichtästhetik *Godber Nissen[s]*, die die gesamte Tageslichtdurchbrechung fast aller Raumgruppen der MHH auszeichnet. Das zweite Beispiel ist die Eingangshalle des Bettenhauses. In keinem Neubau für Medizinische Fakultäten der 70iger Jahre, sei es in Wien, Aachen, Großhadern oder Göttingen ist das in gleicher Weise gelungen. Öffnungszeiten und

Benutzerfreundlichkeit sind immer wieder dankbare Erinnerungen an die Bibliothek des Rockefeller-Instituts. Aber dem MHH-Herz wurde ein Vorhof amputiert, die Campus-Bibliothek, die der Allgemeinbildung und Entspannung der Hochschulangehörigen – und nicht nur der Studierenden – dienen sollte. Denn der Lehrtrakt ist der Ort geistiger Beweglichkeit und Besinnung in einer technisch-bürokratischen Umwelt. Dieser Teil der Bibliothek ist von einem Campus-Restaurant verdrängt worden, obwohl doch die Mensa eigentlich ein solches ist. Außer den Hörsälen finden sich in diesem Kernbereich der Hochschule auch multidisziplinäre Übungsräume, nach dem Vorbild des Mount-Sinai-Hospitals in New York auch die akademische und allgemeine Verwaltung. Wo jetzt der Präsident waltet und der Senat tagt, war ursprünglich, nach Gründungs-Entwurf das Seminar für Geschichte, Theorie und Wertelehre der Medizin beheimatet. Die ersten Seminare zu Themen einer Ethik in der Medizin haben dort in den 70iger Jahren stattgefunden, – wie vieles andere an Zukünftigem an der MHH erstmalig für die Bundesrepublik. Die Geschichte, Philosophie und Ethik ist aber in angemessener Form in diesem geistigen Herz-Zentrum gegenwärtig, ebenso wie das ausgezeichnete Archiv der MHH.

Nun wende ich mich endlich jenem Bereich zu, in dem die ersten Auswanderer aus dem Oststadt-Campus Fuß fassten und sich ansiedelten. Das erste auf dem Roderbruch bezugsbereite Gebäude war das Lehrgebäude für die vorklinischen Institute. Ich erinnere mich an das Richtfest, für das eine Holzbühne errichtet war, von der ich als damaliger Rektor eine Ansprache halten sollte: Vor mir eine dichte Menge von Bauarbeitern und neben mir ein Dolmetscher, der meine Rede ins Türkische übersetzte. Mir kam das schöne Lied vom Trompeter in „Prinz Eugen der edle Ritter" von *Ferdinand Freiligrath* in den Sinn: „Prinz Eugen der edle Ritter, hei das klang wie Ungewitter übers Türkenlager hin. Der Trompeter tät den Schnurrbart streichen und sich auf die Seite schleichen zu der Marketenderin". Die aber gab es damals noch nicht im Roderbruch. Im Wintersemester 1969/70 konnten die Anatomen hier mit dem Unterricht beginnen. Aber sie blieben nicht lange allein. Die Arbeitsebenen im Forschungstrakt wurden schrittweise nutzungsfähig: Die Physiologie zog im gleichen Wintersemester 1969/70 ein, desgleichen die Abteilungen „Physiologische Chemie und Klinische Biochemie". Der Physiologe *Heinz Bartels* schrieb später: „Obwohl die räumliche Ausweitung nach der zum Teil drangvollen Enge im Forschungstrakt (Oststadt) willkommen war, ging doch mit dem Umzug viel von der günstigen Atmosphäre des Oststadtkrankenhauses verloren, die zu guten Kontakten auch mit den Nachbardisziplinen und der Verwaltung geführt hatte."

Aber es gab erneut Gedränge. Der Bau des Institutskomplex[es] II für die klinisch-theoretischen Institute verzögerte sich. Deren Abteilungen gab es ja schon; denn die Studierenden der ersten Jahrgänge befanden sich schon im klinischen Studium. Es entstand ein Provisorium in der Bissendorfer Straße, auf der anderen Seite des Hochschulgeländes. Dort residierten der Rektor, der Kurator und der legendäre reaktivierte Regierungsbaudirektor und spätere Ehrenbürger der MHH *Karl Dieckmann*. Ein Nachbargebäude wurde 1968/69 für Abteilungen der Pharmakologie, Allgemeine-Pharmakologie, Biochemische-Pharmakologie und für die 3 Abteilungen der Mikrobiologie, Bakteriologie, Virologie und Molekularbiologie eingerichtet. Sobald die Obergeschosse des Forschungsteils des Institutskomplexes I fertiggestellt waren, konnten die Pharmakologen und Mikrobiologen dort einziehen. In die Bissendorfer Straße konnte die Epidemiologie und Sozialmedizin einrücken. Die Entwicklung dieses Departments hat der MHH ein besonders zukunftsoffenes Gepräge gegeben mit seiner Gliederung in Epidemiologie, Sozialmedizin und Gesundheitssystemforschung, der Medizin-Soziologie und der Medizinischen Psychologie, schließlich der Einrichtung des Ergänzungsstudienganges „Bevölkerungsmedizin und Gesundheitswesen (Public Health)". Allgemeinmedizin und Medizingeschichte, Ethik und Theoriebildung in der Medizin schlossen sich im Zentrum für öffentliche Gesundheitspflege an.

Bis heute verblieb die 1966 eröffnete Schule für Medizinisch-Technische Laborassistenten/Innen in einem ehemaligen Fabrikgebäude in der Bissendorfer Straße. Sie war Teil der vom Gründungsausschuss schon 1962 – in seiner 2. Sitzung – vorgesehenen „Lehranstalt für Medizinische Hilfsberufe der MHH".

Im Institutskomplex I gab es für mehrere Jahre ein arges Gedränge; denn der Bau des Institutskomplexes II für die klinisch-theoretischen Fächer verzögerte sich bis 1977. Wegen Knappheit der Mittel und obwohl Minister *Stoltenberg* der MHH Bundesmittel förmlich aufdrängte, wurde im Finanzministerium erwogen, jede einzelne Baumaßnahme für sich zu genehmigen. Es ist ein unschätzbares Verdienst des damaligen Finanzministers *Kubel*, die Bauten des Roderbruch-Campus als eine einzige geschlossene Baueinheit erklärt zu haben. So konnten sich von 1977 an die klinisch-theoretischen Departments/Zentren in Lehre, Forschung und Dienstleistungen für das Klinikum voll entfalten. Die Pathologie richtete sich mit Abteilungen für Allgemeine Pathologie, für Experimentelle Pathologie, für Neuropathologie, für Zell- und Molekular-Pathologie und schließlich für Rechtsmedizin ein. Zögerlicher verlief die Entwicklung der Pharmakologie mit der planmäßigen Bildung von Abteilungen für Allgemeine Pharmakologie, Biochemische Pharmakologie, Molekularpharmakologie (1981), Toxikologie (1977) und Klinische Pharmakologie (1984). Eine Klinische Pharmakologie war als ein modernes Erfordernis vom Gründungs-Ausschuss von vornherein vorgesehen gewesen. Die Besetzung schon zur Oststadtzeit scheiterte am Beharren der Pharmakologen darauf, ihnen alleine und nicht einer auch mit Klinikern besetzten Kommission das Vorschlagsrecht zuzugestehen; einer der wenigen Unfälle, aus Entwurf Wirklichkeit werden zu lassen. In neuerer Zeit wurde eine Abteilung Arbeitsmedizin angegliedert. Ursprünglich gab es schon 1970 eine Arbeitsgruppe Arbeits- und Sportphysiologie.

Die vom späteren Hochschulgesetz geforderte Umbenennung der Departments in Zentren hat den Department-Gedanken der Gründungsphase der MHH bestätigt, zugleich auch noch näheres Zusammenrücken thematisch und methodisch verwandter Abteilungen begünstigt. So gehören heute dem ursprünglichen Bereich Mikrobiologie außer Medizinischer Mikrobiologie und Virologie Abteilungen/Institute für Immunologie, für Versuchstierkunde, für Molekularbiologie und für Transfusionsmedizin an.

Sparmaßnahmen der jüngsten Zeit haben jedem Zentrum Abteilungen genommen: Die Medizintechnik, die Medizinsoziologie; andere sind gefährdet.

Kennzeichnend für den Entwurfsgedanken des Gründungs-Ausschusses der MHH ist die Planung zentraler Einrichtungen, auf die schon die Empfehlung des Wissenschaftsrates von 1960 großen Wert gelegt hatte. Mancher Neuberufene musste sich daran gewöhnen: Zentral-Bibliothek, Zentral-Laboratorium, Zentrales Tierlabor – besser Tierversuchsgebäude –, Zentralapotheke, Zentraler Schreibdienst, Zentrale Forschungswerkstätten und ursprünglich auch Einheiten für Foto[grafie] und Zeichnen. Die Gründe für die Zentralisierung sind naheliegend: Kompetente Leitung solcher Abteilungen, jederzeitige Bereitschaft der neuesten Geräte, Gewährleistung der besten Ergebnisse durch kundige Bediener, Fort- oder Neuentwicklung von Verfahren. Überzeugende Beispiele sind die Elektronenmikroskopie, die bildgebenden diagnostischen Verfahren und die Biophysikalische Messgeräteabteilung. Verlässlichkeit der Ergebnisse, Sparsamkeit in der Anschaffung der sehr teuren Geräte, Effizienz ihrer Nutzungen waren die entscheidungsleitenden Ziele. [Die] Entscheidung, das Tierversuchs-Haus einem Veterinär als Leiter und Ordinarius anzuvertrauen, ergänzt diese Argumente durch sittliches Gebot, mit den Tieren menschlich-tiergerecht umzugehen.

Nun trete ich vom Forum auf den Stadtfelddamm. Links erinnert mich der Eingang zur Schule für Diätassistentinnen an ein unerfülltes Versprechen an gehfähige, diätbedürftige Kranke, z. B. Diabetiker. Neben Diätküche, Schule für Diätassistentinnen und Mensa wurde ein Diätspeisesaal eingebaut, der als solcher nie genutzt worden ist. Der Gedanke war folgender: Psychologisch ist es für solche Menschen bedeutsam, das Krankenzimmer, die Krankenstation, das Bettenhaus verlassen zu können, um „auswärts" zu essen, ein Stück bürgerlichen Lebens; denn eigentlich handelt es sich um „Bedingt Gesunde". Außerdem würde ein solches Angebot Sondertransporte von Diätverpflegung auf die Krankenstationen überflüssig machen. Vor 50 Jahren wären etwa 60 Kranke und Genesende in der Lage und erfreut gewesen, ihre Mahlzeiten außerhalb des Bettenhauses einnehmen zu können. Solche Überlegungen und Planungen in der Gründer-Zeit der MHH waren auch Teil eines in den Vereinigten Staaten propagierten Programms unter dem Begriff „progressive care". Wir sind später oft gefragt worden, warum wir die Krankenstationen in 6-, 4-, 3-, 2- und Einbettzimmer gegliedert haben. Damals rechnete man noch mit durchschnittlichen Liegezeiten von drei Wochen. Je nach Schwere der Krankheit, des Behandlungs- und Pflegebedarfs sollte der Kranke, dem Fortschritt seiner Genesung gemäß, eine geeignete Zimmergemeinschaft geboten bekommen; eine Form von Resozialisierung innerhalb einer Krankenstation und eines Krankenhausaufenthaltes. Ein Verunfallter hätte also vom Einzelzimmer über ein Mehrbettzimmer schließlich im Stadium der physikalischen Behandlung in ein 6-Bettzimmer wechseln können. Das aber ist organisatorische Utopie geblieben.

Dem Mensagebäude gegenüber liegt die Schule für Krankenschwestern und -pfleger. Sie lag mir besonders am Herzen; ich war ihr erster Studienleiter, habe mit Professor *Rohde*, unserem Medizin-Soziologen einige Neuerungen der Ausbildung eingeführt und lange selbst unterrichtet. Ein nicht verwirklichbarer Gedanke war, Medizinstudierende mit Krankenpflege-Schülerinnen und -Schülern im ersten Ausbildungsjahr gemeinsam zu unterrichten. Aus beiden Gruppen könnte jeder dann entscheiden, ob seine Fähigkeiten und Neigungen eher dem ärztlichen oder dem pflegerischen Dienst entsprächen. Der Studienplan sah achtwöchige Pflegepraktika vor, die von Lehrschwestern durchgeführt werden sollten. Damals wurden die Lernschwestern in Krankenhäusern und Kliniken auf den Personalschlüssel der Stationen angerechnet. Die Stationsschwestern konnten und mussten also die Arbeitskraft der Schülerinnen voll beanspruchen. An der MHH entfiel das, um ein von Routine zeitweise freigestelltes von Lehrschwestern der Schule angeleitetes praktisches Lernen am Krankenbett zu ermöglichen. Die leitende Schulschwester wurde Mitglied im Vorstand der Klinik-Oberschwestern. All diese damaligen Neuerungen und Verbesserungen der Pflegeausbildung sind im Laufe der Jahre aufgegeben worden.

Bei meinem sich nun seinem Ende zuneigenden Spaziergang über den Roderbruchcampus haben mich wechselnde Stimmungen begleitet: Freude über die architektonische Vielfalt und gleichzeitige harmonische Geschlossenheit, 22 Architekten sind am Werk gewesen, und es wurde auf ein eigenes staatliches Hochbauamt verzichtet; Freude auch über die lebhafte Entwicklung neuer Aufgaben in Krankenversorgung, in Grundlagen- und Anwendungsforschung und auch über die Erneuerung der Studienordnung, die viele Jahre an der erzwungenen steigenden Zahl der Studierenden, der dadurch teil- und zeitweise bedingten Demotivierung der Lehrenden und Verarmung des praktischen Unterrichts am Krankenbett einen Niedergang erlitten hatte, schließlich besondere Genugtuung über neue Studien- und Aufbaustudiengänge und Sonderforschungsbereiche, in denen MHH, TiHo und TU zusammen wirken – eine späte Anerkennung der Vorarbeit des ehemaligen Koordinierungsausschusses, der eine – bei jedem Regierungswechsel kurzfristig wiederbelebte – Zusammenlegung der drei Hochschulen überflüssig machte.

Enttäuschungen bis Trauer habe ich empfunden bei der Erinnerung an das Scheitern des Versuchs, für die Professoren auf Lebenszeit das Full-Time-Prinzip einzuführen, Trauer über das Verschwinden der Campusbibliothek und [die] Nichtnutzung des Diät-Speisesaals. Zu den schmerzhaften Verlusten rechne ich die Verkümmerung der Idee eines Klinischen Forschungs-Zentrums im UBF-Bau: Klinische Physiologie und Klinische Biochemie, Humangenetik und Klinische Pharmakologie sind ausgezogen.

Gefahren sehe ich, wenn die immer anfälligen Gleichgewichte im Organismus MHH nicht ständig aufmerksam beobachtet und sorgfältig nachjustiert werden. Die meisten Sorgen machen allen in der Hochschule Wirkenden Ungleichgewichte im System Humanität – Ökonomie – Administration. Nicht minder anfällig sind die Gleichgewichte zwischen Krankenversorgung und Forschung, Forschung und Lehre, [die] Ausgewogenheiten zwischen den Fächern und Abteilungen, besonders den klinischen, den Zentren und Sektionen für Eigenwilligkeiten und Eigennutz.

Ein Gefühl bei meinem Rundgang habe ich zu beherrschen versucht. Es gefährdet die dankbare Erinnerung an die vielen Menschen, die an Grund-Ideen, Entwurf, Planung und Verwirklichung beteiligt waren. Man erinnere sich nur daran, wie viele Taufpaten am 17. Mai an der Wiege des Täuflings gestanden haben. Und ich halte es für der Erwähnung wert, dass die MHH bei allen wechselnden Regierungen und politischen Konstellationen von Geburt an bis zur heutigen Vollendung des 40. Lebensjahrs einer wohlwollenden Erziehung, Förderung und Erhaltung sicher sein konnte. Es erinnert mich an die Namensgebung des letztgeborenen griechischen Gottes Pan: Alle Götter Griechenlands schauten erfreut auf den Neugeborenen.

Zum Abschied bin ich noch einmal durch die Eingangshalle des Bettenhauses gegangen, der „stillen Halle" der Psychologischen Medizin zustrebend. Sie beginnt mit dem ökumenischen Pastoral-Klinikum mit dem einzigartigen Andachtsraum. Es ist die Quellgrotte für die Ausbildung fast aller Kliniks-Seelsorger in Deutschland geworden. Die Anregung dazu hat der Oberkirchenrat *Creutzig* gegeben, dessen beide Söhne an der MHH studiert, promoviert und sich habilitiert haben.

Und dann fasste mich ein panisches Entsetzen, als ich vor dem Eingang in die psychologische Medizin einen bestuhlten Glaskasten sah. Ich konnte mich bei diesem Anblick nicht gegen ein bitteres inneres Bild wehren, hier seien verhaltensgestörte Kranke zur Besichtigung freigegeben, ausgestellt. Die Einbeziehung der Psychiatrie in ein Klinikum war vielleicht der humanste Gedanke im Gründungs-Ausschuss. Es hat mich immer wieder befriedigt, in der Halle die nicht überwachungsbedürftigen verhaltensgestörten Gemütskranken sich unter Kranken anderer Abteilungen und Besuchern wie selbstverständlich bewegen zu sehen, ohne dass zwischenmenschliches Befremden erkennbar wurde.

Ich habe versucht, in groben Zügen zu beschreiben, wie ein Entwurf als beharrlich fortdauernde Kette von Entscheidungen und Ereignissen zur Wirklichkeit wurde. Es spricht für die Güte des Entwurfs, dass sich Entwicklungen in der Medizin der vergangenen 40 Jahre ohne störende Spannungen in ihn einpassen ließen, ja, diese ermöglichten. Was ich als gegenwärtige Wirklichkeit vorgestellt habe, ist nur Augenblick. Ihr Wert, ihre öffentliche Bedeutung für die Sorge um kranke Menschen, für die Erziehung tüchtiger Ärzte und Angehöriger medizinischer Fachberufe und für die Suche nach neuen wissenschaftlichen Erkenntnissen. Das Maß dieser Wirklichkeit war, ist und wird sein ihre sichtbare Wirksamkeit.

5. Epistemologische Anmerkungen

5.1 Einleitung

In der „Enzyklopädie Philosophie und Wissenschaftstheorie" definiert *Friedrich Kambartel* „Wissenschaft" als „Bezeichnung für eine Lebens- und Weltorientierung, die auf eine spezielle, meist berufsmäßig ausgeübte Begründungspraxis angewiesen ist und insofern über das jedermann verfügbare Alltagswissen hinausgeht, ferner die Tätigkeit, die das wissenschaftliche Wissen produziert."[1] Ähnliches findet man bei *Mario Bunge*: „Science is a style of thinking and acting [...]. As with all human creations, we should distinguish in science the work – research – from its end product – knowledge."[2] Auch Hartmann unterscheidet anthropologisches Wissen von anthropologischem Forschen – wobei eine anthropologisch orientierte klinische Praxis gleichzeitig ein Ort der Forschung sei.

Fragt man nach dem Wissenschaftsstatus der ärztlichen Anthropologie Hartmanns, dann kann man sich, dieser Unterscheidung folgend, auf das in deren Feld gewonnene (wissenschaftliche?) Wissen oder mehr darauf konzentrieren, wo, unter welchen Bedingungen, wozu und ob es „wissenschaftlich" gewonnen wurde.

Ich halte die zweite Frage vor dem Hintergrund des zitierten *Oexlen*'schen Diktums[3], der EbM und meiner eigenen Forschungserfahrung[4] für produktiver: Untersucht man in der EbM die Validität (vorerst immer nur *vermeintlichen*) wissenschaftlichen Wissens, dann prüft man primär und hauptsächlich dessen Entstehungsprozess – im Rückgriff auf allgemeine und problemspezifische Wissenschaftlichkeitsnormen. Im EbM-typischen „critical appraisal" von Veröffentlichungen geht es z. B. *generell* u. a. um den Schutz vor wissenschaftsfernen Einflüssen (Interessenkonflikte der Autoren und Sponsoren?) und selektiven Publikationsstrategien und *speziell* um Fragen nach dem Studiendesign und Studienprotokoll und deren Passung zur Problem- und Fragestellung, nach der Studiendurchführung, Einzelheiten der statistischen Analysen und der angemessenen und folgerichtigen Ableitung von Schlussfolgerungen (Stichwort „risk of bias"). Noch so blendendes „Wissen" verliert allen Glanz und am Ende seinen Status, wenn es mit verfehlten Hypothesen und ungeeigneten Methoden, unter minderwertigen Forschungsprozessen und durch falsche Auswertungsstrategien und ungedeckte

---

1 Kambartel, Friedrich: Wissenschaft, in: Mittelstraß, Jürgen (Hg.): Enzyklopädie Philosophie und Wissenschaftstheorie, Bd. IV, Stuttgart 1996, S. 719.

2 Bunge: Philosophy of science (1998), S. 3.

3 „Die Reflexion über die Theorie einer Wissenschaft (1998) hat vielmehr ihren Platz vor allem im konkreten Forschungsvollzug dieser Wissenschaft selbst."

4 Er liegt mir auch wissenschaftsbiographisch näher. Ich bin seit 1972 bis heute aktiv in Projekte empirischer klinischer und versorgungswissenschaftlicher Forschung eingebunden.

Ableitungen gewonnen wurde. Stimmt es jedoch in diesen Bereichen, dann wird man auch solche Ergebnisse ernst nehmen müssen, die mit dem bisher als gesichert geltenden Wissen kaum vereinbar scheinen.

5.2 Ärztliche Anthropologie – eine Wissenschaft?

Versteht man unter „Wissenschaft" zuerst einen unscharf begrenzten Korpus von systematisiertem, als gültig anerkanntem und lehrwürdigem Wissen (umgeben von einem Ozean von Nicht- und Noch-nicht-Wissen), dann wird man die ärztliche Anthropologie Hartmanns, um das Ergebnis der folgenden Untersuchung vorwegzunehmen, *nicht* als entwickelte „normale" Wissenschaft bezeichnen können.

5.2.1 Hartmanns Selbsteinschätzung

1949 trugen *von Weizsäcker* und *Mitscherlich* auf dem damaligen DGIM-Kongress die Hauptreferate zur Psychosomatik vor. Hartmann sah, 28-jährig, seine Aufgabe als Berichterstatter darin, die „in die zukünftigen Forschungsaufgaben deutenden Hinweise aufzuzeigen."[5] Das mag den vagen Ausgangspunkt für seine eigenen Beiträge andeuten. Noch 1968, knapp 20 Jahre später, beurteilte er die anthropologische Medizin und ihre Methode, wie zitiert, als „eine Hoffnung", aber noch nicht als ein „ausgearbeitetes Arbeitsschema, noch kein Instrument wissenschaftlicher Erfahrung" – und betonte damit ihre heuristische Funktion. 1973 (und wieder 1993) bezeichnet er sie als „Versuch"; „ich wage keine auch nur einigermaßen geschlossene Systematik des Gegenstandes. Ich halte diese nicht für möglich; auch scheue ich mich, aufgrund eigenen tiefen Verstricktseins in die ärztlich-anthropologische Problematik der Gegenwart, mich auf Interpretationen zu beschränken."[6] Das 1984 eine weitere Zusammenstellung eigener Texten einleitende Vorwort erklärt: „Die Aussagen dieser sieben Versuche sind noch nicht Forschungsergebnisse. Deswegen sind sie oft in die Form einer persönlichen Ich-Aussage gekleidet."[7] Und 1990, zwei Jahre *nach* seiner Emeritierung, sah er sich selbst immer noch „auf dem Wege zu einer für Kranke und Ärzte brauchbaren Menschenkunde" – und blickte damit auf ihren Wissensbestand, ihre „Kunde", eine wissenschaftliche Lehre. Schon erwähnt

5 Hartmann: 55. Tagung der Deutschen Gesellschaft für Innere Medizin (1949), S. 245.

6 Hartmann: Ärztliche Anthropologie (1973), hier Vorwort S. 9. Siehe auch Hartmann: Zur Anthropologie ärztlicher Erkenntnis (1993), S. 8 liest man: „Ich möchte meinen Versuch am Begriff Isopathie erörtern." Den Versuch (!) zu erklären, wie es möglich ist, „die Gefühle, Stimmungen, Emotionen, Affekte, Motive, Intentionen anderer Menschen mit- und nachzuerleben, zu verstehen und angemessen zu beantworten."

7 Hartmann: Patient, Arzt und Medizin (1984), S. 7.

hatte ich seine Sicht, Anthropologie sei die „Summe des Erfahrungswissens über die Natur, Artung, Erscheinung des Menschen als Gattung".[8]

Neben diese Selbsteinschätzung stelle ich zwei Sets von Charakteristika zur Beschreibung und Abgrenzung von Wissenschaft. Der erste und für dieses Kapitel wichtigere geht auf *Paul Hoyningen-Huene*[9] zurück, der andere auf den schon zitierten *Martin Mahner* (Kapitel 5.3) – mit Wurzeln jeweils, die sich bis in die aktive Zeit Hartmanns zurückverfolgen lassen. Nicht nur nach meinem Urteil[10] gehört Hoyningen-Huene, ein gelernter theoretischer Physiker, eher zu den Wissenschaftsphilosophen, die Wissenschaft mit wissenschaftlichem *Wissen*, dem *Produkt* wissenschaftlichen Arbeitens, identifizieren, während Mahner eher darauf sieht und darüber urteilt, ob und ggf. wie tatsächliche bzw. vermeintliche Wissenschaftler Wissen *schaffen* (dazu Kapitel 5.3).

5.2.2 Die Systematizitätstheorie von Paul Hoyningen-Huene

Hoyningen-Huene vertritt die These, dass wissenschaftliches Wissen sich durch ein komplexes Merkmal vom Alltagswissen unterscheide. Jenes sei in mehrfacher Hinsicht durch einen höheren Grad von „*Systematizität*" ausgezeichnet. Hoyningen-Huene entwickelt neun deskriptiv zu verstehende (normativ aber nicht unschuldige) Dimensionen (Übersicht 1), die den ihm wesentlichen Unterschied tragen. Seine Monographie bestätigt seine Generalthese überzeugend: Für das wissenschaftliche Wissen kann er in jeder Dimension einen deutlich höheren Grad von Systematizität hoch plausibel machen.

Das gelingt auch für die von ihm und hier herausgehobene vierte Dimension: „the defense of knowledge claims"[11]: „Science [...] is *most systematic* in its attempt to eliminate error in the search of knowledge. It is thus evident that the defense of knowledge claims is an absolutely indispensable dimension in science's

---

8 Hartmann: Zur Anthropologie der Beziehungen (1986), S. 16.

9 Hoyningen-Huene: Systematicity (2013).

10 Siehe dazu Scholz, Oliver: Was ist Wissenschaft? Paul Hoyningen-Huenes Systematizitätstheorie in der Diskussion (Teil I), in: Netzwerk Hermeneutik Interpretationstheorie (NHI) Newsletter 2020, Nr. 6, S. 12–20, S. 14. Ähnlich sieht das auch Carrier, Martin: Systematizität: Eine systematische Charakterisierung der Wissenschaft?, in: Zeitschrift für philosophische Forschung 69 (2015), S. 230–234, S. 221. Auch Peter Hucklenbroich (Münster) zählt mit seiner Theorie der Medizin zu denen, die Wissenschaft mit einem besonderen Typus von Wissen in eins setzen: Hucklenbroich, Peter: Was ist Medizin – heute?, in: Ringkamp, Daniela/Wittwer, Héctor (Hg.): Was ist Medizin?, Freiburg 2018, S. 117–142.

11 An diesem Beispiel wird deutlich, dass sich der Begriff Systematizität kaum abstrakt definieren lässt (Hoyningen-Huene: Systematicity (2013), S. 26). Er gewinnt Profil und Farbe erst im Gang des Autors durch seine Dimensionen und die zahlreichen anschaulichen Beispiele aus ganz unterschiedlichen Wissenschaftsgebieten.

systematicity"[12] – im Vergleich zum so genannten Alltagswissen (das es sicher in verschiedenen Graden von „Systematizität" gibt; man denke an das in einem Boulevardblatt präsentierte Wissen im Vergleich zu dem des „gut informierten Bürger[s]" von *Alfred Schütz*[13]).

Übersicht 1: Hoyningen-Huenes Dimensionen der Systematizität von Wissensbeständen
1. Beschreibungen (u. a. Axiomatisierung, Klassifikation, Quantifizierung, empirische Generalisierung)
2. Erklärungen
3. Vorhersagen
4. Verteidigung von Wissensansprüchen
5. Kritischer Diskurs
6. Epistemische Vernetztheit
7. Ideal der Vollständigkeit
8. Vermehrung von Wissen
9. Darstellung von Wissen

Im Folgenden unternehme ich den Versuch, das Wissen der oben ausgebreiteten ärztlichen Anthropologie Hartmanns im Licht dieser neun Dimensionen zu beurteilen: Handelt es sich um einen Wissenskorpus von (neunmal) ausreichender Systematizität, so dass ihm das Prädikat „Wissenschaft" zugesprochen werden kann? Acht der Dimensionen streife ich nur; ausführlicher soll die vierte Dimension besprochen werden.

Dabei ergibt sich ein Problem: Der Grenzbereich, der Hoyningen-Huene interessierte, fällt nicht mit dem zusammen, der hier zur Diskussion steht. Seiner liegt näher am Alltagswissen. Seine Aufgabe ist gelöst, wenn er zeigen kann, dass wissenschaftliches Wissen einen überzeugend höheren Grad an Systematizität aufweist als das Wissen des Schütz'schen „Manns auf der Straße". Der Abstand wird nicht quantifiziert; er variiert zwischen den Dimensionen. Bei Hartmann geht es um die „darüber" angesiedelte Frage, ob und ggf. wie weit seine Anthropologie vom Status einer etablierten Humanwissenschaft entfernt ist. Damit unterstelle ich eine breite Grenz- und Grauzone zwischen Alltagswissen und wissenschaftlichem Wissen. Dass man die Ergebnisse der Arbeit Hartmanns nicht dem Alltagswissen zurechnen kann, steht außer Frage.

---

12 Hoyningen-Huene: Systematicity (2013), S. 89. Auf S. 206 heißt es: „[…] dimension 4 is crucial for any science: scientific belief must somehow be backed up by credible arguments, otherwise it will not be accepted."
13 Schütz, Alfred.: Der gut informierte Bürger. Ein Versuch über die soziale Verteilung des Wissens, in: Schütz, Alfred: Gesammelte Aufsätze, Bd. 2, Den Haag 1972, S. 85–101.

5.2.3 Die empirische Basis der ärztlichen Anthropologie Hartmanns und darüber hinaus

Für Hartmann gilt, „dass alle Heilkunde Erfahrungsheilkunde ist."[14] Ihr Ausgangspunkt ist die lebendige klinische Situation. Am Anfang stehen nach einer ersten offenen Frage des Arztes sein Zuhören und gezieltes Befragen des Patienten, sein systematisches Beobachten und Untersuchen. Er ordnet dann (Abbildung 9) das empirisch gewonnene Material „verstehend" *und* „begreifend".

Es ist kein Geheimnis, dass dies immer im Licht vorgängiger Problemdefinitionen, Hintergrundannahmen und epistemischer wie praktischer Ziele geschieht. So bildet, prüft und stabilisiert (und gefährdet) sich ärztliche „Erkenntnis" fallbezogen *und* fallübergreifend in einem fort.

Hartmanns Mitteilungen seiner Beobachtungen und Erfahrungen, seiner Generalisierungen, Interpretationen und fallübergreifenden Erkenntnisse beginnen mit empirisch fundierten beschreibenden Termini der Klinik (Angst, Schmerz[15], Niedergeschlagenheit usw.). Rasch werden sie als „elementare allgemeine Leidensverfassungen" bezeichnet und gleich darauf strebt diese „Gliederung in Leidensformen, und dieser in Ich-nähere und Ich-fernere Stufen Verallgemeinerungsfähigkeit und damit einen Zugang wissenschaftlicher Methodik an."[16]

So baut sich in seinen Texten in mehreren Schichten früh ein *Netzwerk* von zunehmend abstrakten Begriffen und aufeinander bezogenen Generalisierungen auf. Es lässt sich an einer Sequenz von Hartmann häufig verketteter Termini beispielhaft verdeutlichen: Kranksein – Schmerz – elementare Leidensform – Isopathie – Verständigung – gemeinsame pathische Existenz – biologische Zweckmäßigkeit – neurobiologische Basis.

Schon die ersten beschreibenden Begriffe empirisch erfahrbarer Phänomene (Angst, Schmerz …), ihre Verbindungen untereinander und ihre Zuordnung zu zunehmend abstrakten Kategorien („Leidensformen", „Grundverfassungen des Homo patiens", „elementare menschliche Leidensverfassungen") sind von eindeutigen, womöglich operationalen Definitionen, von Quantifizierungen und Axiomatisierung weit entfernt (siehe Dimension 1 von Hoyningen-Huene). Dennoch versteht der Leser, was Hartmann mit „Schmerz" vs. „Angst", mit „Leidensform", „Verstehen" vs. „Begreifen", „Verständigung" etc. meint und dass er damit jedenfalls etwas Reflektierteres und Systematischeres ausdrückt als der alltägliche Sprachgebrauch. Allerdings bleibt er damit unterhalb der begrifflichen Genauigkeit, die

---

14 Hartmann, Fritz: Empirie in der klinischen Medizin, in: Medizinische Klinik 84 (1989), S. 219–223, S. 219.

15 „Der Schmerz gehört zu den *Elementarphänomenen* klinischer Pathologie." Hartmann, Fritz: Schmerz, vom Standpunkt der Internisten, in: Medizinische Welt 1964, Nr. 15, S. 807–816, S. 807.

16 Hartmann: Ärztliche Antworten (1977), S. 4, 5.

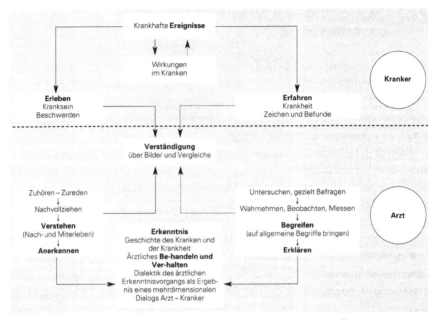

Abb. 9 Ärztliche Erkenntnis als Gemeinschaftsleistung von Krankem und Arzt[17] (Nachdruck mit freundlicher Genehmigung Dr. Martin Hartmanns).

W. Kamlah in seiner „Sprachkritischen Grundlegung und Ethik" der philosophischen Anthropologie forderte und vorführte.[18]

Zu den weiteren Dimensionen Hoyningen-Huenes, die Hartmanns Erkenntnisse weit vom Alltagswissen absetzen: Soweit es ihm um Erklärungen (2) geht (z. B. Warum können sich Patient und Arzt auch sprachlos sicher verständigen?), rekurriert er mit dem Modell der Isopathie u. a. auf die evolutionäre Erkenntnistheorie und auf neuroanatomisches und -biologisches Wissen. Damit wird eine ausgeprägte „epistemische Vernetztheit" (6) deutlich, die weiter in vielfältigen klinischen, biologischen, medizinhistorischen und philosophischen Bezugnahmen fassbar ist. Im Gegensatz hierzu finden sich nur wenige und eher globale Verweise auf kulturwissenschaftliche Befunde und Konzepte[19]. Hartmann präsentierte sein Wissen (9) in einer Vielzahl von nicht immer leicht zu lesenden Texten, teils in

---

17 Hartmann: Verständigung als ärztliche Aufgabe (2000), S. 108. Die älteste, nahezu identische Version dieser Abbildung findet sich in Hartmann: Ärztliche Antworten (1977). Dazwischen und nach 2000 wurde die Abbildung noch wenigstens fünfmal veröffentlicht. Sie steht hier auch als unten weiter zu besprechendes Beispiel für die oft sehr komplexen und erklärungsbedürftigen Graphiken Hartmanns.

18 Kamlah: Philosophische Anthropologie (1973).

19 So z. B. in einer handschriftlichen Ergänzung eines maschinengeschriebenen Vortragstextes: „Ein anthropologischer Zugang zu den Möglichkeiten und Bedingungen ärztlicher Erkenntnis erweitert

Vorträgen vor einem meist, aber nicht durchgehend akademischen Publikum, teils in Aufsätzen, Aufsatzsammlungen und Monographien – so gut wie immer unterstützt durch abstrahierende Schemata (Abbildung 9 als Beispiel).

Andererseits gibt es, soweit ich sehe, bei Hartmann keine Versuche, aus seiner ärztlichen Anthropologie irgendwelche empirisch prüfbaren Vorhersagen (3) abzuleiten. Dass sich ein kritischer Diskurs (5) um Hartmanns Anthropologie nicht entwickelte, ist schon erwähnt worden (Weiteres s. u.). Dass er nicht auf Vollständigkeit (7) zielen wollte, ist evident; soweit ich sehe, gab es im Feld der Anthropologie in der Medizin und speziell in der ärztlichen zwischen 1957 und 2000 keinen wesentlichen Wissensfortschritt (8), wohl aber die schon früh von Hartmann ironisch gewürdigte „fast kultische Verfeinerung der Begriffe"[20].

Dennoch bleibt es dabei: Das, was Hartmann vorträgt und schreibt, ist von Alltagswissen deutlich zu unterscheiden. Aber ist es damit schon wissenschaftliches Wissen? Dafür sprechen bisher vor allem seine Erklärungen, seine weitläufige epistemische Vernetztheit und seine akademischen Präsentationsformen. Seine Vorträge und Publikationen waren nicht für ein Laienpublikum geschrieben. So kommt es für ein Gesamturteil auf die vierte Dimension Hoyningen-Huenes an, auf die Erfolgsaussichten, die Wissensansprüche der ärztlichen Anthropologie gegen fremde Skepsis und Kritik zu verteidigen.

5.2.4 Von den fünf Sinnen zum theoretischen Konstrukt

Hartmanns Texte enthalten kaum jemals das, was in verschiedenen Varianten als „Beobachtungssatz" bezeichnet wurde. Sie enthalten auch keine Zitate oder Protokolle aus klinischen Situationen. Die wenigen Kasuistiken am Rande seiner anthropologischen Veröffentlichungen haben eine didaktisch-illustrierende, jedoch keine dokumentierende und keine ins Offene weisende heuristische Funktion.

So bleibt früh eine epistemische Lücke zwischen der tatsächlichen Szene und ihrer am Ende hochabstrakten begrifflichen Fassung und Ordnung. Hartmann setzte möglicherweise voraus, dass Leser und Zuhörer z. B. mit den von ihm „aus meiner klinischen Erfahrung herausgearbeitet[en]" einzelnen „elementaren allgemeinen Leidensverfassungen" erlebnismäßig so vertraut sind, dass er sie im Zuge einer weiteren Abstraktion rasch in eine Reihe von den Ich-näheren zu den Ich-ferneren bringen kann: „Sterblichkeit – Scham – Niedergeschlagenheit – Angst – Schmerz"[21].

---

den Horizont über die Blickwinkel der Naturwissenschaften hinaus auf die Kulturwissenschaften." Hartmann: Zur Anthropologie ärztlicher Erkenntnis (1993), S. 5.

20 Hartmann: Besprechung des Buches von A. Jores (1956). Die früher zitierten Anmerkungen von M. Pflanz (1955) und von H. Schäfer (1976) beziehen sich auf das gleiche Phänomen.

21 So in Hartmann: Ärztliche Antworten (1977), S. 4.

Sie seien – eine denkbar weite und empirisch riskante Generalisierung – „für alle Menschen gültig und zwischen allen Menschen vermittelbar".[22]

Bevor die Qualität solchen Wissens zu diskutieren ist, sollte man sich noch einmal ihre Quellen, Wege und Stationen bis hin zum veröffentlichten Text vergegenwärtigen: Ihr Ausgangsmaterial sind Passagen sprachlicher und nichtsprachlicher, mit allen fünf Sinnen erfasster Kommunikation zwischen Patient und Arzt aus immer zeitlich und inhaltlich umfangreicheren klinischen Situationen. Der Arzt muss das so oder so Geäußerte zuerst in mehreren Stufen verstehen; er sichert *sein* Verständnis *situativ* u. a. durch Rückfragen, durch Reflexion auf die Angemessenheit und Konsistenz aller Patientenäußerungen und nicht zuletzt durch die kritische Beobachtung seiner eigenen emotionalen, kognitiven und verhaltensmäßigen (Re-)Aktionen. Schon früh kommen Abstraktionen, Generalisierungen und bahnende Erklärungen, kommt das genannte „Pendeln" (Kapitel 2.2.2) ins Spiel: Verhält sich der Patient so, wie er sich verhält, als Symptom einer Krankheit, als Ausdruck seiner Persönlichkeit, seines Krankseins, seiner aktuellen Lebenslage, als Reaktion auf die gemeinsame Situation, auf mein Verhalten und/oder auch taktisch, um etwas Bestimmtes zu erreichen?

Die Auswahl der nun zu reflektierenden Passagen, oft sind es ganze Szenen, verdankt sich einer (variabel) fokussierenden Aufmerksamkeit des sich an sie erinnernden Arztes. Kaum jemals wird er im klinischen Alltag auf Mitschriften oder Tonband- oder Videoaufzeichnungen zurückgreifen können. Die Reflexion und Interpretation des (am Schreibtisch) Erinnerten ist nie allein deskriptiv-explorativ; immer schon wird sie von mehr oder weniger gefestigten Begrifflichkeiten, Vorverständnissen und Erklärungsmustern getragen. Hartmann bekennt sich zum hermeneutischen Grundsatz „Wer etwas verstehen will, muss schon verstanden haben"[23] und macht sich damit bewusst zu einem Subjekt *und* Objekt einer dynamischen hermeneutischen Spirale. Und am Ende ist es noch etwas anderes, alles gedanklich geordnete empirische und theoretische Material aufs Papier und für eine bestimmte Öffentlichkeit in einen vorerst irreversiblen Text zu bringen.

Es ist also ein sehr komplexes vielschichtiges „Wissen", das in früh generalisierter, zunehmend abstrakter Form auftritt und im Licht von Vorverständnissen, Bezugswissenschaften und auch in Selbstbeobachtungen[24] gewonnen, geordnet und

---

22 Hartmann, Fritz: Homo patiens. Zur ärztlichen Anthropologie von Leid und Mitleid, in: Seidler, Eduard/Schott, Heinz (Hg.): Bausteine zur Medizingeschichte. Heinrich Schipperges zum 65. Geburtstag, Wiesbaden 1984, S. 35–44; S. 43 und 39. „Empirisch riskant", weil prinzipiell empirisch überprüfbar wie anderen Aussagen Hartmanns auch.

23 Hartmann: Verstehen als Voraussetzung (2006), S. 2. Siehe auch Hartmann: Wie und mit welchem Ziel (2002), S. 149: Hier weist er darauf hin, „wie sehr Gadamers Verstehens-Kunde, seine Hermeneutik als Konzept und Praxis meine Art des ärztlichen Gesprächs beeinflusst hat" – gefolgt von dem o. g. Zitat. Es findet sich schon in Hartmann: Das ärztliche Gespräch (1990), S. 732.

24 Hartmann: Ärztliche Antworten (1977), S. 4.

schriftlich fixiert wurde, um Zustände und Prozesse in und zwischen Patienten und Ärzten zu beschreiben, zu verallgemeinern, zu interpretieren und zu erklären. Am Ende entsteht im Kopf des Lesers etwas, das man heute gerne eine Erzählung („Narrativ") nennt und damit in die Nähe fiktionaler Literatur rückt: eine in sich mehr oder weniger kohärente Darbietung von „natürlichen" Bedingungen der Möglichkeit einer gelingenden und brauchbaren Verständigung zwischen Arzt und Patient. Es ist und bleibt „Wissen" auf empirischer Basis. Aber die Verbindung zwischen der klinischen Szene und dem ausformulierten Text ist vielfach seidenfadendünn.

Dabei ist Hartmann generell zurückhaltend und selbstkritisch; im Umfeld seiner Aussage „Überlebt haben die Menschen, die gegenseitig ihr Leiden wahrnehmen und einander helfen konnten" liest man von „eine[m] Vorschlag", es werde „behauptet", „ferner wird angenommen"[25]. In einem späteren Text heißt es: „Die anthropologischen Grundformen menschlicher Leidenszustände als Inhalt einer allgemeinen Krankheitslehre möchte ich versuchsweise [sic!] auf 5 begrenzen."[26]

Dies macht es verständlich, dass er für seine Aussagen nicht mehr als „Verallgemeinerbarkeit [… und] Zustimmungsfähigkeit" anstrebt. Er hoffte auf Übereinstimmung seiner Aussagen mit denen anderer „aufgrund deren gewonnene[r] Erkenntnisse […], wenn sie [seine Aussagen, H. R.] gültig – und das heißt nicht nur wissenschaftlich, sondern auch sozial-annehmbar sein sollen"[27].

So könnte man die begonnene Diskussion beenden und darauf verweisen, dass Hartmanns Vorschläge, Annahmen, Hypothesen schwache, jedenfalls nur vorläufige Wissensansprüche stellen. Es scheint ihm mehr um Kohärenz, Integrationsfähigkeit, Annehmbarkeit und theoretische Fruchtbarkeit seines Konzepts zu gehen als um die Validität ihrer empirischen Basis und der ersten Generalisierungen und Abstraktionen.

5.2.5 Zur Verteidigung der Wissensansprüche der ärztlichen Anthropologie

Dennoch wird die Besonderheit von Hartmanns ärztlicher Anthropologie klarer, wenn wir auch Hoyningen-Huenes vierte Dimension heranziehen. Er diskutiert sechs heterogene Argumentationslinien, die sich zur Verteidigung von Wissensansprüchen in unterschiedlichen epistemischen Feldern eignen. Könnten sie helfen, die Validität von Hartmanns „Wissen" einzuschätzen?

---

25 Hartmann: Homo patiens (1984), S. 40.
26 Hartmann: Anthropologie: aber welche und warum und wozu? (1988), S. 24.
27 Hartmann: Homo patiens (1984), S. 38. Es geht also um eine Erweiterung des Validitätsverständnisses ins Soziale. Ash unterscheidet in gleichem Sinn eine „epistemic" von einer „social robustness of knowledge". Ash, Mitchell G.: Weak knowledge in medicine: a comment, in: Epple, Moritz/Imhausen, Annette/Müller, Falk (Hg.): Weak knowledge: forms, functions, and dynamics, Frankfurt 2020, S. 483–488, S. 484.

Zuerst stellt Hoyningen-Huene „nonevidential considerations" vor. Sie eigneten sich v. a. für die Verteidigung von Aussagen formaler Wissenschaften wie der Mathematik und Logik. Ihr stärkstes Werkzeug sei der Beweis, verstanden als zwingende Ableitung aus Axiomen und Definitionen. In den empirischen Wissenschaften spiele dagegen solcher Art „proof" keine Rolle. Hier könne man, solle es z. B. um den Vergleich konkurrierender Theorien gehen, Merkmale wie deren innere Konsistenz, Logik, Anschaulichkeit, Sparsamkeit, Eleganz und Fruchtbarkeit heranziehen.

Dies bringt uns nicht viel, aber doch ein wenig weiter: Die genannten (z. T. ästhetischen) Qualitäten zeigen sich für mich stärker in Hartmanns Werk als z. B. in den immer anregenden, aber oft dunkel formulierten Texten von *Viktor von Weizsäcker* – wobei Hartmann wohl nicht von einer Konkurrenz ihrer Anthropologien sprechen würde. In seiner wohl kritischsten Auseinandersetzung mit dem Werk von Weizsäckers[28] blieb offen, ob wir Hartmanns ärztliche Anthropologie als „eine *Alternative*, eine *Ergänzung* oder eine *Ausweitung*" der medizinischen des Älteren verstehen sollen (im Original kursiv gesetzt). Weizsäcker „erzeugt in mir [gemeint ist Hartmann, H. R.] ständig die gemischte Stimmung von Zuneigung und Ärgernis."[29]

Hoyningen-Huenes zweite Strategie zielt darauf, Generalisierungen, Modelle, Konzepte, Theorien mit empirischen Daten aus wissenschaftlichen Beobachtungen und Experimenten zu konfrontieren (S. 94). Gerade an Daten, an empirisch gewonnener Evidenz im Sinne der EbM fehlt es bei Hartmann. Dort, wo er z. B. medizinsoziologische Befunde heranzieht, nutzt er sie eher zur Illustration als zur Begründung oder Erweiterung der ärztlichen Anthropologie.

Mit der als Nächstes von Hoyningen-Huene diskutierten Identifikation von Kausalverhältnissen („identification of causally relevant factors for a given phenomenon") kommt man auch nicht weiter. Mechanistische und finale Erklärungen werden von Hartmann erst dort eingeführt, wo er sich auf Gattungsgeschichte und Neurobiologie bezieht, also weit oberhalb der empirischen Basis. Ebenso wenig kommt das danach genannte „Verum-Factum-Prinzip" der Natur- und Ingenieurswissenschaften in Frage: Der Austausch zwischen Patient und Arzt stellt nichts dar und her, was künstlich nachgestellt werden könnte. Und auch die erwogene systematische Quantifizierung und Mathematisierung seiner unscharf gefassten Begriffe und Zusammenstellungen weist keinen gangbaren Weg. Da Hartmann auch nicht auf historische Quellen rekurriert, helfen schließlich auch Hoyningen-Huenes Überlegungen zu „Historical Sciences" und ihrer Reliabilitätsproblematik nicht.

---

28 Hartmann: Über ärztliche Anthropologie (1987), S. 80.

29 Hartmann: Über ärztliche Anthropologie (1987), S. 82. In Hartmann: Arzt werden – Arzt sein – Arzt bleiben, Abschiedsvorlesung (1988), Blatt 11 sprach er von einer „Vertiefung [sic, H. R.] der medizinischen Anthropologie Viktor von Weizsäckers zu einer ärztlichen, die nicht nur den Kranken, sondern auch den Arzt als Subjekt einführt".

Nur auf den ersten Blick attraktiv scheint es, sich am oben gewählten Begriff der Erzählung zu orientieren und Hartmanns Text wie eine Reflexion über fiktive Szenen in einer Novelle, einem Roman zu lesen[30]. Hoyningen-Huene weist überzeugend auf die Vielzahl und Heterogenität von Literaturtheorien und Interpretationsweisen hin[31]. Und so könnte man die von Hartmann auf seine Art erlebten und begriffenen Szenen ganz anders auslegen (u. a. im Sinne *Viktor von Weizsäckers* Anthropologie oder psychoanalytisch, herrschaftssoziologisch, verhaltenspsychologisch, soziolinguistisch …). Dies würde in die Nähe des erwähnten Vergleichs von (ebenfalls umstrittenen) Theorien zurückführen, wenig aber zur Frage der Validität der Basis und der sich anschließenden Abstraktionen und Generalisierungen der ärztlichen Anthropologie beitragen. Man gelangte vom Regen in die Traufe.

Hartmann hat sich selbst keiner der genannten Strategien bedient, und keine kann zur Verteidigung seiner vorsichtig formulierten Wissensansprüche herangezogen werden.

Was käme aus heutiger Sicht hierfür in Frage? Fasste man Hartmanns Vorgehen als eine dem Autor verborgene Variante *qualitativer* empirischer (Sozial-)Forschung auf, dann stände eine Vielzahl von Methoden zur Verfügung, die empirischen Beobachtungen und die aus ihnen abgeleiteten Generalisierungen und theoretischen Konstrukte zu validieren, nicht nur ex post, sondern auch und v. a. ex ante durch eine sorgfältige Organisation des Forschungsprozesses. Dies hätte Maßnahmen erfordert, die Hartmann ganz fremd, mit seinem anthropologischen Wissenschaftsverständnis unverträglich und ihm in der klinischen Situation wohl auch hinderlich gewesen wären. Es hätte eines Studienprotokolls bedurft, der Definition einer Stichprobenbasis, einer überlegten Stichprobenziehung, einer Dokumentation der Gespräche und ihrer Inhalte, einer Transkription zentraler Passagen, einer Gruppe von Auswertern, einer EDV-gestützten Auswertungsmethodik, Gruppendiskussionen etc. pp.

Damit sind wissenschaftliche *Aktivitäten*, epistemische Vorkehrungen und Praktiken angesprochen, die regelmäßig dort in den Hintergrund geraten, wo der Fokus auf einem am Schreibtisch geschaffenen Wissen und dessen theoretischer Qualität liegt, nicht auf den Prozessen seiner Produktion „im Feld". Die Verteidigung von „knowledge claims" muss dann, sollte sie gefordert werden, auf andere Ressourcen zurückgreifen.

Dort, wo es um die Bedingungen der Möglichkeit von Umgang, Gegenseitigkeit und sprachloser Verständigung geht, erreicht Hartmann mehr als Plausibilität

---

30 Peter von Matt schrieb dazu: „Weil die Literatur immer konkret ist, denkt sie nicht in Begriffen, sondern in Szenen […]. Eine Szene wird symbolisch aufgeladen, und wie immer man sich darüber innerhalb und außerhalb des Textes den Kopf zerbricht, zu einem vollständig in Sprache übersetzten Verständnis gelangt man nie." Aus Matt, Peter v.: Sieben Küsse, Hanser 2017, S. 13–14. Dies gilt auch für Szenen zwischen Patient und Arzt.
31 Hoyningen-Huene: Systematicity (2013), S. 77–78.

dadurch, dass er Aussagen und Wissensbestände externer Autoren und Wissenschaften heranführt. Es beginnt[32] mit *Immanuel Kants* Bemerkung in seiner „Anthropologie in pragmatischer Hinsicht" (1798): „Sonst gibt es von der Natur konstituierte Gebärdungen, durch welche sich Menschen aller Gattungen und Klimaten auch ohne Abrede verstehen." Dann ruft Hartmann „zwei Quellen ethnologischer Forschungen" auf: *Charles Darwin* aus dem 19. und *Paul Ekman* aus dem 20. Jahrhundert, um die allgemeine Verständlichkeit leidenschaftlicher mimischer Ausdrucksmuster bei Menschen verschiedener Kulturen, Rassen, Weltgegenden und Altersstufen zu belegen – und dann deren neurophysiologischen Bedingungen nachzugehen. Auf dieser Basis „erörtert" er sein „Isopathie"-Konzept als „eine Bedingung für das Erleben und Verstehen-Können zwischen Menschen", hier[33] noch einmal ausdrücklich als „Versuch" bezeichnet. Handschriftliche Zusatzbemerkungen bringen noch *Max Scheler* und *Helmut Plessner* ins Spiel – was zusammengenommen erneut auf zwei Qualitäten seiner theoretischen Konstruktionen hinweist: eine weitläufige epistemische Vernetzung und der Anschluss an gesicherte empirische Befunde anerkannter Forscher außerhalb der Klinik. Das erledigt m. E. jeden Verdacht, die ärztliche Anthropologie sei womöglich eine Pseudowissenschaft und präsentiere „illusory knowledge"[34]. Im Vergleich zur medizinischen Anthropologie *Viktor von Weizsäckers* und der psychoanalytischen Psychosomatik *Alexander Mitscherlichs* scheint mir Hartmanns Werk vielleicht weniger phantasievoll-spekulativ, dafür aber deutlich begründeter und systematischer in seinen Argumentationslinien.

Ob Hartmann seine Anthropologie jemals (und dann noch methodologisch) verteidigen musste? Dafür gibt es bisher keine Anhaltspunkte. Und so sah er selbst wohl nie Anlass, die Geltungsprobleme seiner klinischen Beobachtungen wie seiner theoretischen Ableitungen offensiv anzugehen.

5.2.6 Ein Fazit

Das Wissen der ärztlichen Anthropologie Hartmanns ist insgesamt eindeutig und durchgängig kein Alltagswissen. Auch das Verdikt „pseudoscience"[35] scheint mir unangebracht. Sein Wissen enthält nachvollziehbare Beschreibungen, Interpretationen und Erklärungen, bezieht sich im letzten Bereich auf allgemein akzeptierte

---

32 Hartmann: Zur Anthropologie ärztlicher Erkenntnis (1993), S. 6 ff.
33 Hartmann: Zur Anthropologie ärztlicher Erkenntnis (1993), S. 8.
34 Mahner: Demarcating science (2007), Abb. 2, S. 544.
35 Mahner: Demarcating science (2007); Hoyningen-Huene: Systematicity (2013), S. 199 ff.; Hanson, Sven Ove: Science and Pseudo-Science, in: Stanford Encyclopedia of Philosophy 2017, online unter: https://plato.stanford.edu/archives/sum2017/entries/pseudo-science/, letzter Zugriff: 02. 11. 2020.

empirische Befunde, ist epistemisch weit vernetzt und wird transparent und umfassend präsentiert.

Andererseits zielt es nicht auf Vorhersagen und Vollständigkeit und lässt höchstens kleinschrittige Weiterentwicklungen über eine Zeit von rund 40 Jahren erkennen. Es war weder Objekt noch Subjekt eines kritischen wissenschaftlichen Diskurses innerhalb oder außerhalb der Medizin. Am kritischsten ist aus meiner Sicht, dass Hartmann darauf verzichtete, sich methodisch-systematisch der Validität der empirischen Basis und seiner ersten Schritte zu Abstraktionen und Generalisierungen zu versichern. So scheint es gerechtfertigt, die zentralen Elemente der ärztlichen Anthropologie Hartmanns (zur Beziehung und Verständigung eines Homo patients mit einem Homo compatiens auf der Basis einer gemeinsamen „(iso)pathischen" Existenz) als ein elegantes, sparsames, erhellendes und anregendes Konzept zu bezeichnen; *der Status einer gefestigten Wissenschaft wird indes nicht erreicht.*

Rückt man die ärztliche Anthropologie in die Nähe von „humanities" und betont ihre geisteswissenschaftlichen Anteile, dann kann man sich auf eine Bewertung Hoyningen-Huenes beziehen: Ihr (der „humanities") „subject matter is highly elusive but nevertheless extremely interesting because of their relevance for human life [...]. These things are extremely difficult to grasp but certainly worthwhile subjects of systematic investigation, i. e. of science (in the wide sense)."[36]

Damit ist die Frage zu stellen, ob und in welcher Weise und in welchem Maß Hartmann in seinem Feld systematische Untersuchungen angestellt hat. Sollte dies der Fall (gewesen) sein, und beim jetzigen Stand der Diskussion scheint mir vieles dafür zu sprechen, käme für seine Anthropologie die Bezeichnung „Protowissenschaft" im Sinne *Thomas S. Kuhns*[37] in Frage. Und dann spricht nichts gegen die Aussage Hartmanns[38], dass „eine ärztliche Anthropologie" der „allgemeine Rahmen" einer eigenständigen klinischen Wissenschaft (nach meinem Verständnis: einer funktional spezifischen humanen Handlungswissenschaft[39]) werden könnte und mit ihm sein sollte.

---

36 Hoyningen-Huene: Systematicity (2013), S. 207.

37 Es heißt bei Kuhn: „there are many fields – I shall call them proto-sciences – in which practice does generate testable conclusions but which nonetheless resemble philosophy and the arts rather than the established sciences in their developmental patterns. I think, for example, of fields like chemistry and electricity before the mid-eighteenth century, of the study of heredity and phylogeny before the mid-nineteenth century, or of many of the social sciences today." Kuhn, Thomas S.: Reflections on my critics, in: Lakatos, Imre/Musgrave, Alan (Hg.): Criticism and the growth of knowledge, London 1970, S. 244.

38 Hartmann, Fritz: Zum Thema Arztbild im Wandel, in: Medizin, Mensch, Gesellschaft 10 (1985), S. 28–32, S. 32.

39 Der Begriff ist doppeldeutig: Ich fasse die klinische Medizin als eine Wissenschaft „zum" wissensbasierten und Wissen schaffenden (Be-)Handeln auf; Th. Luckmann z. B. versteht darunter eine Wissenschaft „vom" sozialen Handeln: Luckmann, Thomas: Zum hermeneutischen Problem der Handlungswissenschaften, in: Fuhrmann, Manfred (Hg.): Text und Applikation.

5.3 Ärztliche Anthropologie – ein wissenschaftliches Unternehmen?

5.3.1 Mahners Kriterien eines wissenschaftlichen epistemischen Feldes

Der eben konstatierte Befund (keine gewöhnliche „normale" Wissenschaft) lässt die Frage offen, ob ärztlich-anthropologisches Forschen, Beobachten, Erfahren, Denken und Schreiben dennoch nicht *Aktivitäten* eines einzelnen Klinikers sein können, die für sich das Prädikat „wissenschaftlich" verdienten und damit seinen Status als „Wissenschaftler" sicherten. Wissenschaftler wird und ist man nur, wenn man wissenschaftlich arbeitet.

Um dies zu untersuchen, nutze ich Martin Mahners „Merkmale" bzw. „Bedingungen", die nach seinem Vorschlag annähernd erfüllt sein müssen, um aus einem „epistemischen Feld" ein „wissenschaftliches epistemisches Feld" („scientific epistemic field"; S. 525) zu machen[40]. Sie beziehen sich wesentlich auf soziale und theoretische Voraussetzung und auf Gegenstände, Ziele, Werkzeuge und Prozesse *gemeinschaftlicher* wissenschaftlicher *Produktion*.

Unter einem beliebigen „epistemic field" versteht Mahner „roughly speaking [...] a group of people and their *practices*, aiming at *gaining* knowledge of some sort" (S. 523, Hervorhebungen H. R.). Die Medizin (was immer man darunter genau versteht[41]) ist sicher ein epistemisches (Groß-)Feld. Um Felder, auch solche *innerhalb* der gesamten Medizin, als „scientific" charakterisieren (und voneinander unterscheiden) zu können, schlägt Mahner in Anlehnung an *Bunge* zwölf Bedingungen vor, die „approximately" zu erfüllen seien.

Übersicht 2: Bedingungen, die nach Mahner annähernd erfüllt sein müssen, um ein epistemisches Feld als „wissenschaftlich/scientific" zu beschreiben
1. Existenz einer lokalen bis internationalen Gemeinschaft von Forschenden
2. Existenz einer unterstützenden, wenigstens tolerierenden Gesellschaft
3. Untersuchung von konkreten Entitäten (also auch Personen), ihrer Eigenschaften und Veränderungen
4. Bestimmte philosophische Annahmen (ontologische, epistemologische, methodologische, semantische, axiologische/moralische)

Theologie, Jurisprudenz und Literaturwissenschaft im hermeneutischen Gespräch, München 1981, S. 513–523.
40 Ich beziehe mich hier immer auf Mahner: Demarcating science (2007). Alle englischen Zitate stammen aus dieser Arbeit; ich weise sie in meinem Text durch Angabe der Seitenzahl (...) nach.
41 Dass Mahner die Medizin, weil sie epistemische *und* praktische Ziele verfolgt, unter die „technologies" rechnet, ist zur Kenntnis zu nehmen. Mal zählt er sie in seinem Text doch unter die „sciences" (Abb. 3, S. 545), mal nicht (Abb. 4, S. 549); grundsätzlich attestiert er ihr aber „reliable knowledge".

5. Aktuelle logische und mathematische Untersuchungswerkzeuge
6. Nutzung spezifischen Hintergrundwissens aus angrenzenden Feldern
7. Eine Sammlung von Problemen im eigenen Feld, die gelöst werden sollen
8. Ein wachsender Wissensfundus im Feld (Daten, Hypothesen, Theorien)
9. Definierte epistemische (und/oder praktische) Ziele
10. Eine Sammlung empirischer Methoden und Techniken zu 3
11. Systemizität, d. h. feste Beziehungen zu anderen Feldern im Sinne geteilter Merkmale aus den Bereichen 3, 4, 5, 6, 8, 9, 10; Kompatibilität mit gut bestätigten Hintergrundtheorien
12. Die Geschichte des Feldes zeigt ein gewisses Maß an Fortschritt

Mahners erste Bedingung (siehe Übersicht 2) fordert eine die Arbeit tragende „community", hier genauer eine

> research community: it is a system of persons who share a specialized training, hold strong information links amongst each other, and initiate or continue a certain traditional inquiry. Thus every researcher belongs to either a local, regional, national, or international community of colleagues.

Es ist schon deutlich geworden, dass eine solche aktive Forscher*gemeinschaft* nicht bestand. Es gab vielmehr eine Reihe von Einzelpersonen mit sehr unterschiedlichen philosophischen Annahmen („assumptions", Merkmal 4 bei Mahner) und „formal backgrounds" (Merkmal 5), die, soweit sie nicht zur Heidelberger Schule gehörten, voneinander wenig und nicht immer nur freundlich Notiz nahmen. Sie bearbeiteten unterschiedliche Probleme (7), kamen zu unterschiedlichen Einsichten (8) und nutzten unterschiedliche Wissensbestände, Werkzeuge und Methoden (5, 6, 10).

Ich wage zu behaupten, dass es annähernd so viele Anthropologien, Bilder und Wesensbestimmungen vom Menschen in der Medizin der ersten zwei Drittel des 20. Jahrhunderts gab wie medizinische Autoren. Zu diesen zählten vor und neben Hartmann u. a. die Internisten *Walter Brednow*[42], *Paul Christian, Arthur Jores, Wilhelm Kütemeyer, Herbert Plügge, Richard Siebeck, Thure von Uexküll* sowie *Viktor von Weizsäcker* (Neurologie, Allgemeine Klinische Medizin), *Franz Büchner* (Pathologie), *Viktor von Gebsattel, Karl Peter Kisker, Dieter Wyss, Jürg Zutt* (alle Psychiatrie), *Karl Jaspers* (Psychiatrie, Philosophie). Bis auf Hartmann,

---

42 Brednow fällt dadurch auf, dass er nach dem Weltkrieg im Osten Deutschlands (SBZ, DDR) tätig war, ab 1947 als Direktor der Medizinischen Universitätsklinik in Jena. Hier starb er 1976. Er war 1959 Präsident der Jahrestagung der DGIM und hielt 1957 die Festrede zum 75. Geburtstag der Gesellschaft. Siehe Scharf, Rudolf (Hg.): Das Humanum und die Wissenschaft. Medizinische und geisteswissenschaftliche Arbeiten Walter Brednows, Stuttgart 1971, darin v. a. den Aufsatz Brednows Walter: Der Kranke und seine Krankheit, S. 1–11.

Wyss und Kisker (Jahrgang 1920, 1923 und 1926) wurden alle Übrigen zwischen 1883 und 1910 geboren.

Es liegt deshalb nicht allein an Hartmann, dass sich zu seiner Anthropologie kein „kritischer Diskurs" entwickelte. Zeitgeist, Moden und Selbstbezogenheit spielen auch in der Epistemologie und Anthropologie eine Rolle, ebenso wie die Aufnahmebereitschaft (Schwerhörigkeit und Kurzsichtigkeit?) ihrer Adressaten in deren eigenen philosophischen, psychologischen, biologischen und medizinischen Arbeitswelten. Die MHH war und blieb eine *Medizinische* Hochschule fast ohne geisteswissenschaftliche Einrichtungen (s. o.). Unter seinen internistischen Kollegen war Hartmann mit seinem medizinhistorischen Wissen, seiner philosophischen Bildung und seinen geisteswissenschaftlichen Anliegen nahezu einzigartig, für viele auch sonderbar, eben „der Philosoph" unter den Internisten.[43]

In jedem einzelnen als wissenschaftlich bezeichneten Feld gelten unter dem Schirm allgemeiner epistemischer Werte und Tugenden (Streben nach Wahrheit, Objektivität, Redlichkeit, Ehrlichkeit, Skepsis, Selbstkritik und Offenheit für die Kritik anderer, Rationalität, Logik, Strenge, Genauigkeit, Neugierde) jeweils spezifische, dem besonderen Phänomen-, Problem- und Fragebereich angepasste Wissenschaftlichkeitsnormen. Man denke etwa an die sehr unterschiedlichen „leges artium" der sog. qualitativen und der quantitativen (Sozial-)Forschung, der beobachtenden und der interventionellen Forschung in der klinischen Medizin oder der populationsbezogenen deskriptiven vs. jene der analytischen Epidemiologie, von Tierexperimenten, Forschungen an biologischen Modellsystemen oder Modellierungen in der Gesundheitsökonomie. Diese Differenzen erlauben, sie erfordern es sogar, von „Wissenschaftlichkeiten" im Plural zu sprechen – und eine besondere Variante von Wissenschaftlichkeit auch von der Anthropologie in der Medizin zu erwarten.

Dies bringt uns zu den Texten Hartmanns zurück, die ausdrücklich oder im Vorübergehen auf tatsächliche Voraussetzungen und epistemische Praktiken der ärztlichen Anthropologie hinweisen. Seine Anthropologie „soll [...] sich auf Erfahrungsinhalte beschränken, die von allen Menschen an allen Menschen gemacht, mitgeteilt, methodisch erforscht und wissenschaftlich zu Zusammenhängen geordnet werden können".[44] 1962 sieht er die damals zeitgenössische Anthropologie umfangreicher:

Anthropologie als Wissenschaft beschränkt sich heute nicht auf das unmittelbar Sichtbare, Wahrnehmbare, Messbare, auf das, was sich kausal-analytisch aufklären läßt. Ihr Verfahren ist weitgehend empirisch-phänomenologisch, deutend, verstehend, wertend, beschreibend, demonstrierend, wie wir schon sagten hermeneutisch. Sie hält sich also nicht an das dem Wortsinne nach Logische, sondern bezieht das Alogische, ja das

---

43 Hilger: Arztberuf (1990), S. 44.
44 Hartmann: Zur Anthropologie ärztlicher Erkenntnis (1993), S. 1.

Antilogische der menschlichen Natur mit ein. Denn der Mensch als Gegenstand der Wissenschaft ist das Überraschungsfeld schlechthin.[45]

Bemerkenswerterweise verweist Hartmann in den beiden 31 Jahre auseinanderliegenden Zitaten auf wissenschaftliche *Tätigkeiten*, nicht auf das durch sie geschaffene Wissen.

Und so frage ich mit Mahner[46]: Was ist Hartmanns Praxis- und Forschungsfeld und wer oder was sind die „Objekte" seiner Beobachtungen und Erfahrungen, welche impliziten und expliziten philosophischen Annahmen waren wirksam, welche Probleme hat er bearbeitet und welche Ziele verfolgt, welche Zugänge und welche Untersuchungswerkzeuge hat er genutzt?

5.3.2 Noch einmal: die klinische Situation als Quelle ärztlicher Beobachtungen und Erfahrungen

Hartmann bezog sich als Kliniker, der er sein berufliches Leben 42 Jahre lang war, auf v. a. chronisch somatisch Kranke und damit ohne Zweifel im Sinne einer „factual science" auf „concrete entities [...] their properties and changes " (Merkmal 3). Seine quasi naturkundlichen anthropologischen Beobachtungen und Erfahrungen sowie seine „ärztliche Erkenntnis" folgen aus dem unmittelbaren Umgang zwischen Ärzten und Patienten. Er war überzeugt: „Auch dieses Gegen-Über-Sein ist wissenschaftlicher Erfahrung zugänglich."[47]

In der klinischen Situation erfährt und erlebt ein Arzt „in seiner Tätigkeit etwas von Menschen [...], das in einzigartiger Weise nur an kranken Menschen beobachtet werden kann [...;] Kranker und Arzt leben – besonders bei chronischem Kranksein – eine gemeinsame Geschichte, Lebensgeschichte. Und was dabei an Wissen entsteht, geht über die diagnostische Sammlung von Messwerten und Befunden weit hinaus."[48]

Hartmann erfuhr Patienten als Leidenschaftliche, als Leidende, ihre Ärzte, auch sich, als Mit-Leidenschaftliche, Mit-Fühlende, den Menschen generell „als ein leidensfähiges Wesen"[49]. „Die [gemeinsame, H. R.] pathische Existenz [...] ist die Voraussetzung, daß der Arzt überhaupt Bedeutsames vom Kranken und am Kranken erfährt."[50] Auch in diesem Feld sei Grundlagenforschung erforderlich

---

45 Hartmann: Anthropologische Gesichtspunkte (1962), S. 3.
46 Siehe dazu Mahner: Demarcating science (2007); wenn im Folgenden englische Begriffe auftauchen, stammen sie weiter aus diesem Text.
47 Hartmann: Homo patiens (1984), S. 38.
48 Hartmann: Einleitung in das Seminar (WS 98/99), S. 1.
49 Hartmann: Der anthropologische Gedanke (1968), S. 148.
50 Hartmann: Das Verständnis des Menschen (1977), S. 149 f.

und möglich; „denn es gibt Grundlagen, die nur an Menschen erforscht werden können [...]. Will man über ihn gültige Aussagen machen, so muss das Menschliche in dieser Forschung noch vorkommen, erkennbar sein."[51]

Damit gründet Hartmann seine Anthropologie, eine „ärztliche Wissenschaft" (keine „medizinische"[52]) auf ganz spezifische, nahezu exklusive Erfahrungen[53], die so nur (chronische, s. o.) Ärzte (in typisch abgewandelter Form auch andere Kliniker, z. B. Pflegende, Psychotherapeuten) machen können. „Hier liegen auch die einzig legitimen Beiträge des Arztes zu jeder allgemeinen Anthropologie: Kunde vom homo patiens ohne die Voraussetzungen und Deutungen der Religion."[54] Knapp 20 Jahre später wird Hartmann noch deutlicher: „Ärztliche Menschenkunde ist nicht verbindlich in einen religiösen Zusammenhang eingeordnet, nicht einmal im Mittelalter. Man spricht deswegen von einem Atheismus-Privileg der Ärzte, einer erlaubten und vom Kranken erwarteten weltanschaulichen Indifferenz."[55]

5.3.3 Epistemologische Positionen, theoretische Annahmen

In dieser Fokussierung stecken verschiedene offene und verborgene „philosophical assumptions" und Setzungen. Mahner unterscheidet ontologische, epistemologische, methodologische, semantische und axiologisch-moralische.

Hartmann bezeichnete sich 1968 (an dieser meines Wissens einzigen Stelle) ausdrücklich als „Naturwissenschaftler"[56] (man erinnere sich an seine physiologische Promotion und die biomedizinische Habilitation). Ganz selbstverständlich sind ihm der von Mahner betonte „ontologische Realismus" und „ontologische Naturalismus". Die von ihm mehrfach in Anspruch genommene evolutionäre Erkenntnistheorie setze eine „im wesentlichen wenigstens teilweise Übereinstimmung zwischen dem

51 Hartmann, Fritz: Forschung in der Medizin. Spannung zwischen erkenntnisleitenden Interessen und Interesse erweckenden Erkenntnissen, in: Rektor der ALU Freiburg (Hg.): Freiburger Universitätsblätter 104 (1989), S. 17–34, S. 27, 30.
52 Hartmann: Wie prägt den Arzt seine Wissenschaftlichkeit (1983), S. 6.
53 Hartmann schrieb den Prozess charakterisierend in Hartmann: Homo patiens (1984), S. 43: „[...] nachdem ich die fünf Leidensformen aus meiner ärztlichen Erfahrung herausgearbeitet hatte [...]." Es leuchtet ein, dass solche Erfahrung nicht diese oder jene Einzelfallerfahrung meint, sondern die „zu einem Wissen geordnete" Summe zahlreicher Erfahrungen mit einzelnen Patienten. Hartmann: Forschung in der Medizin (1989), S. 19.
54 Hartmann: Das Verständnis des Menschen (1977), S. 148. Angesichts dieser Abgrenzung überrascht es, dass Hartmann nicht selten seine Aussagen mit Hinweisen auf Bibeltexte und evangelische Kirchenlieder versieht.
55 Hartmann, Fritz: Ethik in der Medizin als Diskurs über nicht restlos lösbare sittliche Spannungslagen, Typoskript eines Vortrags vor der Spinoza-Gesellschaft, Kloster Loccum, 3. bis 6. Oktober 1996, S. 1–27, S. 5.
56 Hartmann: Der anthropologische Gedanke (1968), S. 148.

Aufbau der realen Welt und dem Ordnungsvermögen unseres Gehirns [voraus]"[57]. Er ist sich sicher, „dass wir von ihr [der Welt] das wahrnehmen, was zum Überleben unverzichtbar ist."[58]

So bezieht er sich immer auf sinnlich Erfahrbares – allerdings unter einem erweiterten Naturbegriff: „Ich würde vorschlagen, den Begriff ‚Natur' ernster zu fassen, im Sinne von ‚die Natur des Menschen umgreifend'".[59] Das heißt:

> Natur des Menschen ist das Gesamt alles dessen, was man an ihm beobachten, messen, erfahren, erleben kann, auch das, was er an sich selbst wahrnimmt, kurz alles, was der Sinneserfahrung zugänglich ist. Niemand bestreitet, daß auch der Selbsterfahrung, dem Leiberleben, dem Verstehen wie der Verständigung körperliche Vorgänge zugrundeliegen, Sinneseindrücke.[60]

Einen Satz vorher heißt es: „Nähme man es in den Menschen-Wissenschaften mit dem Begriff Natur ernst, nämlich im Sinne von Natur des Menschen, so könnte man die Medizin beruhigt als Naturwissenschaft bezeichnen." An dieser Natur im Sinne „anthropologischer Gemeinsamkeiten"[61] interessieren Hartmann primär empirische „Regelmäßigkeiten und Zusammenhänge"[62] und deren gedankliche Ordnung. Hartmann war kein „Idiograph".

Von ihm hergestellte abstraktere Zusammenhänge („weil jeder Mensch von Natur ein homo patiens ist, kann er dem Menschen auch ein homo compatiens sein") finden am Ende *mechanistische* und *finale* Erklärungen. Hartmann bezieht sich dafür auf aktuelles neuroanatomisches und neurobiologisches Wissen (Stichwort u. a. Spiegelneurone) und bettet es in die erwähnte evolutionäre Erkenntnistheorie ein: „Die Menschheit hat in ihrer Stammesgeschichte u. a. deswegen gemeinsam überlebt, weil einer des anderen Leid und Hilfsbedürftigkeit erkennen und sich zweckmäßig helfend dazu verhalten konnte und verhielt. Das ist ein bedeutsames Argument einer ärztlichen Anthropologie."[63] „Der Arzt hat gelernt, Sinn

---

57 Eine ganz knappe Übersicht über zentrale Elemente der evolutionären Erkenntnistheorie gibt Vollmer, Gerhard: Wieso können wir die Welt erkennen?, in: Saner, Luc (Hg.): Studium Generale, Wiesbaden 2014, S. 147–150. Etwas ausführlicher ist Vollmer, Gerhard: New arguments in evolutionary epistemology, in: Ludus Vitalis 21 (2004), S. 197–212. Zur intensiven Auseinandersetzung empfiehlt sich Vollmer, Gerhard: Wieso können wir die Welt erkennen?, Stuttgart 2003.

58 Hartmann: Zur Anthropologie ärztlicher Erkenntnis (1993), S. 5, 6.

59 Hartmann: Das ärztliche Gespräch (1984), S. 75.

60 Hartmann: Wie prägt den Arzt seine Wissenschaft (1983), S. 7.

61 Hartmann: Homo patiens (1984), S. 40: „Als anthropologische [Gemeinsamkeiten] sollen nur diejenigen bezeichnet werden, die stammesgeschichtlich ausgeformt wurden und deren Wahrnehmungs- und Antwortmuster eine hohe Stereotypie aufweisen, d. h. eine geringe Irrtumsmöglichkeit. Sie gehören der ‚ersten Natur' des Menschen an. Die kulturgeschichtlich geprägte ‚zweite Natur' wandelt diese Grundmuster mehr oder weniger ab".

62 Hartmann: Das Verständnis des Menschen (1977), S. 150.

63 Hartmann: Auf dem Wege (1990), S. 101.

handgreiflich und anschaulich zu verstehen als biologische Zwecke: erhaltend für das Überleben der Art und des einzelnen. Einen eigenen Sinn im Kranksein selbst zu suchen ist ihm nicht vertraut und auch nicht sein Geschäft."[64] Es wird so verständlich, dass und wie sehr Hartmann seine ärztliche Anthropologie als „moderne Erfahrungswissenschaft" sah und von dem lebte, was er als „kritischen Empirismus" bezeichnet.[65]

Dessen Bereich überschritt er u. a. dort, wo er Anschluss an philosophische Autoren suchte. So erwog er, ob *Kants* „Lehre von den Anschauungsformen Raum [und] Zeit […] nicht weiter gedacht werden könnte und müßte. Die Frage lautet: Welches sind die Bedingungen der Möglichkeit, das Leid von Mitmenschen angemessen wahrzunehmen und zu beantworten?" Wenig später in diesem Text denkt er in einer „Hypothese" auch die neurophysiologischen Grundlagen seiner als „allgemein menschlich" charakterisierten „ideopathischen Korrespondenz" weiter.[66] Andererseits wandte er sich ausdrücklich gegen „vorwissenschaftliche" Aussagen (etwa zum Wesen des Menschen, zum Holismus[67]) und wollte sich bewusst von metaphysischen Entwürfen fernhalten[68]. Damit erfüllt Hartmann m. E. die Bedingung des „epistemologischen Realismus" Mahners, „that the real world can be known, if only approximately and imperfectly" (S. 530) – wenn auch in der ärztlichen Anthropologie mit anderen Methoden, Risiken und Einschränkungen als denen der an der Physik orientierten Naturwissenschaften.

Ebenso erfüllt scheinen mir die von Mahner hervorgehobenen „methodological principles" der Sparsamkeit in Annahmen und Voraussetzungen („parsinomy, Ockham's razor") und des „methodological scepticism" (S. 531): Die eigene anthropologische Erfahrung wird von ihm von Anfang an als irrtumsanfällig beschrieben, als vorläufig, weiter zu entwickeln und unabschließbar. Er verkennt nicht, dass sie „durch Motive, Ziele, Erwartungen strukturiert, vorgeordnet", also potentiell verzerrt ist[69]. Die Erfahrungen müssten daher methodisch strukturiert und „überindividuell gesichert und verallgemeinerungsfähig gemacht werden", um

---

64 Hartmann: Das Verständnis des Menschen (1977), S. 148.

65 Hartmann: Empirie in der klinischen Medizin (1989); die letzten drei Zitate finden sich auf S. 220 und 223. Der Begriff „kritischer Empirismus" findet sich schon 1983 in Hartmann, Fritz: Konjekturen und Indikationen als Formen ärztlichen Urteils: Vorbereitung eines kritischen Empirismus in der Medizin, in: Toellner, Richard/Sadegh-Zadeh, Kazem (Hg.): Anamnese, Diagnose und Therapie (1989), S. 150.

66 Hartmann: Zur Anthropologie ärztlicher Erkenntnis (1993), S. 8, 10.

67 Hartmann: Das ärztliche Gespräch (1990), S. 729: „Holismus, Ganzheit gründet in vorwissenschaftlichen Überzeugungen vom Wesen des Menschen."

68 Das gilt schon 1957: Hier unterscheidet Hartmann eine „Metaphysik von unten" (Physik, Chemie, Pathologie) von einer „Metaphysik von oben" (sog. romantische Medizin). Hartmann: Eröffnungsvorlesung Marburg (1957), S. 3. In Hartmann: Auf dem Wege (1990), S. 115 heißt es: „Da ärztliche Anthropologie auf metaphysische Entwürfe verzichten muss […]."

69 Hartmann: Empirie in der klinischen Medizin (1989), S. 219.

die „Versuchung der Subjektivität" zu kontrollieren.[70] Hartmann ist skeptisch, dass jemals mehr möglich sei als eine „Annäherung an das, [...] was uns als Wahrheit vorschwebt und was doch nie mehr sein kann als Aussage einer möglichst verallgemeinerungsfähigen Wahrscheinlichkeit".[71]

Andererseits sei „Forschung [auch seine eigene, H. R.] ohne Problemreduktion nicht möglich"[72]. Auch die Anthropologie stellt Kranke zurecht, in ihrer Begrifflichkeit und fokussierten Aufmerksamkeit. Hartmann weiß, wie Mahner es ausdrückt, dass „models and theories often represent facts only in certain respects and moreover imperfectly so. Thus they correspond to facts only partly" (S. 532).

5.3.4 Bearbeitete Probleme und Ziele

Die von Hartmann bearbeiteten Probleme sind weitläufig dargestellt worden. In aller Kürze: Er hat die wissenschaftlich und praktisch vernachlässigte Lage des chronisch Kranken als Leidenden, die des chronischen Arztes als Mitleidenden und den Umgang beider in der klinischen Situation untersucht – in vielen Facetten und unter epistemischen wie pragmatischen Zielstellungen.

Sein *epistemisches* Hauptinteresse galt – im Kontext eines erweiterten Naturbegriffs – den anthropologischen Bedingungen (und Zwecken) der Möglichkeit sprachloser wie sprachlicher Verständigung zwischen Patienten und Ärzten. Dazu noch einmal das charakteristische Zitat: „Verstehen ist eine Form von Erkenntnis, anthropologisch begründet [...]. Die Menschheit konnte in der Stammesgeschichte in Gemeinschaften überleben, wenn und weil einer des Anderen Gemütsausdruck von Stimmung, Gefühlslage [...] Not, Bedürftigkeit erkennen und sich entsprechend verhalten [konnte] [...]. Rationales Verstehen [...] *folgt* dem emotional-affektiven Verstehen [Hervorhebung H. R.]."[73]

Er wollte mit seiner Arbeit demonstrieren, dass der Umgang zwischen Patient und Arzt ein wissenschaftsbedürftiger und wissenschaftsfähiger Gegenstand ist. Ihm kam es auf eine Ergänzung der die Schulmedizin beherrschenden Perspektiven an; nicht auf eine neue Wissenschaft der Klinik. Für ihn war Wissenschaft eine Aktivität:

Unter ‚Wissenschaft' verstehe ich dabei, durch methodisches Fragen und Forschen zu verallgemeinerungs- und zustimmungsfähigen Aussagen zu kommen. Anlässe dazu sind in der Regel Zweifel und Ungenügen an gegenwärtiger Theorie und Praxis. Erster

---

70 Hartmann: Empirie in der klinischen Medizin (1989), S. 220, 222.
71 Hartmann: Totenrede (1987), S. 3.
72 Hartmann: Forschung in der Medizin (1989), S. 29.
73 Hartmann: Verstehen als Voraussetzung (2006), S. 2.

Schritt ist die Konkretisierung der daraus folgenden Fragen zu Problemen. Zu deren Lösung werden dann forschungsleitende Hypothesen gebildet.[74]

Ein Anliegen war es auch, sich gegen aus seiner Sicht vorwissenschaftliche, metaphysische und ideologische Ansätze innerhalb und außerhalb der Anthropologie in der Medizin abzugrenzen. Das hinderte ihn nicht daran, ein Leben lang die Auseinandersetzung mit der ihn faszinierenden spekulativen medizinischen Anthropologie und anthropologischen Medizin Viktor von Weizsäckers zu suchen.

In *praktischer* Hinsicht zielt Hartmanns Anthropologie auf klinische *Brauchbarkeit*. „Eine Anthropologie für Ärzte sollte diese kundig und tüchtig für alle zwischenmenschlichen Aufgaben machen, die ihnen im Umgang mit Kranken begegnen werden."[75] Ein sicheres Fundament geben ihm Aufgabe, gesellschaftliche Funktion und Anspruch der klinischen Medizin. Sie sei „als Wissenschaft wie keine andere durch einen Zweck gebunden und legitimiert"[76], sie solle und wolle Krankheit und Kranksein bei jedem einzelnen Patienten „unablässig" und soweit irgend möglich verhindern, heilen und lindern suchen und bei chronischen Verläufen mit diesem zusammen das „wenigstens zeitweise" erreichen, was Hartmann als „gelingendes bedingtes Gesundsein" fasste. Dies beinhalte auch eine „Humanisierung Chronisch-Krank-Seins als Ent-Medizinalisierung"[77]: „Kranksein ist nicht nur Un-Ordnung, sondern auch Um-Ordnung zu neuen Möglichkeiten. Diese Leistung ist also Gesundsein im Kranksein."[78]

Damit dies gelinge, müsse das traditionelle „Leistungsschema" der Klinik: Diagnose, Prognose, Therapie durch ein zweites *ergänzt* werden: menschliche Unmittelbarkeit, Verständigung und Individualisierung/Personalisierung. Die letzte Leistung umfasse zwei Schritte: zuerst „alle Erkenntnisse, das Erklärbare und das Verstehbare überhaupt auf einer personalen Ebene (bezogen auf den einzelnen Kranken) zusammenzuführen"; danach seien die Erkenntnisse „auf eine bestimmte Person, ein Individuum, einen Kranken hin auszulegen."[79]

Für Hartmann war es selbstverständlich, dieses Denken und Handeln in die Ausbildung von Medizinstudierenden der Vorklinik und Klinik einzubeziehen, an der MHH u. a. in den Kursus der Medizinischen Terminologie, die Vorlesungen zur Geschichte der Medizin, eine einwöchige Einführung in die klinische Medizin, den „Klopfkurs", den klinischen Unterricht und Wahlangebote und in Seminare zur Geschichte, Theorie und Wertlehre der Medizin: „Nur wer seine Lehre an

---

74 Hartmann: Das ärztliche Gespräch (1984), S. 53.
75 Hartmann: Anthropologie: aber welche und warum und wozu? (1988), S. 29.
76 Hartmann: Medizin zwischen den Wissenschaften (1962), S. 10 des Sonderdrucks.
77 Hartmann: ‚Das Wohlergehen des Kranken‘ (2000), S. 3 f.
78 Hartmann: Krank oder bedingt gesund? (1986), S. 177.
79 Hartmann: Arzt oder Facharbeiter? (1983), S. 9 ff. des Sonderdrucks.

den Erfahrungen und Vergeblichkeiten seiner eigenen ärztlichen Praxis täglich bewähren und prüfen muss, kann überzeugend und gültig Wissen und Können weitergeben."[80]

5.3.5 Methoden, Stärken und Grenzen

Hartmann verließ sich vollständig auf „die Beobachtung am Krankenbett bei nicht zurechtgestellter Natur", nicht zurechtgestellt und nicht in ihrer Unmittelbarkeit „verstellt" durch medizinische Technik, standardisierte Verhaltensprogramme, klinische Routinen und auch nicht durch standardisierende Forschungsarrangements[81]. Seinem Selbstverständnis nach vermied er damit den „Fehler aller spekulativen Wissenschaft, mit Verallgemeinerungen zu beginnen und nicht die eigene, d. h. nur ihr zugängliche spezifische Erfahrung an den Anfang zu setzen."[82]

Sein zentrales Erhebungsinstrument war das freie ärztliche Gespräch mit dem Patienten – immer in Verbindung mit einer genauen Kranken- und Selbstbeobachtung. Es diente ihm als Erkenntnismittel zu den Verhältnissen jedes einzelnen Patienten, zum Umgang von Patient und Arzt *und* zur Ausarbeitung seiner Anthropologie. Die oben gezeigte Abbildung 9 erläutert die „Ärztliche Erkenntnis als Gemeinschaftsleistung"[83] von Patient und Arzt und hebt die für sein Denken zentralen Begriffe, Perspektiven und Schritte hervor.

Die Verständigung ist eingebettet in die Situation, die Szene, die Hartmann als ganze verstehend und begreifend im Blick behalten will. Sie ist die Quelle klinischer *Erfahrung*, die für ihn „Absicht voraussetzt, und diese ist durch Motive, Ziele, Erwartungen strukturiert, vorgeordnet" – also eine aktive, bewusste Tätigkeit des Menschen, „eine Erkenntnis-Handlung" im Gegensatz zum „spontane[n] Widerfahrnis"[84], immer verbunden mit emotionalen „Erlebnisvorgängen" und nicht ohne persönliche Risiken (unzuverlässige Sinneswahrnehmungen, Voreingenommenheiten, verzerrte Erinnerungen). Hartmann plädiert an mehreren Stellen für einen „Vergleich unter einzelnen", also für einen Erfahrungsaustausch zwischen Klinikern zum Abgleich ihrer individuellen Erfahrungen, besonders

---

80 Hartmann: Wie prägt den Arzt seine Wissenschaftlichkeit (1983), S. 11.
81 Hartmann: Verstellte Unmittelbarkeit (1982).
82 Hartmann: Medizin zwischen den Wissenschaften (1962), S. 1 des Sonderdrucks.
83 Etwas verwirrend ist dann, dass die quer über die Abbildung gezogene gestrichelte Linie oberhalb des Kastens „Verständigung" platziert ist, so als ob Verständigung allein eine Leistung des Arztes wäre. In einer anderen Version der Abbildung ist die Linie durchgezogen und zweigeteilt. Die „Verständigung" steht in der Mitte zwischen den beiden sie einschließenden Strichen und verbindet so die Welt des Kranken mit der des Arztes – was plausibler erscheint.
84 Hartmann: Empirie in der klinischen Medizin (1989), S. 219. „Widerfahrnis" ist ein zentraler Begriff in W. Kamlahs Philosophischer Anthropologie.

der „anthropologischen", die sich naturwissenschaftlichem Messen und Experimentieren widersetzten.

Das isopathische Miterleben (an anderer Stelle auch Mit-Gefühl, Mit-Leidenschaft), Verstehen und Nachvollziehen auf Seiten des Arztes korrespondiert auf der linken Seite der Abbildung 9 dem Erleben des Kranken, verbunden mit den Begriffen Kranksein und Beschwerden. Analoge Korrespondenzen gibt es auf der rechten, der kühlen Seite des Schemas. Hartmann identifiziert das hier aufgeführte „Beobachten" an anderer Stelle mit dem Einsatz der fünf Sinnestätigkeiten Sehen, Fühlen, Hören, Riechen, Schmecken, die hier als substantivierte Verben erneut das klinische und wissenschaftliche *Handeln* des einen an und mit dem anderen betonen[85]. Es trägt offensichtlich nichts zum „Verstehen" bei und scheint dem „Begreifen" vorausgehen zu sollen. „Erfahrungen" macht (scheinbar?) nur der Patient. Es entsteht hier (nicht zum ersten Mal) der Eindruck, als nehme es Hartmann mit seiner eigenen Begrifflichkeit nicht immer ganz genau.

Undeutlich bleibt durchweg, was Hartmann unter Hermeneutik, hermeneutischer Methode verstand[86]. Er betonte mehrfach die Gefahr von „Subjektivität" und verwies immer wieder auf seine „persönliche Ansicht und Absicht".[87] Und das, was er von den erhofften Mitteilungen anderer zu seinen Aussagen erwartete, lässt er selbst vermissen: „die genaue Beschreibung der Beobachtungsbedingungen, der gewonnen[en] Inhalte und der Wege der Auswertung."[88]

Ähnlich vage wie zu der seines Erachtens *missachteten* Hermeneutik[89] bleiben Hartmanns Hinweise auf seine phänomenologische Methode zur Entwicklung seiner Abstraktionen und Generalisierungen. Er beschreibt sie so: „Die Betrachtungsweise ist phänomenologisch, das heißt ganzlassend, nur das Nebensächliche vernachlässigend, das Wesentliche unangetastet lassen."[90] Und noch einmal abgrenzender:

> Es ist dieser phänomenologische Ansatz, der bis heute das anthropologische Denken in der Medizin trägt. Er beschränkt sich auf Beschreibungen der erfahrbaren Natur des Menschen. Er macht keine Aussagen über das Wesen des Menschen; solche hält er weder für möglich noch den Versuch dazu für erlaubt. Das trennt anthropologische von Ganzheits-Medizin.[91]

---

85 Hartmann: Zur Anthropologie ärztlicher Erkenntnis (1993), S. 3.

86 Das gilt uneingeschränkt für alle bisher zitierten Texte. Im Nachlass befindet sich (ArchMHH Dep. 3 Nr. 110) ein 38-seitiges Typoskript (o. O., o. J. und ohne Bezug auf einen Anlass), in dem Hartmann sich auf dem Boden eines breiten Literaturreferats mit „Hermeneutik. Das Verstehen von Sprache und Verhalten" auseinandersetzt, zuerst allgemein, dann sich auf eine „ärztliche Hermeneutik" konzentrierend.

87 Hartmann: Auf dem Wege (1990), S. 87.

88 Hartmann: Homo patiens (1984), S. 38.

89 Hartmann: Arzt oder Facharbeiter? (1983), S. 7 des Sonderdrucks.

90 Hartmann: Das Verständnis des Menschen (1977), S. 145.

91 Hartmann: Auf dem Wege (1990), S. 89.

Nur an einer Stelle wird er etwas ausführlicher (wenn auch nicht viel klarer) und bezieht sich hier ausdrücklich, wenn auch ohne Nachweis, auf *Edmund Husserl*:

> Die Phänomenologie nimmt sich Ganzheiten zum Gegenstand, die in der Wirklichkeit vorkommen, nicht Teile von Ganzheiten, die dann zusammengeführt werden, denn ein Ganzes ist mehr als die Summe seiner Teile; das Gefüge, die Struktur, das Zusammengesetzt-Sein aus Teilen, das Aufeinanderbezogen-Sein der Elemente, ist sein Wesentliches. [...] Den Menschen als solchen trifft in Gesundheit und Krankheit nur eine Methode, die ihn als Ganzes wahrnimmt und im Akt der Erkenntnis als Ganzes bestehen lässt.[92]

Man darf annehmen, dass die von Hartmann wahrgenommene Missachtung der Hermeneutik auch die Phänomenologie einschloss. Aus Sicht der Grundlagenforscher und der klinischen und populationsbezogenen Epidemiologen erzeugen beide im besten Fall Evidenz im Sinne unmittelbarer Einsicht. Die orthodoxe EbM würde Hartmanns Erkenntnisse wohl nur als „Meinung"/„opinion-based") gelten lassen; ihr war es lange schwer vorstellbar, dass Hermeneutik und Phänomenologie „evidence" (Evidenz im Sinne der EbM) hervorbringen könnten.

Ich halte dies, vielen Autoren folgend, heute für durchaus möglich und beziehe mich auf eine liberale Definition von „evidence". Ihr Quellpunkt sei, wie bei Hartmann, klinische Erfahrung:

> Evidence is generally considered to be information from clinical experience that has met some established test of validity, and the appropriate standard is determined according to the requirements of the intervention and clinical circumstance. Processes that involve the development and use of evidence should be accessible and transparent to all stakeholder."[93]

Sie schließt an die ebenso offene Bestimmung von „best available external clinical evidence" der klassischen EbM-Definition von David Sackett und Kollegen aus dem Jahr 1996 an: Ihre Quelle sei „clinically relevant research, often from the basic sciences of medicine, but especially from patient centred clinical research [...]."[94] Für mich spricht nichts dagegen, die ärztliche Anthropologie ungeachtet ihrer Validitätsproblematik als grundlegende patientenzentrierte klinische Forschung anzuerkennen.

---

92 Hartmann: Eröffnungsvorlesung Marburg (1957), S. 6. Eine aktuelle empirisch-pragmatische Sicht auf die Phänomenologie als Untersuchungsmethode vermitteln Neubauer, Brian E./Witkop, Catherine T./Varpio, Lara: How phenomenology can help us learn from the experiences of others. Perspectives Medical on Education 8 (2029), S. 90–97.

93 Olsen, LeighAnne/Aisner, Dara/McGinnis, J. Michael (Hg.): The learning healthcare system. Roundtable on evidence-based medicine, Washington DC 2007, S. X.

94 Sackett, David/Rosenberg, William/Gray, Muir/Haynes, Brian/Richardson, Scott: Evidence based medicine: what it is and what it isn't, in: British Medical Journal 312 (1996), S. 71–72.

Die US-amerikanische Definition zielt auf Interventionen; ihr Kern wird nicht berührt, wenn man sie auf Ergebnisse und Schlussfolgerungen von klinischen Beobachtungen und Erfahrungen bezieht. Akzeptiert man das, dann sieht man Hartmann mit seinen aus klinischen Erfahrungen abgeleiteten „Informationen" vor der Hürde des „established test of validity".

Allerdings geht es hier nicht um *externe* Evidenz aus kontrollierten Studien, die in die klinische Situation *importiert* werden sollen. Sondern es geht um theoriebildende und theoriekontrollierende *interne Evidenzen*, solche also, die in der gemeinsamen Situation und nur in ihr gewonnen werden können. Hier hilft die Standardlösung der orthodoxen EbM nicht weiter. Randomisierte kontrollierte Studien validieren interventionelle Verfahren, aber nicht die Ergebnisse „unbewaffnet" gewonnener Mitteilungen der Patienten und ärztlicher Beobachtungen, Verständnisse und Erkenntnisse und sich daran anschließender Aggregation und Generalisierung.

Die Validierung interner Evidenzen begegnet einer weiteren von Hartmann herausgehobenen epistemische Schwierigkeit: Sie folgt aus „Grenzen der Erkenntnismöglichkeiten": „Wir können nicht gleichzeitig gleich scharf und genau messen, werten, beobachten und uns einfühlen, untersuchen und teilhaben."[95]

> Eine vollständige Erkenntnis des kranken Gegen-Übers erweist sich als unmöglich. Es besteht eine Unschärfe-Relation [...]. Das Ergebnis ist: Richte ich Auge und Ohr ganz der Person des Kranken zu, so nehme ich die Objektiva seines Zustands nicht mit der gleichen Schärfe wahr und auch nicht die Szene, die sich zwischen uns beiden abspielt. Konzentriere ich mich auf die Untersuchung mit Auge, Ohr, Nase, Tastorgan, so verschwimmt die Person und die Dramaturgie unserer Zweisamkeit. Gilt mein Interesse den Ereignissen und Formen des Umgangs miteinander, so werden die beiden anderen Perspektiven undeutlicher."[96]

So sieht Hartmann eine „Pflicht des Arztes, am Krankenbett mehrdimensional zu denken[97] – ausdrücklich nicht ganzheitlich, „holistisch". Gleich scharfes Wahrnehmen und Denken auf mehreren und dazu verschiedenartigen Ebenen sei gleichzeitig nicht möglich, sondern gelinge in einer komplexen Situation nur mit Hilfe des schon erwähnten Pendelns, des „dauernd zwischen den Ebenen Wechseln[s]"[98]; und das gilt auch für den Wechsel zwischen der Perspektive des Klinikers und der des anthropologisch orientierten Wissenschaftlers.

Die EbM hat zur Erhebung und Validierung interner Evidenzen bisher wenig zu bieten, auch wenn *Sackett* et al. schon 1996 „klinische Expertise" an den Gebrauch nicht nur externer „evidence/Evidenz", sondern auch an „more thoughtful

---

95 Hartmann: Zur Anthropologie der Beziehungen (1986), S. 17.
96 Hartmann: ‚Das Wohlergehen des Kranken' (2000), S. 13.
97 Hartmann: Die Pflicht des Arztes (1987).
98 Hartmann: Zur Anthropologie ärztlicher Erkenntnis (1993), S. 11.

identification and compassionate use of individual patient's predicaments, rights, and preferences in making clinical decisions about their care" banden.[99] Wie, in welcher Tiefe und Zuverlässigkeit man „predicaments, preferences" u. Ä. valide erhebt, bleibt dunkel, ist aber für die problem- und patientenorientierte Indikationsstellung von entscheidender Bedeutung.[100]

Wäre „persuasive, convincing, trustworthy evidence" (man beachte den Hinweis auf Rhetorik) für die ärztliche Anthropologie Hartmanns erreichbar gewesen? Theoretisch ja, praktisch aufgrund seiner wissenschaftlichen Sozialisation, seiner Umgebung in der MHH und Inneren Medizin, seiner Bezugsgruppen und des Diskussionsstands in den 1970er Jahren wohl nicht. Heute wäre das anders – wenn man Hartmanns Arbeit, wie oben erwogen, als eine Variante *qualitativer* Forschung auffasste und in die Literatur zur „nature of ‚evidence' in qualitative research"[101] eintauchte.

Heute erkennt eine offenere EbM die Ergebnisse aus qualitativen Studien als Evidenz/evidence an. Auch in diesem Feld gibt es „tests of validity", die die Fragestellung, Stichprobenziehung, Auswertungsverfahren, Kategorienbildung, Verdichtungen und Generalisierungen prüfen, grundsätzlich durch wenigstens zwei Personen und im günstigen Fall auf der Basis von Tonband- oder Videomaterial. Ein wichtiges Prinzip ist die Triangulation, das Hinzuziehen eines Dritten oder eine weiteren Daten- oder Wissensquelle nicht nur in der qualitativen (Pflege-)Forschung[102], sondern auch in Kombination mit quantitativen Methoden („mixed-methods study") und in der Biomedizin[103]. Auf das Fehlen exemplarischer Gesprächspassagen bei Hartmann und deren systematischer Auswertung wurde schon hingewiesen. So bleibt es bei dem, was in der Messtheorie „face validity" und (anspruchsvoller) Inhalts- bzw. Konstrukt-Validität – hier ganz auf theoretischer Basis – genannt wird. Als weitere theoretische Ressource könnte die soziale Erkenntnistheorie ins Spiel kommen, wenn man an Hartmanns (wenig erfolgreiche) Einladungen zu einer „gemeinschaftlichen Wissensgewinnung"[104] denkt.

---

99 Sackett et al.: Evidence based medicine (1996), S. 71.

100 Siehe dazu Raspe, Heiner: Die medizinische Indikation und ihre Regulierung in Zeiten der evidenzbasierten Medizin, in: Doerries, Andrea/Lipp, Volker (Hg.): Medizinische Indikation, Stuttgart 2015, S. 94–112.

101 Miller, Steven/Fredericks, Marcel: The nature of "evidence" in qualitative research, in: International Journal of Qualitative Research 2 (2003), S. 39–51; Morse, Janice/Swanson, Janice M./Kuzel, Anton J. (Hg.): The nature of qualitative evidence, Thousand Oaks 2001; Nordgren, Lena/Asp, Margareta/Fagerberg, Ingegerd: The use of qualitative evidence in clinical care, in: EBN notebook 11 (2008), S. 4–5.

102 So z. B. Carter, Nancy/Bryant-Lukosius, Denise/DiCenso, Alba et al.: The use of triangulation in qualitative research, in: Oncology Nursing Forum 41 (2014), S. 545–547.

103 Munafò, Marcuss R./Smith, George D.: Repeating experiments is not enough, in: Nature 553 (2018), S. 399–401.

104 Wilholt, Thorsten: Soziale Erkenntnistheorie, in: Information Philosophie 35 (2007), S. 46–53. Ausführlicher Wilholt, Thorsten: Die Objektivität der Wissenschaften als soziales Phänomen, in:

Das alles sind nicht mehr als Andeutungen von methodologischen Spuren, die zu verfolgen den Anspruch dieses Textes weit überschreiten würden. Sie sollen nur darauf hinweisen, dass heute anerkannte Strategien zur Validierung qualitativen Forschens zur Verfügung stehen.

Hartmanns schwache Verteidigungslinie seiner monozentrischen Wissensansprüche bleibt die Achillesferse seiner anthropologisch-wissenschaftlichen Arbeit – zu einer Zeit, in der die Ansprüche an solche Art Forschung erstens andere und zweitens bescheidenere waren.

Eine erhebliche Rolle spielte für Hartmann immer das, was Mahner als die Nutzung von „specific background knowledge [...] borrowed from adjacent fields" (6) bezeichnete. Schon 1968 bringt Hartmann das „Zustandekommen unseres heutigen anthropologische Fragens und Sagens" mit drei wissenschaftlichen Feldern und namentlich genannten Wissenschaftlern in Zusammenhang: zuerst mit der zeitgenössischen postdarwinschen Zoologie (*Lorenz, Portmann, Tinbergen*), dann mit der philosophischen Anthropologie nach *Nietzsche* (*Scheler, Gehlen, N. Hartmann, Merleau-Ponty, Plessner, Buber, Buytendijk*) und schließlich mit der Entwicklung der anthropologischen Denkweise in der Medizin (*von Krehl, Kraus, von Weizsäcker, von Gebsattel, Siebeck*)[105]. Auf die Vielzahl weiterer Bezugnahmen wurde schon hingewiesen.

Wie weit es im Zuge seiner Anthropologie zu einer *konkreten* Zusammenarbeit mit Personen anderer Forschungsfelder kam, bedarf weiterer Untersuchung. Ich halte es für unwahrscheinlich, dass Hartmann Mahners Bedingung der „systemicity" (12) erfüllt hat. Sie fordert eine Überlappung zweier wissenschaftlicher epistemischer Felder in tatsächlicher multi- und interdisziplinärer Kooperation ihrer Wissenschaftler.

5.3.6 Axiologie, Moralität

Normative Fragen stellen sich auch für die anthropologisch orientierte Klinik, wie sie Hartmann und *Engelhardt* vorschwebte, *und* für deren Forschung. Übergreifend gilt Hartmanns Diktum: „Medizin ist eine humanitäre Veranstaltung der menschlichen Gesellschaft"[106], aber sie ist, wie er selbst betont, keineswegs immer und überall einzelnen Patienten oder ganzen Gruppen gegenüber human. Gleichwohl galt für ihn: „in unserem Kulturkreis tritt die Wertentscheidung hinzu, das Wohl des einzelnen Kranken dem Wohl der Gemeinschaft überzuordnen"[107]. Und:

Analyse & Kritik 2009, S. 261–273.

105 Hartmann: Der anthropologische Gedanke (1968), S. 148.

106 Hartmann, Fritz: Wandel und Bestand in der Heilkunde, München 1977, S. 263.

107 Hartmann: Wie prägt den Arzt seine Wissenschaft (1983), S. 2.

„Die Rechtfertigung der Medizin [ist] der therapeutische Imperativ"[108] mit dem Ziel, dem Patienten mehr zu nützen als zu schaden. Ein „primum nil nocere", ein Auf-keinen Fall-Schaden wäre unrealistisch: „Der Schaden soll und kann gar nicht vollständig vermieden werden, wenn der Arzt eingreifen muss."[109]

Ihr zentrales Mittel, dieses Wohl (heute einen sog. Netto-Nutzen) zu erreichen, heißt Behandlung, und die ist ohne Therapieziele, d. h. übergreifende normative Orientierung und Entscheidung, nicht zu denken. Dies gilt auch für das, was manche wohl als „Nebenziele" bezeichnen würden: bei Hartmann die Neutralitas und darin eingewoben das oben zitierte „Selbstvertrauen" und die „Selbstverantwortung" als Elemente einer „verständigen" Selbstbestimmung und -behandlung. Dass diese Orientierung bei Hartmann mit einem bestimmten Menschenbild zusammenhängt, verdeutlicht das heroisch-einsame Selbst, das in der Definition des gelingenden bedingten Gesundseins am Ende spricht: „Mein Leib, mein Leben, meine Krankheit, mein Sterben".

Therapieziele werden auch für die Diagnostik und Prognostik wichtig; sie sollen „klinisch relevant" und so sparsam und schonend wie möglich gestaltet werden. „Das Ethos einer reinen Sachlichkeit, das so häufig aus einem reinen zweckfreien Wissenschaftsbegriff abgeleitet wird, […] reicht für eine von gegenseitigen Erwartungen und Hoffnungen getragene, von Zwecken und Zielen umstellte und daran bewertete wissenschaftliche Praxis zwischen Menschen nicht aus."[110] Für Hartmann ist „[a]nthropologische Medizin […] Medizin der Mitmenschlichkeit"[111].

Die Norm, sparsam und schonend vorzugehen, gilt auch in der anthropologisch orientierten Praxis; hier resultiert sie aus einer „Ehrfurcht vor den Geheimnissen des Anderen". Des Arztes „diagnostisches und empathisches Zudringen muss Rücksicht nehmen"[112], auch „auf die Geheimnisse des Eigen-Sinns, den der Kranke nicht preisgeben kann oder will."[113] „Einen anderen vollständig verstehen und begreifen wollen, heißt, ihm Gewalt antun, eine Warnung vor den Versuchungen ganzheitsmedizinischer Ideologien."[114] Außerdem: „Es ist naiv, wenn Ganzheitsmedizin unreflektiert davon ausgeht, der Kranke möchte sich seinem Arzt umfassend

---

108 Hartmann, Fritz: Der Arzt im Spannungsfeld zwischen Heilkunst und Technik, in: Medizinische Klinik 83 (1988), S. 456–460, S. 457.
109 Hartmann: Überhöhte Leitwerte (1981), S. 9.
110 Hartmann: In der Heilkunde wirksame Begriffe (1975), S. 82. In der Neujahrsrede 2020 der DFG-Präsidentin K. Becker findet sich ein noch schärferer Begriff: „Pathos radikaler Sachlichkeit", woraus „eine kalte und menschenferne Wissenschaft [erwuchs]"; Becker, Katja: Im Dienste der Gesellschaft, in: Forschung DFG 2020, H. 1, S. 7–9, S. 8.
111 Hartmann: Das Verständnis des Menschen (1977), S. 149.
112 Hartmann: Anthropologische Grenzen (1991), S. 23, 22.
113 Hartmann: Auf dem Wege (1990), S. 120.
114 Hartmann: Das Leiden des Anderen (2002), S. 80.

offenbaren oder er müsse dies tun. Er kann es nicht, weil er sich nicht ganz kennt; wenn er sich auch als Ganzes fühlt."[115]

Andererseits ist „die Suche nach Verständigung [und vorher nach Verstehen und Verständnis, H. R.] ein sittlicher Auftrag an den Arzt [...]"[116], gebunden an den „Anspruch der Ethik des Arztes, keine Erkenntnismöglichkeit zu vernachlässigen. Wissenschaftlichkeit als moralischer Anspruch an den Arzt als Wissenschaftler".[117]

Grundsätzlich beinhaltet in der Klinik jede diagnostische Feststellung auch eine Wertstellung (und einen Handlungsimpuls oder eine Handlungshemmung). Fieber von 40 Grad ist nicht nur mehr als solches von 38 Grad, es ist auch belastender und gefährlicher und „abwartendes Offenlassen" (ein Handlungsbegriff der Allgemeinmedizin) ist kaum angebracht. Nicht nur die klinischen Termini (Fieber, Gelenkschwellung, Lungenrundherd usw.), auch die in der Anthropologie gebräuchlichen sind so gut wie immer gleichzeitig deskriptiv und werthaltig (Gegenüber, Kranksein, Schmerz, Mitleiden, Verständigung usw.).

Zur normativen Grundausstattung von Hartmanns Anthropologie gehört auch ihre Orientierung auf „Brauchbarkeit", in der Klinik wie in der medizinischen Aus-, Weiter- und Fortbildung. In jedem Bereich sollen praktisch bewährte und systematisch geprüfte Denk- und Verhaltensweisen der sog. Schulmedizin nicht aufgegeben, aber doch beweglicher, erweitert und ergänzt werden. „Ärztliche [anthropologisch erweiterte, H. R.] Erkenntnis [...] ist die Voraussetzung für person-, sach- und lagegerechtes Urteilen, Entscheiden, Beraten, Behandeln, Betreuen."[118] Anthropologie enthält wie gesagt ein pädagogisches Programm.

5.3.7 Zu Hartmanns Arbeits- und Schreibweise

Schaut man auf Hartmanns eigenes Werk, so findet man seine Grundbegriffe und -gedanken schon in den Publikationen der zweiten Hälfte der 1950er Jahre. In den folgenden fünf Dekaden sind die Formulierungen teils bestimmter, teils weitläufiger

---

115 Hartmann, Fritz: Was kann ganzheitliche Medizin sein?, in: Argument Sonderheft 162 (1989), S. 7–21, S. 16.

116 Hartmann: Verstehen als Voraussetzung (2006), S. 3.

117 Hartmann: Das ärztliche Gespräch (1984), S. 75. In Hartmann: Die Pflicht des Arztes (1987), S. 170 f. heißt es ähnlich: „Darf er [der Arzt] auf Einsichten und Blickfelder verzichten, die er durch vielfältige Wahl von Gesichtspunkten und Durchblicken gewinnen könnte? In dem Maße, in dem Wissenschaft Erkenntnisse bereithält, die sie auf diesen Feldern erarbeitet hat, wird ein Verzicht auf ihre Nutzung unmoralisch." Hier gibt es eine Parallele zur Figur des „scientific physician" von Engel, George L.: Physician-scientists and scientific physicians, in: The American Journal of Medicine 82 (1987), S. 107–111, S. 111: „The distinction is critical for the thesis that medicine as a human experience demands a more inclusive scientific paradigm".

118 Hartmann: Zur Anthropologie ärztlicher Erkenntnis (1993), S. 2.

geworden. Einzelne Themen (z. B. Scham und Würde, chronische Krankheit, chronisches Kranksein und das in ihnen mögliche Gesundsein, Isopathie) wurden in Richtung eigenständiger Konzepte ausgearbeitet.

Brüche oder grundsätzlich neue Ansätze habe ich nicht wahrgenommen. Auch viele der für Hartmann charakteristischen tabellarischen und graphischen Verdeutlichungen haben ihre früh gefundene Gestalt über Jahrzehnte beibehalten (s. o. Abbildung 9). So entsteht der Eindruck eines ruhigen, beständigen, sich festigenden und verzweigenden Weiterarbeitens an einer früh nach 1946 vorbereiteten und geordneten Thematik – im vielfachen Rückgriff auf andere Wissenschaften und auf medizinhistorische, philosophische und literarische Quellen aus der Antike bis zum 20. Jahrhundert.

Das Thema der ärztlichen Anthropologie taucht in Hartmanns Schrifttum, wenn man vom Kongress-Referat 1949 absieht, erstmals 1956 mit und in „Der aerztliche Auftrag" auf, nach einem Jahrzehnt intensiver grundlagenwissenschaftlicher Arbeiten im Labor. Ab 1951 hatte er (s. o. Kapitel 1.3) mehrere Anthropologie-nahe Lehrveranstaltungen für Medizinstudierende und Hörer aller Fakultäten angeboten. Schriftliche Vorarbeiten sind nicht überliefert, aber wenigstens in Form von Vorlesungsmanuskripten zu unterstellen. Man kann annehmen, dass die Früchte dieser Arbeiten das Fundament für den „Aerztlichen Auftrag" bildeten.

Im späteren Verlauf zeigte sich die anthropologische Arbeit weitgehend unbeeinflusst von politischen, ökonomischen, gesellschaftlichen und (sozial-)rechtlichen Entwicklungen seiner Zeit. Hartmann reagiert jedoch an vielen Stellen, auch in seinem Therapieziel, auf „das zunehmende Überwiegen der *chronischen Krankheiten*"[119] bei Älteren, also auf demographische und epidemiologische Veränderungen und sicher auch auf solche im Bereich der Medizintechnik und Krankenhausorganisation.

Die beschriebene Kontinuität ermöglichte es mir, Zitate aus unterschiedlichen Jahrzehnten unvermittelt nebeneinanderzustellen. Die Grenzen zwischen Hartmanns Texten verschwimmen; ihre Inhalte überlappen sich, wenn auch in variablen, ins Offene weisenden Formulierungen. Ich verstehe diese Variabilität nicht als Stilmittel, etwa um wörtliche Wiederholungen zu vermeiden, oder als didaktischen Kniff und auch nicht als Schwäche. Hartmann scheint mir vielmehr die ihn beunruhigenden Gegenstände in immer neuen Anläufen umkreist zu haben – in einer intellektuellen Unruhe, die den Leser einbezieht – aber Koautoren nicht mitnahm. Es fällt auf, dass Hartmann (wie andere Autoren auch) zur ärztlichen Anthropologie so gut wie immer als Einzelner (Einsamer?) publizierte – in deutlichem Gegensatz zu den frühen biomedizinischen Publikationen. Die führen in ihrer Mehrzahl mehrere, in einigen Fällen bis zu vier Autoren auf.

---

119 Hartmann: Über ärztliche Anthropologie (1987), S. 83.

Das, was Hartmann zu *von Weizsäcker* schrieb, trifft – wenigstens teilweise – auf ihn selbst zu:

> In der medizinischen Literatur gibt es nur wenige Beispiele dafür, daß fast das gesamte Werk eines Autors aus Belegen eines inneren Dialogs desselben besteht. Dieses Werk macht den Leser damit zum Teilhaber und Teilnehmer dieses Dialogs, ja, es zwingt ihn, diesen Dialog entweder anzunehmen oder sich ihm zu verweigern.[120]

Hartmanns Texte, oft für Vorträge geschrieben, sind nicht in einfacher, aber in prägnanter und bildhafter Sprache formuliert. Immer wieder denkt er einzelnen Wörtern nach, setzt sie auseinander, verdeutlicht ihre Herkunft, spürt frühere Bedeutungen auf, nimmt ihre Bildhaftigkeit und Etymologie ernst (z. B. Er-fahrung, Empirie). Er hat im Laufe der Zeit zu einem eigenen Stil gefunden, durchsetzt mit überraschenden, teils erhellenden Wortkombinationen (erkenntnisleitende Interessen – Interesse weckende Erkenntnisse), Abwandlungen bekannter Begriffe (Kranksein – Gesundsein), eigensinnigen Übersetzungen (Compliance – einsichtiges Befolgungsverhalten), bewusst gesetzten Bindestrichen (Menschen-Heilkunde – Menschenheil-Kunde[121]) und auch mit Neologismen (Gewissens-Wissenschaft[122]).

Auch dies regt die einen zum Mit- und Weiterdenken an – und löst bei anderen Befremden und Aversionen aus. Sie erwarten einfache Sätze, eindeutige Begriffe, logische Ableitungen, aber keine bildhafte assoziationsreiche Sprache, mehrdeutig, mit latenten Bedeutungen und etymologischer Tiefe, wie sie Hartmann für seinen Gegenstand (angemessen) fand. Ich sehe nicht, dass in seinem Feld Definitionen,

---

120 Hartmann, Fritz: Vergegenwärtigung einiger Anregungen im Werk Viktor von Weizsäckers, Typoskript, o. J., S. 1–26, S. 22. Vermutlich stammt es aus dem Jahr 1994. In Anmerkung 2 auf S. 26 heißt es: „Zu meiner jetzt 50 Jahre andauernden Auseinandersetzung mit den Problemen, die von Weizsäcker zu beschreiben suchte und die weiter zu bedenken er uns hinterlassen hat, regten mich die Fallvorstellungen an, die ich als Student in Breslau 1944 miterlebte."

121 „Der Anspruch einer Menschenheil-Kunde an den Arzt und des Arztes an sich selbst wäre inhuman, weil nicht einlösbar." Hartmann: ‚Das Wohlergehen des Kranken' (2000), S. 48.

122 Hartmann, Fritz: Die Schuldigkeit der Medizingeschichte in der Ausbildung zum Arzt, Typoskript eines Vortrags zur Zusammenkunft der Hochschullehrer der Geschichte der Medizin. Klinikum Benjamin Franklin der Freien Universität Berlin-Steglitz 1972, S. 1–14. Institut für Ethik, Geschichte und Theorie der Medizin der Universität Münster, Teilnachlass Richard Professor Richard Toellner, Ordner Vorträge, Nr. 33, S. 9.

Hartmann hatte den Vortrag irrtümlich auf 1970 datiert. Das war schon von Richard Toellner auf 1972 korrigiert worden, dem er den Text 2005 mit einer handschriftlichen Nachricht und „mit allen guten Wünschen und herzlichen Grüßen" geschickt hatte. Dafür spricht auch, dass die genannte Schrift Kiskers „Medizin in der Kritik. Abgründe einer Krisen-Wissenschaft" erst 1971 bei Enke in Stuttgart erschien.

Im Archiv der MHH existiert eine umfangreicher „Erster Versuch" zu diesem Text mit fast 90 sehr locker bedruckten Seiten und zahlreichen Endnoten (ArchMHH Dep. 3 Nr. 61).

formalisierte Begriffe und Axiome, wie sie *Kamlah* vorschlug und die analytische Philosophie fordert, hilfreicher gewesen wären.

Eine Hürde dürften für manche Leser die zahlreichen lateinischen und griechischen (meist in lateinischer Schrift) und viel seltener französischen bzw. noch seltener englischen Zitate sein. Nach dem Fund einer sehr religiös betonten Passage 1957 sind die später von Hartmann häufiger zitierten Bibelstellen und Strophen aus dem evangelischen Gesangbuch nicht mehr ganz überraschend. Mehrfach wiedergegeben findet sich „Leiden sammelt unsre Sinne, dass die Seele nicht zerrinne in den Bildern dieser Welt, ist wie eine Engelwache, die im innersten Gemache des Gemütes Ordnung hält."[123] Zitiert wurde auch die Strophe 3 des Lieds 317: „Lobe den Herren, der künstlich und fein dich bereitet, der dir Gesundheit verliehen, dich freundlich geleitet. In wieviel Not hat nicht der gnädige Gott über dir Flügel gebreitet!" Sie werden eher im Sinne protestantisch-kulturellen Erbes denn als religiöse Aussage angeführt.

Weniger überraschend für ein bildungsbürgerliches Milieu sind die zahlreichen Zitate aus Werken von *Goethe, Rilke, Kafka, Benn, Brecht* u. a. Eine ihrer Funktionen ist, die eigenen „klinischen" Erkenntnisse dadurch zu stützen, dass sich vergleichbare Gedanken und Erfahrungen in der Literatur der Klassik und Moderne, in Mythen und religiösen Texten finden lassen. So hat Hartmann die 1993 übersandte Kopie seines Aufsatzes zu „Gegen-Stand und Gegen-Über im Umgang mit Kranken" zur Stützung seiner Isopathie-Lehre mit einem handschriftlich hinzugefügten Zitat aus Goethes „Maximen und Reflexionen" versehen: „Es ist etwas unbekanntes Gesetzliches im Objekt, welches dem unbekannten Gesetzlichen im Subjekt entspricht" – ein sichernder Seitenblick auf außerwissenschaftliches Material, wie man ihm u. a. in der psychoanalytischen Literatur der ersten Jahrhunderthälfte häufig begegnet.

Schließlich: Hartmann war kein charismatischer Redner. Er hielt sich eng an seine sorgfältig ausgearbeiteten maschinengeschriebenen oder handschriftlichen Texte. Diese enthalten oft handschriftliche Zusätze, Einschübe, Zitate als Zeichen einer weiteren Bearbeitung. Eine Vorstellung davon gibt Abbildung 10[124]. So wurden aus Vorträgen Vorlesungen.

Von dem Vortrag „Über ärztliche Anthropologie" zum 100. Geburtstags Viktor von Weizsäckers 1986 hat sich das Typoskript eines „1. Entwurf[s]" im Archiv der MHH erhalten[125]. Es zeigt, wie sorgfältig Hartmann mit seiner „Schönschrift"[126] an

---

123 Es handelt sich um die Strophe 4 des Liedes Nr. 305 „Endlich bricht der heiße Tiegel" aus dem Evangelischen Gesangbuch der Württembergischen Landeskirche 1971.

124 Es handelt sich um den oberen Teil der Seite 5 des Textes des Festvortrags „Zur Anthropologie ärztlicher Erkenntnis" von 1993. Die farblichen Markierungen stammen von H. R.

125 ArchMHH Dep. 3 Nr. 18.

126 Auf dem in gleicher (immer auch im Hörsaal gebrauchten) Schrift geschriebenen Vortrag „Die Sprache der Schmerzen", Bielefeld 11. Oktober 1997, findet sich auf S. 1 links oben der Hinweis:

*⊥ Ein anthropologischer Zugang zu den Möglichkeiten und
Bedingungen ärztlicher Erkenntnis erweitert den Horizont über die
Blickwinkel auf die Naturwissenschaften hinaus auf die Kulturwissen-*
Der immer wieder versuchte Ausweg einer Medizin als Naturwissenschaft ist nur dann ~~geschafft~~
rechtfertigt, wenn man sie ohne Einschränkung auf die Natur des Menschen bezieht, eine
Natur, die ihm - von der Natur - zum zweitenmal gegeben ist, wie Helmut Plessner gesagt
hat./Plessner hat auch von der natürlichen Künstlichkeit gesprochen; das ist auch ein na-
turgegebener Zwang zum Nachdenken./Die unmittelbare Beziehung der Tiere zu ihrer
Umgebung ist für den Menschen eine vermittelte Unvermitteltheit geworden - so Plessner./
Bei diesem Nachdenken über die natürlichen Bedingungen der Möglichkeit von Erkenntnis
lasse ich mich von der evolutionären Erkenntnistheorie leiten und benutze gleichzeitig die
Beobachtungen der vergleichenden Ethnologie des Ausdrucksgeschehens und Ausdrucksverstehens als Belege/Ich versuche, die Erkenntnisse über die entwicklungsgeschichtlich
ausgelesenen Orientierungs- und Handlungsbedingungen Raum und Zeit zu übertragen auf
lebensdienliche, besser überlebensnotwendige Ausdrucksformen menschlicher Grundverfassungen, Leidenschaften, Affekte, Emotionen, Leidenszustände, Stimmungen, Erwartungen, Befürchtungen. *Eine dritte Quelle und Hilfe ist die genetische
Erkenntnistheorie von Jean Piaget ⌋*
Die evolutionäre Erkenntnistheorie, die in Deutschland von Konrad Lorenz und Gerhard

Abb. 10 Ein Ausschnitt aus einem von Hartmann handschriftlich ergänzten Typoskript (ArchMHH
Dep. 3 Nr. 106; Abdruck mit freundlicher Genehmigung des Präsidiums der MHH).

ihm auf dem Weg zur gedruckten Endfassung gearbeitet hat. Es finden sich handschriftliche Korrekturen und Ergänzungen mit wenigstens zwei unterschiedlichen
Schreibgeräten und auch Korrekturen von Korrekturen.

Leider verzichtete Hartmann in den mir vorliegenden Typo- und Manuskripten
wie in vielen Veröffentlichungen auf einen wissenschaftlichen Apparat, was die
hier nicht verfolgte Klärung vieler Quellen deutlich erschweren würde.

Auch wenn die Rezeptionsgeschichte zu Hartmanns Werk noch genauer zu
recherchieren ist, so fällt doch auf, wie selten und sparsam er von anderen Autoren
zitiert wurde. So sind z. B. in *von Uexkülls* und *Wesiacks* „Theorie der Humanmedizin" (März 1998) nur zwei randständige Arbeiten Hartmanns aufgeführt. Der
oben erwähnte Aufsatz von ten Have (1995) zur anthropologischen Tradition in
der Medizinphilosophie erwähnt Fritz Hartmann ebenso wenig wie die Übersicht
von G. Verwey „Medicine, Anthropology, and the Human Body" (1990), der von
H. Schipperges geschriebene Artikel zur Anthropologie im Wörterbuch medizinischer Grundbegriffe von *E. Seidler* (1979), die „Iatrologie" *Rothschuhs* (1978) mit
einem kurzen Abschnitt zur Anthropologie und die „Medizinische Anthropologie"
von *Rattner* und *Danzer* (1997).[127] Auch *Karlheinz Engelhardt* zitierte ihn, anders

„Wegen Schönschrift nicht diktiert". ArchMHH Dep. 3 Nr. 80.
127 Verwey, Gerlof: Medicine, anthropology, and the human body, in: Ten Have, Henk/Kimsma, Gerrit/
Spicker, Stuart (Hg.): The growth of medical knowledge, Dordrecht 1990, S. 133–162; Schipperges,

als *Hahn* in seiner Ärztlichen Propädeutik, nur am Rande[128]. Die „Prinzipien der Medizin" von *Gross* und *Löffler* widmen der medizinischen Anthropologie kaum mehr als zwei von 442 Seiten[129] mit einem einzigen Verweis auf Hartmann.

Da dieser so gut wie ausschließlich in deutscher Sprache und oft für abgelegene Journale schrieb, ist von einer geringen internationalen Rezeption auszugehen. In Deutschland (West) finden sich u. a. in *Anschütz* (Darmstadt), *Christian* (Heidelberg) und *Hahn* (Heidelberg) getreuere und genauere Leser aus der Klinik; aber auch sie treten *nicht* mit Beobachtungen hervor, die die seinen „überindividuell" sicherten und „verallgemeinerungsfähig" machten.

Auf das, was er als Moden in der Medizin(theorie) empfand, reagierte Hartmann empfindlich und mit deutlicher Kritik und teils bedenkenswerten Einwänden, so zuletzt auch gegen Begriff und Konzept der Evidenz-basierten Medizin. Für sie erfand er den (in mehrfacher Hinsicht zu kurz greifenden) Terminus „erfahrungs-gesicherte Therapie":

> Denn ich bekenne eine gewisse Befangenheit, wenn nicht sogar Verdacht und Ressen-timent angesichts eines früh politisch und ökonomisch belasteten Begriffs von EbM, wie früher schon bei schnell modisch gewordenen und von Kurzlebigkeit bedrohten Begriffen wie Ganzheitsmedizin, Lebensqualität und Salutogenese.[130]

Der Begriff „Evidenz" findet sich vorher nur an drei Stellen aller hier zitierten Texte: ein erstes Mal als „Du-Evidenzen" (1983), dann in der Frage (2002): „Hat nicht der Bericht des Kranken ‚Es geht mir besser' […] auch seine Evidenz?"[131], drittens als „logische Evidenz" (2003).

Auch den „gegenwärtig medizin-ethische[n] Diskurs" sah er kritisch: Hartmann fiel „ein großer Unterschied auf zwischen den Themen, die den öffentlichen, rechtlichen und medialen Diskurs bestimmen, und den Versäumnissen, über die Kranke klagen, besonders die in Krankenhäusern und Kliniken versorgten."

Heinrich: Anthropologie, in: Seidler, Eduard (Hg.): Wörterbuch medizinischer Grundbegriffe, Freiburg 1979, S. 30–33; Rothschuh, Karl E.: Iatrologie. Zum Stand der klinisch-theoretischen Grundlagendiskussion. Eine Übersicht, in: Hippokrates 49 (1978), S. 3–21 (Hartmann dagegen zitiert Rothschuh häufiger); Rattner, Josef/Danzer, Gerhard: Medizinische Anthropologie, Frankfurt 1997.

128 In drei Büchern Engelhardts wird Hartmann nicht erwähnt, in seiner Monographie „Kranke Medizin" (Münster 1999) nur mit wenigen Arbeiten. Hartmann hatte Engelhardts Studie zu „Kranke im Krankenhaus" ausführlich zur Kenntnis genommen. Engelhardt wandte sich im Mai 1971 an Hartmann und bat um ein Gutachten zu der von ihm angestrebten apl. Professur (ArchMHH Dep. 3 Nr. 24). Eine Antwort Hartmanns ist nicht dokumentiert.

129 Gross, Rudolf/Löffler, Markus: Prinzipien der Medizin, Berlin 1997, S. 129–131.

130 Hartmann: Der Beitrag erfahrungsgesicherter Therapie (2002), S. 1. Zu den anderen Begriffen siehe Hartmann: Mit der Krankheit leben (1996); Hartmann, Fritz: Gesundheitswissenschaften – „Saluto-genese", Typskript, o. J.; Hartmann: Was kann ganzheitliche Medizin sein? (1989); Hartmann: „Qualität" von Leben (o. J.).

131 Hartmann: Der Beitrag erfahrungsgesicherter Therapie (2002), S. 47.

„[D]er gegenwärtige Ethik-Diskurs ist auf wenige, vorwiegend öffentliches Aufsehen erregende Probleme und Werte beschränkt."[132] Seinem Verständnis nach ist „Ethik in der Medizin als Diskurs über nicht restlos lösbare sittliche Spannungslagen" auszuarbeiten.[133]

5.4 Zusammenfassung

Dass die ärztliche Anthropologie Hartmanns nicht die Ansprüche erfüllt, die man an eine konsolidierte „normale" Wissenschaft stellt, ist sicher. Es fehlt(e) erstens an einer Gemeinschaft von parallel, vielleicht sogar kooperativ und konvergent an einem wissenschaftlichen epistemischen Feld Arbeitenden (cf. „Denkkollektiv" bei *Fleck*[134]). Stattdessen dominier(t)en Heterogenität und Divergenz zwischen den einzelnen Autoren. Hartmann war wie andere Anthropologen in der Medizin ein Solitär.

Es fehlt(e) zweitens an einem im Kern als gesichert geltenden Wissenskorpus, der auch von jenen geteilt wird, die dieses wissenschaftliche Feld umstehen. Schließlich scheint es mir an großschrittigen Weiterentwicklungen im Feld der medizinischen und ärztlichen Anthropologie im Bereich der klinischen Medizin gefehlt zu haben. Heute hat sich die medizinische incl. der ärztlichen Anthropologie zur Exegese und Klassikerpflege in esoterische Zirkel zurückgezogen oder nimmt, wenn überhaupt, nur noch peripher Anteil an einer weltweit vergleichenden Sozial- und Kulturanthropologie[135].

Bedeutet dies, dass man Hartmanns Erkenntnisse somit dem Alltagswissen oder dem Pseudowissen zuordnen muss? Nein – es liegt nahe, seine Anthropologie als eine Protowissenschaft im Sinne *Thomas S. Kuhns* zu klassifizieren mit in Teilen „schwachem Wissen"[136] – „schwach" in epistemischer Hinsicht und im Hinblick auf seine soziale Akzeptanz – besonders unter Medizinern. Schon zu Hartmanns aktiver Zeit taten sich die naturwissenschaftlich geschulten Kollegen mit Ergebnissen hermeneutischen und phänomenologischen Arbeitens, wie sie Hartmanns Anthropologie fundieren, schwer. Heute ist die Empfindlichkeit der Biomediziner, der klinischen und bevölkerungsbezogenen Epidemiologen noch ausgeprägter.

132 Hartmann: ,Das Wohlergehen des Kranken' (2000), S. 53, 44.
133 Hartmann: Ethik in der Medizin (1996).
134 Fleck, Ludwik: Über wissenschaftliche Beobachtung und die Wahrnehmung im allgemeinen, in: Fleck, Ludwik: Denkstile und Tatsachen, Berlin 2011, S. 211–238.
135 So z. B. Kehr, Janina/Dilger, Hansjörg/van Euwijk, Peter (Hg.): Transfigurations of health and the moral economy of medicine: subjectivities, materialities, values, Special Issue, Zeitschrift für Ethnologie 143 (2018), H. 1.
136 Siehe dazu jüngst Epple, Moritz/Imhausen, Annette/Müller, Falk (Hg.): Weak knowledge: forms, functions, and dynamics, Frankfurt 2020.

Zu Hartmanns aktiver Zeit hatten Hermeneutik und Phänomenologie in der deutschen Philosophie einen deutlich höheren Status – bevor bei uns die analytische Philosophie zu ihrer jetzigen Bedeutung kam. Man wird Hartmanns Erkenntnisse im Kontext *der* Philosophie betrachten müssen, in dem er seine Anthropologie in Göttingen vorbereitete (in den frühen 1950er Jahren) und in Hannover systematisch entwickelte (ab Mitte der 1960er Jahre). Er blieb seiner Denk- und Schreibweise, seinen Quellen und Autoren bis in die 2000er Jahre treu.

2020 beschrieb Reinhard Pabst, wie erwähnt, die Frühgeschichte der MHH unter der Überschrift „konsequent modern". Kein Zweifel, Hartmanns ärztliche Anthropologie war in den 1950er Jahren hochmodern, also eine auf aktuelle Fragen der Zeit („Ungesichertheit des Menschen") antwortende und eine humane Krankenversorgung intendierende praktische Philosophie. Aber galt dies auch noch 1970, 1980, 1990? Die Inhalte dieser Anthropologie und ihre Sprache scheinen zunehmend aus der Zeit gefallen zu sein, sie fanden keinen Platz mehr im Leben der sich biologisierenden, technisierenden und rationalisierenden Universitätsklinik und damit auch nicht in der medizinischen Aus- und Weiterbildung, die sich ab 1970 an der neuen Approbationsordnung orientierte. „Gegenseitigkeit, Begegnung, Umgang, Leidensformen, Isopathie ..." fanden in der jüngeren Kollegenschaft kaum noch Resonanz. So könnte man die ärztliche Anthropologie, jedenfalls in und seit den 1970er Jahren, als ein eher konservatives und zunehmend anachronistisches Moment in einer sonst vorbildlich modernen, an US-amerikanische Modelle sich anlehnenden Neugründung ansprechen. Auf den Doppelsinn von „anachronistisch" wurde schon in Kapitel 3 hingewiesen: Im Blick auf die aktuellen Diskussionen zum assistierten Suizid, zu Sex und Gender und zur Patientenautonomie und -souveränität war Hartmann seiner Zeit voraus.

Das Ziel einer Humanisierung der Humanmedizin teilte die ärztliche Anthropologie mit der etwas später aufblühenden „patientenzentrierten Medizin", wie sie von *M. Balint* in England in explizit psychoanalytisch-psychotherapeutischer und in Deutschland von *Karlheinz Engelhardt* in implizit anthropologischer Orientierung entwickelt wurde[137]. In dieser Zeit wurde die Psychoanalyse in Deutschland, v. a. die orthodoxe Psychoanalyse Freud'scher Prägung, für eine begrenzte Zeit zu einem kulturell leitenden Interpretationsschema. Sie sollte nicht nur zwischenmenschliche Beziehungen im Alltag wie in Medizin, Pädagogik und Seelsorge, sondern auch politische Prozesse, künstlerische Produktionen,

---

137 Balints zentrales Werk „Der Arzt, sein Patient und die Krankheit" erschien in London schon 1957 und in Deutschland 1966 in Stuttgart. 1969 gab der deutschsprachige Aufsatz von Balint, Michael/ Ball, Dorothea H./Hare, Mary L.: Unterrichtung von Medizinstudenten in patientenzentrierter Medizin, in: Psyche 23 (1969), S. 532–546, der Balint-Bewegung bei uns einen weiteren Impuls. Engelhard folgte 1971 mit dem weiter oben bereits zitierten Aufsatz „‚Patienten-zentrierte' Medizin" in der Münchner Medizinischen Wochenschrift, ohne der Geschichte des Terminus nachzugehen.

Rechtsprechung und Strafvollzug etc. pp. durchsichtiger, verständlicher und humaner machen.

Hartmann erwartete von der Psychoanalyse und Psychotherapie keine wesentliche Hilfe in der internistischen Klinik[138]. Es blieb damit im Verhältnis von (späterer) patientenzentrierter und (früherer) ärztlich-anthropologischer Medizin bei phasenverschobenen Parallelaktionen – trotz offensichtlicher inhaltlicher und zeitlicher Überschneidungen. Und während die theoretisch gehaltene Anthropologie in der akademischen Medizin verblasste, gewann die psychodynamische Psychotherapie an Momentum, auch und besonders in der und für die hausärztliche Praxis.

Beide Bewegungen nahmen in Praxis und Forschung den einzelnen Patienten in seiner Lebenswelt in den Blick, beide lebten aus der Begegnung, dem Umgang zweier Personen, die sich sprachlich und vorsprachlich verständigen, beide bedienten sich hermeneutischer Methoden, arbeiten „qualitativ", beide nutzten tiefgründigere (psychodynamische bzw. anthropologische) Interpretationsmuster und lassen sich nicht in kognitiv-behavioraler Psychologie und -therapie aufheben. Heute droht auch die Balint-Bewegung in Vergessenheit zu geraten, jedenfalls in der Ausbildung von Medizinstudierenden.

Orientiert man sich an Mahners Merkmalen bzw. Bedingungen eines wissenschaftlichen epistemischen Feldes, dann spricht Folgendes dafür, Hartmanns ärztliche Anthropologie wenn nicht für eine normale Wissenschaft, so doch für ein wissenschaftliches Unternehmen zu halten: Hartmann bezieht sich auf eine Realität, die schlechterdings nicht zu leugnen ist: Menschen werden und sind manifest krank, sie suchen Hilfe bei der Medizin und den Ärzten. Sie leiden an zuverlässig feststellbaren Veränderungen ihrer biologischen Natur, die sich oft genug auf definierte Krankheiten zurückführen lassen. Gleichzeitig leiden sie in einem erweiterten Sinn: Sie bekommen Angst, sorgen und schämen sich, werden niedergeschlagen, es schmerzt, sie werden an die Endlichkeit des Lebens erinnert. Ernsthaft chronisch Kranksein erzwingt ein verändertes Körperbild, Leiberleben und In-der-Welt-Sein. Das ist ärztlicherseits gemeinsam mit dem Patienten systematisch-methodisch zu verstehen und zu begreifen, wenn man diesem *nicht* ganzheitlich, aber doch umfassend helfen soll und will.

Es ist evident, dass dieses Kranksein und Leiden eines Patienten-Subjekts (das sich selbst beobachtet und Objekt des Arztes wird) und die darauf antwortenden (Re-)Aktionen eines ärztlichen Subjekts (und Objekt seiner selbst und des Patienten) keine Gegenstände sind, die wissenschaftlicher Reflexion nicht zugänglich wären. Es ist ebenso evident, dass weder die biomedizinischen Wissenschaften noch die evaluative Forschung noch die (klinische und bevölkerungsbezogene) Epidemiologie auch nur Begriffe haben, um sich diesen in der klinischen Situation (und bei jeder eigenen Krankheit) erfahrbaren Phänomenen zu nähern.

---

138 Siehe dazu Hartmann: Psychotherapie (1975), z. B. S. 71, 75 f.

Und so ist es eine erste wissenschaftliche Leistung, diese hier noch einmal angedeutete Realität als „eigentümlichen Gegenstand" der klinischen Medizin „gegenstandsangemessen"[139] verstehend vergegenwärtigt und begrifflich mit einem eigenständigen Beitrag erschlossen zu haben.

Eine zweite Leistung ist es, den Arzt als ebenfalls leidenschaftliche, mit-leidenschaftliche Person konzeptuell einbezogen zu haben. Denn:

> Stärker als in aller Wissenschaft lauert in der Wissenschaft vom Menschen die Gefahr der Entfremdung, wenn der Forscher seine Subjektivität verleugnet und im hergestellten ‚Gegenstand' seiner Wissenschaft sich und den Mitmenschen und den beide umgreifenden natürlichen und geschichtlichen Zusammenhang nicht mehr wahrnimmt.[140]

Eine dritte Leistung ist es, dies unter auch heute breit akzeptierten „philosophical assumptions" getan zu haben: (hypothetischer) ontologischer Realismus und Naturalismus (unter einem erweiterten Naturverständnis), epistemologischer Realismus (s. o.) – ohne offene metaphysische Annahmen[141], übernatürliche Kräfte, dogmatische Wesensbestimmungen etc. heranzuziehen. Sein Isopathie-Konzept suchte ihre Grundlagen in der Neurobiologie und Evolutionstheorie. Überhaupt scheint mir Hartmann der „Anthropologe" zu sein, der am stärksten der Klinik verbunden blieb und immer eine Integration diverser Perspektiven, darunter auch die der biologischen Medizin, als unverzichtbar ansah.

Ein viertes Merkmal ist die weitläufige epistemische Vernetztheit bis in die Philosophie und (Medizin-)Geschichte hinein, ein fünftes seine durchgängig betonte Skepsis und Kritik sich selbst (als ambivalentes Stichwort: „Subjektivität") und seinem Denken und Schreiben gegenüber. Seine Arbeit zielte sechstens auf ordnende Verdichtung, Kohärenz, Nachvollziehbarkeit, intersubjektive Nachprüfbarkeit, Übereinstimmungs- und Zustimmungsfähigkeit, nicht auf eine „andere"[142] oder „neue" Theorie der klinischen Medizin, wie sie u. a. der Heidelberger Schule vorschwebte. Schließlich hat er seine Erkenntnisse in offenen Formulierungen in zahlreichen Vorträgen und Publikationen zur Diskussion gestellt und andere hierzu ausdrücklich eingeladen.

Entstanden ist, erstmals 1968 so angesprochen, im Laufe der Zeit doch ein „Arbeitsschema" zur Erkundung der Bedingungen der Möglichkeit einer

---

139 Hartmann: Homo patiens (1984), S. 37.
140 Hartmann: Ärztliche Anthropologie (1973), S. 23.
141 Darüber kann man streiten; Mahner erläutert in „Naturalismus. Die Metaphysik der Wissenschaft" (Aschaffenburg 2018) das, was der Titel enthält: dass der Naturalismus unter bestimmten Bedingungen zu einer Metaphysik der Naturwissenschaften wird. „Genaugenommen wird er zur Metaphysik aller Wissenschaften, die Gegenstände bzw. Systeme der realen Welt empirisch untersuchen" (S. 13).
142 Siehe dazu Geisthövel, Alexa/Hitzer, Bettina (Hg.): Auf der Suche nach einer anderen Medizin, Berlin 2019.

epistemologisch plausiblen und praktisch nutzbaren Verständigung zwischen einem leidenden Kranken und seinem mit-fühlenden Arzt. Es führte ihn zu einer eigenen Theorie, einer eigenständigen, in sich stimmigen und für den besonnenen Kliniker so erhellenden wie brauchbaren „ärztlichen Anthropologie"[143]. Hierin sehe ich die wesentliche wissenschaftliche Leistung Fritz Hartmanns.

---

143 Hartmann: Der anthropologische Gedanke (1968), S. 147, 214.

6. Zum Abschluss: Ein Blick zurück und ein skeptischer voraus

6.1 Ein Blick zurück

Fritz Hartmann war mehr als 40 Jahre internistischer Kliniker, klinischer Forscher und Hochschullehrer in Göttingen, Marburg und Hannover. Sein Praxis-, Erlebens- und Forschungsfeld waren die internistische Universitätsklinik, die Poliklinik und die Privatsprechstunde[1]. Es ging ihm um die *klinische* Medizin, ihre Patienten und Ärzte. Hier ist es in der Mehrzahl der Fälle der Kranke, „dessen Entschluss, einen Arzt zu suchen, sowohl die Medizin als Wissenschaft begründet und den ärztlichen Eingriff [dies sicher nicht allein, H. R.] rechtfertigt."[2]

Diese Wissenschaft bestimmt Hartmann oft, nicht durchgängig, als „Handlungswissenschaft" eigenen Rechts; sie sei nicht bloße Erkenntniswissenschaft. Ihr Auftrag sei (Be-)Handeln, ihr Ziel (pars pro toto) gelingendes bedingtes Gesundsein, und zwar für und bei jedem einzelnen (chronisch) Kranken. Sie sei humanitäre Praxis *und* Wissenschaft von der Natur des Menschen, ihren Pathologien und deren Untersuchung und Behandlung. Auch wenn jeder Mensch, ob krank oder gesund, ein „ganzes" Individuum[3] sei, könne seine Natur nicht ganzheitlich, d. h. zugleich alles von einem Standpunkt aus überblickend, erfasst werden, weder im Einzelfall noch generell.

Und so ist und bleibt auch die ärztliche Anthropologie, die Patient, Arzt und deren Umgang miteinander verstehend und erklärend untersucht, eine „Aspektlehre". „Legitim zielt der Begriff [der ärztlichen Anthropologie, H. R.] auf einen Denkansatz neben anderen wie den morphologischen, patho-physiologischen, psychopathologischen am Krankenbett."[4] Er macht für Hartmann weder den biomedizinischen Blick auf die Krankheit noch den kritisch-evaluierenden Blick

---

1 Die medizinische Poliklinik spielte für die Entwicklung der anthropologischen und psychosomatischen Medizin eine besondere Rolle; man denke an München (Seitz), Gießen (von Uexküll, Pflanz), Heidelberg (Oehme), Hannover (Hartmann). Siehe dazu auch: Cremerius, Johannes: Medizinische Poliklinik und Psychosomatik, in: Zeitschrift für Psychosomatische Medizin und Psychoanalyse 17 (1971), S. 42–50.

2 Hartmann: Über ärztliche Anthropologie (1987), S. 96.

3 „Ganz" bedeutet nicht auch „heil": „Die Ganzheit des Menschen ist in sich jedoch außerordentlich heterogen [...] auf den Konflikt bezogen [...]";Wyss, Dieter/Gerich, Lothar: Die Konzeption psychosomatischer Erkrankungen in der anthropologischen Medizin, in: Balmer, Heinrich (Hg.): Die Psychologie des 20. Jahrhunderts, Zürich 1980, S. 191–198, S. 191.

4 Hartmann, Fritz/Haedke, Kurt: Der Bedeutungswandel des Begriffs Anthropologie im ärztlichen Schrifttum der Neuzeit, in: Marburger Sitzungsberichte 85 (1963), S. 39–99, S. 96.

auf den Wert von Handlungsoptionen noch jenen auf den epidemiologisch-demographischen Kontext klinischer Praxis überflüssig.

Trotz dieser Relativierung sieht Hartmann seine Anthropologie als *Fundament* einer Theorie der Klink oder auch der klinischen (Handlungs-)Wissenschaft und für deren Praxis als *Ergänzung*, ohne die diese weniger human, aber wohl auch weniger wirksam (im Hinblick etwa auf sein besonderes Therapieziel) wäre. Denn in den sonst in der Medizin genutzten Wissenschaftlichkeiten kommt „ihr spezifischer Gegenstand, der kranke *Mensch* [Hervorhebung H. R.][,] nicht notwendig vor."[5]

Hartmann zielte anders als *Viktor von Weizsäcker* und *Alexander Mitscherlich* nicht auf einen Umsturz der Klinik und anders als *Thure von Uexküll* und *Arthur Jores* nicht auf eine „andere" Theorie der sie beschäftigenden Krankheiten[6]. Er tritt mit seinen Konzepten nicht in Konkurrenz zur biomedizinischen Ätiologie und Pathophysiologie. Er wusste nicht mehr und nichts anderes zur Entstehung etwa der rheumatoiden Arthritis als die „Schul"-Rheumatologie seiner Zeit (also wenig). Er verstand ärztliche Anthropologie auch als „eine Kritik am Prinzip der Psychogenie"[7]. Sein *Erkenntnisinteresse* zielte auf die theoretischen und praktischen Bedingungen der Möglichkeit sprachloser und sprachlicher Verständigung zwischen Patient und Arzt.

Wie sich in Hartmanns Anthropologie epistemische und praktische Ziele verbinden, lässt sich am Beispiel des freien ärztlichen Gesprächs verdeutlichen. Im Gespräch, es „übersteigt die Anamnestik"[8], realisiert sich der wechselseitige Umgang zwischen zwei „in pathischer Existenz" solidarisch verbundenen Personen. Es wirkt beziehungsstiftend. Einerseits ist es die erste Quelle von Wissen über den einzelnen Patienten; seine Modalitäten und Inhalte führen zu „Konjekturen"[9] und präzisen Hypothesen zum Problemgefüge des Patienten, die (zum Teil) wieder gesprächsweise geklärt und verstanden werden können. Andererseits ist das Gespräch die Hauptquelle anthropologischer Beobachtung und Erfahrung, ein zentraler Ort dieser Forschung und ihrer hermeneutisch und phänomenologisch geführten Erkenntnisspirale.

An anderer Stelle hatte ich versucht, eine (von außen durch Grundlagenforschung) fortlaufend *verwissenschaftlichte* Klinik von einer sich (von innen heraus)

---

5 Hartmann: In der Heilkunde wirksame Begriffe (1975), S. 59.

6 Selten kritisch äußert sich Hartmann zu von Weizsäcker und von Uexküll in: Hartmann: Medizin – eine Wissenschaft aus eigenem Recht? (1989), S. 42: Einige von Weizsäckers „Sprüche[n]", „Sentenzen sind wegen ihres Totalitätsanspruchs ebenso unbrauchbar, ja hinderlich wie der Versuch Thure von Uexkülls, der Medizin eine allgemeine psychosomatische Krankheitslehre und Theorie zu unterlegen." Kritik an Jores wird in der Besprechung von dessen Buch deutlich (siehe Kapitel 4.5).

7 Hartmann: Über ärztliche Anthropologie (1987), S. 81.

8 Hartmann: Auf dem Wege (1990), S. 93.

9 Hartmann: Konjunkturen und Indikationen (1989).

fortlaufend *verwissenschaftlichenden* zu unterscheiden[10]. Ich hatte mit diesem Partizip Präsens Aktiv bisher allein das Programm der EbM verbunden, soweit sie sich auf beobachtende und interventionelle (auch kontrollierte) klinische Studien bezieht. Unmittelbar einsichtig wird dies an aus der Klinik entwickelten „*Investigator*-initiated Trials" (IIT).

In der EbM „[kommt] ihr [der Klinik] spezifischer Gegenstand ‚der Mensch' nicht notwendig vor"[11], man könnte auch sagen: notwendig *nicht* vor. Es geht allein um Wirksamkeit und Nutzenchancen wie Schadenrisiken klinischer Interventionen bei ausgewählten Patienten*gruppen* im Licht von Aggregatstatistiken; das ist in der Veterinärmedizin nicht anders. Das Design randomisierender Experimente wurde in den 1920er Jahren von R. A. Fisher für die Agrarwissenschaften, nicht für die Humanmedizin entwickelt[12].

Dagegen ist der einzigartige und unersetzbare Ort des Forschens und Handelns der ärztlichen Anthropologie die klinische Situation, in der sich zwei Personen, Patient und Arzt, selbst und einander gleichzeitig Gegenüber/Subjekt und Gegenstand/Objekt sind. Und damit ist ein *zweites* Forschungsfeld genannt, in dem sich die Klinik, diesmal im Umgang mit *einzelnen* Patienten, von innen heraus verwissenschaftlicht und kontrolliert, wenn auch mit anderen Zielen, Methoden, Begrifflichkeiten und Bezugswissenschaften als die grundsätzlich *gruppenbezogene* klinisch-evaluative Forschung der EbM.

In der klinischen Praxis kann man „in der Person des kranken Menschen nicht trennen zwischen ihm als Gegenstand der Wissenschaft und Gegenstand praktischer Heilkunde"[13]. Auch in der Anthropologie verbinden sich also (Be-) Handeln und Forschen „in uno actu".[14] Auch hier kann man von einer forschenden, Erkenntnisse generierenden Versorgung sprechen. Anders gesagt: Ärztliche Anthropologie erweitert das Spektrum der patientendienlichen klinischen Forschung. Sie füllt die Lücke, die die biomedizinische Erforschung subpersonaler

---

10 Raspe: Die klinische Humanmedizin (2018), S. 178 ff.

11 Hartmann: In der Heilkunde wirksame Begriffe (1975), S. 59.

12 Zu R. A. Fisher siehe Marks, Harry M.: Rigorous uncertainty: why RA Fisher is important, in: International Journal of Epidemiology 32 (2003), S. 932–937; Bodmer, Walter: RA Fisher, statistician and geneticist extraordinary: a personal view, in: International Journal of Epidemiology 32 (2003), S. 938–942.

13 Hartmann: In der Heilkunde wirksame Begriffe (1975), Diskussionsbeitrag, S. 85.

14 Raspe: (Be)Handeln, Forschen und Wissenschaft (2020), S. 40 ff.
Die anhaltende Corona-Pandemie führt plastisch vor Augen, welche zentrale Bedeutung die Klinik für die medizinische Forschung und Praxis hat: für die Grundlagenforschung in et ex vivo, die Nosographie, Diagnostik und Prognostik, die Therapieforschung und auch für epidemiologische Forschung und die jeweiligen Praktiken. Die Behandlung jedes Corona-Patienten war am Anfang der Epidemie und ist es bis heute gleichzeitig wissensbasiert und Wissen schaffend. Auch wenn es meines Wissens keine anthropologische Forschung zum Leiden von Corona-Kranken gibt – an mehreren Standorten werden psychologische und soziologische Projekte verfolgt.

Gegenstände und Dynamiken und die evaluative Forschung an Gruppen zwischen sich lassen. In ihr macht sie die Person des Kranken und gleichzeitig dessen Beziehung zu einem Arzt und anderen Klinikern in einer besonderen sozialen Konfiguration sichtbar.

In Erinnerung an *C. P. Snow* mag man am Ende von „vier Kulturen" im gesamten Feld der Medizin sprechen, mit jeweils heterogenen Wissenschaftlichkeiten unter dem Dach allgemeiner epistemischer Werte und Normen. Um es anschaulich zu machen: Ein Biologe wird keinen Antrag zu einem randomisierten klinischen Versuch (RCT) schreiben können und dürfte sich mit der Lektüre entsprechender Publikationen schwertun; ein klinischer Epidemiologe sollte beides können, versagt wohl aber bei der Bewertung einer komplexen pathophysiologischen Theorie; er wüsste auch nichts mit den fünf Hartmann'schen Leidensformen chronisch Kranker anzufangen. Und ein Phänomenologe dürfte gleichermaßen im Labor und vor der Analyse eines umfangreichen klinischen oder epidemiologischen Datensatzes verzweifeln.

Während es in verschiedenen klinischen Einrichtungen zu einer Annäherung bis hin zur Integration der beiden ersten Forschungsfelder (z. B. in der „translationalen" Forschung) kam, geriet das anthropologische Feld in dem sich verengenden wissenschaftlichen Horizont der (Inneren) Medizin aus dem Blick. Ihr Überleben scheint selbst im Feld der speziellen Psychosomatik nicht gesichert zu sein. Es ist zu erwarten, dass auch hier (wie schon länger in der Klinik) Theorien und Methoden der biologischen und behaviouralen Psychologie an Raum gewinnen.

Thomas Fuchs (Heidelberg) schrieb in einer persönlichen Antwort[15] auf die Frage zum aktuellen Stand der Anthropologie in Deutschland: „Die Anthropologie lebt sicher noch, aber an einzelnen verstreuten Orten, meist in Gestalt einzelner, wie in meinem Fall. Die Phänomenologie hat als Grundlagenwissenschaft der Psychopathologie innerhalb der Psychiatrie international durchaus einen guten Stand und ist in vielen Ländern gut vertreten (auch wenn sie gleichwohl gegenüber dem biologischen Mainstream eine Minderheitenposition darstellt). Aber in der allgemeinen und inneren Medizin ist die Phänomenologie kaum präsent und die klassische anthropologische Medizin am ehesten noch in der Gestalt der von-Weizsäcker-Gesellschaft."

---

15 Zwei E-Mails vom 03.12.2020 mit der Erlaubnis, ihn zu zitieren. Thomas Fuchs ist Karl-Jaspers-Professor für philosophische Grundlagen der Psychiatrie und Psychotherapie im Zentrum für Psychosoziale Medizin des Universitätsklinikums Heidelberg und Mitglied der Medizinischen und der Philosophischen Fakultät der Universität Heidelberg. Siehe auch: Fuchs, Thomas: Anthropologische und phänomenologische Aspekte psychischer Erkrankungen, in: Möller, Hans-Jürgen/Laux, Gerd/Kapfhammer, Hans-Peter (Hg.): Psychiatrie, Psychosomatik, Psychotherapie, Berlin 2016, S. 1–15; Schlette, Magnus/Fuchs, Thomas: Anthropologie als Brückendisziplin, in: Schlette, Magnus/Fuchs, Thomas/Kirchner, Anna M. (Hg.): Anthropologie der Wahrnehmung, Heidelberg 2017, S. 11–46.

Wie kam es zu diesem Bedeutungsverlust, zu dieser Schattenexistenz? Auch hier kann man davon ausgehen, dass die Entwicklung überdeterminiert ist: Es gibt keinen für sich hinreichenden Grund, aber mehr Faktoren, als notwendig erscheinen.

Einige wurden schon genannt: Auf Seiten der Medizin sind es die teilweise atemberaubenden Erfolge der Biomedizin, ihrer Methoden und ihrer Methodologie. Unheilbare Krankheiten sind heilbar geworden, chronische Verläufe zu akuten Episoden verkürzt. In der aktuellen Rede von „personalisierter" Medizin drückt sich ein Wandel des Personverständnisses aus. Für *Robert Spaemann* (1927–2018) ging es um den Unterschied zwischen „etwas" und „jemand"; heute bleibt man beim „etwas", das sich mit *subgruppen*typischen Biomarkern erfolgreich fassen und als Ziel spezifischer Interventionen markieren lässt.

Damit gehen Veränderungen im Verständnis von Humanität in der Medizin einher. 1977 identifizierte Hartmann Inhumanität in Krankenhäusern mit den genannten vier „psychosoziale[n] Hospitalismus-Syndrome[n]"; ihre Formulierung weise auf „veranstaltete" Prozesse *und* auf deren Ergebnisse am einzelnen Patienten hin: z. B. „Entwurzelung/Vereinsamung", „Entpersönlichung, Mangel an Würdigung" (s. o. Kapitel 3.6, S. 75). Während die so ausgerichtete Diskussion zur „Humanität im Krankenhaus" fast zum Erliegen gekommen ist, sind drei andere Perspektiven prominent geworden:

1. Ohne Zweifel ist es ein relevanter Aspekt von Humanität (in) der Medizin, bisher unheilbare Krankheiten mit technischen Mitteln zu heilen und Chronizität zu vermeiden[16]. Und je rascher und vollständiger dies gelingt, umso besser. Würden sich, ein Gedankenexperiment, nicht Anlass und Ziel der ärztlichen Anthropologie (die wesentlich an und für *chronisch* Kranke und *chronische* Ärzte entwickelt wurde) und nicht auch ein Teil der Humanitätsdiskussion erledigen, könnte man allen ernsten Krankheiten entweder präventiv begegnen oder sie in wenigen Tagen bis Wochen heilen? Und scheint dieses Ziel heute nicht in immer greifbarere Nähe zu kommen, wenn man an die Erfolge der stratifizierenden (gerne auch „Präzisions"-) Medizin bei einigen Modellkrankheiten denkt? Es ist dieses Weben am Tuch einer fortwährenden Fortschrittsgeschichte, das die Aufmerksamkeit von bestehenden Schwächen, Defiziten und Wunden der real existierenden Klinik ablenkt. Dennoch macht die kontrafaktische Frage sichtbar, dass ein Teil der Anthropologie in der Medizin von deren Grenzen und Defiziten lebt.

Diese Fortschrittsgeschichte macht es heute nahezu undenkbar, die eingangs gezeigte Plastik Lehmanns (Abbildung 3) in den Neubau eines Großkrankenhauses aufzunehmen: zwei Männer, allein, nicht auf Augenhöhe, sprachlos, ohne Papier,

---

16 Hartmann macht in „Der Arzt im Spannungsfeld" (1988, S. 457) darauf aufmerksam, dass „Sittlichkeit als verwirklichte Menschlichkeit auch nicht technisch neutral bleiben kann". Der Gewinn von Humanität durch Technik werde übersehen oder verdrängt. „Die, die das wissen und verschweigen, sind unaufrichtig."

Tablet, Apparate, Team und ohne Hinweis auf ökonomische Ziele und Zwänge? Verstärkt dies nicht den Eindruck, im Siegel und mit der Plastik der MHH (Kapitel 4) werde bis heute ein archaisches Bild der Patient-Arzt-Beziehung beschworen, das schon in den 1970er Jahren aus der Zeit zu fallen drohte und heute noch unwirklicher erscheint?

2. Als human gilt weiter, Gleiches gleich und Ungleiches ungleich zu behandeln, also Kranke medizinisch einerseits individuell „bedarfsgerecht", andererseits bei gleichem Bedarf „gleichmäßig" zu versorgen (§ 70 Abs. 1 SGB V). Das eine wie das andere profitiert von einer *gruppen*orientierten Standardisierung ex ante und einer Aggregatstatistiken beobachtenden Qualitätskontrolle ex post, beides Elemente der weltweiten EbM-Bewegung mit ihren klinischen Praxisleitlinien. Ein zentraler Punkt deutscher Kritiker der EbM, unter ihnen *Thure von Uexküll*, war es, dass sie die Klinik entindividualisiere, entpersönliche[17].

3. Schließlich gilt es heute (mit sehr hoher Priorität) als human, innerhalb der einzelnen klinischen Situation die „Werte und Präferenzen" der individuellen Patienten im Rahmen einer ärztlichen „Auftragsklärung"[18] zu eruieren. Nach Auffassung der American Geriatric Society bedeutet „'Person-centered care' [...] that individuals' values and preferences are elicited and, once expressed, guide all aspects of their health care, supporting their realistic health and life goals."[19]

---

17 Hervorzuheben sind die Beiträge von Uexküll, Thure v./Herrmann, Jörg Michael: Evidenz-basierte und Patienten-orientierte Medizin, in: Münchner Medizinische Wochenschrift 141 (1999), S. 23–25 und Niroomand, Feraydoon: Das Individuum bleibt auf der Strecke, in: Deutsches Ärzteblatt 101 (2004), S. A1870–A1874. Siehe zu dieser Kritik und Antikritik Raspe, Heiner: Konzept und Methoden der Evidenz-basierten Medizin: Besonderheiten, Stärken, Grenzen, Schwächen und Kritik, in: Gethmann-Siefert, Annemarie/Thiele, Felix (Hg.): Ökonomie und Medizinethik, München 2008, S. 207–253.

18 Behrens, Johann: EbM ist die aktuelle Selbstreflexion der individualisierten Medizin als Handlungswissenschaft, in: Zeitschrift für Evidenz, Fortbildung und Qualität im Gesundheitswesen 104 (2010), S. 617–624, hier S. 621. Siehe aber auch ein Zitat von Fritz Hartmann: „Unsere ärztlichen Aufgaben leiten sich von den Aufträgen her, die unsere Kranke uns geben." Hartmann: Verständigung als ärztliche Aufgabe (2000), S. 104.

19 American Geriatrics Society Expert Panel on Person-Centred Care: Person-centred care: definition and essential elements, in: Journal of the American Geriatrics Society 64 (2016), S. 15–18, S. 15. Anspruchsvollere Definitionen findet man bei Scholl, Isabelle/Zill, Jördis, M./Härter, Martin/Dirmaier, Jörg: An integrative model of patient-centeredness – a systematic review and concept analysis, in: PLOS ONE 9 (2014), Issue 9, e107828; Berwick, Donald M.: What "patient-centered" should mean: confessions of an extremist, in: Health Affairs, 19 May 2009, w555–w565; McCormack, Lauren A./Treiman, Katherine/Rupert, Douglas et al.: Measuring patient-centered communication in cancer care: a literature review and the development of a systematic approach, in: Social Science & Medicine 72 (2011), S. 1085–1095.
Ein auch die spirituelle Dimension umfassendes Verständnis von patientenzentrierter Medizin findet sich bei Evans, Richard G.: Patient centred medicine: reason, emotion, and human spirit? Some philosophical reflections on being with patients, in: Medical Humanities 29 (2003), S. 8–15.

Ärztliche Fürsorge aus dem Bewusstsein und der Erfahrung gemeinsamer pathischer Existenz ist in den Verdacht eines paternalistischen Übergriffs gekommen.[20] Ein ärztliches Beziehungsangebot kann heute als Zumutung verstanden werden. Der Patient soll/will nicht mehr der Leidende sein, der in seiner Not fraglos und geduldig auf Hilfe wartet. Er soll/will wenigstens selbstbestimmter Klient sein oder souveräner Kunde oder auch freier Konsument. Das Themenfeld der Medizinsoziologie der 1970er Jahre – Macht, Herrschaft, Emanzipation und Autonomie – meldet sich in veränderter Gestalt zurück. Aus einer damals eher akademischen Diskussion ist heute eine breit getragene gesellschaftliche Bewegung geworden. Nicht immer ist klar, um wessen Interessen es in welcher Mischung geht: Die der Kranken und/oder der Kliniker und/oder der Kostenträger und/oder der Gesundheitsindustrie[21].

Zu dieser Gemengelage tritt auf Seiten der Krankenhausmedizin hinzu, dass sich die Kontakthäufigkeiten und Kontaktflächen zwischen überlastetem und erschöpftem Personal und den Patienten mit stark abnehmenden Verweildauern einschränken und dass die einzelnen Kontakte durch den ständigen Wechsel des Personals kaum noch persönliches Profil gewinnen (können). Die wenigen Tage eines Krankenhausaufenthalts dienen vor allem einer schleunigen hochintensiven technisch gestützten Diagnostik und Therapie. Die Fixierung auf einen rasch nachweisbaren, quantifizierbaren und (auch ökonomisch) berechenbaren Nutzen und Gewinn medizinischer Behandlungen tut ein Übriges. Von diesen Entwicklungen bleibt der ambulante Bereich nicht verschont. Medizinische Versorgungszentren, Großpraxen und Polikliniken können die wünschenswerte Kontinuität der Arzt-Patient-Beziehungen nicht garantieren. Und auch hier hinterlässt die Ökonomisierung der Medizin ihre Spuren in der Bevorzugung besonders profitabler Untersuchungs- und Behandlungsverfahren.

Auf Seiten der Anthropologie fällt die vielschichtige Ansprüchlichkeit ihrer Theorie und Praxis ins Gewicht. Schon ihre heute ungebräuchliche „unmoderne" Sprechweise, verbunden fast immer mit dem Habitus intellektueller Überlegenheit

---

20 Eine Stellungnahme des Deutschen Ethikrats bestimmt „selbstbestimmungsermöglichende Sorge" als eine Aufgabe der Klinik. Der Begriff „Fürsorge" sei in Misskredit gekommen, selbst wenn ihm die Vorstellung zugrunde liege, „das Beste für den Patienten zu tun. Auf dessen Seite wird solches Verhalten aber überwiegend als bevormundend, die eigene Person und die eigenen Vorstellungen ignorierend oder sogar abwertend erlebt." Deutscher Ethikrat: Patientenwohl als ethischer Maßstab für das Krankenhaus, Berlin 2016, S. 41. Literatur zum „überwiegend" ist mir nicht bekannt geworden.

21 „Treue" Kunden, aber mehr noch schlichte Verbraucher werden leicht Objekt direkter und gezielter Werbung und damit von raffinierter Manipulation. Nicht umsonst hat sich die EU gegen die von der Pharmaindustrie geforderte Bewerbung verschreibungspflichtiger Medikament in allgemein zugänglichen Medien entschieden. Angeblich selbstbestimmte Verbraucher können leicht zu Scheinselbstständigen werden.

und mit ständigen Bezugnahmen auf ein verblassendes philosophisches und literarisches Erbe, wirkt heute alles andere als einladend. Hinzu kommen die im gegenwärtigen epistemologischen Klima schwer zu verteidigenden Wissensansprüche, die weitgreifenden Generalisierungen, die dogmatisch vorgetragenen, oft hoch spekulativen Elemente anthropologischer Konzepte. Man hätte es sprachlich gerne einfacher und ohne Ambiguitäten und historischen, etymologischen und sozialen Ballast.

Nicht zu übersehen ist auch, was Hartmann von Anfang an wusste: „Die Hoffnung, durch viel Wissen vom Menschen den Menschen auch menschlicher zu machen, ist enttäuscht worden: Wissenschaft vom Menschen vermenschlicht den Menschen nicht notwendig. Anthropologie geht nicht logisch und bruchlos in Humanität auf. Humanität geht nicht in Anthropologie auf; beide können nicht durch einander ersetzt werden."[22] Die Anthropologie Hartmanns hat in seiner beruflich aktiven Zeit zu *keiner* erkennbaren Steigerung der humanen, d.h. hier der zwischenmenschlichen Qualität der klinischen Medizin geführt. Es wäre eine reizvolle Aufgabe, nach Spuren der medizinischen und ärztlichen Anthropologie in der heutigen somatischen Medizin zu suchen; Kandidaten hierfür könnten die Geriatrie und die Palliativmedizin sein. Was sind deren aktuelle theoretische Ressourcen? Greifen sie bewusst (oder auch unbewusst) auf Begriffe, Modelle, Ergebnisse der Anthropologie in der Medizin zurück?

Hartmann bringt das „lebhafte anthropologische Interesse" seiner Zeit (hier vor und bis 1973) auch mit dem Erleben des Ersten und bald darauf des Zweiten Weltkriegs und auch eines im Dritten Reich „entwurzelte[n] Arzttum[s]" in Verbindung. „Die gegenwärtige Medizin ist nun im besonderen Maße in ihren Grundlagen erschüttert worden". In der Medizin „wirkt diese Erschütterung, diese Demaskierung […] bis jetzt fort. Das schnelle Vergessen der Menschen hat so manchen fruchtbaren Ansatz der letzten Jahre schon unwirksam gemacht. Das für die Medizin zu verhindern, ist auch eine Aufgabe ihrer geschichtlichen Analyse."[23]

Dieser muss er sich in den Jahren vor 1955 intensiv gewidmet haben. Ihre Früchte sind in dem 1956 erschienen Buch „Der aerztliche Auftrag" nachzulesen und fanden ihre Fortsetzung in der 1973 erschienenen „Ärztlichen Anthropologie". Das Buch endete mit „Versuche[n] einer Neubestimmung ärztlicher Humanität in der Gegenwart".

Umso bemerkenswerter ist es, dass die für uns fassbare erste Reaktion Hartmanns auf die genannte Erschütterung in einer intensiven Hinwendung zur naturwissenschaftlichen Forschung im Labor der Schoen'schen Klinik bestand, zusammen mit jüngeren Kollegen. Er bezeichnete diese Zeit (mit H. Cleve in einem gemeinsamen

---

22 Hartmann: Ärztliche Anthropologie (1973), S. 15–16.
23 Hartmann: Ärztliche Anthropologie (1973), S. 15, 17. Sicherlich gehörte Hartmann nicht zu den Protagonisten einer innerärztlichen Auseinandersetzung mit der klinischen Medizin in der NS-Zeit.

Labor) als „den vielleicht bedeutsamsten und aufgewecktesten Abschnitt" seiner und ihrer gemeinsamen Biographie.

Offenbleiben muss die Rolle religiöser Bindungen in dieser Zeit. Solche lassen sich in der oben zitierten singulären Passage zur Anthropologie des (hier als gott-gegeben gefassten) Verhältnisses von Eltern und Kindern erahnen, nicht fassen. Sicher ist, dass Hartmann sich in seiner Anthropologie unabhängig machen wollte von religiösen, insbesondere von christlichen Erwägungen. Das mag erklären, warum er mit seinen fünf Leidensformen einen Bogen machte um weitere „existen-tielle" Probleme wie die allfällige Sinnkrise, die Theodizee- und die Schuldfragen. Patientenzentrierte Medizin schließt heute (wenn auch nicht überall gewürdigt) „spiritual care" mit ein[24].

Könnte man die ärztliche Anthropologie als Manifestation der *Skepsis* auffassen, die Schelsky 1957 der Jugend zuschrieb[25], die um 1935 geboren worden war? Mir scheint sie eher eine akademische, also in erster Linie wissenschaftlich-rationale, rationalistische Antwort auf die Erschütterung zu sein, die Hartmann als junger Erwachsener in der und durch die Katastrophe des Dritten Reichs erlitt. Und wenn man genauer hinsieht, dann verwandelte sich seine Erschütterung rasch in eine Erfahrung, eine Überraschung, eine Ernüchterung. Sie resultierte in der dis-tanzierenden Diagnose: „Ungesichertheit des Menschen", nicht nur der Gattung, sondern jedes Einzelnen, auch des Nächsten. Mit dieser Entdeckung verband sich „die bange Frage", wie es weitergehen solle.

Es wiederholte sich hier nach 1945 etwas, was die vorausgehende Generation nach 1918 erlitten und beantwortet hatte. Die philosophische Anthropologie, ihre Quellen und ihre Impulse bis in die Medizin hinein reflektierten auch die erschütternden Erfahrungen der Teilnehmer am Ersten Weltkrieg. Zwei ihrer grundlegenden Werke: „Die Stellung des Menschen im Kosmos" *Schelers* (*1874) und „Die Stufen des Organischen und der Mensch" *Plessners* (*1892) erschie-nen im selben Jahr 1928. Beide Soziologen und Philosophen waren übrigens lehrend und forschend in Göttingen tätig, Plessner bis zu seiner Emeritierung 1962. Auch die oft von Hartmann genannten weiteren Autoren *Martin Buber*, *N. Hartmann*, *F. Buytendijk* und *Adolf Portmann* wurden noch im 19. Jahrhundert geboren, *Konrad Lorenz* und *Arnold Gehlen* nur wenig später (1903 und 1904). So wundert es nicht, dass ihre Schriften aus den Jahren vor dem und während des Zweiten Weltkriegs für Fritz Hartmann zu wichtigen Orientierungspunk-ten wurden. Es wundert auch nicht, dass er die Anthropologie zehn Jahre nach Kriegsende immer wieder als „modern" beschwor, modern in dem vierfachen Sinn: Vergangenes hinter sich lassend, aktuell erforderlich, (auch methodisch)

---

24 Siehe z. B. Peng-Keller, Simon: Spiritual pain. Annäherung an einen Schlüsselbegriff interprofes-sioneller Spiritual Care, in: Spiritual Care 6 (2017), S. 295–302.

25 Schelsky, Helmut: Die skeptische Generation, Düsseldorf 1957.

auf der Höhe der Zeit und fortschrittlich-vorausweisend. Dass Modernität auch in diesem Fall kein stabiles, sondern ein sich rasch überlebendes Prädikat war, wurde schon diskutiert.

6.2   Ein Blick voraus

6.2.1 Skepsis

Es ist nicht zu erwarten, dass es, wie die Dinge stehen, zu einer spontanen Renaissance der ärztlichen Anthropologie kommen wird. Sie dürfte den zukünftigen Ärztegenerationen noch fremder werden, als sie es der aktuellen ist und einer älteren zunehmend war. Die Schreibfeder ist ein schwaches Werkzeug; sie kratzt nur oberflächlich an dem „stahlharten Gehäuse" (*Max Weber*[26]), an dem Biomedizin, Technokratie, Gesundheitsindustrie und Marktökonomie gemeinsam bauen und weiterbauen – mit medizinischen Erfolgen, die niemand leugnen kann und niemand vermissen möchte.

Dennoch bleibt die Frage, besonders an die Aus- und frühe Weiterbildung von Ärzten gerichtet: Wo werden die für Patienten und Ärzte evident wichtigen *klinischen* Fragen und Antworten Hartmanns verhandelt, die Fragen zum Patienten als Homo patiens, dem Arzt als Homo compatiens und zur Ordnung ihres Umgangs, also die Fragen zum „unbequemen Gegenstand Mensch" – *und damit zur Unterscheidung von Humanmedizin und Veterinärmedizin?*

Das Verblassen der Anthropologie in der klinischen Medizin hat zumindest in der Inneren Medizin eine Lücke gelassen, die durch die (vorklinischen) Fächer der Medizinischen Psychologie und Soziologie und die klinischen Fächern der Psychiatrie, Psychosomatik und Psychotherapie nicht ausgefüllt werden konnte und kann – und dies umso weniger, je mehr dort kognitiv-behaviorale und neurobiologische Orientierungen und Modelle dominieren. Sie wird auch nicht gefüllt mit der Verabsolutierung komplementierender Zugänge. Als Beispiel mag die „narrative-based medicine" gelten, die 1999 neben die „evidence-based medicine" gestellt wurde[27] und sich inzwischen zu der schon zitierten „narrative medicine" auswuchs und damit die Einbindung in die „Mainstream"-Medizin[28] erschwerte.

---

26 Weber, Max: Die protestantische Ethik und der Geist des Kapitalismus, 3. Aufl., München 2010, S. 201.

27 Greenhalgh, Trisha: Narrative based medicine in an evidence based world, in: British Medical Journal 318 (1999), S. 323–325.

28 Eine Definition und Geschichte von „mainstream medicine" findet sich bei Alex Broadbent: Philosophy of medicine (2019), S. 6 ff. In Deutschland meint der Begriff „Schulmedizin" in etwa das Gleiche.

Jedenfalls im weiten Bereich der (noch) nicht heilbaren chronischen somatischen Krankheiten gilt bis auf Weiteres:

> Die spezifische Erfahrung des Arztes vom Menschen, auf die er seine Wissenschaft gründen kann, ist die des homo patiens (des leidensfähigen Wesens), *der* eigentümliche Formen von Angst und Hoffnung hervorbringt, *der* das Erleben seines Leibes mit der Sinnfrage verbindet, *der* Ziele setzt und an sich zweifeln kann, *der* aus Sorge plant [...]. Eine zweite Erfahrung, die nur der Arzt machen kann und die in ihm eine ärztliche Anthropologie als wissenschaftliche Struktur seines Umgangs mit Kranken heranbildet, ist das Verhältnis der Kranken zu ihren Ärzten.[29]

Damit sind Themen einer allgemeinen klinischen Medizin angesprochen, die nicht allein von den genannten fünf vorklinischen bzw. klinischen Disziplinen behandelt werden können. Die Themen betreffen alle klinischen Fächer unter den Bedingungen ihrer spezifischen Erkrankungen und Untersuchungs- wie Behandlungsmethoden, besonders die Innere Medizin. Es ist zu wünschen, dass Medizinstudierende und junge Ärzte wieder angeleitet werden, dass und wie sie sich die zuletzt erwähnten Erfahrungen bewusstmachen und über sie identitäts- und verhaltenswirksam nachdenken können.

Dazu scheint es mir unumgänglich zu sein, das Verständnis von Wissenschaftlichkeit in der ärztlichen Aus- und Weiterbildung *nicht allein* auf die drei wissenschaftlichen epistemischen Felder der Grundlagenforschung, der evaluativen Forschung (mit ihrer Grundlagenwissenschaft der klinischen Epidemiologie[30]) und der Populationsepidemiologie zu verengen, sondern auch das vierte Feld, also die ärztliche Anthropologie in ihrer *Substanz* als ein grundlegendes und im strikten Sinne *klinisches* wissenschaftliches Bemühen zu pflegen – im Dienst einer patientenzentrierten Medizin.

---

29 Hartmann: In der Heilkunde wirksame Begriffe (1975), S. 81. Die Hervorhebungen gehen auf Hartmann zurück. Überraschend ist die Formulierung „in ihm". Soll das bedeuten, dass jeder Arzt eine eigene Anthropologie entwickelt, eine eigene „wissenschaftliche Struktur"? Ich verstehe die Formulierung so, dass sie auf die Notwendigkeit einer je individuellen Aneignung, einer Personalisierung der allgemeinen ärztlichen Anthropologie hinweisen will.

30 David Sackett, der „Vater" der EbM, gilt auch als einer der Begründer der klinischen Epidemiologie. Schon 1969 schrieb er ihr ein Programm: Sackett, David: Clinical epidemiology in: American Journal of Epidemiology 89 (1969), S. 125–128. Für ihn war ein klinischer Epidemiologe „an individual with extensive training and experience in clinical medicine who, after receiving appropriate training in epidemiology and biostatistics, continues to provide direct patient care in his subsequent career" (S. 128). Die klinische Epidemiologie wird in der ersten und zweiten Ausgabe des von ihm angeführten Buchs im Untertitel als „a basic science for clinical medicine" bezeichnet: Sackett, David/Haynes, Brian/Guyatt, Gordon/Tugwell, Peter: Clinical Epidemiology, 2. Aufl., Philadelphia 1991. Auf der Rückseite der ersten Auflage (1985) wurde sie als „science of the art of medicine" beschrieben.

Peter Hahn hat den Begriff „anthropologisches Erbe" geprägt[31]. Ein Erbe, das Erben und Erbe-Sein setzen einerseits den Tod, wenigstens ein Er-Blassen von Menschen und Werken voraus; andererseits verpflichtet es die Nachkommenden, sich zum Nachlass zu stellen und, sollten sie das Erbe annehmen, mit diesem im Sinne des Erb-Lassers umzugehen.

Während ein Teil der Inneren Medizin das anthropologische Erbe ausschlug und ein anderer Teil es nicht wahrnahm, scheint es doch eine begrenzte Zahl von Vor- und Nacherben zu geben, die Teile des Erbes angenommen haben; nirgendwo, soweit ich sehe, in Form einer „anthropologischen Medizin" und schon gar nicht als „neue Wissenschaft"[32], möglicherweise aber in Form einer anthropologischen Orientierung ihrer klinischen Praxis und Forschung. Unter anderem Namen leben Inhalte und Haltungen der Anthropologie in einigen spezialisierten psychosomatisch-psychotherapeutischen Einrichtungen fort, sofern diese sich psychodynamisch ausrichten. Vergangenheit ist aber eine in die Internistische Klinik „[i]ntegrierte psychosomatische Medizin"[33], wie sie u. a. in Ulm (*von Uexküll*), Köln (*Köhle*), Lübeck (*Feiereis*) und Kiel (*Engelhardt*) existierte; sie wurde an diesen Standorten nicht fortgeführt. Das Modell der Integration von gewöhnlicher Innerer Medizin und tiefenpsychologisch und anthropologisch fundierter Psychosomatik ist aktuell wohl nur noch am Universitätsklinikum Heidelberg mit seiner Klinik für Allgemeine Innere Medizin und Psychosomatik verwirklicht.

Die heute übliche Trennung von Psychosomatik und Innerer Medizin[34] hat der ersten zwar zur Selbstständigkeit verholfen (so auch schon 1975 an der MHH), die zweite generell aber verarmen lassen. Wie weit Spuren der Anthropologie in der Palliativmedizin und Geriatrie noch nachweisbar sind, verdiente eine eigene Untersuchung.

Und so nimmt das mit dem Verblassen der Anthropologie in der Inneren Medizin sich ausbildende Skotom für das kranke Subjekt zu – ohne dass die Notwendigkeit erkennbar abgenommen hätte, zugleich Krankheit *und* Kranksein und den wechselseitigen Umgang von v. a. chronisch Krankem und chronischem Arzt geordnet wahrzunehmen.

Es ist zu begrüßen, dass Internisten heute Patienten mit behandlungsbedürftigen psychischen Störungen an ärztliche und psychologische Psychotherapeuten

---

31 Hahn: Das anthropologische Erbe (2020).

32 Kütemeyer: Anthropologische Medizin. Mechthilde Kütemeyer war die Tochter von Wilhelm Kütemeyer, einem der Schüler und Mitarbeiter Viktor von Weizsäckers.

33 So wurde auch das Buch von Adler, Rolf/Bertram, Wulf/Haag, Antje et al. (Hg.): Integrierte psychosomatische Medizin in Klinik und Praxis, Stuttgart nach der 3. Auflage 1994 nicht fortgeführt.

34 Exemplarisch sichtbar wird diese Trennung dort, wo spezifisch psychosomatische Einrichtungen die Behandlung somatisch gefährdeter Anorexiepatientinnen ablehnen, während die Klinik für Allgemeine Innere Medizin und Psychosomatik in Heidelberg ausdrücklich darauf hinweist, auch vital gefährdete Patienten mit einem BMI unter 12 aufzunehmen.

und an eine spezialisierte Psychosomatik überweisen (d. h. aber auch: sich diesen Patienten entziehen[35]) können. Aber nicht jedes Kranksein, nicht jede Leidensform, nicht jedes Hindernis auf dem Weg zu einem „bedingten gelingenden Gesundsein" hat Krankheitswert und nicht jede Störung des Befindens und Verhaltens von Patient und Arzt erfordert eine Psychotherapie (des Patienten, des Arztes?). Genau betrachtet dürfte dies auf den kleineren Teil der „zahlreichen menschlichen Probleme" (Engelhardt) im gemeinsamen Krankheits-, Behandlungs-, Leidens- und Beziehungsverlauf zutreffen.

Es bleibt für die Internisten die Frage, wie sie den kaum abweisbaren Ansprüchen aus der gemeinsamen pathischen Existenz von Patient und Arzt, dem wechselseitigen Leiden und Mitleiden theoretisch und praktisch gerecht werden wollen. Das anthropologische Erbe macht dazu ein beachtliches Angebot, das „die Krankheit in ihrer Menschlichkeit"[36] zweier miteinander umgehender Subjekte in Praxis und Forschung bewusst wahr- und annimmt.

Die Ziele des anthropologischen Beitrags sind primär dieselben wie die der „schulmedizinischen" Klinik: Krankheit und Kranksein vorbeugen, heilen, lindern, den Krankheitsverlauf und seine Ergebnisse begleiten und so günstig wie möglich gestalten, das Sterben erleichtern, Risiken und Schäden vermeiden, Selbstbestimmung, Selbstverantwortung und auch Selbstbehandlung fördern. Für seine chronisch kranken Patienten und für sich selbst hat Hartmann ein übergreifendes Behandlungsziel, das „bedingte gelingende Gesundsein", eigentlich ein Lebensziel, hinzugefügt[37].

6.2.2 Pragmatische Vorschläge zur Belebung des anthropologischen Erbes

Wäre es möglich – und wenn ja: wie –, der Anthropologie in der heutigen klinischen Medizin, klinischen Forschung und Medizintheorie Überzeugungskraft, Akzeptanz und Wirksamkeit zu verschaffen? Eine bruchlose Fortsetzung der Hartmann'schen Arbeit scheint mir unmöglich und aussichtslos. Ob die im Folgenden von mir skizzierten sieben Anhaltspunkte hilfreich sind, müssen andere beurteilen.
1. Auch wenn das Werk Hartmanns hier im Vordergrund stand – die Anthropologie in der Medizin war und ist im internationalen Maßstab vielgestaltig und

---

35 Hartmann nannte das „den Psychotherapeuten zum Lastesel zu machen für alles, was uns zu mühsam wird, wovor wir uns drücken, weil es zu wenig Erfolge bringt, uns selbst in Frage stellt, uns Menschliches abverlangt"; Hartmann: Psychotherapie (1975), S. 78.

36 Damit zitiere ich einen Buchtitel: Kütemeyer (1963): Die Krankheit in ihrer Menschlichkeit.

37 In Hartmann: Chronisch Kranke – ein Paradigmawechsel (1994), S. 43 ff. führt Hartmann neun konkrete Behandlungsziele und -bereiche auf, die auf die komplexen Problemgefüge von Patienten mit einer rheumatoiden Arthritis antworten und geeignet sind, seinem übergreifenden Therapieziel näher zu kommen.

vielstimmig. Will man dem *ganzen Erbe* gerecht werden, wird man es in toto kritisch sichten und sieben und in ausgewählten Teilen praxisorientiert, zweckmäßig und lehr- wie lernbar neu ordnen müssen. Dabei ist den Erfahrungen und Autoren der Vorzug zu geben, die aus der Inneren bzw. der Allgemeinen Klinischen Medizin wie (in Deutschland) *Brednow, Anschütz, Christian, Engelhardt, Gahl, Hahn,* Hartmann kamen und aus der Internistischen Poliklinik wie *Oehme, Plügge, Seitz, Jores, von Uexküll*[38]. Je stärker der Akzent der Personen und Einrichtungen auf der speziellen Psychosomatik liegt, desto größer wird die Distanz zur gewöhnlichen Inneren Medizin. Daher ist ausdrücklich zu fragen: Wo ist es *Internisten* und *internistischen Einrichtungen* (vielleicht auch palliativmedizinischen und geriatrischen Einrichtungen und Diensten) gelungen und gelingt es noch heute, anthropologische Orientierung in den Klinik- und Praxisalltag (außerhalb der Privatstation und -sprechstunde) zu integrieren, und wo ist es und warum bei Bekenntnissen schöner Seelen geblieben?

2. Medizinische und ärztliche Anthropologie ergänzen die in so gut wie jedem Einzelfall notwendige *Mehrdimensionalität* des klinischen Denkens und Handelns[39]. Sie ergänzen sie um eine basale humane Dimension, ohne andere (biomedizinische, psychologische, soziale, spirituelle, rechtliche, ethische …) Dimensionen beeinträchtigen oder verdrängen zu wollen. Schon im Bereich der Pathogenese und Pathoplastik kommt es darauf an, biomedizinische, psychosoziologische, anthropologische, spirituelle, ökonomische etc. Fragen als solche zu identifizieren und mit je eigenen Wissensbeständen und Methoden zu bearbeiten[40]. Man sollte dieses Vorgehen als „komprehensiv"[41] bezeichnen, auch um sich deutlich von „holistischen" Konzepten abzugrenzen. Dass man Mehrdimensionalität noch feiner ausarbeiten kann, zeigt Hartmann in der zuletzt zitierten Arbeit, die ihn zu einer die klinische Praxis allerdings nie erreichenden „Anleitung zur mehrdimensionalen problemorientierten Anlage einer Kranken-Geschichte" führte. Dies verdeutlicht, dass nicht allein die Theoriebildung anspruchsvoll ist, sondern ebenso die Umsetzung des Ausgedachten in zeitgemäße Organisationsformen, Programme und Handlungsweisen.

3. Auf *Peter Hahn*[42] geht die Anregung zurück, neben der Integration der ärztlichen Anthropologie in die psychosomatischen und psychologischen Fächer nach Brücken zwischen aktuellen Entwicklungen in der Bio- und technischen Medizin einerseits und der Anthropologie andererseits zu suchen. Das klingt

---

38 Seitz wird intensiv gewürdigt von Cremerius: Medizinische Poliklinik und Psychosomatik (1971).
39 Hierzu noch einmal der Verweis auf Hartmann: Die Pflicht des Arztes (1987).
40 Hierzu gibt der „Methodenkreis" von Peter Hahn wesentliche Hinweise: Hahn: Ärztliche Propädeutik (1988), S. 144. Er verdeutlicht die Bedeutung und Notwendigkeit des Methodenwechsels.
41 Von comprehendere lat.: zusammenfassen, verbinden, geistig erfassen.
42 Persönliche Mitteilung Januar 2021.

attraktiv und man könnte eine solche aktuell im Konzept der „personalisierten Medizin" auf der Basis von Biomarkern sehen. Dies erlaubt die Frage, ob es bei Biomarkern bleiben muss oder ob auch „Psycho- bzw. Sozio-Marker" berücksichtigt werden sollten und könnten. Als Beispiel für einen Psychomarker kann das per Fragebogen erhebbare Stadium der Änderungsbereitschaft in der Diagnostik und Therapie von Suchterkrankungen, z. B. der Tabaksucht, herhalten (Transtheoretisches Modell[43]). Ein Soziomarker wäre z. B. der sozioökonomische Status einer Person oder das Ausmaß ihrer „Anerkennungskrise"[44].

Aber schon hier wird die Schwierigkeit der Verständigung sichtbar: objektiv messbare „Marker" jeder Herkunft sind etwas anderes als dem Verstehen aufgegebene verbale, para- und nonverbale Äußerungen zweier aufeinander bezogener Subjekte. Die sog. personalisierte und die personale Medizin teilen aktuell nicht viel mehr miteinander als die ersten acht Buchstaben – was nicht ausschließt, ein gemeinsames Personverständnis zu entwickeln oder wenigstens das der anderen Seite wahrzunehmen, anzuerkennen und – wo möglich – zu integrieren.

4. Eine anthropologisch orientierte Innere Medizin mag „bessere, humanere, nachhaltigere" Behandlungsergebnisse in Aussicht stellen – zuerst einmal erfordert sie aber *Investitionen*, v. a. zeitliche und personelle, also auch finanzielle. Sie erfordert Vorbilder und Mitarbeiter, die die zusätzliche Last und Lust von Selbsterfahrungsgruppen, Balintarbeit und Supervision auf sich nehmen. Sie erfordert eine klinische Umgebung, die sich der Anthropologie jedenfalls nicht aktiv verschließt. Sie erfordert Weiterbildungsangebote, die dem entgegenwirken. *Barbara Elkeles* hat darauf aufmerksam gemacht, dass – im Gegenteil – thematisch verwandte Weiterbildungselemente (Balintgruppe, Kursus in psychosomatischer Grundversorgung) zunehmend weniger Facharztspezialitäten zur Pflicht gemacht wurden.[45]

5. Soll Anthropologie in der Medizin zu einem wissenschaftlichen epistemischen und praktischen Feld werden, dann braucht es im Sinne der *sozialen* Erkenntnistheorie eine *Gruppe* gleichgesinnter internistischer Kliniker, die sich zu einem lokalen, regionalen oder nationalen Netzwerk zusammenschließen. Die bisherige einsam-solipsistische, teils auch egozentrische Arbeitsweise sollte ein Ende finden. Hartmann hat darunter gelitten, dass der von ihm angeregte kollegiale Austausch von anthropologischen Erfahrungen nicht zustande kam – auch wenn er an diesem Leiden als die Person, die er war, beteiligt gewesen sein mag.

---

43 Siehe z. B. Prochaska, James O./Velicer, Wayne F./DiClemente, Carlo/Fava, Joseph L.: Measuring processes of change: applications to the cessation of smoking, in: Journal of Consulting and Clinical Psychology 56 (1988), S. 520–528.

44 Siehe dazu Siegrist, Johannes: Anerkennung und Gesundheit (Heidelberger Akademische Bibliothek 7), Stuttgart 2021.

45 Persönliche Mitteilung; E-Mail vom 08. 03. 2021.

6. Neben den anderen Wissenschaftlichkeiten wird die Anthropologie in der Klinik nur bestehen können, wenn sie ihr Bekenntnis zu *„weichen"* Daten einerseits bekräftigt, andererseits diese so weit wie möglich *„härtet"*. Dies gilt schon für die Validierung der internen Evidenzen aus den klinischen Situationen. Darüber hinaus wird sie sich der Mühen von Kasuistik, Fallserien, Quer- und Längsschnittstudien unterziehen und dabei den aktuellen methodischen Ansprüchen qualitativer Forschung und sog. Mixed-Methods-Ansätze gerecht werden müssen. So werden weiche personen- wie gruppenbezogene Daten härter, als es naturwissenschaftlich Geschulte für möglich halten. Diese übersehen gerne, wie weich viele ihrer eigenen Daten aus der klinischen Untersuchung, aus Labortests und Bildgebung sind. In jüngster Zeit haben sich Ergebnisse der biomedizinischen und pharmakologischen Forschung als überraschend wenig reproduzierbar (in neuer Auswertung) und replizierbar (in neuer Studie) herausgestellt[46]. Es gibt also für die klinische Forschung keinen Grund, hermeneutische und phänomenologische Methoden a priori und ein für alle Mal auszuschließen.

7. Wenn die anthropologisch orientierte Klinik beansprucht, humaner und allseits befriedigender und am Ende auch effektiver als die anthropologisch nicht affizierte Klinik zu sein, dann wird sie sich der Forderung nach entsprechender *Evidenz* aus empirischer Forschung nicht entziehen können. Geeignete Studienpläne können sich für die hier naheliegende Programm-Evaluation an dem Methodenarsenal zur Untersuchung sog. komplexer Interventionen orientieren[47].

Aus Sicht der Anthropologie der Heidelberger Schule mag es irritieren, dass hier und heute Methoden favorisiert werden, die unter Viktor von Weizsäckers Augen keine Gnade gefunden hätten (s.o. seine Invektive gegen Paul Martini und „die Statistik"). Wir können jedoch nicht mehr hinter die aktuell geltenden Standards zur Verteidigung von Wissensansprüchen zurück. Sie stehen nicht im Widerspruch zu Träumen, zu vermeintlichen Wesensschauen, zu phantasievollen Spekulationen, zu fruchtbar scheinenden Theorieentwürfen, zu vorläufigen Modellen und Konjekturen. Wenn diese Grenzüberschreitungen das Wissen

---

46 National Academies of Sciences, Engineering, and Medicine: Reproducibility and replicability in science, Washington DC 2019. Siehe auch Prinz, Florian/Schlange, Thomas/Asadullah, Khusru.: Believe it or not: how much can we rely on published data on potential drug targets?, in: Nature Reviews Drug Discovery 10 (2011), S. 712–713.

47 Medical Research Council: Developing and evaluating complex interventios, online unter: www.mrc.ac.uk/complexinterventionsguidance, letzter Zugriff: 30.12.2021. Für eine überarbeitete Version dieser Leitlinie siehe: Skivington, Kathryn/ Matthews, Lynsay/ Simpson, Sharon A. et al.: Framework for the development and evaluation of complex interventions: gap analysis, workshop and consultation-informed update. Health Technology Assessment 25 (2021) H 57.

erweitern und – bildlich gesprochen – Neuland gewinnen (wollen), dann ist es die Aufgabe allgemein akzeptierter Methoden, das sich abzeichnende Vorland weiter zu festigen, zu sichern und zu dem immer schon existierenden Festland in Beziehung zu setzen.

6.2.3 Abschluss

Fritz Hartmann hat zur Theorie und Praxistauglichkeit der Anthropologie in der klinischen, besonders der Inneren Medizin wesentlich beigetragen – als Kliniker und als historisch und philosophisch gebildeter Theoretiker der Medizin. Er hat gezeigt, welchen epistemischen und potentiell auch praktischen Gewinn es bringt, wenn (mit *Oexle*) „die Reflexion über die Theorie einer Wissenschaft […] ihren Platz vor allem im konkreten Forschungsvollzug dieser Wissenschaft selbst" findet[48], zumal wenn wie in der klinischen Medizin und hier besonders in der ärztlichen Anthropologie Forschungshandeln und Behandlungshandeln „in uno actu" zusammenfallen. Welche aktuelle und prospektive Bedeutung kann man seinem Erbe zuschreiben – für die Medizingeschichte und die Medizintheorie?

Zuerst zur ärztlichen Anthropologie als *Gegenstand* der Medizingeschichte: Hartmann gehört seinem Selbstverständnis nach nicht zu den „großen Ärzten"[49] und auch nicht zu den „Großärzten" und wird wohl auch nicht zu den „Klassikern der Medizin"[50] gezählt werden. Seine Person und sein Werk vergegenwärtigen ein bemerkenswertes Stück jüngster Geschichte der akademischen Medizin in Forschung, Lehre, Organisation und Infrastruktur. An der hannoverschen Gründung fällt besonders das In- und Nebeneinander von Moderne und Tradition ins Auge. Es liegt nahe, hier zeittypisch von einer „konservativen Modernisierung"[51] zu sprechen. An ihr hatte seine Anthropologie teil.

„Konsequent modern" war zweifellos das von Hartmann konzipierte Bauprogramm der MHH mit der engen räumlichen Verbindung von Krankenbehandlung und -diagnostik, der kliniknahen biomedizinischen Forschung und deren Ressourcen incl. der Bibliothek sowie ihrer Infrastruktur für die Lehre; weiter modern waren ihre demokratische innere Verfassung, die Integration von Krankenversorgung und Akademie, der erweiterte Kanon der Disziplinen und Abteilungen und das praxis- wie wissenschaftsorientierte Konzept ihrer ärztlichen Ausbildung. Bedeutsam v. a. für die Forschung war die von Anfang an enge Verbindung zwischen Tierärztlicher und Humanmedizinischer Hochschule. Ein informeller Forschungsverbund an

---

48   Oexle: Die Geschichtswissenschaft (1984), S. 17.
49   Sigerist, Henry E.: Große Ärzte, München 1954.
50   Engelhardt, Dietrich v./Hartmann, Fritz (Hg.): Klassiker der Medizin, 2 Bde., München 1991.
51   Geppert, Dominik: Geschichte der Bundesrepublik Deutschland, München 2021, S. 22 ff.

der „TiHo" mündete 1969 in einen Sonderforschungsbereich der DFG, der 1971 eine humanmedizinische Arbeitsgruppe integrierte und so bis 1985 existierte[52].

Traditionell waren die Auffassungen zu Status, Rolle und Funktion des ärztlichen Dienstes und der ärztlichen Leitungen, auch wenn aus der „Sendung" des Arztes (*Erwin Liek*) ein bescheidenerer „Auftrag" (Hartmann) geworden war, den Kranke und die Gesellschaft, aber auch die Ärzteschaft sich selbst erteilen. Hartmann ging bis in die 2000er Jahre wie selbstverständlich von einer herausgehobenen sozialen Stellung des Arztes aus, die ein öffentliches Rederecht mit weitreichendem Mandat ebenso trug wie die Gewissheit, Gehör zu finden.

Auch den Ausgangspunkt der ärztlichen Anthropologie Hartmanns wird man 1965 kaum noch „konsequent modern" nennen können: Ich beziehe mich auf die archaische Figur von Not (des Patienten) und Hilfe (des Arztes), wie sie im Siegel der MHH und später erneut in ihrer Caritas-Plastik (1988) dargestellt ist (siehe Abbildungen 3 und 4, Kapitel 2.1). Das gedankliche Fundament dieser Anthropologie bildeten Autoren und Schriften aus Antike und frühem Christentum, v. a. aber aus dem 19. und dem ersten Drittel des 20. Jahrhunderts.

Andererseits entwickelte Hartmann seine Anthropologie an und für chronisch Kranke höheren Alters; er reagierte auf aktuelle epidemiologische und demographische Transitionen. Gleichzeitig suchte er Anschluss an die jüngsten Befunde und Modelle der Neurobiologie und evolutionären Erkenntnistheorie und er nutzte druckfrische Ergebnisse der medizinischen Soziologie und Psychologie und förderte solche Forschung an seiner Abteilung.

Aus heutiger Sicht hochmodern erscheint das Leitbild des Kranken, wie es sich (in heute unmoderner Sprache) seit 1968 in Hartmanns Bestimmung von bedingtem gelingenden Gesundsein in chronischer Krankheit entwickelt hat: „Kybernetisch" gesund sei, wer in und trotz seiner Krankheit in Übereinstimmung mit seinen persönlichen Lebensentwürfen und Lebenszielen sagen kann „mein Leib, mein Leben, meine Krankheit, mein Sterben" (siehe Kapitel 3.2, S. 63). Ob es dazu passt, über Kranke als „Gehilfen ihrer Ärzte" nachzudenken, oder eher, sich an „Aufträge" gebunden zu sehen, die Patienten „geben", vielleicht also über Ärzte als Gehilfen ihrer Patienten? Hier ist die Position Hartmanns nicht ganz eindeutig. Aktuell changiert das Bild des Patienten zwischen den Sozialfiguren des notleidend hilfesuchenden Kranken, des sich vertrauensvoll anlehnenden Klienten, des souveränen Kunden und des autonomen Verbrauchers, der über seinen Leib, sein Leben, sein Krankheit, sein Sterben nach gefestigten Präferenzen selbstbestimmt verfügt.

Somit enthält Hartmanns ärztliche Anthropologie drei zeitbezogene Momente, ein konservativ-traditionelles, ein (in verschiedener Hinsicht) aktuell modernes und vorausweisendes und ein vorzeitig vorausgreifendes. Dass seine in der

---

52 Deicher, Helmuth: Pathomechanismen entzündlicher rheumatischer Erkrankungen bei Mensch und Tier, Weinheim 1989.

biomedizinischen Moderne beheimateten Kollegen und Mitarbeiter v. a. das konservative Moment meist mit freundlicher Nachsicht wahrgenommen haben, ist nachvollziehbar. Schon das Hartmann zugeschriebene Prädikat „Philosoph unter den Internisten" enthält Staunen und Anerkennung ebenso wie Unbehagen und Distanz. Das dürfte daran liegen, dass Hartmann seine Anthropologie auch als ein moralisch anspruchsvolles pädagogisches Programm verstand – in enger Beziehung zur Medizingeschichte, der er eine vergleichbare Funktion zuschrieb, nämlich die einer „Erziehung zu Haltungen"[53].

Bei seinem Lehrer Georg *Benno Gruber* in Göttingen habe er, wie er in seinem Vortrag „Die Schuldigkeit der Medizingeschichte" darlegte, „begriffen, dass Geschichte keine unbeteiligte Rückschau sein kann, dass sie eigenes Leben ist, Entscheidung für Handeln." Dies gelte für die Medizingeschichte, der Hartmann sich als „nichtprofessioneller Amateur" (S. 2) lebenslang widmete, wie für die ärztliche Anthropologie. Hier führte ihn der Rückblick auf die Stammes-Geschichte zur „Einsicht und Anerkennung von Natürlich-Anthropologischem" (S. 3). Vor beidem drücke man sich gerne, „wenn man den Hoffnungen der Zeit [der Vortrag wurde 1972 gehalten, H. R.] nachgibt, Menschen könnten aus Menschen alles machen, wenn sie nur die richtigen Ziele und Techniken hätten und ein ungebrochenes Verständnis von Geschichte als eines Fortschritts-Kontinuums" – der damals herrschenden Ideologie und „marxistischen Mode" entsprechend (S. 3). Das, was Hartmann dem Historiker zuschreibt, lässt sich genauso auf den Anthropologen in der Medizin beziehen: Er „muss sich als Person seiner Zeit stellen und er muss seine Zeit stellen, ihr den Weg verstellen, um Besinnung zu ermöglichen." Er „wagt sich dabei selbst" (S. 7) – wenn er sich neben dem Geschehenen in „Gegenwartsgeschichte" (S. 2) auch dem Geschehenden widmet.

Auch in den an sie gerichteten Erwartungen verschwimmen Grenzen zwischen Medizingeschichte und Anthropologie: Gemeint sind „spezifische Anstrengungen, [...] die auf die Schärfung von Gewissen und Gewissenhaftigkeit, wie auf Wissen und Wissenschaftlichkeit, und auf eine situationsgerechte Auslegung von Humanität unter diesen gefährdenden Bedingungen gerichtet [sind]" (S. 7). Ob die Medizingeschichte in der Humanisierung der klinischen Praxis erfolgreicher war als die ärztliche Anthropologie, die Hartmann selbst in dieser Hinsicht für wenig wirksam hielt?

Schließlich: Medizingeschichte frage nicht nur nach dem Wie des Geschehenen und Geschehenden, sondern ebenso nach „dem Warum und Wozu [...]". Das gilt wie für das Kontinuum Geschichte – Ethik auch für das andere mich persönlich ansprechende Übergangsfeld Geschichte – Theorie der Medizin [...]" (S. 2).

Und damit am Ende zur ärztlichen Anthropologie als Beitrag zur Medizintheorie:

---

53 Hartmann: Die Schuldigkeit der Medizingeschichte (1972), S. 2.

Als Besonderheiten und (aus meiner Sicht) Vorzüge der *ärztlichen* Anthropologie Hartmanns als wissenschaftliches Unternehmen hebe ich noch einmal hervor:

- Hartmanns naturkundliche, naturwissenschaftliche Grundorientierung. Er verstand seine Anthropologie als Lehre von einer weit zu fassenden Natur des Menschen, in die er sich in den Jahren nach dem Krieg zuerst im Labor mit biochemischen Methoden vertieft hatte. Er verlor nie den Bezug zu den (sensu stricto) biologisch-naturwissenschaftlichen Grundlagen der Medizin und Klinik.
- Seine Betonung der phylo- und ontogenetisch älteren vor- und nicht-sprachlichen Verständigung und ihrer sozialen Funktionen. Dies unterscheidet ihn von den allermeisten psychotherapeutischen Schulen und Verfahren seiner Zeit, die ganz auf Sprache, Sprechen und Versprachlichung setzten.
- Seine Bezugnahme auf jeweils aktuelle Modelle und Befunde der Physiologie, (Neuro-)Biologie und evolutionären Erkenntnistheorie.
- Seine Integration vielfältiger Ergebnisse der empirischen (Sozial-)Forschung v. a. seitens der damals jungen Medizinsoziologie.
- Das Bewusstsein der historischen Tiefendimension seiner Anthropologie verbunden mit einer umfassenden Kenntnis der anthropologischen Literatur der Neuzeit.
- Seine Absage an Wesensbestimmungen des Menschen, an „metaphysische" Lehren und holistische Konzepte.
- Sein Bemühen, seine Anthropologie wissenschaftlich-systematisch auszuarbeiten, zu begründen und zu rechtfertigen und selbstkritisch in Lehre, Vorträgen und Publikationen zu vertreten – ohne daraus eine „andere", „neue" oder in toto „anthropologische" Medizin ableiten zu wollen.
- Sein Werben um übereinstimmende oder abweichende Beobachtungen und Erfahrungen, um das Verständnis und die Zustimmung anderer Kliniker.

Der Wissensbestand der klinischen (Schul-)Medizin[54] ist im Kern unangefochten und langfristig stabil (z. B. im Bereich der makroskopischen Anatomie und Pathologie, der Pathophysiologie und Pathobiochemie etc.) und gleichzeitig, nicht allein an den Rändern, in ständiger Bewegung. Ihr Wissen kontrolliert, korrigiert, differenziert und erweitert sich, stößt Altes ab und nimmt Neues auf, auf ganz unterschiedlichen Feldern und mit ganz unterschiedlichen Zielen und Methoden. Die Übersicht 3 ruft in Frageform zuerst zwölf aus biomedizinischer Sicht wichtige Felder auf[55]:

---

54 In seiner „Philosophy of Medicine" (2019) spricht Alex Broadbent von „mainstream medicine" – ein ebenso unscharfer Begriff. Allgemein meint man damit eine grundsätzlich biomedizinisch-naturwissenschaftlich ausgerichtete Klinik, für die das „Seelische" am Patienten als eine den Durchblick erschwerende „Überlagerung" erscheint.
55 Eine frühere Version dieses Katalogs wurde in Raspe: (Be)Handeln, Forschen und Wissenschaft (2020), S. 32 f. veröffentlicht. Hier ausgelassen wurde die Frage nach der Wirtschaftlichkeit aller Indikationen, Empfehlungen und Methoden (nach § 12 SGB V).

Übersicht 3 Fragen aus dem sehr heterogenen Wissensbestand der biomedizinisch orientierten Klinik

1. Welche Krankheitsbilder bzw. Diagnosen sind aktuell anerkannt und wie geordnet (Nosologie, Taxonomie), wie sind sie genau definiert (Nosographie), in welcher Häufigkeit sind sie in einem bestimmten Fach und Umfeld zu erwarten (Klinische Epidemiologie)?

2. Was sind ihre Risikofaktoren und Ursachen (Ätiologie), wie entsteht ihr klinisches Bild (Pathophysiologie, Bevölkerungsepidemiologie)?

3. Lassen sich in dieser Entwicklung noch Angriffspunkte für eine primäre und/oder sekundäre Prävention erkennen (Prophylaxe, Früherkennung)?

4. Wie sind sie zu diagnostizieren und von ähnlichen zu unterscheiden (Diagnostik, Differentialdiagnostik)?

5. Was ist in welchem Zeithorizont und aus welcher Perspektive (Patienten, Angehörige, Kliniker, Kostenträger …) ihr weiterer „natürlicher" Verlauf und Ausgang ohne spezifische Behandlung (Prognose)?

6. Was sind die rechtlichen, ethischen und deontischen Grenzen möglicher professioneller Interventionen (Normsituation, auch zum Wirtschaftlichkeitsgebot)?

7. Welche (auch neuartigen) Interventionen gelten als allgemein anerkannt, sind wie verbreitet, werden in welcher Dringlichkeit und Stärke empfohlen (Therapeutik, Versorgungsepidemiologie, Leitlinienproduktion)?

8. Und genauer: Was gilt bei welchen Krankheiten, Patientengruppen und Problemlagen unter welchen Wirksamkeitserwartungen, Nutzenchancen und Schadenrisiken als generell indiziert – im Vergleich zu Alternativen? Welche differentiellen Indikationen sind bekannt (Evidenzlage)?

9. Wie sind die hierfür relevanten Studien, Zusammenfassungen und Leitlinien zu suchen und zu finden, zu lesen, zu verstehen und auf das aktuell zu lösende Patientenproblem hin auszulegen (Klinische Epidemiologie und Statistik)?

10. Wie und unter welchen Vorsichtsmaßnahmen sind die indizierten Untersuchungs- und Behandlungsmethoden anzuwenden (Qualitätssicherung)?

11. Wie ist unser medizinisches Versorgungssystem verfasst und strukturiert, wer ist für was zuständig und wo, wie und wann erreichbar; wer trägt welche Kosten?

12. Wie kann jeder Kliniker zur Überprüfung alten und zur Produktion neuen Wissens mit seinen Mitteln beitragen?

Die ärztliche Anthropologie fügt bleibend wichtige Fragen hinzu; sie setzen immer einen konkreten Kranken voraus, ebenso aber eine geübte Systematik und Methodik des Verstehens und Begreifens und der Verständigung, damit Patient und Arzt gemeinsam lebensdienliche Antworten erarbeiten können.

1. Wie präsentiert ein Kranker seine Krankheit und sein Kranksein – im Gehen und Stehen, in Haltung, Gestik, Mimik und auch im Sprechen?

2. Wie befindet er sich? Welches Leid teilt sich mir in welcher Weite und Tiefe mit?

3. Wie versteht er das Wann, Wo und Wie seiner Krankheit? Welche Bedeutungen gibt er seinen Beschwerden und Befunden? Wie antwortet er auf die
allfälligen Sinn- und Schuldfragen? Wie verhält er sich konkret zu und mit der
Krankheit und ihrer Behandlung?

4. In welchen intimen, familiären, nachbarschaftlichen, beruflichen und weiteren
sozialen Kontexten, unter welchen akuten und chronischen Belastungen und
Entlastungen tut er dies?

5. Was sind die Stärken des Kranken? Welches Gesundsein, welche Normalität
lebt und strebt er an? Welches Daseinsverständnis, welche Lebensziele sind
maßgebend, welche realistisch, erreichbar? Wo ist „Entmedizinalisierung"
möglich, wo und wie können Selbstvertrauen, Selbstverantwortung und Selbstbehandlung gestärkt werden?[56]

6. Wie agiere und reagiere ich auf das alles als ärztliches Subjekt? Wie antwortet
darauf der Kranke und dann wieder ich …?

7. Können wir uns immer wieder, allen weiteren Wendungen der Krankheit und
Therapie folgend, vertrauen und verständigen, ohne uns als Patient und Arzt
zu nahe zu kommen und zu fremd zu bleiben, zu werden?

Hartmann verdeutlicht in allen Texten, dass das Leiden der Patienten, dass die
Patient und Arzt gemeinsame pathische Existenz und ihr gegenseitiger Umgang
Gegenstände einer eigenen wissenschaftlichen Untersuchung werden können. Er
machte die klinische Situation zum Ort einer besonderen Art klinischer Forschung.
Es ist evident: Kein Philosoph, Historiker, Soziologe hätte diese oder eine verwandte Anthropologie entwerfen können, auch nicht nach längerer teilnehmender Beobachtung. Man muss dazu ein belastbares Gegenüber geworden sein, sich
ausgesetzt haben und fachlich wie menschlich in der Verantwortung gestanden
haben und stehen (können). Auch das „Pendeln" zwischen ganz unterschiedlichen
Beobachtungs-, Wahrnehmungs- und Reflexionsmodi unter Unsicherheit und
Situationsdruck lernt man nicht durchs Zuschauen, aus Büchern, in Vorlesungen
oder Praktika: Es bedarf geschulter Erfahrung – wobei im „geschult" schon eine
Gefährdung angedeutet ist: Man kann leicht in den Bannkreis einer anthropologischen Schule und/oder eines charismatischen Lehrers geraten und wird dann
nur schwer zu einer persönlichen Praxis finden.

---

56 Und so hätte Hartmann dem modernen human-medizinischen Konzept der „selbstbestimmungs-
ermöglichenden Sorge" vermutlich zugestimmt (siehe: Deutscher Ethikrat: Patientenwohl als ethischer Maßstab, S. 38 ff.). Besonders dann, wenn sie der von ihm zitierten Mahnung H. Schipperges
an Kliniker folgen würde, „nicht nur Blut zu stillen, sondern auch Tränen zu trocknen", also nicht
nur neutral zu informieren, sondern auch emotional zu stützen und schließlich auch konkret zu
beraten vor dem Hintergrund begründeter Prognosen des weiteren Krankheitsverlaufs.

Ein Grundanliegen Hartmanns scheint es mir zu sein, zu einer „Verwissenschaftlichung" des Feldes zu kommen, das er in seiner ärztlichen Anthropologie abgesteckt und kultiviert hat – anders als *Alvan R. Feinstein*, der noch 1970 „human interchange with the patient" mit den „methodological requirements [...] human concern, understanding and compassion" ausdrücklich der klinischen Kunst zuordnete.[57]

Hartmann gab der Analyse der zielgerichteten Begegnung zweier aufeinander in Krankheitsnot und professioneller Hilfe bezogener Subjekte ein angemessenes theoretisches Fundament und nutzte zum Verstehen und Begreifen der Situation besondere (wenn auch präzisionsbedürftige) Fragestellungen und Methoden. Er erweitert das Spektrum der genuin klinischen, hier betont ärztlichen Forschung. Er ergänzte das, was sich immer wieder einmal als klinische Wissenschaft, „clinical science" (*Lewis* – 1933[58]; *Platt* – 1967[59]; *Feinstein* – 1970) oder „science of clinical care" (*Garrod* – 1926[60], *Daly* – 2005[61]) konturiert, um eine grundlegende Komponente und verdeutlichte damit, dass eine solche Wissenschaft mehrere Wissenschaftlichkeiten, wenigstens vier (siehe Kapitel 1.1), integrieren muss.

Hartmann füllte, ich wiederhole es, mit seiner Anthropologie eine Lücke speziell in der Inneren Medizin zwischen subpersonaler „basic science" und gruppenbezogener EbM, die m. E. nicht durch eine der psychotherapeutischen Schulen und Methoden (zwischen orthodoxer Psychoanalyse, Behaviourismus und Biologismus) geschlossen werden kann. Es geht in diesem Feld nicht um behandlungsbedürftige psychische Störungen (die selbstverständlich lege artis zu erkennen und zu behandeln wären), sondern um Weisen leidvollen chronischen Krankseins, um krankheitsbedingt veränderte menschliche Daseinsformen.

Diesen Gedanken zu folgen und die Wissenschaft einer klinischen Humanmedizin und damit auch einer humanen medizinischen Klinik fortzuentwickeln, ist eine der Aufgaben einer modernen und klinisch brauchbaren Medizintheorie. Hartmann hat vollständig überzeugend die Notwendigkeit und „[d]ie Pflicht des Arztes, am Krankenbett mehrdimensional zu denken", herausgearbeitet. Nach allem bisher Gesagten muss dieser Notwendigkeit eine Mehrdimensionalität in der Theorieentwicklung am Schreibtisch und in den Modi des Forschens in der Klinik entsprechen. Die unvermeidliche Heterogenität in einem Konzept

---

57 Feinstein, Alvan: What kind of basic science for clinical medicine?, in: The New England Journal of Medicine 283 (1970), S. 847–852, S. 849.

58 Lewis, Thomas: Clinical science, in: British Medical Journal, 21.10.1933, S. 717–722 und Ders.: Clinical science, London 1934.

59 Der Begriff „clinical science" findet sich auch bei Platt, Robert: Medical science: master or servant?, in: British Medical Journal 4 (1967), S. 439–444, S. 442, und wird von der Überschrift eines Editorials des Lancet vom 21. Oktober 1967, S. 871 wiederholt.

60 Garrod, Aarchibald: Science of clinical care, in: Lancet, October 9 (1926), S. 735–737.

61 Daly, Jeanne: Evidence-based medicine and the Search for a Science of Clinical Care, Berkely 2005.

zusammenzuführen, bedarf einer neuen epistemologischen Anstrengung. Richard
Toellner formulierte das Problem 1992:

> Medizin ist weder historisch noch systematisch von ihrem Gegenstand und von ihrer
> Methode her als einheitliche Wissenschaft zu beschreiben. Was […] die unterschied-
> lichen Gegenstände ihrer Forschung (Molekül – Person) und die dabei gebrauchten
> unterschiedlichsten Methoden (naturwissenschaftlich, sozialwissenschaftliche, klini-
> sche, hermeneutische Verfahren) zur Einheit zusammenbindet und zur Ganzheit der
> Medizin integriert, ist allein ein vorwissenschaftlicher Imperativ, ihre Aufgabe: […]
> gefährdetes menschliches Leben zu schützen, beschädigtes menschliches Leben wie-
> derherzustellen oder zu bessern, behindertes menschliches Leben zu verbessern oder
> zu erleichtern.[62]

Toellner stellte auch fest: „Eine Theorie der ärztlichen Handlung, die nicht als
Anwendung von Wissenschaft beschrieben werden kann, ist schon mangels Aufmerksamkeit der klinischen Fächer nicht in Sicht."[63]

Dass eine in sich einigermaßen geschlossene Theorie noch aussteht, ist richtig. Die Schwierigkeiten liegen auf der Hand: In der klinischen Praxis müssen
die Ergebnisse einer Mehrzahl von konkurrierenden methodischen Zugängen,
Wissenschaftlichkeiten und Hintergrundannahmen – „pendelnd", wahrnehmend,
urteilend, abwägend – in begründeten und gerechtfertigten klinischen Indikationen
und Patientenempfehlungen zusammengefasst und in gemeinsam beschlossenen
Handlungen realisiert werden, immer unter diversen Unsicherheiten, oft unter
Zeitdruck. Und dann muss die tief eingewurzelte Vorstellung vom „Anwenden"
diverser Bezugswissenschaften in der klinischen Praxis weiter und genauer kritisiert werden. Dazu scheint mir die Idee der klinischen Medizin als einer humanen
Handlungswissenschaft ein geeigneter Rahmen zu sein[64].

Ebenso richtig ist aber auch, dass Hartmann mit seiner ärztlichen Anthropologie ein zentrales Element einer solchen Theorie vorgestellt hat. Man wird nicht
an seinen Einsichten in die gemeinsame pathische Existenz, zum Subjektstatus
von Patient und Arzt und zu ihrem leidenschaftlichen Umgang miteinander vorbeigehen können. Weitere Anregungen zu einer handlungszentrierten klinischen
Wissenschaft sind von seinen in diesem Buch nur gestreiften Texten zum epistemologischen Status der klinischen Medizin zu erwarten. Ein erster Überblick
(siehe Kapitel 1.2) zeigt ihn hier ungewohnt unschlüssig, suchend, begriffliche

---

62 Toellner, Richard: „Der Geist der Medizin ist leicht zu fassen" (J. W. v. Goethe). Über den ein-
    heitsstiftenden Vorrang des Handelns in der Medizin, in: Toellner, R.: Medizin als Aufklärungs-
    wissenschaft, Berlin 2016, S. 585–597, S. 591. Der Text geht auf einen Vortrag in Duisburg am
    22. November 1992 zurück.

63 Toellner: Der Geist der Medizin (2016), S. 596–597.

64 Als zwei Anläufe in diese Richtung siehe Raspe, Heiner: Die klinische Humanmedizin (2018) und
    Ders.: (Be)Handeln, Forschen und Wissenschaft (2020).

Festlegungen vermeidend. Ob es am Ende bei dem apodiktischen, aber auch dunklen Satz Hartmanns bleiben kann: „Die Theorie der Medizin ist eine ärztliche Anthropologie", wird man sehen[65].

Und so hat auch Fritz Hartmann (wie jeder Wissenschaftler) Rätsel, offene Fragen, Ambiguitäten und Unerledigtes hinterlassen. Sollten sich, was zu hoffen ist, jüngere Nacherben seines Werks finden, dann könnten sie diese Grenzen zum Ausgangspunkt kooperativer Erkundungen in klinisches, medizinhistorisches und – m. E. besonders dringlich – medizintheoretisches Neuland machen.

---

65 Siehe den schließenden Satz des als Kapitel 4.1 abgedruckten Vorworts zu dem Buch „Patient, Arzt und Medizin". Ist die gesamte oder nur die klinische Medizin gemeint? Gibt es weitere ärztliche Anthropologien? Wäre ärztliche Anthropologie ein (wenn auch basales) Element oder das Ganze?

Verzeichnis der Quellen und der im Text zitierten Literatur

Verzeichnis der Quellen

Aus dem Universitätsarchiv Göttingen wurden die drei Personalakten zu Fritz Hartmann ausgewertet.

UniA_Goe_Med_Pers_65: Zitiert wurde aus den Blättern 43 und 44 (Abiturzeugnis) und 48 (einseitiger Lebenslauf o. J.).

UniA_Goe_Kur_10390_Bd_1: Zitiert wurde aus Blatt 3 (Karteiblatt 1955 von Hartmann handschriftlich ausgefüllt).

UniA_Goe_Kur_10390_Bd_2: Zitiert wurde aus den Blättern 8–10 (Empfehlung Prof. Schoen zur apl. Professur für Fritz Hartmann), 11 und 12 (zweiseitiger Lebenslauf vom 1. Juni 1955) und 22 (Auflistung der vom WS 1950/51 bis zum SoSe 1955 gehaltenen Vorlesungen und Übungen).

Das Niedersächsische Landesarchiv Abteilung Hannover übersandte Akten zu den beiden Spruchkammerverfahren zu Fritz Hartmann aus dem Jahr 1947.

NLA HA, Nds. 171 Hildesheim – IDEA, Nr. 62697

NLA HA, Nds. 171 Hildesheim – IDEA, Nr. 20153

Verzeichnis der im Text zitierten Arbeiten Fritz Hartmanns

Die im Folgenden aufgeführten Typoskripte sind so gut wie immer unveröffentlicht geblieben. Wenige wurden später zu einem Buchbeitrag. Ein Teil fand sich im Nachlass Hartmanns im Archiv der MHH. In diesem Fall wird der Findort angegeben (ArchMHH Dep. 3 Nr. x für die den Text enthaltende Mappe). Ein anderer Teil wurde mir von Hartmann direkt zugeschickt. Dies sind die Typoskripte ohne Hinweis auf einen Findort.

Texte ohne bibliographischen Nachweis

Hartmann, Fritz: Psychotherapie – Bemerkungen am Rande von einem Internisten. Vortrag auf der 25. Lindauer Therapiewoche 1975, S. 67–79 des Sonderdrucks. Die rahmengebende Gesamtpublikation (Herausgeber, Titel, Verlag, Ort, Jahr?) ließ sich auch in Rücksprache mit der Zentrale der Lindauer Therapiewoche nicht mehr klären.

Hartmann, Fritz: Lebenslauf, Typoskript o. J., ArchMHH Dep. 3 Nr. 152, 1 Seite.

Hartmann, Fritz: Ärztliche Verantwortung im Spannungsfeld von Notwendigkeiten und Versuchungen, Sonderdruck ohne Hinweise auf die Gesamtpublikation, Ort und Jahr, S. 226–246.

Hartmann, Fritz: Bemerkungen zu V. v. Weizsäcker, Manuskript, o. J., ArchMHH Dep. 3 Nr. 44, S. 1.

Hartmann, Fritz: Hermeneutik. Das Verstehen von Sprache und Verhalten, Typoskript, o. J., ArchMHH Dep. 3 Nr. 110, S. 1–38.
Hartmann, Fritz: Gesundheitswissenschaften – „Salutogenese", Typoskript, o. J., S. 1–8.
Hartmann, Fritz: „Qualität" von Leben in chronischem Kranksein, Typskript, o. J., S. 1–10.

Veröffentlichungen und Texte mit bibliographischem Nachweis (chronologisch geordnet)

1945
Hartmann, Fritz: Temperaturregulatorische Vorgänge bei Kaltluftatmung, medizinische Dissertation, Göttingen 1945, S. 1–9.

1949
Hartmann, Fritz: Bericht über die 55. Tagung der Deutschen Gesellschaft für Innere Medizin, in: Naturwissenschaften 36 (1949), S. 245–249.

1956
Hartmann, Fritz: Der aerztliche Auftrag. Die Entwicklung der Idee des abendländischen Arzttums aus ihren weltanschaulich-anthropologischen Voraussetzungen bis zum Beginn der Neuzeit, Göttingen 1956.

1957
Hartmann, Fritz: Anthropologie 1. Naturwissenschaftlich, in: Galling, Kurt (Hg.): Die Religion in Geschichte und Gegenwart, 3. Aufl., Tübingen 1957, S. 402–410.
Hartmann, Fritz: Das nicht festgestellte Tier. Zur Anthropologie des Verhältnisses von Eltern und Kindern, in: Zeitwende. Die neue Furche 28 (1957), S. 161–174.
Hartmann, Fritz: Eröffnungsvorlesung Marburg 1. VII. 57, Typoskript, 1957, ArchMHH Dep. 3 Nr. 149, S. 1–17.

1959
Hartmann, Fritz: Besprechung des Buches von A. Jores: Der Mensch und seine Krankheit. Stuttgart 1956, in: Monatskurse für ärztliche Fortbildung 1959, H. 8, S. 419.

1962
Hartmann, Fritz: Medizin zwischen den Wissenschaften, in: Medizinische Klinik 57 (1962), S. 1268–1271.
Hartmann, Fritz: Anthropologische Gesichtspunkte zur vorbeugenden Gesundheitspflege, in: Westfälisches Ärzteblatt 1962, H. 12, S. 1–7 des Sonderdrucks.

1963

Hartmann, Fritz/Haedke, Kurt: Der Bedeutungswandel des Begriffs Anthropologie im ärztlichen Schrifttum der Neuzeit, in: Marburger Sitzungsberichte 85 (1963), S. 39–99.

1964

Hartmann, Fritz: Schmerz, vom Standpunkt der Internisten, in: Medizinische Welt 1964, Nr. 15, S. 807–816.

1965

Hartmann, Fritz: Die Notwendigkeit der Medizinischen Hochschule Hannover, in: Schriften der Gesellschaft der Freunde der MHH 1965, S. 35–43.

1966

Hartmann, Fritz: (Selbst?)Vorstellung als neues Mitglied der Medizinischen Fakultät der MHH, in: Schriften der Gesellschaft der Freunde der Medizinischen Hochschule 1966, S. 26–28.

Hartmann, Fritz: Gedanken zu einer Arzneiwirkungskunde des Menschen, in: Schriften der Gesellschaft der Freunde der Medizinischen Hochschule 1966, S. 38–48.

Hartmann, Fritz: Krankheitsgeschichte und Krankengeschichte, in: Sitzungsberichte der Gesellschaft zur Beoerderung der Gesamten Naturwissenschaften zu Marburg 87 (1966), H. 2, S. 17–32.

1968

Hartmann, Fritz: Die Entwicklung der Medizin in den kommenden dreißig Jahren. Voraussagen und Hoffnungen, in: Schriften der Gesellschaft der Freunde der Medizinischen Hochschule Hannover 1968, H. 3, S. 3–19.

Hartmann, Fritz: Gesundheit in der Welt von morgen, in: Landarzt 44 (1968), S. 1742–1748.

Hartmann, Fritz: Der anthropologische Gedanke in der gegenwärtigen Medizin. 2 Teile, in: Deutsches Ärzteblatt 65 (1968), S. 146–149, 211–214.

1969

Hartmann, Fritz: Die Medizinische Hochschule Hannover, in: Niedersächsisches Ärzteblatt 42 (1969), H. 6, S. 204–215.

Hartmann, Fritz: Einflüsse der Krankheit und deren Behandlung auf die Identität des Menschen, in: Niedersächsisches Ärzteblatt 42 (1969), S. 1–8 des Sonderdrucks.

1972

Hartmann, Fritz: Die Schuldigkeit der Medizingeschichte in der Ausbildung zum Arzt, Typoskript eines Vortrags zur Zusammenkunft der Hochschullehrer der Geschichte der Medizin. Klinikum Benjamin Franklin der Freien Universität Berlin-Steglitz 1972,

S. 1–14. Institut für Ethik, Geschichte und Theorie der Medizin der Universität Münster, Teilnachlass Richard Professor Richard Toellner, Ordner Vorträge, Nr. 33.

1973
Hartmann, Fritz: Ärztliche Anthropologie, Bremen 1973.

1975
Hartmann, Fritz: Biomedizinische Technik. Warum – Wie – Wozu?, in: Biomedizinische Technik 20 (1975), S. 2–14.

Hartmann, Fritz: In der Heilkunde wirksame Begriffe von Wissenschaft und die Frage nach einem möglichen Wissenschaftsbegriff der Medizin, in: Studia Leibniziana, Sonderheft 5, Wiesbaden 1975, S. 57–84.

1976
Hartmann, Fritz: Arzt-Patient-Verhältnis, Typoskript mit 15 Thesen zu einem Vortrag vor dem Deutschen Sozialgerichtsverband e. V. München, 14. Oktober 1976, ArchMHH Dep. 3 Nr. 67, S. 1–3.

1977
Hartmann, Fritz: Das Verständnis des Menschen in der gegenwärtigen Medizin, in: Medizin Mensch Gesellschaft 2 (1977), S. 144–151.

Hartmann, Fritz: Ärztliche Antworten auf elementare menschliche Leidensverfassungen, in: Therapiewoche 27 (1977), S. 6919–6933.

Hartmann, Fritz: Ietros Philosophos Isotheos, in: Niedersächsisches Ärzteblatt 1977, H. 2, S. 52–56.

Hartmann, Fritz: Brief an Prof. Patzig, Philosophisches Seminar der Universität Göttingen vom 18.11.1977, ArchMHH Dep. 3 Nr. 74, S. 1–2.

Hartmann, Fritz: Wandel und Bestand in der Heilkunde, München 1977.

Hartmann, Fritz: Hospitalismus. Macht das Krankenhaus uns krank?, in: Bild der Wissenschaft 1977, H. 4, S. 96–111.

1978
Hartmann, Fritz: Die „Frag-Würdigkeit" der Medizin als Wissenschaft, in: Medizin in unserer Zeit 2 (1978), S. 121–129.

Hartmann, Fritz: Kranksein im Krankenhaus, in: Verhandlungen der Gesellschaft Deutscher Naturforscher und Ärzte, Berlin 1978, S. 161–163 des Sonderdrucks. Der Vortrag wurde 1976 gehalten.

Hartmann, Fritz: Der erste Satz des Kranken im Gespräch mit dem Arzt, in: Therapiewoche 28 (1978), S. 8056–8062.

Hartmann, Fritz: Das umstrittene Arztbild der Gegenwart, in: Ärztliche Praxis 30 (1978), S. 202–207.

1979

Hartmann, Fritz: Verdeutlichung der Forderung nach mehr Menschlichkeit an die Krankenhausmedizin, in: Arzt und Krankenhaus 52 (1979), S. 1–7 des Sonderdrucks.

1980

Hartmann, Fritz: Seminar für Geschichte der Medizin der Medizinischen Hochschule
Hannover. Die Arbeit von 15 Jahren, Typoskript, 1980 (?), S. 1–29.

1981

Hartmann, Fritz: Überhöhte Leitwerte ärztlichen Selbstverständnisses, in: Therapiewoche
31 (1981), S. 826–836.

1982

Hartmann, Fritz: Verstellte Unmittelbarkeit? Elektronik zwischen Patient und Arzt, in: Universität Heidelberg (Hg.): Die dritte industrielle Revolution. Studium generale an der
Universität Heidelberg: Vorträge im Sommersemester 1982, Heidelberg 1982, S. 62–81.

1983

Hartmann, Fritz: Arzt oder Facharbeiter?, in: Therapiewoche 33 (1983), S. 6511–6521.

Hartmann, Fritz: Wie prägt den Arzt seine Wissenschaft?, Typoskript eines Vortrags, Marburg, 29. November 1983, ArchMHH Dep. 3 Nr. 76, S. 1–16.

Hartmann, Fritz: Konjekturen und Indikationen als Formen ärztlichen Urteils: Vorbereitung eines kritischen Empirismus in der Medizin, in: Toellner, Richard/Sadegh-Zadeh,
Kazem (Hg.): Anamnese, Diagnose und Therapie (Münstersche Beiträge zur Geschichte
und Theorie der Medizin Nr. 20), Tecklenburg 1989, S. 147–171.

1984

Hartmann, Fritz: The corporeality of shame: Px and Hx at the beside, in: Medicine and
Philosophy 9 (1984), S. 63–74.

Hartmann, Fritz: Homo patiens. Zur ärztlichen Anthropologie von Leid und Mitleid,
in: Seidler, Eduard/Schott, Heinz (Hg.): Bausteine zur Medizingeschichte. Heinrich
Schipperges zum 65. Geburtstag, Wiesbaden 1984, S. 35–44.

Hartmann, Fritz: Das ärztliche Gespräch, in: Hartmann, Fritz (Hg.): Patient und Arzt. Beiträge zur ärztlichen Anthropologie, Göttingen 1984, S. 49–75.

Hartmann, Fritz: Entwicklungen im Krankenhaus. Aussichten auf Kranksein, Pflegen und
Heilen im Krankenhaus, in: Hartmann, Fritz (Hg.): Patient, Arzt und Medizin. Beiträge
zur ärztlichen Anthropologie, Göttingen 1984, S. 142–188.

1985

Hartmann, Fritz: Zeitgestalt und Dauer im Kranksein, in: Psychotherapie, Psychosomatik,
Medizinische Psychologie 35 (1985), S. 1–40.

Hartmann, Fritz: Planung und Wirklichkeit an der Medizinischen Hochschule Hannover, in: Historia Hospitalium 16 (1985), S. 39–53.

Hartmann, Fritz: Zum Thema Arztbild im Wandel, in: Medizin, Mensch, Gesellschaft 10 (1985), S. 28–32.

1986

Hartmann, Fritz: Zur Anthropologie der Beziehungen von Kranken und Ärzten in der Inneren Medizin, Manuskript eines Vortrags vor dem Arbeitskreis für anthropologische Medizin und Psychologie, Würzburg, 8. November 1986, ArchMHH Dep. 3 Nr. 95, S. 1–17.

Hartmann, Fritz: Krank oder bedingt gesund? Professor Dr. Hans Schäfer zum 80. Geburtstag, in: Medizin, Mensch, Gesellschaft 11 (1986), S. 170–179.

Hartmann, Fritz: Gesundheit – mehr als nur eine ärztliche Forderung, in: Niedersächsisches Ärzteblatt 1986, H. 8, S. 1–5 des Sonderdrucks.

1987

Hartmann, Fritz: Über ärztliche Anthropologie, in: Hahn, Peter/Jacob, Wolfgang (Hg.): Viktor von Weizsäcker zum 100. Geburtstag, Berlin 1987, S. 80–103.

Hartmann, Fritz: Gespräch mit den Vortragenden, in: Hahn, Peter/Jacob, Wolfgang (Hg.): Viktor von Weizsäcker zum 100. Geburtstag, Berlin 1987, S. 104–125.

Hartmann, Fritz: Leben in bedingtem Gesundsein, in: Schaefer, Hans/Schipperges, Heinrich/ Wagner, Gustav (Hg.): Präventive Medizin, Berlin 1987, S. 233–253.

Hartmann, Fritz: Totenrede auf Hans-Ludwig Krüskemper, Typoskript, o. O. 1987, ArchMHH Dep. 3 Nr. 139, S. 1–8.

Hartmann, Fritz: Klinische Rheumatologie, Typoskript eines Vortrags vor dem 5. Internistisch-rheumatologischen Kolloquium, Hannover, 5. Dezember 1987, ArchMHH Dep. 3 Nr. 138, S. 1–11.

Hartmann, Fritz: Die Pflicht des Arztes, am Krankenbett mehrdimensional zu denken, in: Doerr, Wilhelm/Schipperges, Heinrich (Hg.): Modelle der pathologischen Physiologie, Berlin u. a. 1987, S. 170–180.

Hartmann, Fritz: Verständigung zwischen Arzt und Krankem als Vermittlung von Theorie und Praxis, in: Jork, Klaus/Schüffel, Wolfram (Hg.): Ärztliche Erkenntnis, Berlin 1987, S. 99–121.

1988

Hartmann, Fritz: Arzt werden – Arzt sein – Arzt bleiben, Abschiedsvorlesung am 12. Februar 1988, Privatdruck, S. 1–23.

Hartmann, Fritz: Der Arzt im Spannungsfeld zwischen Heilkunst und Technik, in: Medizinische Klinik 83 (1988), S. 456–460.

Hartmann, Fritz: Anthropologie: aber welche und warum und wozu?, Typoskript eines Vortrags für Hartwig Cleve zum 60. Geburtstag, München, 10. Juni 1988, ArchMHH Dep. 3 Nr. 139, S. 1–30. Hierzu existiert ein Manuskript: ArchMHH Dep. 3 Nr. 23.

Hartmann, Fritz: Der Teil und das Ganze im Blickfeld des Arztes, Stuttgart 1988. Aufwendiger Sonderdruck zum Festvortrag zur Eröffnung des Herzchirurgischen Zentrums für den Mittleren Neckarraum am Robert-Bosch-Krankenhaus, Stuttgart, 10. Oktober 1988, S. 1–44.

Hartmann, Fritz: Für welche zukünftigen Aufgaben und auf welche Weise sollen Ärzte in Zukunft ausgebildet und erzogen werden?, Typoskript eines Beitrags zum Symposium „Das Arztbild der Zukunft; künftige Anforderungen an den Arzt; Konsequenzen für die Ausbildung; Wege zur Reform", Robert-Bosch-Stiftung, Bad Godesberg, 25./26. September 1988, ArchMHH Dep. 3 Nr. 2, S. 1–42.

1989

Hartmann, Fritz: Medizin – eine Wissenschaft aus eigenem Recht?, in: Rössler, Dietrich/ Waller, Hans Dierck (Hg.): Medizin zwischen Geisteswissenschaft und Naturwissenschaft, Tübingen 1989, S. 21–44.

Hartmann, Fritz: Konjunkturen und Indikationen als Formen ärztlichen Urteils: Vorbereitung eines kritischen Empirismus in der Medizin, in: Toellner, Richard/Sadegh-Zadeh, Kazem (Hg.): Anamnese, Diagnose und Therapie (Münstersche Beiträge zur Geschichte und Theorie der Medizin Nr. 20), Tecklenburg 1989, S. 147–171.

Hartmann, Fritz: Forschung in der Medizin. Spannung zwischen erkenntnisleitenden Interessen und Interesse erweckenden Erkenntnissen, in: Rektor der ALU Freiburg (Hg.): Freiburger Universitätsblätter 104 (1989), S. 17–34.

Hartmann, Fritz: Anthropologie der Beziehung Arzt-Kranker, in: Wagner, Franz (Hg.): Medizin. Momente der Veränderung, Berlin 1989, S. 173–183.

Hartmann, Fritz: Empirie in der klinischen Medizin, in: Medizinische Klinik 84 (1989), S. 219–223.

Hartmann, Fritz: Was kann ganzheitliche Medizin sein?, in: Argument Sonderheft 162 (1989), S. 7–21.

1990

Hartmann, Fritz: Natur- und geistesgeschichtliche Grundlagen der modernen Medizin, in: Hilger, Hans Hermann (Hg.): Der Arztberuf im Wandel der Zeit, Stuttgart 1990, S. 19–39.

Hartmann, Fritz/Lippert, Herbert: Anthropologie der Bewegung und Haltung, Typoskript, 1990, ArchMHH Dep. 3 Nr. 141, S. 1–15. Eine überarbeitete Fassung des Textes erschien unter dem Titel: Anthropologie und funktionelle Anatomie von Haltung und Bewegung, in: Zeidler, Henning (Hg.): Rheumatologie. Teil A, München 1990, S. 16–28.

Hartmann, Fritz: Das ärztliche Gespräch – Aufgaben und Entwicklung, in: Medizinische Klinik 85 (1990), S. 729–733.

Hartmann, Fritz: Auf dem Wege zu einer für Kranke und Ärzte brauchbaren Menschenkunde, in: Böhm, Winfried/Lindauer, Martin (Hg.): Woher, Wozu, Wohin? Fragen nach dem menschlichen Leben, Stuttgart 1990, S. 87–123.

1991

Hartmann, Fritz: Anthropologische Grenzen der Heilkunde – Menschenbilder in Schulmedizin und Alternativmedizin, in: Arzt und Christ 37 (1991), S. 16–23.

1992

Hartmann, Fritz: Klinische Phänomenologie rheumatischer Schmerzen, Typoskript der Rede anlässlich der Verleihung der Franziskus-Blondel-Medaille der Stadt Aachen, 24. Oktober 1992, ArchMHH Dep. 3 Nr. 108, S. 1–12.

1993

Hartmann, Fritz: Gegen-Stand und Gegen-Über im Umgang mit Kranken, in: Sozialpsychiatrische Informationen 13 (1993), S. 30–38.

Hartmann, Fritz: Hospital – Krankenhaus – Klinik. Ein ideen-, gesellschafts- und wissenschaftsgeschichtlicher Überblick, Typoskript eines Vortrags, Lübeck, 9. Juli 1993, S. 1–23.

Hartmann, Fritz: „Gelingendes bedingtes Gesundsein": ein Konzept für die Erfolgsbeurteilung von Rehabilitationsleistungen, Typoskript eines Vortrags vor der Deutschen Akademie für medizinische Fortbildung und Umweltmedizin, Bad Nauheim, 27. November 1993, S. 1–13.

Hartmann, Fritz: Zur Anthropologie ärztlicher Erkenntnis, Typoskript des Festvortrags zur Verleihung der Albrecht von Haller Medaille an den Physiologen H. Bretschneider, Göttingen, 30. April 1993, ArchMHH Dep. 3 Nr. 106, S. 1–11.

1994

Hartmann, Fritz: Der Mensch hinter dem Forscher und Hochschullehrer, Manuskript der Gedenkrede anlässlich der akademischen Feierstunde für Prof. Dr. Hartwig Cleve, München, 10. Juni 1994, ArchMHH Dep. 3 Nr. 46, S. 1–21.

Hartmann, Fritz: Chronisch Kranke – ein Paradigmawechsel im ärztlichen Denken und Handeln, in: Hartmann, Fritz (Hg.): Patient, Arzt und Medizin, Göttingen 1994, S. 33–48.

Hartmann, Fritz: Zur Verwendung des Begriffs Gesundheit bei Friedrich Nietzsche, Typoskript der Öffentlichen Nietzsche-Gedenkvorlesung, Leipzig, 12. Dezember 1994, S. 1–13.

Hartmann, Fritz: Gedanken zum therapeutischen Imperativ, in: Meier, Jürgen (Hg.): Menschenbilder – Philosophie im Krankenhaus, Hildesheim 1994, S. 37–52.

Hartmann, Fritz: Vergegenwärtigung einiger Anregungen im Werk Viktor von Weizsäckers, Typoskript, o. J., S. 1–26. Der Text ist abgedruckt in: Benzenhöfer, Udo (Hg.): Anthropologische Medizin und Sozialmedizin im Werk Viktor von Weizsäckers, Frankfurt 1994, S. 151–175.

1995

Hartmann, Fritz: Lebensqualität, in: Start. Das Magazin von Hoechst für junge Ärztinnen und Ärzte, Sonderausgabe Prof. Dr. Fritz Hartmann zum 75. Geburtstag, 1995, S. 11–13.

1996

Hartmann, Fritz: Mit der Krankheit leben. Über Lebenswert und Würde chronisch kranker Menschen, Typoskript eines Vortrags, Passau und Deggendorf, 18./19. Januar 1996, S. 1–10.

Hartmann, Fritz: Ethik in der Medizin als Diskurs über nicht restlos lösbare sittliche Spannungslagen, Typoskript eines Vortrags vor der Spinoza-Gesellschaft, Kloster Loccum, 3. bis 6. Oktober 1996, S. 1–27.

Hartmann, Fritz: Zur Dialektik von Gesundsein und Kranksein des Friedrich Nietzsche, in: Jacobi, Rainer-Maria E. (Hg.): Zwischen Kultur und Natur. Neue Konturen medizinischen Denkens (Jahrbuch Selbstorganisation 7), Berlin 1996, S. 131–144.

1997

Hartmann, Fritz: Scham und Würde kranker Menschen, Typoskripte einer Vorlesung zur Verleihung der Honorar-Professur von Dr. Bolko Pfau an der Universität, Witten-Herdecke, 9. Dezember 1997, ArchMHH Dep. 3 Nr. 170, S. 1–11.

1998

Hartmann, Fritz: Einleitung in das Seminar „Wege zu einer ärztlichen Anthropologie", WS 98/99, Typoskript, S. 1–5.

1999

Hartmann, Fritz: Zur Theorie, Praxis und Ethik der Betreuung chronisch Kranker, in: Kassenarzt 31/32 (1999), S. 32–36.

2000

Hartmann, Fritz: Verständigung als ärztliche Aufgabe, in: Medizinische Klinik 95 (2000), S. 104–108.

Hartmann, Fritz: ‚Das Wohlergehen des Kranken … oberster Grundsatz?‘ Über Menschlichkeit und Menschen-Heilkunde, Typoskript einer Vorlesung „Streit um den Humanismus" an der Freien Universität, Berlin, 26. April 2000, S. 1–15. Der Text erschien drei Jahre später mit 15 Abbildungen in: Faber, Richard (Hg.): Streit um den Humanismus, Würzburg 2003, S. 43–70.

Hartmann, Fritz: Gelingendes bedingtes Gesundsein im Alter, Typoskript eines Vortrags vor der 9. Jahrestagung der Norddeutschen Diabetesgesellschaft, Lingen, 13. Oktober 2000, S. 1–10.

Hartmann, Fritz: Chronisch-Krank-Sein als Grenzlage für Kranke und Ärzte (Medizinethische Materialien Heft 123), Bochum 2000.

Hartmann, Fritz: Der Universitätslehrer Viktor von Weizsäcker, Typoskript eines Vortrags zur Jahrestagung der Viktor von Weizsäcker Gesellschaft in Berlin, 28. Oktober 2000, S. 1–5. Der Text erschien in: Stoffels, Hans (Hg.): Soziale Krankheit und soziale Gesundung, Würzburg 2008, S. 175–180.

2001

Hartmann, Fritz: Läßt sich der Begriff Person bei Viktor von Weizsäcker mit einem praxisnahen Verständnis von Menschenwürde verbinden?, Typoskript eines Vortrags vor der Jahrestagung der V. v. Weizsäcker-Gesellschaft, Heidelberg, 1.–2. November 2001, S. 1–13. Der Text erschien sieben Jahre später in: Gahl, Klaus/Achilles, Peter/Jacobi, Rainer-Maria E. (Hg.): Gegenseitigkeit. Grundfragen medizinischer Ethik, Würzburg 2008, S. 317–336. Dieser Band 5 der Beiträge zur Medizinischen Anthropologie war „Fritz Hartmann (17.11.1920–10.02.2007) zum Gedenken" gewidmet.

2002

Hartmann, Fritz: Euricius Cordus: Ärztlicher Humanist der frühen Neuzeit, Typoskript einer Dankes-Rede zur Verleihung der Euricius-Cordus-Medaille der Philipps-Universität Marburg, Marburg, 19. Oktober 2002, ArchMHH Dep. 3 Nr. 94, S. 1–9.

Hartmann, Fritz: Das Leiden des Anderen. Wie können wir es verstehen, wie ihm gerecht werden?, in: Zeitschrift für Rheumatologie 61 (2002), S. 73–85.

Hartmann, Fritz: Der Beitrag erfahrungsgesicherter Therapie (EBM) zu einer klinischen Indikationen-Lehre, unveröffentlichtes Typoskript, Lübeck, 2. Juli 2002, S. 1–48. Der Text erschien leicht überarbeitet unter demselben Titel als Heft 143 der Medizinethischen Materialien, Bochum 2003.

Hartmann, Fritz: Sterbekunde als ärztliche Menschenkunde, Typoskript einer Gast-Vorlesung an der Charité in der Ringvorlesung „Der sterbenskranke Patient", Berlin, 28.11.2002, S. 1–11.

Hartmann, Fritz: Wie und mit welchem Ziel ist Verständigung von homo patiens und homo compatiens möglich?, in: Existenz und Logos 10 (2002), S. 140–175.

2003

Hartmann, Fritz: Kranke als Gehilfe ihrer Ärzte (Medizinethische Materialien Heft 145), Bochum 2003.

Hartmann, Fritz: Rudolf Schoen (1892–1979) – der Wegbereiter, in: Zeitschrift für Rheumatologie 62 (2003), S. 193–201.

2005

Hartmann, Fritz: Vom „Diktat der Menschenverachtung" 1946 zur „Medizin ohne Menschlichkeit" 1960. Zur frühen Wirkungsgeschichte des Nürnberger Ärzteprozesses (Medizinethische Materialien Heft 161), Bochum 2005.

Hartmann, Fritz: Entwurf und Wirklichkeit der MHH 1960–2005. Ein Spaziergang der Erinnerung an die Orte ihrer Gründung, Entwicklung und Wirksamkeit, Typoskript eines Vortrags zu Rückblick für die Alumni der MHH anlässlich der 40. Wiederkehr der feierlichen Eröffnung der MHH am 17. Mai 1965 in der Aula der TiHo, vorgetragen am 20. Mai 2005, S. 1–13.

2006

Hartmann, Fritz: Verstehen als Voraussetzung für Verständigung von Kranken und Ärzten, Typoskript eines Vortrags vor dem Medizinethischen Seminar der Klinik und Poliklinik für Psychiatrie und Psychotherapie Dresden, 16. Juni 2006, S. 1–9.

Das im Text erwähnte Verzeichnis der „**Veröffentlichungen Prof. Dr. Fritz Hartmann: 1948–2002**" umfasst 57 DIN-A4-Seiten und mehr als 600 Einträge. Es ist über die Bibliothek der Medizinischen Hochschule Hannover unter der Signatur MD 8335 zu erreichen und vor Ort ausleihbar.

Verzeichnis der Literatur anderer Autoren

Bei Hinweisen auf zwei Erscheinungsjahre wie bei Balint 1966/1957 bezieht sich die zweite Angabe auf das – hier fremdsprachige – Original, die erste auf die genutzte Ausgabe.

A

Adler, Rolf/Bertram, Wulf/Haag, Antje et al. (Hg.): Integrierte psychosomatische Medizin in Klinik und Praxis, 3. Aufl., Stuttgart 1994.

American Geriatrics Society Expert Panel on Person-Centred Care: Person-centred care: definition and essential elements, in: Journal of the American Geriatrics Society 64 (2016), S. 15–18.

Anschütz, Felix: Naturwissenschaftliches Denken und ärztliches Handeln, in: Verhandlungen der Deutschen Gesellschaft für Innere Medizin 91 (1985), S. XVII–XXVIII.

Ash, Mitchell G.: Weak knowledge in medicine: a comment, in: Epple, Moritz/Imhausen, Annette/Müller, Falk (Hg.): Weak knowledge: forms, functions, and dynamics, Frankfurt 2020, S. 483–488.

B

Balint, Michael: Der Arzt, sein Patient und die Krankheit, Stuttgart 1966/1957.

Balint, Michael/Ball, Dorothea H./Hare, Mary L.: Unterrichtung von Medizinstudenten in patientenzentrierter Medizin, in: Psyche 23 (1969), S. 532–546.

Becker, Katja: Im Dienste der Gesellschaft, in: Forschung DFG 2020, H. 1, S. 7–9.

Behrens, Hans D./Winter, Thomas: Entwurzelung – Entpersönlichung – Infantilisierung. Eine empirische Studie über die psychosoziale Problematik der Hospitalisierung erwachsener Patienten, medizinische Dissertation, MH Hannover 1979.

Behrens, Johann: EbM ist die aktuelle Selbstreflexion der individualisierten Medizin als Handlungswissenschaft, in: Zeitschrift für Evidenz, Fortbildung und Qualität im Gesundheitswesen 104 (2010), S. 617–624.

Berwick, Donald M.: What "patient-centered" should mean: confessions of an extremist, in: Health Affairs, 19 May 2009, w555–w565.

Bodmer, Walter: RA Fisher, statistician and geneticist extraordinary: a personal view, in: International Journal of Epidemiology 32 (2003), S. 938–942.

Borck, Cornelius: Medizinphilosophie, Hamburg 2016.

Brecht, Bertold: Legende von der Entstehung des Buches Taoteking auf dem Weg des Laotse in die Emigration, in: Brecht, Bertolt: Gesammelte Werke, Bd. 9, Frankfurt 1967, S. 660–663.

Brednow, Walter: Der Kranke und seine Krankheit, in: Scharf, Rudolf (Hg.): Das Humanum und die Wissenschaft. Medizinische und geisteswissenschaftliche Arbeiten Walter Brednows, Stuttgart 1971, S. 1–11.

Broadbent, Alex: Philosophy of medicine, Oxford 2018.

Buber, Martin: Das Problem des Menschen, Heidelberg 1948.

Bunge, Mario: Medical philosophy, Singapore 2013.

Bunge, Mario: Philosophy of science, Vol. 1, revised edition, London 2017/1967.

Bozzaro, Claudia/Mandry, Christof: Human suffering – a challenge for medicine and ethics, in: Bioethica Forum 11 (2018), S. 3.

Bundesärztekammer: Wissenschaftlichkeit als konstitutionelles Element des Arztberufs. in: Deutsches Ärzteblatt, DOI: 10.3238/baek_wb_sn_wiss2020, S. A1–A10.

C

Canguilhem, Georges: Der epistemologische Status der Medizin, in: Hermann, Gerd (Hg.): Georges Canguilhem. Grenzen medizinischer Rationalität. Historisch-epistemologische Untersuchungen, Tübingen 1989, S. 69–93.

Carrier, Martin: Systematizität: Eine systematische Charakterisierung der Wissenschaft?, in: Zeitschrift für philosophische Forschung 69 (2015), S. 230–234.

Carter, Nancy/Bryant-Lukosius, Denise/DiCenso, Alba et al.: The use of triangulation in qualitative research, in: Oncology Nursing Forum 41 (2014), S. 545–547.

Cassell, Eric J.: The nature of suffering and the goals of medicine, in: The New England Journal of Medicine 306 (1982), S. 639–645.

Charon, Rita: Narrative Medicine, Oxford 2006.

Christian, Paul: Anthropologische Medizin, Berlin 1989.

Conrad, Peter: The shifting engines of medicalization, in: Journal of Health and Social Behavior 46 (2005), S. 3–14.

Cremerius, Johannes: Medizinische Poliklinik und Psychosomatik, in: Zeitschrift für Psychosomatische Medizin und Psychoanalyse 17 (1971), S. 42–50.

D

Daly, Jeanne: Evidence-based medicine and the search for a science of clinical care, Berkely 2005.

Deicher, Helmuth: Pathomechanismen entzündlicher rheumatischer Erkrankungen bei Mensch und Tier, Weinheim 1989.

Deutsche Forschungsgemeinschaft: Klinische Studien, Bonn, Oktober 2018.

Deutscher Ethikrat: Patientenwohl als ethischer Maßstab für das Krankenhaus, Berlin 2016.

Dörner, Klaus: Der chronische Arzt, in: Deutsches Ärzteblatt 100 (2003), S. 117.

E

Editorial: Clinical Science, in: Lancet, 21.10.1967, S. 871–872.

Eich, Wolfgang/Windeler, Jürgen/Bauer, Axel W. et al. (Hg.): Wissenschaftlichkeit in der Medizin. Teil III, Frankfurt 1999.

Eicke, Dieter: Besprechung von Hartmann, Fritz: Der aerztliche Auftrag, in: Psyche 1959, H. 4, S. 796–797.

Elkeles, Barbara/Labisch, Alfons: Fritz Hartmann 80 Jahre, in: Nachrichtenblatt der Deutschen Gesellschaft für Geschichte der Medizin, Naturwissenschaften und Technik 51 (2001), S. 13–15.

Engelhardt, Dietrich v./Hartmann, Fritz (Hg.): Klassiker der Medizin, 2 Bde., München 1991.

Engel, George L.: Physician-scientists and scientific physicians, in: The American Journal of Medicine 82 (1987), S. 107–111.

Engelhardt, Karlheinz: Der Patient in seiner Krankheit, Stuttgart 1971.

Engelhardt, Karlheinz: „Patienten-zentrierte" Medizin, in: Münchner Medizinische Wochenschrift 113 (1971), S. 803–809.

Engelhardt, Karlheinz: Patienten-zentrierte Medizin, Stuttgart 1978.

Engelhardt, Karlheinz: Kranke Medizin, Münster 1999.

Engelhardt, Karlheinz/Tischer, Gerd: Das Erlebnisfeld organisch Herzkranker, in: Münchner Medizinische Wochenschrift 111 (1969), S. 2602–2613.

Engelhardt, Karlheinz/Wirth, Alfred/Kindermann, Lothar: Kranke im Krankenhaus. Grenzen und Ergänzungsbedürftigkeit naturwissenschaftlich-technischer Medizin, Stuttgart 1973.

Epple, Moritz/Imhausen, Annette/Müller, Falk (Hg.): Weak knowledge: forms, functions, and dynamics, Frankfurt 2020.

Evans, Richard G.: Patient centred medicine: reason, emotion, and human spirit? Some philosophical reflections on being with patients, in: Journal Medical Ethics: Medical Humanities 29 (2003), S. 8–15.

F

Faber, Richard/Pfau, Bolko (Hg.): Fritz Hartmann. Ärztliche Anthropologie und Humanität. Gesammelte Aufsätze, Würzburg 2014.

Feinstein, Alvan: What kind of basic science for clinical medicine?, in: New England Journal Medicine 283 (1970), S. 847–852.

Feinstein, Alvan: Clinimetrics, New Haven 1987.

Fleck, Ludwik: Über wissenschaftlich Beobachtung und die Wahrnehmung im allgemeinen, in: Fleck, Ludwik: Denkstile und Tatsachen, Berlin 2011, S. 211–238.

Forsbach, Ralf/Hofer, Hans-Georg: Internisten in Diktatur und junger Demokratie. Die Deutsche Gesellschaft für Innere Medizin 1933–1970, Berlin 2018.

Frank, Jason R./Snell, Linda/Sherbino, Jonathan (Hg.): CanMEDS 2015. Physician Competency Framework, Ottawa 2015.

Frankl, Viktor: Homo Patiens, Wien 1950.

Fuchs, Thomas: Anthropologische und phänomenologische Aspekte psychischer Erkrankungen, in: Möller, Hans-Jürgen/Laux, Gerd/Kapfhammer, Hans-Peter. (Hg.): Psychiatrie, Psychosomatik, Psychotherapie, Berlin 2016, S. 1–15.

G

Gahl, Klaus: Begegnung und Verantwortung. Beiträge zu einer ärztlichen Menschenkunde, Freiburg 2019.

Gahl, Klaus: Die Begegnung des Kranken mit dem Arzt, in: Gahl, Klaus: Begegnung und Verantwortung. Beiträge zu einer ärztlichen Menschenkunde, Freiburg 2019.

Gahl, Klaus /Raspe, Heiner: Nekrolog für Prof. Dr. med. Fritz Hartmann. Fortschritte der Neurologie · Psychiatrie 76 (2008), S. 445–450.

Garrod, Archibald: Science of clinical care, in: Lancet (1926), October 9, S. 735–737.

Gebsattel, Viktor v.: Zur Sinnstruktur der ärztlichen Handlung, in: Studium Generale 6 (1953), S. 461–471.

Gebsattel, Viktor v.: Imago Hominis, Schweinfurt 1964.

Geiger, Karin: „Krise" – zwischen Schlüsselbegriff und Schlagwort. Zum Diskurs über eine „Krise der Medizin" in der Weimarer Republik, in: Medizinhistorisches Journal 45 (2010), S. 368–410.

Geisthövel, Alexa/Hitzer, Bettina (Hg.): Auf der Suche nach einer anderen Medizin, Berlin 2019.

Geppert, Dominik: Geschichte der Bundesrepublik Deutschland, München 2021.

Greenhalgh, Trisha: Narrative based medicine in an evidence based world, in: British Medical Journal 318 (1999), S. 323–325.

Greenhalgh, Trisha/Hurwitz, Brian (Hg.): Narrative based medicine, London 1998.

Gross, Rudolf/Löffler, Markus: Prinzipien der Medizin, Berlin 1997.

H

Hahn, Peter: Allgemeine Klinische und Psychosomatische Medizin, in: Heidelberger Jahrbücher 24 (1980), S. 1–21 des Sonderdrucks.

Hahn, Peter: Ärztliche Propädeutik, Berlin 1988.

Hahn, Peter: Wissenschaft und Wissenschaftlichkeit in der Medizin, in: Pieringer, Walter/Ebner, Franz (Hg.): Zur Philosophie der Medizin, Wien 2000, S. 35–53.

Hahn, Peter: Anthropologische Medizin als Grundlage ärztlichen Handelns, in: Deter, Hans C. (Hg.): Allgemeine klinische Medizin, Göttingen 2007, S. 18–29.

Hahn, Peter: Methodologie und Methodenwechseln in der Medizin, in: Jacobi, Rainer-Maria E./Janz, Dieter (Hg.): Zur Aktualität Viktor von Weizsäckers, Würzburg 2003, S. 127–144.

Hahn, Peter: Das anthropologische Erbe, unveröffentlichtes Typoskript, 2020.

Hanson, Sven Ove: Science and pseudo-science, in: Stanford Encyclopedia of Philosophy 2017, online unter: https://plato.stanford.edu/archives/sum2017/entries/pseudo-science/, letzter Zugriff: 02.11.2020.

Haseloff, Otto Walter/Stachowiak, Herbert (Hg.): Der Mensch als Problem moderner Medizin, Berlin 1959.

Hilger, Hans Hermann (Hg.): Der Arztberuf im Wandel der Zeit, Stuttgart 1990.

Hofer, Hans-Georg/Forsbach, Ralf/Fölsch, Ulrich R.: Toward historical accountability and remembrance: The German Society for Internal Medicine and its legacies from the Nazi past, in: Annals of Internal Medicine 173 (2020), S. 375–379.

Hoyningen-Huene, Paul: Sytematicity, Oxford 2013.

Hucklenbroich, Peter: Was ist Medizin – heute?, in: Ringkamp, Daniela/Wittwer, Héctor (Hg.): Was ist Medizin?, Freiburg 2018, S. 117–142.

Hüppe, Angelika/Langbrandtner, Jana/Lill, Cassandra/Raspe, Heiner: Wirksamkeit und Nutzen einer aktiv induzierten medizinischen Rehabilitation bei chronisch entzündlichen Darmerkrankungen, in: Deutsches Ärzteblatt 117 (2020), S. 89–96.

I

Institut für Demoskopie Allensbach: Hohes Ansehen für Ärzte und Lehrer – Reputation von Hochschulprofessoren und Rechtsanwälten rückläufig, in: Allensbacher Kurzbericht, 20. 08. 2013, S. 1–5.

J

Janz, Dieter: Einführung, in: Janz, Dieter (Hg.): Krankengeschichte, Würzburg 1999, S. 7–10.

Jaspers, Karl: Krankheitsgeschichte, in: Saner, Hans (Hg.): Schicksal und Wille. Karls Jaspers Autobiographische Schriften, München 1967/1938, S. 109–142.

Jores, Arthur: Der Mensch und seine Krankheit, Stuttgart 1956.

Jores, Arthur: Vom kranken Menschen, Stuttgart 1960.

K

Kambartel, Friedrich: Wissenschaft, in: Mittelstraß, Jürgen (Hg.): Enzyklopädie Philosophie und Wissenschaftstheorie, Bd. IV, Stuttgart 1996, S. 719.

Kamlah, Wilhelm: Philosophische Anthropologie. Sprachkritische Grundlegung und Ethik, Mannheim 1973.

Katsch, Gerhard: Garzer Thesen. Zur Ernährungsführung der Zuckerkranken, in: Klinische Wochenschrift 16 (1937), S. 399–403.

Kehr, Janina/Dilger, Hansjörg/van Euwijk, Peter (Hg.): Transfigurations of health and the moral economy of medicine: subjectivities, materialities, values, Special Issue, Zeitschrift für Ethnologie 143 (2018), H. 1.

Kleinman, Arthur: Medicine's symbolic reality, in: Inquiry 16 (1973), S. 206–213.

Kleinman, Arthur: The illness narratives, New York 1988.

Kleinman, Arthur: From illness as culture to caregiving as moral experience, in: The New England Journal of Medicine 368 (2013), S. 1376–1377.

Kleinman, Arthur/Das, Veena/Lock, Margaret M. (Hg.): Social Suffering, Berkeley 1997.

Klemperer, Georg: Wie sollen wir uns zur Homöopathie stellen?, in: Therapie der Gegenwart 66 (1925), H. 6, S. 59–77.

Köbberling, Johannes: Die Wissenschaft in der Medizin, Stuttgart 1992.

Köbberling, Johannes: Der Wissenschaft verpflichtet, Berlin 2020.

Köhle, Karl/Raspe, Heiner (Hg.): Das Gespräch während der ärztlichen Visite, München 1982.

Korn, Karl: Skeptische Jugend?, in: Frankfurter Allgemeine Zeitung, 15. 2. 1958, S. BuZ5.

Kottow, Michael: Philosophy of medicine in the Federal Republic of Germany, in: Theoretical Medicine 6 (1985), S. 43–64.

Krause, Elliott A.: Death of the guilds. Professions, states, and the advance of capitalism, 1930 to the present, Newhaven 1996.

Kuhn, Thomas S.: Reflections on my critics, in: Lakatos, Imre/Musgrave, Alan (Hg.): Criticism and the growth of knowledge, London 1970.

Kütemeyer, Wilhelm: Die Krankheit in ihrer Menschlichkeit, Göttingen 1963.

Kütemeyer, Mechthilde: Anthropologische Medizin oder die Entstehung einer neuen Wissenschaft, medizinische Dissertation, Heidelberg 1973.

L

Lange, Rudolf: Kurt Lehmann, Göttingen 1968.

Lange, Rudolf: Angewandte Plastik Kurt Lehmanns im Bau, am Bau und in freier Landschaft, in: Kurt Lehmann 1905–1985. Eine Retrospektive, Koblenz 1985.

Lange, Rudolf: Kurt Lehmann. Ein Bildhauerleben, Hannover 1995.

Lesky, Erna: Das Wiener Allgemeine Krankenhaus. Seine Gründung und Wirkung auf deutsche Spitäler, in: Clio Medica 2 (1967), S. 23–37.

Lewis, Thomas: Clinical science, in: British Medical Journal, 21.10.1933, S. 717–722.

Lewis, Thomas: Clinical science, London 1934.

Liek, Erwin: Der Arzt und seine Sendung, München 1928.

Luckmann, Thomas: Zum hermeneutischen Problem der Handlungswissenschaften, in: Fuhrmann, Manfred (Hg.): Text und Applikation. Theologie, Jurisprudenz und Literaturwissenschaft im hermeneutischen Gespräch, München 1981, S. 513–523.

M

Mahner, Martin: Demarcating science from non-science, in: Kuipers, Theo (Hg.): Handbook of the Philosophy of Science – Focal Issues, Dordrecht 2007, S. 515–575.

Mahner, Martin: Naturalismus. Die Metaphysik der Wissenschaft, Aschaffenburg 2018.

Maio, Giovanni/Bozzaro, Claudia/Eichinger, Tobias (Hg.): Leid und Schmerz, Freiburg 2015.

Marks, Harry M.: Rigorous uncertainty: why RA Fisher is important, in: International Journal of Epidemiology 32 (2003), S. 932–937.

Martini, Paul: Methodenlehre der therapeutischen Untersuchung, Berlin 1932.

Martini, Paul: Eröffnungsansprache des Vorsitzenden, in: Kauffmann, Friedrich (Hg.): Verhandlungen der Deutschen Gesellschaft für Innere Medizin 55 (1949), S. 1–11.

Matt, Peter v.: Sieben Küsse, Hanser 2017.

McCormack, Lauren A./Treiman, Katherine/Rupert, Douglas et al.: Measuring patient-centered communication in cancer care: a literature review and the development of a systematic approach, in: Social Science & Medicine 72 (2011), S. 1085–1095.

Medical Research Council: Developing and evaluating complex interventions (Update 2019), online unter: www.mrc.ac.uk/complexinterventionsguidance, letzter Zugriff: 30.12.2021.

Medizinischer Fakultätentag: Nationaler Kompetenzbasierter Lernzielkatalog Medizin, Berlin, 1.7.2015. Diese Version ist in toto im Internet nicht mehr erreichbar. Zur Version 2.0 siehe https://nklm.de/zend/menu, letzter Zugriff: 07.01.2022.

Miller, Steven/Fredericks, Marcel: The nature of "evidence" in qualitative research, in: International Journal of Qualitative Research 2 (2003), S. 39–51.

Mitscherlich, Alexander: Über die Reichweite psychosomatischen Denkens in der Medizin, in: Kauffmann, Friedrich (Hg.): Verhandlungen der Deutschen Gesellschaft für Innere Medizin 55 (1949), S. 24–40.

Morse, Janice/Swanson, Janice M./Kuzel, Anton J. (Hg.): The nature of qualitative evidence, Thousand Oaks 2001.

Munafò, Marcus R./Smith, George D.: Repeating experiments is not enough, in: Nature 553 (2018), S. 399–401.

Müri, Walter: Der Arzt im Altertum, 5. Aufl., Darmstadt 1986.

N

National Academies of Sciences, Engineering, and Medicine: Reproducibility and replicability in science, Washington DC 2019.

Nationale Akademie der Wissenschaften Leopoldina und Medizinischer Fakultätentag: Die Bedeutung von Wissenschaftlichkeit für das Medizinstudium und die Promotion, Halle 2019.

Neubauer, Brian E./Witkop, Catherine T./Varpio, Lara: How phenomenology can help us learn from the experiences of others. Perspectives on Medical Education 8 (2019), S. 90–97.

Niroomand, Feraydoon: Das Individuum bleibt auf der Strecke, in: Deutsches Ärzteblatt 101 (2004), S. A1870–A1874.

Nordgren, Lena/Asp, Margareta/Fagerberg, Ingegerd: The use of qualitative evidence in clinical care, in: EBN notebook 11 (2008), S. 4–5.

Noseworthy, John: The future of care – Preserving the patient-physician relationship, in: The New England Journal of Medicine 381 (2019), S. 2265–2269.

O

Oehme, Curt.: Eröffnungsansprache des Vorsitzenden, in: Kauffmann, Friedrich (Hg.): Verhandlungen der Deutschen Gesellschaft für Innere Medizin 55 (1949), S. 1–12.

Oexle, Otto G.: Die Geschichtswissenschaft im Zeichen des Historismus, in: Historische Zeitschrift 238 (1984), S. 17–56.

Olsen, LeighAnne/Aisner, Dara/McGinnis, J. Michael (Hg.): The learning healthcare system. Roundtable on evidence-based medicine, Washington DC 2007.

P

Pabst, Reinhard: Konsequent modern. Die Anfänge der Medizinischen Hochschule Hannover, Berlin 2020.

Peng-Keller, Simon: Spiritual pain. Annäherung an einen Schlüsselbegriff interprofessioneller Spiritual Care, in: Spiritual Care 6 (2017), S. 295–302.

Peter, Hans-Hartmut: Ärztliche Kunst: noch aktuell?, in: Zeitschrift für Rheumatologie 71 (2012), S. 732–741.

Pflanz, Manfred: Der gegenwärtige Stand der Psychosomatik in Deutschland, in: Acta Psychotherapeutica, Psychosomatica et Orthopaedagogica 3 (1955), S. 164–174.

Platt, Robert: Medical science: master or servant?, in: British Medical Journal 4 (1967), S. 439–444.

Prinz, Florian/Schlange, Thomas/Asadullah, Khusru: Believe it or not: how much can we rely on published data on potential drug targets?, in: Nature Reviews Drug Discovery 10 (2011), S. 712–713.

Prochaska, James O./Velicer, Wayne F./DiClemente, Carlo/Fava, Joseph L.: Measuring processes of change: applications to the cessation of smoking, in: Journal of Consulting and Clinical Psychology 56 (1988), S. 520–528.

Przyrembel, Marisa: Empathische Egoisten, Freiburg 2014.

R

Raspe, Heiner: Institutionalisierte Zumutungen an Krankenhauspatienten, in: Begemann, Herbert (Hg.): Patient und Krankenhaus, München 1976, S. 1–23.

Raspe, Heiner: Aufklärung und Information im Krankenhaus, Göttingen 1983.

Raspe, Heiner: Konzept und Methoden der Evidenz-basierten Medizin: Besonderheiten, Stärken, Grenzen, Schwächen und Kritik, in: Gethmann-Siefert, Annemarie/Thiele, Felix (Hg.): Ökonomie und Medizinethik, München 2008, S. 207–253.

Raspe, Heiner: Die medizinische Indikation und ihre Regulierung in Zeiten der evidenzbasierten Medizin, in: Doerries, Andrea/Lipp, Volker (Hg.): Medizinische Indikation, Stuttgart 2015, S. 94–112.

Raspe, Heiner: Die klinische Humanmedizin ist eine Handlungswissenschaft eigenen Rechts – ein Versuch, in: Ringkamp, Daniela/Wittwer, Héctor (Hg.): Was ist Medizin?, Freiburg 2018, S. 167–195.

Raspe, Heiner: (Be)Handeln, Forschen und Wissenschaft (in) der klinischen Medizin, in: Raspe, Heiner/Hofer, Hans-Georg/Krohs, Ulrich (Hg.): Praxis und Wissenschaft. Fünf Disziplinen – eine Familie?, Paderborn 2020, S. 27–59.

Raspe, Heiner/Mattussek, Sigrid: Magische Vorstellungen zwischen Arzt und Patient in der Rheumatologie, in: Fortbildungskurse Rheumatologie 7 (1985), S. 41–64.

Raspe, Heiner/Zeidler, Henning: Nachruf Prof. Dr. med. Fritz Hartmann, in: Zeitschrift für Rheumatologie 66 (2007), S. 267–268.

Raspe, Heiner/Hofer, Hans-Georg/Krohs, Ulrich (Hg.): Praxis und Wissenschaft. Fünf Disziplinen – eine Familie?, Paderborn 2020.

Rattner, Josef/Danzer, Gerhard: Medizinische Anthropologie, Frankfurt 1997.

Rektor der Medizinischen Hochschule Hannover: Medizinische Hochschule Hannover 1965–1985, Hannover 1985.

Roelcke, Volker: „Krise der Medizin" – Modelle der Reform, in: Psychotherapeut 61 (2016), S. 237–242.

Rohde, Johann J.: Soziologie des Krankenhauses. Zur Einführung in die Soziologie der Medizin, Stuttgart 1962.

Rohde, Johann J.: Veranstaltete Depressivität. Über strukturelle Effekte von Hospitalisierung auf die psychische Situation des Patienten, in: Internist 15 (1974), S. 277–282.

Rothschuh, Karl E.: Iatrologie. Zum Stand der klinisch-theoretischen Grundlagendiskussion. Eine Übersicht, in: Hippokrates 49 (1978), S. 3–21.

Ruffin, Hanns: Besprechung von V. v. Weizsäcker „Natur und Geist", in: Vogel, Paul (Hg.): Viktor von Weizsäcker. Arzt im Irrsal der Zeit. Eine Freundesgabe zum 70. Geburtstag, Göttingen 1956, S. 314–317.

S

Sackett, David/Haynes, Brian/Guyatt, Gordon/Tugwell, Peter: Clinical Epidemiology, 2. Aufl., Philadelphia 1991.

Sackett, David/Rosenberg, Willian/Gray, Muir/Haynes, Brian/Richardson, Scott: Evidence based medicine: what it is and what it isn't, in: British Medical Journal 312 (1996), S. 71–72.

Sborowitz, Arie (Hg.): Der leidende Mensch, Darmstadt 1960.

Schaefer, Hans: Intuition und Wissenschaft in der Medizin, in: Deutsche Apotheker 28 (1976), S. 438–445.

Schelsky, Helmut: Die skeptische Generation, Düsseldorf 1957.

Schipperges, Heinrich: Anthropologie, in: Seidler, Eduard (Hg.): Wörterbuch medizinischer Grundbegriffe, Freiburg 1979, S. 30–33.

Schlette, Magnus/Fuchs, Thomas: Anthropologie als Brückendisziplin, in: Schlette, Magnus/ Fuchs, Thomas/Kirchner, Anna M. (Hg.): Anthropologie der Wahrnehmung, Heidelberg 2017, S. 11–46.

Scholz, Oliver: Was ist Wissenschaft? Paul Hoyningen-Huenes Systematizitätstheorie in der Diskussion (Teil I), in: Netzwerk Hermeneutik Interpretationstheorie (NHI) Newsletter 2020, Nr. 6, S. 12–20.

Scholl, Isabelle/Zill, Jördis M./Härter, Martin/Dirmaier, Jörg: An integrative model of patient-centeredness – a systematic review and concept analysis, in: PLOS ONE 9 (2014), Issue 9, e107828.

Schramme, Thomas/Edwards, Steven (Hg.): Handbook of the philosophy of medicine, Dordrecht 2017.

Schütz, Alfred: Der gut informierte Bürger. Ein Versuch über die soziale Verteilung des Wissens, in: Schütz, Alfred: Gesammelte Aufsätze, Bd. 2, Den Haag 1972, S. 85–101.

Seidler, Eduard (Hg.): Medizinische Anthropologie, Berlin 1984.

Siegrist, Johannes: Der Doppelaspekt der Krankenrolle im Krankenhaus: empirische Befunde und theoretische Überlegungen, in: Begemann, Herbert (Hg.): Patient und Krankenhaus, München 1975, S. 25–48.

Siegrist, Johannes: Arbeit und Interaktion im Krankenhaus, Stuttgart 1978.

Siegrist, Johannes: Anerkennung und Gesundheit (Heidelberger Akademische Bibliothek 7), Stuttgart 2021.

Sigerist, Henry E.: Große Ärzte, München 1954.

Skivington, Kathryn/ Matthews, Lynsay/ Simpson, Sharon A. et al.: Framework for the development and evaluation of complex interventions: gap analysis, workshop and consultation-informed update. Health Technology Assessment 25 (2021) H 57.

Spaemann, Robert: Personen. Versuch über den Unterschied zwischen „etwas" und „jemand", 3. Aufl., Stuttgart 2006.

Stender, Hans-Stephan: Das Problem der ärztlichen Erfahrung, in: Schriften der Gesellschaft der Freunde der Medizinischen Hochschule Hannover 1969, S. 22–27.

Stengena, Jacob: Care & cure, Chicago 2018.

Steunenberg, Stijn L./Raats, Jelle W./te Slaa, Alexander et al.: Quality of life in patients suffering from critical limb ischemia, in: Annals of vascular surgery 36 (2016), S. 310–319.

T

Tate, Tyler/Pearlman, Robert: What we mean when we talk about suffering – and why Eric Cassell should not have the last word, in: Perspectives in Biology and Medicine 62 (2019), S. 95–110.

Ten Have, Henk: The anthropological tradition in the philosophy of medicine, in: Theoretical Medicine 16 (1995), S. 3–14.

Thompson, R. Paul/Upshur, Ross E. G.: Philosophy of medicine, Abingdon 2018.

Toellner, Richard/Sadegh-Zadeh, Kazem (Hg.): Anamnese, Diagnose und Therapie, Tecklenburg 1983.

Toellner, Richard: „Der Geist der Medizin ist leicht zu fassen" (J. W. v. Goethe). Über den einheitsstiftenden Vorrang des Handelns in der Medizin, in: Toellner, Richard: Medizin als Aufklärungswissenschaft, Berlin 2016, S. 585–597.

Trittel, Katharina: Hermann Rein und die Flugmedizin. Erkenntnisstreben und Entgrenzung, Paderborn 2018.

U

Uexküll, Thure v.: Die Einführung der psychosomatischen Betrachtungsweise als wissenschaftstheoretische und berufspolitische Aufgabe, in: Adler, Rolf/Herrmann, Jörg M./ Köhle, Karl et al. (Hg.): Uexküll: Psychosomatische Medizin, 4. Aufl., München 1990, S. 1272–1286.

Uexküll, Thure v.: Medizin als Wissenschaft: Eine Theorie des therapeutischen Geschehens, in: Jäger, Georg/Schönert, Jörg (Hg.): Wissenschaft und Berufspraxis, Paderborn 1997, S. 163–173.

Uexküll, Thure v./Wesiack, Wolfgang: Theorie der Humanmedizin, 3. Aufl., München 1998.

Uexküll, Thure v./Herrmann, Jörg Michael: Evidenz-basierte und Patienten-orientierte Medizin, in: Münchner Medizinische Wochenschrift 141 (1999), S. 23–25.

V

Verwey, Gerlof: Medicine, anthropology, and the human body, in: Ten Have, Henk/Kimsma, Gerrit/Spicker, Stuart (Hg.): The growth of medical knowledge, Dordrecht 1990, S. 133–162.

Vollmer, Gerhard: Wieso können wir die Welt erkennen?, Stuttgart 2003.

Vollmer, Gerhard: New arguments in evolutionary epistemology, in: Ludus Vitalis 21 (2004), S. 197–212.

Vollmer, Gerhard: Wieso können wir die Welt erkennen?, in: Saner, Luc (Hg.): Studium Generale, Wiesbaden 2014, S. 147–150.

W

Weber, Max: Die protestantische Ethik und der Geist des Kapitalismus, 3. Aufl., München 2010.

Weizsäcker, Viktor v: Natur und Geist, in: Gesammelte Schriften 1, Frankfurt 1986/1944, S. 11–194.

Weizsäcker, Viktor v: Krankengeschichte, in: Gesammelte Schriften 5, Frankfurt 1987/1928, S. 48–66.

Weizsäcker, Viktor v: Meines Lebens hauptsächliches Bemühen. Gesammelte Schriften 7, Frankfurt 1987/1944, S. 372–392.

Weizsäcker, Viktor v: Psychosomatische Medizin, in: Kauffmann, Friedrich (Hg.): Verhandlungen der Deutschen Gesellschaft für Innere Medizin 55 (1949), S. 13–24.

Wissenschaftsrat: Empfehlungen zu klinischen Studien. Drs. 7301–18, Hannover, 19.10.2018.

Wilholt, Thorsten: Soziale Erkenntnistheorie, in: Information Philosophie 35 (2007), S. 46–53.

Wilholt, Thorsten: Die Objektivität der Wissenschaften als soziales Phänomen, in: Analyse & Kritik 2009, S. 261–273.

Wolf, Christa: Leibhaftig, München 2002.

Wyss, Dieter/Gerich, Lothar: Die Konzeption psychosomatischer Erkrankungen in der anthropologischen Medizin, in: Balmer, Heinrich (Hg.): Die Psychologie des 20. Jahrhunderts, Zürich 1980, S. 191–198.

Z

Zaki, Jamil/Wager, Tor D./Singer, Tania et al.: The anatomy of suffering: understanding the relationship between nociceptive and empathic pain, in: Trends in Cognitive Sciences 20 (2016), S. 249–259.

Zeidler, Henning/Manns, Michael P.: Die MHH trauert um ihren „geistigen Vater", in: MHH Info April/Mai 2007, S. 46–47, online unter: https://www.skyfish.com/sh/cf3c a84dcdb7930e364e53a2983ac2a8fdb5f1a0/1a650389/1608213/viewer/41593411 /, letzter Zugriff: 11.01.2021.

Zola, Irving K.: Medicine as an institution of social control, in: Sociological Review 20 (1972), S. 487–504.

Register